普通高等院校计算机基础教育"十四五"规划教材
教育部大学计算机课程改革立项规划教材

医学计算机应用基础

杨长兴　郭东敏◎主　编
章新友　喻　焰　茹小光　孙纳新◎副主编

中国铁道出版社有限公司
CHINA RAILWAY PUBLISHING HOUSE CO., LTD.

内 容 简 介

本书以《大学计算机基础课程教学基本要求》（医药类）和新医科大纲为蓝本，并结合编者多年的实际教学经验编写而成。本书以介绍基本知识为基础，以数据处理及医学应用为主线，以能力培养（计算思维思想和结合专业的计算机应用与创新能力）为目标，在第二版的基础上修改、更新了部分内容。

全书共分 12 章。第 1 章介绍计算机与信息技术的基础知识；第 2 章介绍 Windows 操作系统和 UOS 操作系统；第 3 章介绍中文 WPS 软件应用；第 4 章介绍医学多媒体技术；第 5 章介绍网络应用技术；第 6 章介绍医学动画设计技术；第 7 章介绍 Photoshop 图像处理技术；第 8 章介绍网页制作；第 9 章介绍医学信息系统；第 10 章介绍程序设计概念，并以 Raptor 的流程图形式表达解题思路的方法；第 11 章介绍信息安全；第 12 章专门介绍 IT 新技术。从全书组织结构来看，第 1 章～第 5 章为计算机文化基础，以计算机基础应用、数据处理为主要内容；第 6 章～第 8 章主要介绍常用的、与医学应用密切相关的应用软件；第 9 章介绍一个医学应用实例模型——医院信息系统；第 10 章介绍程序设计的基本思想；第 11 章加强信息安全思想；第 12 章突出 IT 新技术的教学。

为了帮助读者更好地学习本书内容，编者还编写了配套教材《医学计算机应用基础实践教程》（第三版），提供本课程的实践内容、上机指导、习题和参考答案以及典型案例。

本书表达严谨、流畅，内容通俗易懂，重点突出，医学实例丰富，适合作为普通高等医药类院校各专业大学计算机基础的教材，也可作为广大计算机爱好者的自学参考用书。

图书在版编目（CIP）数据

医学计算机应用基础 / 杨长兴，郭东敏主编 . —3 版 . —北京：中国铁道出版社有限公司，2022.8

教育部大学计算机课程改革立项规划教材　普通高等院校计算机基础教育"十四五"规划教材

ISBN 978-7-113-29378-9

Ⅰ. ①医… Ⅱ. ①杨… ②郭… Ⅲ. ①计算机应用 - 医学 - 高等学校 - 教材 Ⅳ. ① R319

中国版本图书馆 CIP 数据核字（2022）第 112315 号

书　　名	医学计算机应用基础
作　　者	杨长兴　郭东敏
策　　划	刘丽丽
编辑部电话	（010）51873202
责任编辑	刘丽丽
封面设计	乔　楚　高博越
责任校对	孙　玫
责任印制	樊启鹏
出版发行	中国铁道出版社有限公司（100054，北京市西城区右安门西街 8 号）
网　　址	http://www.tdpress.com/51eds/
印　　刷	北京联兴盛业印刷股份有限公司
版　　次	2014 年 8 月第 1 版　2022 年 8 月第 3 版　2022 年 8 月第 1 次印刷
开　　本	880 mm×1 230 mm　1/16　印张：23　字数：737 千
书　　号	ISBN 978-7-113-29378-9
定　　价	56.00 元

版权所有　侵权必究

凡购买铁道版图书，如有印制质量问题，请与本社教材图书营销部联系调换。电话：（010）63550836
打击盗版举报电话：（010）63549461

普通高等院校计算机基础教育"十四五"规划教材
教育部大学计算机课程改革立项规划教材

编写委员会

主　任：杨长兴

副主任：郭永青　黎小沛

委　员：（以姓氏音序排列）

白宝钢	温州医科大学	陈志国	牡丹江医学院
程　月	南京医科大学	董鸿晔	沈阳药科大学
郭永青	北京大学	韩绛青	复旦大学
华　东	南京医科大学	奎晓燕	中南大学
黎小沛	天津医科大学	李利明	中南大学
李连捷	河北医科大学	李小兰	中南大学
刘　燕	中山大学	刘尚辉	中国医科大学
罗　芳	中南大学	茹小光	长治医学院
孙纳新	天津武警后勤学院	田翔华	新疆医科大学
吴立春	宁夏医科大学	夏　翃	首都医科大学
肖　峰	大连医科大学	杨国平	浙江中医大学
杨长兴	中南大学	于　净	沈阳药科大学
余从津	天津医科大学	喻　焰	湖北医药学院
占　艳	湖南中医药大学	张筠莉	辽宁医学院
张兆臣	泰山医学院	章新友	江西中医药大学

序

目前，以计算思维为切入点的计算机基础系列课程教学改革研究在我国不断深入，研究成果频出，如何通过课程教学激发出学生计算机技术应用能力和创新能力是计算机类教育工作者需要长期研究的课题。这也是实现教育部高等学校大学计算机课程教学指导委员会（简称教指委）提出的"普及计算机文化，培养专业应用能力，训练计算思维能力"教学总体目标的要求。

2012年，教育部高等学校大学计算机课程教学指导委员会批准立项了多个计算机课程教学改革项目，其中，面向医药类院校的"医药类大学生计算机应用能力培养优化研究及医药类大学计算机基础系列课程建设与改革"课题通过多年研究与实践，在教指委的指导以及中国铁道出版社有限公司的资助下，总结出版了第一版、第二版医药类大学计算机基础课程系列教材。第一版教材通过多年试教，取得了良好的教学效果，积累了许多教学经验。2017年，在第一版的基础上，修订和更新了教材内容，形成了第二版教材，同样取得了良好的教学效果，积累了更多的教学经验。为了做到与时俱进，2021年，中国铁道出版社有限公司再一次组织第三版教材的研究编写工作，第三版教材的编者也是课题研究的参与者，来自全国近30所综合性大学，或医药类高等学校的具有丰富教学和教改经验的一线教师，其中主编和副主编多数是曾经多次出版著作的教育专家和资深教授。

第三版教材包括《医学计算机应用基础》、《Visual Basic程序设计》、《数据库技术及应用》、《医学信息分析与决策》和《药学计算导论》及其相应的实践教程，涵盖了全国高等医药院校本科、专科各专业的计算机基础系列课程的教学内容，以培养能够掌握医学计算机应用技能、结合专业具有创新能力的、满足社会需求的医学人才。

在组织编写第三版教材的过程中，我们始终贯彻"主张多元思维，融入计算思维思想，培养应用能力和创新能力"的理念。在内容上：强调不动声色地引入计算思维，突出思想方法的教学，选择面向医学的经典案例，注重激发学生综合应用能力和创新能力。在风格上：力求逻辑结构清晰、文字精练、图表丰富、版式明快；强调用教师自己的语言表达教材中的主要内容，教给学生的是教师对内容的理解和教师的心得。

第三版教材充分体现了科学性强、系统完整、思路方法明确、文字简练、图文并茂、易教易学、实用等特点。力求达到教材编写"三基"（基础理论、基本知识、基本技能）和"五性"（思想性、科学性、先进性、启发性、适用性）的要求。

第三版教材不仅适合作为医药类高等学校，包括8年制、7年制和5年制在内的各类本科专业的教学用书，也是其他类高等学校全日制本、专科学生或成人教育各类专业本、专科学生值得使用的教学用书或教学参考书，也可作为计算机等级考试培训教材和参考书。

第三版教材的出版得到了清华大学谭浩强教授和吴文虎教授、首都医科大学马斌荣教授和童隆正教授的指导和帮助，许多医药类高等学校的教师对第三版教材的编写提出了宝贵的意见和建议；中国铁道出版社有限公司对第三版教材策划、论证、组织和发行等做了大量认真而卓有成效的工作。编写委员会在此对为第三版教材顺利出版做出贡献的所有人表示衷心的感谢！

普通高等院校计算机基础教育"十四五"规划教材
教育部大学计算机课程改革立项规划教材

编写委员会

2022年5月于长沙

前 言

在教育部高等学校大学计算机课程教学指导委员会的指导下，如何推进以计算思维为切入点的计算机基础课程教学改革工作依旧在不断深入。"大学计算机"课程随着计算机技术的普及与提高，其教学内容也处在不断改革与发展中。过去很长一段时间，许多医药类高等学校选用大学计算机基础课程内容时没有可参照的基本规范，各校教授的内容也不尽相同。编者认为：大学计算机基础课程应教授学生应用计算机的思想方法，而不是单纯地使用计算机，所以开设大学计算机基础课程是必要的，而且关键在于如何选用内容、提高教学方法。

教育部高等学校计算机基础课程教学指导委员会制定的《大学计算机基础课程教学基本要求》（医药类）为"2+X"的模式。"2"为两门必修课：大学计算机基础（医药类专业）和程序设计；"X"为4门选修课：数据库技术及其在医学中应用、多媒体技术及其在医学中应用、医学图像成像及处理、医学信息分析与决策。

本书以《大学计算机基础课程教学基本要求》（医药类）和新医科大纲为蓝本，结合编者多年的实际教学经验，在修订和更新第二版的基础上编写而成。本书以介绍基本知识为基础，以数据处理及医学应用为主线，以能力培养（计算思维思想和结合专业的计算机应用与创新能力）为目标组织全书内容。

第三版教材做了如下更新和修改：①增加了新的计算机硬件设备、器件；②加强了计算机新技术、新进展介绍；③针对计算机水平考试，加强了Office系列软件综合应用内容，以提高学生的综合应用能力；④针对医学专业，加强了与医学相关知识联系的应用实例；⑤在医学信息系统章节，增加了与医疗大数据相关的应用内容与实例；⑥加强了计算思维与计算机基础课程联系的内容，为后续课程（如程序设计）奠定了理论基础；⑦将全书中部分内容（设计为读者自学的内容）以电子文档（扫二维码可获得）的形式表达，增强了教材的可读性。

本书的编者长期从事医学计算机基础课程的教学工作，并利用多种软件开发了许多软件项目，具有丰富的教学经验和较强的科学研究能力。编者本着加强基础、注重实践能力培养、突出医学应用、勇于创新的原则，力求使本书有较强的可读性、适用性和先进性。我们的教学理念是：教学是教思想、教方法，真正做到"授人以鱼不如授人以渔"。为了提高读者对计算机医学应用的理解，本书在组织时引入了大量的医学应用实例。为了便于读者自学，在全书的内容组织、编排上注重由浅入深、循序渐进。因此，本书适合作为医药类高等院校各专业大学计算机基础课程的教材，也可作为广大计算机爱好者的自学参考用书。

使用本书作为大学计算机基础课程教材，建议学时为64～80学时（其中包括24学时左右的实验学时），可根据实际教学时数调整或取舍内容。

为了帮助读者更好地学习本书内容，编者还编写了配套教材《医学计算机应用基础实践教程》（第三版）。该配套教材提供了本课程的实践内容、上机指导、习题和参考答案以及典型案例。

本书由杨长兴、郭东敏任主编，负责全书的总体策划、统稿、定稿工作。章新友、喻焰、茹小光、孙纳新任副主编，协助主编完成统稿、定稿工作。各章编写分工如下：第1章由杨长兴编写，第2章由郭东敏、李连捷编写，第3章由茹小光、喻焰编写，第4章由侯洁、黎小沛编写，第5章由孙纳新、华东、郭永青编写，第6章由章新友、刘尚辉编写，第7章由奎晓燕、张筠莉编写，第8章由周肆清、田翔华编写，第9章由夏翃、刘燕编写，第10章由杨长兴、郭东敏编写，第11章由喻焰编写，第12章由肖峰编写。

本书的编写得到了清华大学谭浩强教授和吴文虎教授、首都医科大学马斌荣教授和童隆正教授的指导和帮助，编者在此表示衷心地感谢。在本书的编写过程中，编者参考了大量文献资料，在此也向这些文献资料的编者表示衷心的感谢。

　　由于编者水平有限，加之时间仓促，书中难免存在疏漏和不足之处，敬请读者不吝赐教。

编　者
2022 年 5 月

目 录

第 1 章 计算机与信息技术 ·········· 01
- 1.1 基础知识与计算机发展 ·········· 01
- 1.2 计算机内信息的表示与编码 ·········· 09
- 1.3 计算机硬件组成及其工作原理 ·········· 15
- 1.4 计算机软件系统 ·········· 26

第 2 章 操作系统 ·········· 29
- 2.1 操作系统基础知识 ·········· 29
- 2.2 Windows 的基本操作 ·········· 33
- 2.3 Windows 的资源管理 ·········· 40
- 2.4 Windows 设置及任务管理 ·········· 49
- 2.5 UOS 操作系统基础 ·········· 57

第 3 章 WPS Office 办公处理软件 ·········· 68
- 3.1 办公处理软件概述 ·········· 68
- 3.2 WPS 文字 ·········· 69
- 3.3 WPS 表格 ·········· 98
- 3.4 WPS 演示 ·········· 124
- 3.5 WPS 中的数据信息交换 ·········· 137

第 4 章 医学多媒体技术基础 ·········· 138
- 4.1 多媒体技术概述 ·········· 138
- 4.2 多媒体信息处理 ·········· 139
- 4.3 数据压缩技术 ·········· 145
- 4.4 虚拟现实技术 ·········· 148
- 4.5 三维重建技术 ·········· 148

第 5 章 网络应用技术基础 ·········· 149
- 5.1 网络的基本概念 ·········· 149
- 5.2 Internet 介绍 ·········· 155
- 5.3 浏览器应用 ·········· 164
- 5.4 电子邮件 ·········· 167
- 5.5 Internet 新技术 ·········· 171
- 5.6 网络安全与管理 ·········· 176
- 5.7 组建小型局域网实例 ·········· 176

第 6 章 医学动画设计技术基础 ·········· 177
- 6.1 动画工作环境 ·········· 177
- 6.2 动画基础知识 ·········· 178
- 6.3 医学基础动画 ·········· 186
- 6.4 医学交互动画 ·········· 192
- 6.5 医学媒体动画 ·········· 198
- 6.6 医学动画的导出与发布 ·········· 200

第 7 章 Photoshop 图像处理技术 ·········· 202
- 7.1 Photoshop 的工作环境 ·········· 202
- 7.2 选择 Photoshop 的工作区 ·········· 211
- 7.3 Photoshop 图像绘制与编辑 ·········· 218
- 7.4 图层的应用 ·········· 232
- 7.5 通道和蒙版 ·········· 237
- 7.6 路径的使用 ·········· 241

第 8 章 网页制作 ·········· 246
- 8.1 网页设计基础 ·········· 246
- 8.2 Dreamweaver 创建简单页面 ·········· 249
- 8.3 站点管理 ·········· 257
- 8.4 高级页面元素的使用 ·········· 259
- 8.5 动态网页技术与设计基础 ·········· 264

第 9 章 医学信息系统基础 ·········· 265
- 9.1 医学信息系统概述 ·········· 265
- 9.2 医学信息系统 ·········· 270
- 9.3 医学大数据与数据挖掘 ·········· 285

第 10 章 程序设计基础 ········ *291*

- 10.1 程序设计的概念 ········ *291*
- 10.2 算法 ········ *292*
- 10.3 程序设计语言 ········ *303*
- 10.4 程序设计方法 ········ *311*
- 10.5 用 Raptor 实现程序设计 ········ *314*

第 11 章 信息安全 ········ *323*

- 11.1 信息安全综述 ········ *323*
- 11.2 信息安全技术 ········ *325*
- 11.3 信息安全的解决方案 ········ *329*
- 11.4 个人信息安全策略 ········ *332*
- 11.5 计算机病毒 ········ *333*

第 12 章 IT 新技术 ········ *337*

- 12.1 物联网 ········ *337*
- 12.2 云计算 ········ *343*
- 12.3 大数据 ········ *347*
- 12.4 人工智能 ········ *354*
- 12.5 区块链 ········ *357*

参考文献 ········ *358*

第 1 章　计算机与信息技术

计算机（Computer）是一种能够对各种信息进行高速、自动存储和处理的电子设备。它是 20 世纪科学技术发展进程中最卓越的成就之一。它的出现为人类社会进入信息时代奠定了坚实的基础，有力地推动了其他科学技术的发展，对人类社会的发展产生了极其深刻的影响。

随着计算机技术的迅速发展及其在医学领域中应用的不断深入，大学计算机基础课程已成为高等医药院校学生和医疗卫生领域在职人员继续教育的一门必修的公共基础课程。

为什么要在高等医药院校开设大学计算机基础课程呢？也许有人会说：中学就开设了计算机基础课程，大学还用开设这样的课程吗？编者的回答是：大学开设计算机基础课程一个重要目的是理顺大学计算机基础课程与学生专业课程、专业实践的关系，训练包括计算思维能力在内的多元思维方法，培养结合专业的、利用计算机的创新能力。我们使用计算机的目的不仅仅是会用计算机，而是将计算机技术引入专业活动中，将计算机技术与专业技术结合起来产生交叉应用成果。如果学生的专业是临床医学，今后的职业应该是医生，可以说：手术刀也许是学生一生赖以生存的工具；而当我们掌握了计算机技术的基本技能，就应该在自己的职业生涯中，时常运用计算机技术于专业中，让计算机技术这个"第二把手术刀"帮助我们结合专业产生新的成果。

本章作为医学类大学计算机基础教程的入门章共安排 4 节，分别是：基础知识与计算机发展；计算机内信息的表示与编码；计算机硬件组成及其工作原理；计算机软件系统。

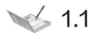 1.1　基础知识与计算机发展

计算机的应用已渗透到社会的各行各业，正在改变人们传统的学习、工作和生活方式，推动着社会飞速向前发展。本节讨论计算机文化、计算机的特点、计算机的发展历史和计算机内信息的数字化等问题，并对计算机的发展进行介绍。

1.1.1　计算机文化

目前，计算机应用基础内容已成为人类必需的文化内容，它与传统的语言、基础数学一样重要，一个国家的民众对计算机技术的了解、掌握程度是这个国家全民科学素养指标之一。

1. 计算机文化现象

计算机作为一种人类大脑思维的延伸与模拟的工具，它的逻辑推理能力、智能化可以帮助人类进一步展开思维空间；它的高速运算能力和大容量存储能力弥补了人类这一方面的不足；人们通过某种计算机语言向计算机下达某些指令，可以使计算机完成人类自身可想而不能做到的事情。而计算机的应用又将为人类社会的发展开辟全新的研究领域，创造更多的物质和精神财富。如电子邮件、远程访问等改变了人类交流的方式，拓宽了人类生活、研究的交流空间，丰富了人类的文化生活；计算机三维动画技术的应用可以制造出高度逼真的视觉效果，创造出更多更精彩的影视作品；图文照排系统的应用彻底革新了出版、印刷行业；生物芯片、基因重组技术是借助计算机技术对人类自身奥秘进行探索，以及对动植物进化奥秘的探索、优化，同时也促进了生物技术突飞猛进的向前发展等。

计算机的出现为人类创造文化提供了新的现代化工具，革新了创造文化的方式方法，形成了一种新的人

类文化——计算机文化。

2. 计算机应用领域

计算机技术在人类社会生活中如此重要，已经形成了一种计算机文化。因此，人们有必要了解计算机在社会生活中的应用领域。计算机的主要应用领域归纳起来可以分为以下几个主要方面。

① 科学计算。科学计算（Scientific Computing）主要解决科学研究和工程技术中提出的数值计算问题。这是计算机最初的、也是最重要的应用领域。世界上第一台计算机的研制就是为科学计算而设计的，当时这台计算机解决的科学计算问题都是人工计算望而却步的，有的更是人工计算无法解决的。随着科学技术的发展，各个应用领域的科学计算问题日趋复杂，使得人们不得不更加依赖计算机解决计算问题。例如计算天体运动轨迹、处理石油勘探数据和天气预报数据、求解大型方程组等都需要借助计算机完成。科学计算的特点是计算量大、数据变化范围广。

计算机应用领域和计算机医学应用

② 数据处理。数据处理（Data Processing）是指对大量的数据进行加工处理，如收集、存储、传送、分类、检测、排序、统计和输出等，从中筛选出有用信息。与科学计算不同，数据处理的数据虽然量大但计算方法简单。数据处理也是应用广泛的重要领域，用于各种数据处理系统，如电子商务系统、图书情报检索系统、生产管理系统、酒店事务管理系统、医院信息系统等。

③ 过程控制。过程控制（Procedure Control）又称实时控制，是指用计算机实时采集被控制对象的数据（有时是非数值量），对采集的数据进行分析处理后，按被控对象的系统要求对控制对象进行控制。

工业生产领域的过程控制是实现工业生产自动化的重要手段。利用计算机代替人对生产过程进行监视和控制，可以提高产品数量和质量，降低劳动者的劳动强度，保障劳动者的人身安全，节约能源、原材料，降低成本，从而提高劳动生产率。目前，我国的许多生产企业（如钢铁厂、化工厂、生物制品厂等）都已广泛应用生产过程的计算机控制系统。

交通运输、航天航空领域应用过程控制系统更为广泛，铁路车辆调度、民航飞机起降、火箭发射及其运行轨迹的实时调整都离不开过程控制。

④ 计算机辅助系统。计算机辅助系统（Computer Aided System，CAS）包括计算机辅助设计（Computer Aided Design，CAD）、计算机辅助制造（Computer Aided Manufacturing，CAM）和计算机辅助教学（Computer Aided Instruction，CAI）等。

计算机辅助设计是指利用计算机帮助人们进行设计。由于计算机具有高速的运算能力以及图形处理能力，使CAD技术得到广泛应用。例如，建筑设计、机械设计、集成电路设计、服装设计等领域都有相应的CAD应用软件。采用计算机辅助设计后，大大降低了相应领域设计人员的劳动强度，提高了设计速度和设计质量。

计算机辅助制造是指利用计算机对生产设备进行管理、控制和操作。在产品的生产过程中，用计算机控制生产设备的运行、处理生产过程中所需的数据、控制和处理生产材料的流动以及对产品进行检验等都属于计算机辅助制造技术。采用计算机辅助制造技术可以提高产品质量、降低成本、缩短生产周期、降低劳动强度（如用数控机床加工工件）。

计算机辅助教学是指利用计算机帮助教师教学，指导学生学习。目前，国内外CAI教学软件比比皆是，尤其是计算机多媒体技术和网络技术的飞速发展，网上的CAI教学软件如雨后春笋，竞相争辉。

⑤ 人工智能。人工智能（Artificial Intelligence，AI）是指用计算机模拟人类的演绎推理和决策等智能活动。在计算机中存储一些定理和推理规则，设计程序让计算机自动探索解题方法和推导出结论是人工智能领域的基本方法。人工智能是计算机应用研究的前沿学科。人工智能领域的应用成果十分广泛，例如，模拟医学专家的经验对某一类疾病进行诊断；具有低等智力的机器人；计算机与人类进行对弈；数学中的符号积分和几

何定理证明等。

人工智能现已经被提高到国家战略层面。在21世纪，我国加速人工智能的运用，推动国民经济进一步向前高速发展。

⑥ 信息高速公路。信息高速公路（Information Super-Highway）的概念源于美国，早在1991年，因当时的参议员戈尔提出把美国所有信息库及信息网络连成一个全国性大网，让各种形态的信息在大网中高速交互传输。1993年9月美国正式宣布实施"国家信息基础设施"（National Information Infrastructure，NII）计划，即"信息高速公路"计划。这项计划预计20年内耗资4 000亿美元，计划1997—2000年初步建成。这项计划震惊全球，各国纷纷提出自己的发展信息高速公路的计划，积极加入这场世纪之交的大竞争中去。

我国的国家信息基础设施建设包括人才的培养、信息资源建设、高性能计算机的投入、高速宽带通信基础设施的建设和一系列的标准法规等政策的制定。我国政府当时及时抓住了发展契机，提出了我国发展国家信息基础设施的计划，目前已建设成满足各方面需要的信息高速公路。

让国人为之自豪的是：我国的国家信息基础设施建设经过20多年的不懈努力，已经发展到相当水准的高度。尤其是5G技术领先全球，5G网络基站已基本覆盖全国广袤国土。

3. 计算机医学应用

作为医学工作者，有必要了解计算机在医学领域的应用情况。20世纪50年代末开始，计算机应用逐渐渗透到医药卫生领域，并形成了一门多学科交叉的边缘学科——医药信息学（Medical Information Science），它的研究对象是具有生命活动特征的医学信息。70年代末"国际医药信息学会"宣告成立，80年代初"中国医药信息学会"成立。这两个学会的成立以及开展工作为医药信息学的发展做出了巨大的贡献。

20世纪90年代全球性的信息高速公路建设浪潮给计算机医学应用带来新的机遇和挑战。1995年中国卫生部（2013年更名为国家卫生健康委员会）宣布启动"金卫工程"建设项目，这是一项以医院信息系统为基础，包括建设城镇职工医疗保险信息网络和远程诊疗信息系统的大型信息系统，各省市区正在抓紧实施。下面讨论计算机医学应用的主要方面。

① 医院信息系统。医院信息系统（Hospital Information System，HIS）是采集、管理医院各类信息，实现信息共享的计算机网络系统。国外的医院信息系统研究始于20世纪50年代，大多系统建立在大型或小型主机上。目前正由集中式系统向分布式系统过渡；从单纯面向管理到面向医疗过渡；从医院局域网到逐步与院外的广域网相连接。我国的医院信息系统建设始于20世纪80年代，大体上经历了单机单任务、基于文件服务器的医院内部的信息系统、客户端/服务器体系结构的医院信息系统三个阶段。"金卫工程"的启动，促进了各地区的HIS系统建设，国内具有代表性的建设项目有国家卫生健康委医院管理研究所主持开发的"中国医院信息系统"和解放军总后勤部卫生部主持开发的军队HIS系统。医学大数据的概念，首先数据量大，常规的方法难于处理这样的数据。数据源自医院信息系统或其他多维数据源，包括临床数据和基因组数据，也包括环境暴露、日常生活习惯、地理位置信息、社交媒体及其他多种多样的数据。我们可以对人体的疾病状态和发展过程进行更相近的描绘和更为透彻的理解。医学大数据为生物学家、临床医生、流行病学家及医疗卫生政策制定专家提供了有效的工具，使得数据驱动的决策制定成为可能，并最终对患者及整个人群产生有益影响。

由于5G技术提供了强大的信息通信能力，我国的县级及其以上医院都已使用医院信息系统。在医院信息系统的基础之上，延伸了医院远程挂号、远程咨询、远程手术等。

② 医学数据处理。人工处理医学数据是相当烦琐的。医学统计软件的诞生把广大医学科技工作者从烦琐的数据计算中解脱出来，同时提高了数据处理结果的准确性、可靠性和科研管理水平。目前常用的统计软件有SAS、SPSS等。

医学数据的科学计算已成为医学图像处理、医学计算机仿真（医学生理仿真、医学临床仿真）的重要手段。"人类基因组计划"是人类探索自身奥秘的计划，所建立的人类基因组图谱将成为疾病的预测、预防、诊断、治疗的基础。由于基因数据的超级庞大，这一跨世纪的大型工程就只有利用计算技术和网络技术才可能实施；人类基因研究与计算机技术的结合，诞生了目前科学领域最热门学科之一的"生物信息学"。

③ 医药信息检索系统。早期的医药信息检索一般使用主从结构的国际联机检索系统，用户获得的信息有限，要求用户有较强的检索技能，并且检索费用高，令人望而却步。另外一种变通办法是用户单位订购某类光盘（如 Medline），让用户在本地检索信息。

目前，随着 Internet 的飞速发展和信息高速公路计划的提出与实施，用户通过网络可以访问多台信息服务器，检索手段灵活。Internet 的发展是促使国际联机检索系统向客户端/服务器体系结构的网络系统过渡的重要原因。我国已经建成"中国 500 所大型医院信息库""中国医院信息网"等信息资源库。

④ 智能化医疗仪器的研制。微型计算机、微处理机以及单片机的诞生使计算机应用于智能化医疗仪器的研制成为可能。已有的各类智能化医疗仪器有电子温度计、电子血压计、心电功能监护仪、生化分析仪等，电子计算机断层扫描仪（Computer Tomography，CT）、核磁共振仪（Nuclear Magnetic Resonance，NMR）、正电子发射成像（Positron Emission Computer Tomography，PET）、单光子发射成像（Single Photon Emission Computer Tomography，SPECT）和 γ 刀等。尤其是 CT、NMR 等大型医疗仪器的研制和应用使医学影像诊断手段前进了一大步，而计算机在三维超声诊断、各种射线治疗设备（γ 刀等）等计算机辅助治疗方面的应用，大大提高了医疗水平。

⑤ 医学专家系统。医学专家系统（Medical Expert System）是以医学专家知识为基础，以解决某一医学领域问题的人工智能系统。这是国内外计算机医学应用最活跃的领域之一，尤以中医计算机辅助诊断系统独具特色，受到国内外的重视和关注。它的作用是协助医生做出更正确的诊断，制订更合理的医疗方案。

有理由相信生物芯片、纳米技术的引入将进一步促进计算机医学应用的深入和发展。

1.1.2 计算机的特点

计算机应用领域之所以广泛，是由它的特点决定的。

1. 运算速度快

计算机的运算速度是计算机性能最重要的评价指标之一。截止到 2021 年 11 月，世界上计算机的运行速度达到了 44.2 亿亿次/秒。它是日本的"富岳"超级计算机。五年前，我国的神威·太湖之光计算机的运行速度是 9.3 亿亿次/秒，在 2016 年 11 月的世界排名是第一，在 2021 年 11 月的第 58 届排名榜中，五年前的第一名神威·太湖之光计算机居第四位。相信我国的 E 级超级计算机（每秒可进行百亿亿次数学运算）将很快问世。高速计算机大大加快了问题求解的速度，而且使某些过去靠人根本无法完成的计算工作有了完成的可能。例如天气预报，为了进行天气预报，数学上用一组微分方程描述天气的变化，求解微分方程组的数值解实质上是把复杂的数学公式转化为数以亿万次的四则运算。这些重复性的、大量的简单运算，理论上人是可以用简单计算工具完成的，但实际上因工作量太大，不仅容易出错，而且在限定时间内是完不成的。中长期天气预报对计算机运算速度要求更高，只有在百亿次以上的巨型机上才能按时完成。

计算机的特点和发展历史

2. 运算精度高

运算精度是指数据在计算机内表示的有效位数。计算机上的单精度实数运算一般只有 7~8 位有效数字，双精度实数运算可提供 15~16 位有效数字。必要时可借助软件提高精度。现已有某些高级程序设计语言，对于整数的运算不再受计算机硬件位数的限制，只受计算机内存容量的限制，也就是说整数的运算可以精确到许多位，如计算 π 的值，可通过移动小数点的位数可精确计算到小数点后一万位，甚至更多位。

3. 存储容量大

目前计算机主存储器（内存）容量大大提高，达到 GB、TB 的数量级，而且辅助存储器（外存）容量已达 TB 级。主存储器由半导体材料制成，其工作速度与中央处理器（外频）同步。辅助存储器包括磁带、磁盘、光盘，用来保存大量数据和资料，以实现海量存储。

4. 自动化程度高、可靠性好

计算机的运行是在程序控制下自动进行的，无须人工参与，而且可靠性好。

5. 严密的逻辑判断能力

计算机不仅可以完成数值计算，而且还可实行各种逻辑运算（如判断大小、异同、真假等）。例如，计算机可根据从人造地球卫星发送回来的大量数据和图片信息，判断地面农作物长势、病虫害，判断环境污染、森林火灾、江河水灾、军事设施等。

6. 联网通信，共享资源

若干台计算机联成网络后，为人们提供了一种有效的、崭新的交流手段，便于世界各地的人们充分利用人类共有的知识财富。

1.1.3 计算机的发展历史

人类创造计算工具、发展计算技术的历史悠久。从 13 世纪诞生在中国的算盘到 17 世纪诞生于英国的计算尺，再到现代的电子计算机，都证明了：任何一项科学技术的发明都离不开当时的社会发展需要和当时的科学技术发展水平。电子数字计算机的发明和发展则是多半个世纪的事情，它对现代科学技术和社会发展的影响是前所未有的，如何评价都不为过。

1. 计算机的诞生

19 世纪 50 年代，英国数学家乔治·布尔（George Boole, 1815—1864）创立了逻辑代数，奠定了电子计算机的数学理论基础；1936 年，英国科学家图灵（Alan Turing, 1912—1954）首次提出了逻辑机的模型——"图灵机"，并建立了算法理论，被誉为计算机之父。

两位科学巨匠的研究为计算机的诞生提供了重要的理论依据；20 世纪初科学技术的飞速发展要求一种高速、准确的计算工具解决当时的科学研究与工程技术上的计算问题。所以电子计算机在 20 世纪诞生是必然的。

1946 年 2 月，世界上第一台电子计算机——ENIAC（Electronic Numerical Integrator And Calculator，电子数字积分计算机）诞生于美国宾夕法尼亚大学。这台计算机使用约 18 000 个电子管，每秒钟能做 5 000 次加法运算（运算速度），体积为 30 m×3 m×1 m，功率 150 kW，占地 170 m^2，重约 30 t。原先需要 100 多名工程师工作一年的问题，ENIAC 只需要 2 h。

1946 年 6 月，美籍匈牙利数学家冯·诺依曼（John von Neumann, 1903—1957）在他的"电子计算机装置逻辑结构初探"报告中首次提出了顺序存储程序通用电子计算机的方案，从而奠定了电子计算机结构的基本框架。时至今日，计算机技术日新月异，但其结构还是冯·诺依曼结构。

2. 计算机的分代

自计算机诞生以来，计算机技术发展速度之快、影响之大是其他任何技术所不能相比的；从硬件上来看已经历了四代发展历程，现正在向新一代迈进。下面简单讨论一下各代计算机的发展概况。

第一代（1946年至20世纪50年代中期）：电子管计算机。主要性能指标：器件使用电子管（真空管）、汞延迟线存储器和磁鼓等；1万次/秒；2 KB存储器；机器语言。典型计算机有：ENIAC、EDVAC、UNIVAC和IBM650等。

第二代（20世纪50年代中期—60年代中后期）：晶体管计算机。主要性能指标：器件使用晶体管、磁心存储器等；300万次/秒；32 KB存储器；软件有汇编语言、ALGOL60、FORTRAN和COBOL。典型计算机有：IBM7090、IBM7094和CDC6600等。

第三代（20世纪60年代中后期—80年代初）：中小规模集成电路计算机。主要性能指标：硬件有中小规模集成电路、半导体存储器、磁盘、微处理器等；1亿~10亿次浮点运算/秒；8~256 MB存储器；软件有操作系统、结构化程序设计语言、并行算法、数据库等。典型计算机有IBM360、370、PDP-11等。

第四代（20世纪80年代初至今）：大规模、超大规模集成电路计算机。主要性能指标：硬件有大规模、超大规模集成电路、半导体存储器、磁盘、光盘、微处理器、微型计算机、多处理机系统、分布式计算机系统、并行计算机系统和工作站等；10亿次以上浮点运算/秒；256 MB~TB级存储器；软件有ADA语言、Java语言、专家系统、软件工具和支撑环境等。典型计算机有IBM308X、CRAY_2、CRAY_3等。现代的超级计算机使用的器件仍然是大规模、超大规模集成电路。

当然，当前的计算机无论在运行速度还是存储容量都比20世纪80年代的计算机强大，软件系统更丰富。

目前计算机正在向面向人工智能、神经元网络计算机和生物芯片方向发展。面向人工智能应用计算机的硬件有超大规模集成电路、GAAS、HEMT、半导体存储器、大规模并行计算机系统；软件有逻辑型语言、函数型语言、面向对象语言和智能软件等。典型计算机有LISP机，PROLOG机等。神经元网络计算机的硬件有超超大规模集成电路、GAAS、HEMT、JJ、光计算机和生物计算机。典型计算机有MARK V、NX_16、NX_1/16等。

3. 我国计算机的发展历史

在谈到计算机发展历史时，有必要了解我国计算机的发展历史。中国计算机事业起步于1956年，电子计算机的研制被列入当年制定的《十二年科学技术发展规划》的重点项目。1957年，我国研制成功第一台模拟电子计算机。1958年，我国研制成功第一台电子数字计算机（"103"机）。1964年开始，我国推出一系列晶体管计算机，如"109乙""109丙""108乙""320"等。从1971年开始，我国生产出一系列集成电路计算机，如"150"、DJS-100系列、DJS-200系列等。这些产品成为我国当时应用的主流机种。

20世纪80年代后，我国计算机事业蓬勃发展。1983年，1亿次巨型计算机"银河-Ⅰ"诞生；1993年，10亿次巨型计算机"银河-Ⅱ"诞生；1995年，曙光1000大型机通过鉴定，其峰值达每秒25亿次；1997年，130亿次巨型计算机"银河-Ⅲ"诞生；2000年7月，3 840亿次巨型计算机"神威-Ⅰ"问世；2001年，我国研制的曙光3000超级计算机峰值达每秒4 032亿次。2002年8月联想集团研制的深腾1800超级计算机峰值达每秒1.08万亿次的运算速度，位居全球第43位；2003年12月联想集团又推出了深腾6800超级计算机，其运算能力达每秒4.183万亿次；2004年6月，曙光公司研制的曙光4000A超级服务器，每秒峰值运算速度达到11万亿次；2008年6月，曙光公司研制的曙光5000A超级服务器，每秒峰值运算速度达到230万亿次；2009年，国防科技大学研制的天河一号超级计算机，每秒运算速度达到563（峰值1206）万亿次；2010年，曙光公司研制的曙光星云TC3600超级计算机，每秒运算速度达到1 271万亿次；2010年，国防科技大学研制的天河一号A超级计算机，每秒运算速度达到2 566（峰值4 700）万亿次。2013年，天河二号，每秒运算速度达到 3.39（峰值 5.49）亿亿次；天河一号 A 和天河二号超级计算机分别于 2010 年、2013 年两次居世界超级计算机排行榜首位。天河二号超级计算机从 2013 年开始六次蝉联世界超级计算机排行榜首位。

2016 年 6 月，神威·太湖之光超级计算机以 9.3 亿亿次 / 秒的运算速度夺得第 47 届全球顶级超级计算机 TOP500 榜榜首。神威·太湖之光超级计算机使用国产"申威 26010"高性能处理器。

世界超级计算机排行榜每年公布两次，我国的超级计算机成果充分表达了我国超级计算机制造业已经站到了世界前列，它是我国国家整体综合国力的体现。不过，超级计算机的拥有量也是一个国家整体综合国力的体现。目前，我国超级计算机的安装量、计算能力，在世界上的排名已在最前列。

在微型计算机产品方面，我国先后推出了联想、长城、方正、同创、浪潮、实达等国产品牌。国产品牌市场占有率越来越高。软件产业更是兴旺发达，先后推出北大方正汉字激光照排系统、反病毒程序、字处理软件等。

1.1.4 计算机的分类

计算机按应用特点划分可分为专用计算机和通用计算机；按机器规模分类，计算机大体上可分为超级计算机、大型通用计算机 / 小型通用计算机和微型计算机。

1. 超级计算机

超级计算机又称超高性能计算机或巨型计算机。在各类计算机中，此类计算机运算速度快，多以机群形式制造，主存容量最大，不仅有标量运算，而且还有向量运算。它用来解决其他类计算机不能或难以解决的大型复杂问题。例如，中长期天气预报、石油勘探与开发、航天发射模拟、核爆模拟、基因分析等大型数值计算和数据处理等问题，多用于关系国计民生的领域。

计算机的分类和发展趋势

2. 大型通用计算机 / 小型通用计算机

处理能力强大的通用计算机（Mainframe Computer），属于比较早期的机种。小型通用计算机（又称超级小型计算机，Mini Computer）除规模小一些外，与大型通用计算机的低档机型接近。性能价格比高，适应于广大中小企业使用。目前，大型通用计算机 / 小型通用计算机的生产在减少，代之以高性能的工作站。

3. 微型计算机

微型计算机又称个人计算机（Personal Computer，PC）。在各种类型计算机中，微机发展最快，性能价格比最高，应用最广泛，最具发展前途，因而获得各行各业的普遍应用。微机是以先进的微处理器作为 CPU，当今奔腾微处理器 i3、i5、i7、i9 的主频已高达 4.2 GHz 以上，运行速度达 20 亿次 / 秒，内存容量主流是 16 GB，硬盘容量高达 500 GB ～ 4 TB，而且多采用 NVME PCI-E 4.0 固态硬盘。当今微型计算机已发展出单片机、便携式微型计算机（笔记本）、平板电脑、台式微型计算机和工作站。工作站是一种小巧紧凑的计算机系统，它配有高速整数和浮点运算处理部件，有很大的虚拟存储空间，强有力的人机交互图形显示接口和网络通信接口以及功能齐全的系统软件、支撑软件和应用软件。高档工作站的 CPU 可达 20 个以上。工作站具有比台式机更强的数据处理、图形图像处理和网络功能，因此广泛应用于科学计算、软件工程、CAD/CAM 和人工智能等领域。

随着微处理器技术和并行处理技术的发展，采用多处理器技术来研制巨型计算机，已成为计算机研制中的一个重要方向。目前计算机的研制正朝巨型计算机和微型计算机两个方向发展。巨型计算机的研制是国力的象征、其他尖端技术的需要；微型机的研制开发是民用市场的要求。

随着网络技术的发展，服务器的作用愈来愈重要。在 Internet 技术中，用作服务器的计算机可以是大型计算机、微型计算机，甚至是巨型计算机，专用服务器与普通计算机的区别是在服务器的设计中，充分发挥了多处理器、高速磁盘接口、磁盘阵列、磁盘镜像等先进技术，以确保服务器稳定性、运算高速和大存储容量等。

1.1.5 21世纪计算机发展趋势

21世纪的计算机将会向以下几个方面发展。

（1）超级计算机的研制仍然是热点。超级计算机的研制与超级计算机的拥有数量是一个国家综合国力的象征。截至2017年4月，超级计算机最高速度为中国国家并行计算机工程和技术研究中心研发的神威·太湖之光超级计算机，夺得了当年世界超级计算机排行榜首位，而且连续保持多届，其运算速度为9.3亿亿次/秒。它拥有10 649 600个计算核心，包括40 960个节点（CPU数量），速度比"天河二号"快2倍，效率更是其3倍。"天河二号"的LINPACK性能是每秒33.86千万亿次浮点运算，负载状态下的峰值功耗（运行HPL基准测试）是15.37兆瓦，即每秒60亿次浮点运算（6 Gflops）。神威·太湖之光超级计算机使用国产"申威26010"高性能处理器。

经过5年左右的发展，截止到2021年11月，日本的"富岳"超级计算机以每秒44.2亿亿次的运算速度（超过美国"顶峰"超级计算机每秒14.8万万亿次的速度）仍然排名世界第一，同时在模拟计算方法、人工智能学习性能、大数据处理性能项目也拿到了第一名。读者可以看到2021年11月全球TOP24超级计算机排名视频。

（2）超级计算机制造业仍然由IBM公司占据主导地位。处理器的数量一般在100 000颗以上，多采用Intel、AMD的处理器。Linux成为超级计算机的首选操作系统。在2021年11月公布的全球TOP500超级计算机排行榜上，中国入围500强的超级计算机数量为173套，超过美国（入围500强的超级计算机数量为150套），仍然是世界上拥有超级计算机数量最多的国家。读者可以看到神威·太湖之光超级计算机的"天河二号"视频。

无论是超级计算机，还是其他系列的计算机，计算机芯片是关键。我国在国家层面早已有了产业调整，正在加大芯片产业的开发力度，我们已有部分芯片走到了世界前列。相信在不过几年的时间内会有更大的进步。

（3）由于微处理器的电子制造工艺到一定时期会达到一个物理极限，人们将寻求新的制造领域，光电子计算机和生物计算机有可能是21世纪的主力军。光电子计算机的优点是快速（比电子计算机快1 000倍以上）、不发热、电路之间没有干扰。能克服当今硅芯片的最大缺陷。生物计算机的最大特点是运算速度快，处理信息的时间仅为集成电路的万分之一。它本身具有并行处理能力，而不必依赖数千台微处理器的联合。

（4）计算机将进一步微型化，纳米技术将产生更加微型化的机器人。现在Mitre公司已制造出5 mm小的机器人，将使它具有自我复制能力；与医学结合，在人类的血液中植入微型机器人以对付癌症、艾滋病、先天性免疫功能丧失综合征等疾病，帮助人类战胜病魔。

（5）计算机人工智能化、人性化。在建立人工智能化、自然化、人性化系统方面，最基本的技术可能就是自然语言处理技术。语音识别技术在近年获得了令人惊讶的进展，如IBM公司的Via Voice就可以对连续的语音进行比较可靠的识别。现在这些产品有一个较大的限制在于用户必须读出标点符号，比如"逗号"或者"句号"，但这类限制很快就会突破。在今后的系统中，用户可以像对人说话一样对计算机提问或者提要求，计算机将给出满意的回答。计算机甚至可以理解人类的情绪。

计算机网络将继续向高速宽带网发展，真正做到在网上共享硬件资源、信息资源。人类将完全实现无纸办公和移动办公。利用计算机精确地实现GPS（Global Positioning System，全球定位系统）导航等。

特别欣慰的是，我国的北斗导航系统，已经超越美国的GPS系统，能实现比GPS系统更精确的定位，一带一路的各个国家正在享受着我国北斗导航系统的服务。

1.2 计算机内信息的表示与编码

二进制数是计算机表示信息的基础。本节首先引入二进制数的概念，然后介绍数值型数据在计算机内的表示方法和字符（包括英文字符和汉字）在计算机内的表示方法。

1.2.1 二进制

人类习惯使用十进制表示数。十进制有 10 个不同的数字（表记符号），它们是：0、1、2、3、4、5、6、7、8、9。十进制数进行运算时遵循"逢十进一"的规则。在进位计数制中所用的不同数字的个数称为该进位计数制的基数，因此十进制的基数是 10。

二进制、八进制和十六进制

在人类社会发展过程中，人类还创造了各种不同的进位计数制。例如，一天 24 小时，即 24 进制，逢 24 进 1；一小时 60 分，即 60 进制，逢 60 进 1；一周 7 天，即 7 进制，逢 7 进 1。在上述进位计数制中，有的有自己的标记符号，有的借用其他进位计数制的标记符号。用什么标记符号并不重要，只要使用方便即可。不同进位计数制之间的区别在于它们的基数和标记符号不同，进位规则不同。

1. 二进制数

二进制数只有 0 和 1 两个标记符号，其进位的基数是 2，遵循"逢二进一"的进位规则。在计算机中采用二进制数表示数据。原因在于：

（1）计算机科学理论已经证明：计算机中使用 e 进制（$e \approx 2.718$）最合理，取整数，可以使用三进制或二进制。

（2）由于二进制容易实现，在计算机内可用电压的高和低来表达 1 和 0 两个数字，如果使用三进制则需要 3 个电压量来表达其 3 个标记符号，显然，其可靠性比使用二进制更容易受电压波动的影响。

（3）运算简单：0+0=0，0+1=1，1+0=1，1+1=10；数值量与逻辑量共存，便于用逻辑运算器件实现算术运算。

二进制的基数为 2，标记符号只有两个：0 和 1，运算遵循"逢二进一"的规则。如：

```
   1 1 0 0 1 1 0 1 0 0
+  1 1 1 1 1 0 0 0 0 0
───────────────────────
 1 1 1 0 0 0 1 0 1 0 0
```

2. 八进制与十六进制数

人类使用二进制表达一个比较大的数值时，书写较长，看起来不直观，很容易出错。由于八进制和十六进与二进制有运算上的完全对应关系，所以常常采用八进制和十六进制记数法（便于人们阅读）。

八进制的基数为 8，共有 8 个标记符号：0、1、2、3、4、5、6、7，运算遵循"逢八进一"的规则。1 位八进制数正好用 3 位二进制数表达，它们的对应关系是：

八进制	0	1	2	3	4	5	6	7
二进制	000	001	010	011	100	101	110	111

八进制数与二进制数的转换很容易，按照上表，每 1 位八进制数写成对应的 3 位二进制数即完成八进制数到二进制数的转换；从低位到高位每 3 位二进制数写成对应的 1 位八进制数即完成二进制数到八进制数的转换。如 $(157)_8 = (001\ 101\ 111)_2$。

十六进制的基数为 16，共有 16 个标记符号：0、1、2、3、4、5、6、7、8、9、A、B、C、D、E、F，运算遵循"逢十六进一"的规则。1 位十六进制数正好用 4 位二进制数表达，它们的对应关系是：

十六进制	0	1	2	3	4	5	6	7
二进制	0000	0001	0010	0011	0100	0101	0110	0111
十六进制	8	9	A	B	C	D	E	F
二进制	1000	1001	1010	1011	1100	1101	1110	1111

十六进制数与二进制数的转换同样很容易，按照上表，每1位十六进制数写成对应的4位二进制数即完成十六进制数到二进制数的转换；从低位到高位每4位二进制数写成对应的1位十六进制数即完成二进制数到十六进制数的转换。如 $(FD57)_{16} = (1111\ 1101\ 0101\ 0111)_2$。

3. 二进制数与十进制数的转换

十进制毕竟是人们最熟悉的数制。在计算机的输入/输出中通常采用十进制，即人们使用十进制数输入数据、计算机使用十进制数输出数据，机内数据存储使用二进制。数据的输入/输出过程中的十进制数到二进制数、二进制数到十进制数的转换由机器自动完成。

（1）二进制数→十进制数。一个二进制数按其权位（权位用十进制表示）展开求和，即可得相应的十进制数。如：

$$(110.101)_2 = (1 \times 2^2 + 1 \times 2^1 + 0 \times 2^0 + 1 \times 2^{-1} + 0 \times 2^{-2} + 1 \times 2^{-3})_{10}$$
$$= (4 + 2 + 0.5 + 0.125)_{10} = (6.625)_{10}$$

（2）十进制数→二进制数。整数部分的转换采用"除2取余"法。十进制数整数部分除以2，余数作为相应二进制数整数部分的最低位；用所得的商再除以2，余数作为二进制数的次低位……一直除到商为0，最后一步的余数作为二进制数的最高位。

例如：将十进制数11转换为二进制数的过程如下：

除法	商	余数
11÷2	5	1
5÷2	2	1
2÷2	1	0
1÷2	0	1

故 $(11)_{10} = (1011)_2$。

小数部分的转换采用"乘2取整"法：十进制小数部分乘2，积的整数部分为相应二进制数小数部分的最高位；用所得积的小数部分再乘2，同样取积的整数部分作为相应二进制数小数部分的次高位……一直乘到积的小数部分为0或达到所要求的精度为止。

例如：将十进制数0.625转换为二进制数的过程如下：

乘法	积的整数部分	积的小数部分
0.625×2	1	0.25
0.25×2	0	0.5
0.5×2	1	0

故 $(0.625)_{10} = (0.101)_2$。

1.2.2 数在计算机内的表示方法

我们已经知晓：计算机内数据是用二进制表示的。这里数据的概念要拓广，计算机内要表示两种数据，一是数值性的数据，也就是我们在数学领域中用的数据，这是本小节讨论的问题；另外一类是字符（包括汉字或其他语言符号），这类字符存储在计算机中是代码的形式表达，这种代码也是数据，通常计算机内的字符用 ASCII 码表示，这是下一小节要专门讨论的问题。

1. 信息度量单位

无论是数值型数据，还是字符（包括英文字符、汉字或其他符号）都是存储在一个称为字节的单元中。

数的表示

一个二进制位称为位（bit），8 个二进制位组成一个字节（Byte），更大的度量单位是 KB、MB、GB、TB。1 KB=1 024 B，1 MB=1 024 KB，1 GB=1 024 MB，1 TB=1 024 GB。计算机信息处理的最小单位是位，而计算机寻址的单位是字节。这好比一个家庭的住房是按套编门牌号码，一套住房相当于一个字节；一套住房内的每一个房间相当于位。一个位内只能存储一个 1，或一个 0。一个字节只能存储 2^8 个不同的数，或者说只能存储 2^8 个不同的代码。

2. 原码

我们知道：数据在计算机内使用二进制形式表示。二进制数在计算机内究竟如何存储呢？可以使用原码（True form）、反码（One's complement）和补码（Two's complement）。

以下讨论假设使用 8 位二进制表示。用其中一位表示数的符号，用 0 表示正数，用 1 表示负数。数值部分用其余 7 位以二进制形式表示。我们看看下面两个数的 8 位原码表示。

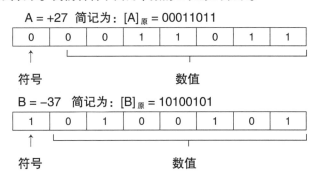

在原码表示法中，数值 0 有两种表示方法，即正 0 和负 0。简记为 [+0] = 00000000，[−0] = 10000000。

3. 反码

反码又译作"对 1 的补码"。符号位与原码约定相同；正数的反码与原码相同，负数的反码是在原码的基础上按位取反（不包括符号位）。如 [+27]反 = [+27]原 = 00011011，而 [−37]反 = 11011010。

在反码表示法中，数值 0 也有两种表示方法，即正 0 和负 0。简记为 [+0] = 00000000，[−0] = 11111111。

反码表示法的优点是统一了加减法运算，只需要计算加法。反码表示法的缺点是运算时会引起循环进位，这既占用机器计算时间，又给机器设计带来麻烦。因此，人们又寻求另一种表示方法：补码。

4. 补码

补码又译作"对 2 的补码"。符号位与原码约定相同；正数的补码与原码相同，负数的补码是在原码的基础上按位取反后（不包括符号位），最后位加 1。如 [+27]补 = [+27]原 = 00011011，而 [−37]补 = 11011011。

在补码表示法中，0 有唯一的表示方法：[+0]补 = [−0]补 = 00000000。

引入补码概念后，加法、减法都可以用加法实现。因此，现代计算机多采用补码运算。

至此，我们有了结论：计算机内表示数值性数据用补码。在下一小节，我们会知道：计算机内表示字符（包括汉字等）使用 ASCII 码和汉字内码（表示汉字）。

在讨论原码时我们已经假设使用 8 位二进制表示数，即假设计算机的字长是 8 位。因为要用一位表示符号，所以只有 7 位用来表示数据，那么在这台计算机上数据的表示范围是：−128 ~ +127。当实际数据不在这个范围内就会出错，这就是溢出。当然现代的计算机的字长大于 8 位（可能是 16、32 或 64 位），但终究有一个范围。对于溢出问题，计算机要做相应处理。

如果计算机的字长是 32 位，我们通常将左边最高位定义为符号位，其余 31 位表示数，这样，对于 32 位字长的计算机，表示数的范围是：$-2^{31} \sim +2^{31}-1$。

前面讨论的 3 种表示方法只能表示单纯整数或小数，我们认为是数的定点表示法。在计算机中，参与运算的数一般是实数，既有整数部分又有小数部分，为了表示实数，使用数的浮点表示方法。任何一个实数可以表示成 $A = 2^i \times S$，其中 S 是实数 A 的尾数，S 的符号可用 C_S 表示，0 表示正数，1 表示负数；i 是用二进制表示的阶码，i 的符号可用 C_i 表示，0 表示正数，1 表示负数。例如，实数 110.101 可表示成：$2^{11} \times 0.110101$。浮点的表示方法格式如下：

| C_i | i | C_S | S |

C_i、C_S 各只用一位，i 的位数决定实数的表示范围，S 的位数决定实数的精度。

计算机内的数值运算以加法为基础，其他运算都可以变成加法实现。然而现代的微处理器内已集成了浮点运算部件，其中包括了乘法器等，以提高运算速度。

1.2.3 编码（字符在计算机内的表示方法）

字符在计算机内是用二进制形式表示的，即字符的编码。

字符概念要广，这里字符指英文字符、图形符号和汉字。

我们这样理解：字符"A"、汉字"啊"分别是一幅图画，计算机内存储的不是其图画，而是其相应的 ASCII 编码 65（十进制表示）或汉字内码 B0A1（这是一个 2B 的汉字编码，十六进制表示）。无论是 ASCII 码还是汉字内码，怎么说都是一个整数，这与数值型整数数据是一样的。可见，上一小节介绍的数值型数据表示方法与本小节介绍的字符编码统一起来了。

1. ASCII 编码

当今的计算机普遍采用 ASCII 编码，即美国标准信息交换码（American Standard Code for Information Interchange）。ASCII 码中的字符用 8 位二进制数表示，但只用低 7 位，共表示 128 个字符，编码从 0 至 127（称为 ASCII 码基本集），128 至 255 的编码（称为 ASCII 码扩展集）作它用（供美国以外的国家用，或作扩展字符用）。如字符"A"的编码表示如下：

字符和汉字的编码

b_7	b_6	b_5	b_4	b_3	b_2	b_1	b_0
0	1	0	0	0	0	0	1

ASCII 字符编码见表 1-1。编码从 0 至 31 表示控制字符，控制字符对照表见表 1-2。

表 1-1　ASCII 字符编码表

$b_3b_2b_1b_0$	$b_6b_5b_4$						
	000	001	010	011	100	101	110	111
0000	NUL	DLE	SP	0	@	P	`	p
0001	SOH	DC1	!	1	A	Q	a	q
0010	STX	DC2	"	2	B	R	b	r
0011	ETX	DC3	#	3	C	S	c	s
0100	EOT	DC4	$	4	D	T	d	t
0101	ENQ	NAK	%	5	E	U	e	u
0110	ACK	SYN	&	6	F	V	f	v

续上表

$b_3b_2b_1b_0$	$b_6b_5b_4$							
	000	001	010	011	100	101	110	111
0111	BEL	ETB	'	7	G	W	g	w
1000	BS	CAN	(	8	H	X	h	x
1001	HT	EM	)	9	I	Y	i	y
1010	LF	SUB	*	:	J	Z	j	z
1011	VT	ESC	+	;	K	[	k	{
1100	FF	FS	,	<	L	\	l	|
1101	CR	GS	-	=	M	]	m	}
1110	SO	RS	.	>	N	^	n	~
1111	SI	US	/	?	O	_	o	DEL

表 1-2 控制字符及其作用对照表

ASCII 码	控制字符	主要作用	输入字符	ASCII 码	控制字符	主要作用	输入字符
00000	NUL	空白	Ctrl+@	10000	DLE	数据链路换码	Ctrl+P
00001	SOH	序始	Ctrl+A	10001	DC1	设备控制 1	Ctrl+Q
00010	STX	文始	Ctrl+B	10010	DC2	设备控制 2	Ctrl+R
00011	ETX	文终	Ctrl+C	10011	DC3	设备控制 3	Ctrl+S
00100	EOT	送毕	Ctrl+D	10100	DC4	设备控制 4	Ctrl+T
00101	ENQ	询问	Ctrl+E	10101	NAK	否认	Ctrl+U
00110	ACK	承认	Ctrl+F	10110	SYN	同步空转	Ctrl+V
00111	BEL	警铃	Ctrl+G	10111	ETB	发送块终	Ctrl+W
01000	BS	退格	Ctrl+H	11000	CAN	取消	Ctrl+X
01001	HT	横表	Ctrl+I	11001	EM	载体终	Ctrl+Y
01010	LF	换行	Ctrl+J	11010	SUB	取代	Ctrl+Z
01011	VT	纵表	Ctrl+K	11011	ESC	扩展	ESC
01100	FF	换页	Ctrl+L	11100	FS	文件间隔	Ctrl+\
01101	CR	回车	Ctrl+M	11101	GS	组间隔	Ctrl+]
01110	SO	移出	Ctrl+N	11110	RS	记录间隔	Ctrl+6
01111	SI	移入	Ctrl+O	11111	US	单元间隔	Ctrl+_

2. 汉字编码

汉字编码包括汉字内码、汉字输入编码（外码）和汉字输出编码（字模）3 个主要内容。

（1）汉字内码。汉字内码是汉字在计算机内的存储表示。汉字数量庞大，只能选取部分汉字用于计算机汉字信息处理。国家标准 GB 2312—1980 定义了国标码（区位码），它包括 7 445 个汉字和符号，分为 94 个区，区号为 1 至 94，每区容纳 94 个汉字或符号（汉字在区内的排列位置称为位），位号为 1 至 94，可对应 94 个汉字或 94 个符号。其中 682 个符号在第 1 区至第 9 区；第 10 区至第 15 区未用；6 763 个汉字分为两级，一级字库从第 16 区至第 55 区，包括 3 755 个常用汉字，按音序排列；二级字库从第 56 区至第 87 区，包括 3 008 个次常用汉字，按笔画数排列。请读者注意，国标码是 4 位十六进制数，按上面的定义，"啊"字在第 16 区第 01 位上，十进制数"1601"并不是"啊"字的国标码（实际上是其区位码，区位码是一种汉字输入方法，讨论输入编码时将介绍），国标码是将某字的区位码之区、位分别转换成十六进制数，分别加上十六进制数"20"。故"啊"字的国标码为"3021"。每一个汉字或符号在区位码代码集或国标码代码集中都有唯一的代码。

汉字内码可使用 ASCII 码扩展集的代码（128 ~ 255），但因汉字数量众多，用一字节无法表示，所以用两个连续的字节来存放一个汉字的内码。汉字字符（用汉字内码表示）必须与英文字符（用 ASCII 码表示）

能相互区别,以免造成混淆,这也就是所谓的中西文兼容问题。英文字符的机内代码是 7 位 ASCII 码,最高位为 "0"(即 b7=0),汉字内码中两个字节的最高位均为 "1"。将某汉字的国标码分别加上 80H,作为汉字内码。以汉字 "啊" 为例,国标码为 3021H,汉字内码为 B0A1H。前面文中的 "B0A1H" 是一个十六进制表示形式,字母 "H" 表示编码 B0A1 是十六进制形式,所以,汉字 "啊" 的汉字编码就是 "B0A1"。

由于国家标准 GB 2312—1980 汉字集收录的汉字有限,不能完全满足现在的应用需要,现在又推出了国家标准 GB 18030—2005。GB 18030—2005 标准收录了总计 23 940 码位,共收入 21 886 个汉字和图形符号,其中汉字(包括部首和构件)21 003 个,图形符号 883 个。包括 GB 2312—1980 集中的 6 763 个汉字及图形符号,GB 2312—1980 集中的汉字编码不变。增加的汉字一大部分采用 2 字节编码,一部分采用 4 字节编码。

(2)汉字输入编码(外码)。汉字的输入不能像英文字符那样,一键对应一个字符,只能多键输入一个汉字,这里的多键组成的序列就是一个汉字的输入编码。可见,汉字输入编码是将汉字输入到计算机内(变成汉字内码)的编码,所以有人称之为外码。目前有几百种汉字输入编码。我们列举具有代表性的几种输入编码。

① 区位码:一个汉字的区位码是一个 4 位十进制数。如汉字 "啊" 的区位码为 1601。用区位码输入汉字实际上是将区位码转换成汉字内码。这是一种无重码(重码是一个输入编码对应多个汉字)输入方法,即一个输入编码对应一个汉字(内码)。

② 拼音输入编码:用汉字的拼音符号作为输入编码。如汉字 "湖" 的拼音是 "hu",这就是其拼音输入编码。用拼音输入方法输入汉字就是把像 "hu" 这样的输入编码变成所表达的汉字的内码。显然,拼音输入方法是一种有重码的输入方法。

③ 字形输入编码:是一种以汉字的偏旁部首作基本键位的输入编码,即把键盘上的某一键位当作偏旁部首(当然,某一键位可能代表多个偏旁部首),多个键位(对应多个偏旁部首)的组合就是汉字的字形输入编码。五笔字型输入编码属于这一类输入编码,它是目前用得相当广泛的输入编码。例如,在五笔字型输入方案中,"湖" 字的 3 个偏旁部首 "氵""古""月" 分别安排在键盘的 "i""d""e" 3 个键位上,那么 "ide" 字符串就是 "湖" 字的五笔字型输入编码。

一般来说,字形输入编码输入方法的重码少于拼音输入方法,输入速度快;而拼音输入方法易学,输入速度慢。

(3)汉字输出编码。把某一个汉字当作一幅平面图画。分别从纵、横两个方向等距离在画上画($N+1$)条直线,这样就把该幅画分成 $N×N$ 个小方块,在其上写一个汉字 "大",我们会发现有的小方块内有汉字的笔画,有的则没有。把有笔画的小方块记上 "1",没有笔画的小方块记上 "0",就得到了一幅由 "1" 组成的该汉字的轮廓画,这就是一幅数值化了的图形。图 1-1 给出了一个 16×16 点阵 "大" 字的数值化图形。当然此图中的汉字比较粗糙。按照此构思可以为每个汉字构造这样的图形。对于任何一个汉字,可以把其数值化了的平面的 "0""1" 图形按先行后列(也可先列后行)的顺序编成二进制代码串存入计算机中(每一个 "0" 或 "1" 用一个二进制位存储)。我们把这样数值化的图形叫作某汉字的 $N×N$ 点阵字模。对于一个 16×16 点阵的汉字字模,需要 16×16 个二进制位来存储其字模,即需要 32×16×16/8 B。图 1-1 中的 "大" 的 32 字节数据(按先行后列顺序,16 进制)是:00、00、03、80、03、04、7F、FE、7F、FE、27、00、06、80、0C、40、0C、60、18、30、18、30、30、18、30、18、20、0C、40、0E、00、00。

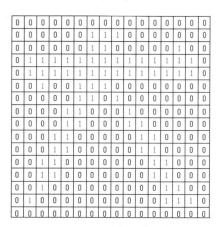

图 1-1 16×16 点阵模型

所有汉字的字模集合称为字库。对于用 16×16 点阵字模组成的字库需要大约 220 KB 存储容量(仅指存储国家标准GB 2312—1980中的7 445个汉字和符号）。汉字字模在字库中的位置按汉字内码升序存入字库中。

有了汉字字模字库后，我们在计算机中输出汉字的过程是：根据某个字的汉字内码，从字库中找到（因为汉字字模是按顺序存储在字库中的，所以可以根据汉字内码计算出该汉字字模在字库中的位置），再读取该汉字的字模数据，逐点输出。

总结一下，汉字在计算机内的处理过程是：汉字进入计算机通常是通过输入编码转换成汉字内码送入计算机的，当然还可以通过语音、扫描方式输入汉字；汉字在计算机内的存储形式是汉字内码，汉字内码可以理解成ASCII的扩充或变形；汉字的输出是根据汉字内码在汉字字库中找到其字模，最后输出其字模。

1.3 计算机硬件组成及其工作原理

一套完整的计算机系统包括计算机硬件系统和软件系统两部分。计算机硬件系统包括组成计算机的所有电子、机械部件。软件系统包括所有在计算机上运行或使用的程序及数据。而程序是计算机完成指定任务的多条指令的有序集合。计算机运行程序时还需要相应的数据，这些数据通常称为文档。所以软件系统包括程序和文档。没有软件的计算机称为裸机，只有配备完善而丰富软件的计算机才能充分发挥其硬件的作用。

计算机工作原理

1.3.1 计算机硬件组成及其工作原理

计算机硬件是计算机中的物理装置，是看得见、摸得着的实体。计算机的组成都遵循冯·诺依曼结构，由控制器、运算器、存储器、输入设备和输出设备5个基本部分组成，如图1-2所示。

控制器是计算机的控制中心，向其他部件发出控制信号，指挥所有部件协同工作。运算器是进行算术运算、逻辑运算的部件，运算器中的一个运算单元能进行一位

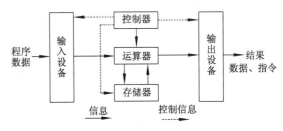

图1-2 电子计算机硬件组成结构图

二进制数运算，运算单元的个数表示运算器的位数（即计算机的字长），现代的计算机一般使用16位、32位或64位运算器，也就是说运算器内有16个、32个或64个二进制加法器，这些加法器之间是有进位关系的。如今的大规模集成电路技术已将控制器和运算器集成在一块芯片中，这块芯片称为中央处理器（Central Processing Unit，CPU）。存储器是用来存放程序和数据的，有时称主存或内存。输入设备和输出设备是相对于CPU来讲的，输入设备用于输入程序或数据，输出设备用于输出结果，有的设备可能兼有输入和输出的功能，这样的设备叫输入/输出设备（Input/Output Devices，I/O设备）。

计算机的工作原理是：它可以根据用户的要求编制计算机运行的程序，将程序和原始数据通过输入设备将它们转换成计算机能识别的二进制代码送入存储器中保存。然后，按照用户程序指令顺序由控制器发出相应的控制命令（即发出电脉冲信号序列），将已存入存储器中的数据取出送到运算器中进行运算。计算得出的中间结果或最后结果又由运算器送回存储器保存。如果需要显示或打印出结果，由控制器发出控制命令，从存储器中取出结果，经输出设备将计算机内部的二进制数转换成人们习惯的十进制数输出。

1.3.2 微型计算机硬件组成

微型计算机组成仍然遵循冯·诺依曼结构。它由微处理器、存储器、系统总线、

微型计算机硬件
组成之主机

输入/输出接口及其连接的输入/输出设备（外设）组成。由于把大规模集成电路技术引入微型计算机的设计中，使得微型计算机中的器件高度集成（控制器和运算器集成在微处理器中），器件功能相对独立，器件之间的信息交互利用总线实现。总线包括数据总线（Data Bus，DB）、地址总线（Address Bus，AB）和控制总线（Control Bus，CB）。这些设计特点使微型计算机产品实现了标准化、系列化，并具有通用性。微型计算机的硬件组成结构如图1-3所示。

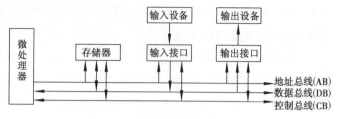

图1-3 微型计算机硬件组成结构

图1-3中的地址总线AB反映出计算机系统中可携带的存储单元数量（字节数），是一组线；数据总线DB反映出计算机系统中的CPU一次处理数据的位数（二进制位），也是一组线，也就是常说的CPU的位数；控制总线CB也是一组控制信号线。

下面分别对微型计算机的各个组成部分加以讨论。

1. CPU

CPU是由控制器、运算器和内部总线组成的微处理器。CPU的主要功能是控制指令的执行顺序和操作，对数据进行算术运算或逻辑运算并控制数据在各部件之间传递。

此处讨论CPU以Intel公司的酷睿系列（i3、i5、i7、i9）、奔腾系列、赛扬系列为主，不介绍其他公司的产品。

微型计算机使用的CPU主导产品有Intel公司的酷睿系列（i3、i5、i7、i9）、奔腾系列、赛扬系列，还有AMD公司的同档产品。CPU的管脚封装形式是LGA（Land Grid Array，栅格阵列封装），与早期的Pentium Ⅳ系列CPU的管脚封装形式Socket 478等对应，如LGA 1155、LGA 1156、LGA 1150、LGA 1151、LGA 2011、LGA 1200、LGA 1700等，后面的数字表示CPU与主板接口的触点数。

CPU有单核、双核、四核、八核或更多核等。所谓多核是在一块CPU芯片上集成多个处理器核心，并通过并行总线将各处理器核心连接起来，当有多个并发任务时，由多个核心同时并行工作，以提高工作效率。目前酷睿系列的i3、i5、i7、i9已发展到了第十二代。第十一代使用Rocket Lake-S的微架构，典型产品有i9-11900K、i7-11700K，支持LGA1200，功耗125 W。第十二代使用Alder Lake，典型产品有i9-12900K、i7-12700K，支持LGA1700，功耗125 W。

"酷睿"是一款领先的节能型新型微架构，设计的出发点是提供卓然出众的性能和能效，提高每瓦特性能，也就是所谓的能效比。早期的酷睿是针对笔记本处理器开发的。

2006年7月27日发布的酷睿Core 2是Intel推出的基于Core微架构的产品体系统称，是一个跨平台的构架体系，包括服务器版、桌面版、移动版三大领域。CPU的第一代产品代号为Clarkdale，第一代CPU的寿命极短，还未被人了解它就被第二代产品取代了。采用32 nm工艺制造的Sandy Bridge处理器属于第二代产品，CPU型号开始数字以2开始，如i3 2130。第三代是Ivy Bridge，首款22 nm工艺处理器。CPU型号开始数字以3开始，如i5 3470。第四代为Haswell，22 nm工艺处理器，CPU型号开始数字以4开始，如i5 4590、i7 4790。第五代为Broadwell，如Intel Core i5-5200U。第六代为Sky Lake，14 nm工艺处理器，如i7 6700。第七代为Kaby Lake，14 nm工艺处理器，如i5 7500、i7 7700K。

第八代为Coffee Lake，14 nm工艺处理器，如i7-8700K。第九代为Coffee Lake Refresh，仍然是14 nm工艺处理器，如i9-9900K、i7-9700K。第十代为COMET LAKE-S，仍然是14 nm工艺处理器，如i9-10900K、i7-10700K，从此代开始，改过去沿用了4代的接口LGA 1511而使用LGA 1200接口。第十一代为Rocket Lake-S，仍然是14 nm工艺处理器，沿用第十代的接口LGA 1200，如i9-11900K、i7-11700K。第十二代为Alder Lake，10 nm工艺处理器，接口为LGA 1700，如i9-12900K、i7-12700K、i5-

12600K 等。

纵观 12 代酷睿 CPU 的一些数据：

2010 年发布第一代具有图形核心（Graphics Core）的酷睿 CPU，32 nm 工艺。第五代酷睿 CPU 多用于笔记本计算机，仅有极少量的用于台式机，并使用 LGA 1150 接口。2015 年 8 月 5 日发布第六代。2017 年 1 月 4 日发布第七代。2017 年 12 月 8 日发布第八代。2018 年 10 月 18 日发布第九代，系第八代酷睿 CPU 的 Coffee Lake 优化版，命名为 Coffee Lake Refresh，依然是 14 nm（在第五代的时候就是 14 nm 了，这也是 Intel 迄今为止沿用代数最多的工艺）。2020 年 4 月 30 日发布第十代 COMET LAKE-S，依然是 14 nm 工艺。2021 年 3 月 16 日发布第十一代。2021 年 10 月 28 日发布第十二代酷睿 CPU，核心包括 8 个 P 核心（性能核心，16 线程）和 8 个 E 核心（高效核心，8 线程，用于并行任务，不支持超线程）。工艺是 Intel 7 制程工艺，即优化后的 10 nm Enhanced SuperFin 全新高性能混合架构。支持 DDR4-3200 和 DDR5-4800，16 条 PCI-E5.0，LGC1700 接口，内置 UHD770 核心显卡，配合 Z690 主板。

CPU 代间更替在加速。

笔者得出一些感叹：近些年 INTEL 公司加速了 CPU 的发布进程，但像挤牙膏一样，没有许多实质性的技术大进步，第五代到第十一代一直在沿用 14 nm 工艺处理器，第五代到第九代一直沿用 LGA 1511 接口，也一直沿用 DDR4 内存芯片配合。第十代产品 i9-10900K、i9-10900 是 10 核心 20 线程，到了第十一代产品的 i9-11900K 反而是 8 核心 16 线程，但 CPU 频率提高了。多数近几代的酷睿 CPU 都集成了英特尔超核芯显卡 630，或 Intel UHD Graphics 750，就连奔腾及赛扬产品都集成了英特尔超核芯显卡 610。

但第十二代酷睿 CPU 有了不少的进步。

CPU 功耗一直是桌面计算机应用不可忽视的难题。强调一下，这里说的 CPU 功耗是指 CPU 的 TDP（Thermal Design Power，热设计功耗）。各代 CPU 的顶级产品，如 i9、i7 的功耗都在 95 W 以上甚至达到 125 W，这需要更强大的散热系统支持，而解决这样的散热问题所需要的散热系统的开销是一个比较大的开支，动不动就需要上千元或以上的开销。建议读者选用 CPU 后不带 K 的芯片，如 i9-10900、i7-10700、i9-11900、i7-11700、i9-12900 等，它们的功耗一般是 65 W。

i3、i5、i7、i9 提供的系统性能是从低到高，对于桌面计算机系统用户来说，其差别也并非那么大。对于普通用户，还可以使用 Pentium、Celeron 的 CPU。

Intel 公司的奔腾系列、赛扬系列产品同样有支持第一代至第十代架构的产品。表 1-3 列出了 Intel 公司典型的桌面用 CPU，仅供参考。

表 1-3 部分典型的酷睿 CPU 芯片

分代	接口	架构	工艺	i9	i7	i5	i3	Pentium	Celeron
第 12 代	LGA 1700	Alder Lake	10nm	i9-12900K 8P+8E 核 24 线程	i7-12700K 8P+4E 核 20 线程	i5-12600K 6P+4E 核 16 线程	—	—	—
第 11 代	LGA 1200	Rocket Lake-S	14nm	i9-11900K 8 核 16 线程	i7-11700K 8 核 16 线程	i5-11600K 6 核 12 线程	—	—	—
第 10 代	LGA 1200	COMET LAKE-S	14nm	i9-10900K 10 核 20 线程	i7-10700K 8 核 16 线程	i5-10600K 6 核 12 线程	i3-10320 4 核 8 线程	G6600/6500/6400	G5920/5900
第 9 代	LGA 1511	Coffee Lake Refresh	14nm	i9-9900K 8 核 16 线程	i7-9700K 8 核 8 线程	i5-9600K 6 核 6 线程	i3-9100 4 核 4 线程	G5620/5600/5420	G4950/4930
第 8 代	BGA 1440 LGA 1511	Coffee Lake	14nm	i9-8950HK（笔）16 核 12 线程	i7-8700K 6 核 12 线程	i5-8600 6 核 6 线程	i3-8100 4 核 4 线程	G4660/4700/4720	—
第 7 代	LGA 1511 LGA 2066	Kaby Lake Sky-Lake	14nm	i9-7980 XE18 核 36 线程	i7-7700K 4 核 8 线程	i5-7600 4 核 4 线程	i3-7100 2 核 4 线程	G4560/G4600	G3930/3950

续上表

分代	接口	架构	工艺	i9	i7	i5	i3	Pentium	Celeron
第6代	LGA 1511	Skylake	14nm	—	i7-6700K 4核4线程	i5-6500 4核4线程	i3-6100 2核4线程	G4400/ G4500	G3900
第5代	LGA 1150	Broadwell	14nm	—	i7-5775C	i5-5675C	—	—	—
	BGA 1168	Broadwell	14nm	—	i7-5500U 2核4线程	i5-5200U	i3-5005U/ 5010U	3805U	3755U
第4代	LGA 1150	Haswell	22nm	—	i7-4790K 4核8线程	i5-4590/ 4570	i3-4170/4130	G3260/ G3250/ 3460	G1840/1820/ 1830
第3代	LGA 1155	Ivy Bridge	22nm	—	i7-3770K 4核8线程	i5-3470/ 3570	i3-3220	G2030/3010/ 2120	G1620/1630
第2代	LGA 1155	Sandy Bridge	32nm	—	i7-2600K 4核8线程	i5-2500/ 2400	i3-2100/2120 /2130	G645/G850/ 860	G550/540/530
第1代	LGA 1156	Clarkdale	32nm	—	—	i5-655K 2核4线程	i3-550/540/ 530		

CPU 的内部总线包括数据总线、地址总线和控制总线。数据总线的多少与 CPU 中数据位数相对应，CPU 的数据位数已从 8 位、16 位、32 位推进到了 64 位。地址总线表达了 CPU 支持的存储器单元的数量，具有 32 位地址总线的 CPU 能支持 2^{32} 字节（4 GB）存储器单元。i3、i5、i7、i9 系列 CPU 还支持高速缓存、浮点处理、MMX（多媒体扩展技术）、超线程等先进技术。

CPU 内部还有多级缓存（Cache），缓存容量达 256~8 192 KB，甚至更多。由于其存取速度远快于内存，故用于存储经常需要驻入 CPU 中的数据，以提高存取速度。

2. 存储器（主讲内存）

存储器是用来存放程序和数据的，其分类如图 1-4 所示。

此处仅讨论内存。随机存储器（Random Access Memory，RAM）中的数据是可以存可取的。向 RAM 写入数据就会改变 RAM 中原来的数据，RAM 是半导体存储器，一旦断电，其中数据将会丢失。计算机中的存储器大多数是 RAM。只读存储器（Read Only Memory，ROM）通常存放微机中不变的数据，如引导程序，诊断程序等；只能读出其中数据，不能写入数据；断电时其中的数据不会丢失。ROM 中的数据是在生产时直接写入；可编程的只读存储器（PROM）由用户一次性写入数据，以后不能修改。可改写的只读存储器（EPROM）由用户写入数据，可以用紫外线灯照射擦除其中数据，可再次写入数据。EEPROM 是一种电可擦写的只读存储器。要说明的是，目前 U 盘的存储介质是 Flash，Flash 是一种改进的 EEPROM，它在擦除存储介质内信息时与 EEPROM 不同，EEPROM 擦除信息时是按单元进行，而 Flash 是按块擦除信息。

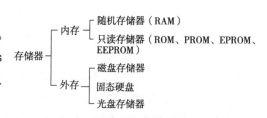

图 1-4 存储器分类

在 Pentium Ⅲ 系列微机中，RAM 以使用 168 Pin SDRAM 为主，而在 Pentium Ⅳ 系列微机中，多采用 DDR2（200 Pin）或 DDR（184 Pin）。第二代至第五代（CPU 对应的）主板采用 DDR3。现在第六代至第十一代（CPU 对应的）主板采用 DDR4。第十二代可用 DDR4 或 DDR5（少见）。

DDR3 较之 DDR2 有更高的外频；更低的工作电压（1.5 V）。DDR4 较之 DDR3 有更高的外频，高达 3 866 MHz（超频），甚至高达 5 066 MHz（超频）；更低的工作电压，1.2V。从外形上看，金手指中间的"缺口"位置相比 DDR3 更为靠近中央。在金手指触点数量方面，DDR4 内存有 284 个触点（284 Pin），而 DDR3 则是 240 个触点（240 Pin）。

计算机中还有一个称为 CMOS 的 RAM（容量很小），用来记录系统时钟和系统配置信息，用电池维持其工作，其中数据不会因计算机断电而丢失。它不参与内存的统一编址，以外部端口形式表现。

3. 主板与主板芯片组

前面讨论的 CPU、存储器都是独立的器件，而系统总线则是集成在名为主板的电路板上的多组信号线。主板是一块连接组装其他器（部）件的母板，它的选定将决定整台计算机性能、档次。

主板的核心是主板芯片组，它决定了主板的规格、性能和大致功能。主板的性能主要取决于主板芯片组和主板上支持的总线类型。

主板芯片组通常包含南桥芯片和北桥芯片。北桥芯片主要决定主板的规格、对硬件的支持以及系统的性能，它连接着 CPU、内存、PCI-E 总线。主板支持什么 CPU，支持 PCI-E 多少倍速的显卡，支持何种频率的内存，都是北桥芯片决定的。北桥芯片往往有较高的工作频率，所以发热量颇高。南桥芯片主要决定主板的功能，主板上的各种接口（如串口、USB）、PCI 总线（接驳电视卡、声卡等）、SATA（接硬盘、光驱）以及主板上的其他芯片，都由南桥芯片控制。南桥芯片通常裸露在 PCI 插槽旁边，个头比较大。南北桥之间随时进行数据传递，需要一条通道，这条通道就是南北桥总线。南北桥总线越宽，数据传输越快。

主板上支持的总线类型从以下几个方面考虑：CPU 与内存交换信息看主板支持什么结构的内存，支持 i3、i5、i7、i9 的主板支持 DDR3/DDR4/DDR5。CPU 与硬盘交换信息看主板支持什么结构的硬盘，目前的主板多数支持 SATA（总线）的串口硬盘，同时支持 IDE 接口硬盘，SATA 比 IDE 接口速度要快得多。现在更多的主板支持 NVME PCI-E 4.0 的 SSD 固态硬盘。CPU 与显卡交换数据速度由显卡接口类型决定，目前的主板多数支持 PCI-E 接口显卡，PCI-E 总线比 AGP 速度快。可见，主板上某一局部总结构的改变，会提高主板整体性能。

关于各代 CPU 对应配套的主板，读者应这样考虑：

从第五代 CPU（目前看来，运用第五至第十二代 CPU 的机器都要表现出较好的性能）开始，配合的主板有各厂家的 H 系列、B 系列、Z 系列，Z 系列主板性能最高。配合第五代 CPU 的主板有 B85、Z87 等；配合第六代 CPU 的主板有 H170、B150、Z170；配合第七代 CPU 的是 Z270；配合第八代、第九代 CPU 的是 H370、B360、H310、Z390；配合第十代 CPU 的是 B460、Z490；配合第十一代 CPU 的是 H510、B560、H570、Z590；配合第十二代 CPU 的是 Z690。

目前生产主板芯片组的厂商有 Intel、nVIDIA、技嘉、微星、AMD 等。

目前市场上主板种类繁多，生产厂家亦多，在选择时应考虑其可靠性、稳定性、可扩展性、价格性能比以及所使用的主板芯片组。下面以国内主板应用较多的 Intel 芯片组主板、AMD 芯片组主板为例进行介绍。表 1-4 为常用芯片组主板的有关技术参数。

表 1-4 常用芯片组主板的有关技术参数

芯片组	支持 CPU 类型	外频（MHz）	内存条	专用图形卡	硬盘接口
Z77	LGA 1155	1 600	DDR3	PCI-E 16X	SATAII / SATA III
X79	LGA 2011	2 400	DDR3	PCI-E 16X	SATAII / SATA III
B85	LGA 1150	1 600	DDR3	PCI-E 16X	SATAII / SATA III
H170	LGA 1151	2 133	DDR4	PCI-E 16X	SATA III /NVME PCI-E 3.0
Z270	LGA 1151	2 400/3 866（超频）	DDR4	PCI-E 16X	SATA III /NVME PCI-E 3.0
Z390	LGA 1151	4 500（超频）	DDR4	PCI-E 16X	SATA III /NVME PCI-E 3.0
Z490	LGA 1200	5 000（超频）	DDR4	PCI-E 16X	SATA III /NVME PCI-E 4.0
B560	LGA 1200	4 800（超频）	DDR4	PCI-E 16X	SATA III /NVME PCI-E 4.0
Z590	LGA 1200	3 200	DDR4	PCI-E 16X	SATA III /NVME PCI-E 4.0
Z690	LGA 1700	3 200/4 800	DDR4/DDR5	PCI-E 16X	SATA III /NVME PCI-E 3.0/4.0

表 1-4 列出的主板类型不全。从 2012 年开始，采用的主板主要有 H61、P67、B75、H77、Z77 等，支持 LGA 1155（第二、三代 CPU）、DDR3；8 系列主板支持 LGA 1150（第四、五代 CPU）、DDR3，包括

H81、B85、Z87 等；100 系列主板支持 LGA 1151、DDR4，支持第六代 CPU，包括 H110、H170、B150、Z170 等；200 系列主板支持 LGA 1151、DDR4，支持第六、七代 CPU，包括 H270、B250、Z270 等。300 系列主板支持 LGA 1151、DDR4，支持第八、九代 CPU，包括 H370、B360、H310、Z390 等；400 系列主板支持 LGA 1200，DDR4，支持第十代 CPU，包括 B460、Z490 等；500 系列主板支持 LGA 1200，DDR4，支持第十、第十一代 CPU，包括 B560、Z590 等；600 系列主板支持 LGA1700，DDR5/DRR4，支持第十二代 CPU，包括 Z690 等。在表 1 – 4 中，从第三代 CPU 的主板到第九代 CPU 的主板都支持 PCI–E 3.0 标准；400 系列主板才开始支持 PCI–E 4.0 标准。

　　用户可根据自己的要求选择主板，从而确定所选用计算机的档次。目前市场上主板以支持 i3、i5、i7、i9 的 LGA 1151、LGA 1200 主板为主。LGA 1700 主板 Z690、B660、H610 已经出现。这类主板支持 PCI–E 3.0×16 专用图形显示卡，支持较高速的硬盘传输速率，支持 M.2 PCI–E SSD 硬盘，支持 USB 接口和内置声卡或软 MODEM 等。

　　读者有了芯片组的概念后，可以根据生产厂商、自身要求选择主板。表 1–5 给出了目前较为流行的主板及有关技术参数。

表 1–5　目前较为流行的主板及有关技术参数

主板型号	CPU 接口	芯片组	内存	声卡	显卡	网卡	其　他
技嘉 GA–H77–D3H	LGA1155	Intel H77	DDR3 1600/1333	VT2021	无	有	1PCI–E/6SATA/USB3.0/千兆网卡/PCI–E
微星 Z77A–G41	LGA1155	Intel Z77	DDR3 2800(超频)	ALC887 8 声道	有	有	2PCI–E/USB/千兆网卡/2PCI–E/2SATA Ⅲ/4SATA Ⅱ
精英 X79R–A	LGA2011	Intel X79	DDR3 2600(超频)	—	无	有	—
技嘉 GA–B85M–HD3	LGA1150	Intel B85	DDR3 1600/1333	ALC887 8 声道	无	有	1PCI–E/6SATA/8USB3.0/千兆网卡/PCI–E
华硕 H170–PRO	LGA1151	Intel H170	DDR4 2133	ALC887 8 声道	有	有	USB3.0/千兆网卡/M.2/2PCI–E/6SATA Ⅲ
技嘉 Z270–HD3	LGA1151	Intel Z270	DDR4 2400/3866(超频)	ALC887 8 声道	有	有	USB3.1/千兆网卡/3PCI–E/M.2/6SATA Ⅲ
微星 MAG B560M MORTAR WIFI	LGA1200	Intel B560	DDR4 5066(超频)	ALC897 7.1 声道	有	有	USB3.X/千兆网卡/3PCI–E/M.2/6SATA Ⅲ
技嘉 Z590 UD	LGA1200	Intel Z590	DDR4 3200	Realtek 7.1 声道	有	有	USB3.X/千兆网卡/3PCI–E/M.2/6SATA Ⅲ

　　如果要选配计算机，笔者建议：当您希望选配高档次的计算机，选择用 Z590（第十一代 CPU 对应的主板），选用第十代 CPU i9–10900（目前有较高的核心数及线程数的 CPU，功耗为 65 W，可使用较低开支的散热系统），8~16GB DDR4 内存，使用主板板载显卡（如有特别需要，考虑使用独立显卡），使用 NVME PCI–E 4.0 的 SSD 固态硬盘。当然可以考虑第十二代 CPU i9–12900 及其配套主板 Z690。

4. 系统总线

　　所谓总线，就是微型计算机内部件之间、设备之间传输信息的公用信号线。总线的特点就在于其公用性。我们可以形象地将总线比作从 CPU 出发的"高速公路"。

　　系统总线包括集成在 CPU 内的内部总线和外部总线。外部总线同样包括数据总线、地址总线和控制总线。数据总线是 CPU 与输入/输出设备交换数据的双向总线，64 位计算机的数据总线有 64 根数据线。地址总线是 CPU 发出指定存储器地址的单向总线。控制总线是 CPU 向存储器或外设发出的控制信息的信号线，也可能是存储器或某外设向 CPU 发出的响应信号线，系双向总线。

　　从总线标准的发展过程来看，个人计算机先后采用了 XT 总线、ISA 总线、EISA 总线、VL 总线和 PCI 总线等。

XT 总线是 8 位微型计算机采用的总线，如早期的 IBM-PC/XT 机器。

ISA（Industry Standard Architecture）总线又称 AT 总线，用于 16 位体系结构的微机，相比 XT 总线的 62 根信号线扩充了 36 根，当然也支持 8 位或 16 位数据读/写，ISA 总线的数据传输率可达 8 Mbit/s（注意与 MB 区别，MB 表示兆字节，Mbit 表示兆位，下同）。

EISA 是扩充的 ISA 总线。

VL（VESA Local）总线是一种局部总线，不是一种单独的总线体系结构，它是对 ISA、EISA 等总线的补充，形成 ISA/VL 或 EISA/VL 共存的总线体系结构。VL 总线的数据传输速率可达 132 Mbit/s。

PCI（Peripheral Component Interconnect）是一种 32 位局部总线，PCI 总线支持 32 位数据传输，可扩展到 64 位。其数据传输速率可达 132~264 Mbit/s。PCI 总线支持所带外围设备与 CPU 同时工作。

PCI-E 总线。绝大多数主板支持 PCI-E 总线结构。从主板上可看到 PCI-E 扩展槽。PCI-E 总线的速度也在不断提高，已发展到 PCI-E 位 4.0。

关于 PCI-E 说明一下，PCI-E 与 PCI-E 是一样的，PCI-E 4.0 指速度达到了 4.0 标准，PCI-E×2、PCI-E×2 是通道数。

5. 输入/输出接口

输入/输出接口又称 I/O 接口。目前的主板集成了 COM 串行口、PS/2 鼠标键盘接口、LPT 并行口、USB 接口等，少数主板上集成了 IEEE 1394 接口。输入/输出接口包括声卡、显卡、MODEM 等接口卡，这一类输入/输出接口卡将在相关设备处介绍。此处仅介绍 USB 接口和 IEEE 1394 接口。

1）USB 接口

USB（Universal Serial Bus）接口是一种新型的连接外围设备的通用接口。它是在 1994 年由康柏、IBM、Microsoft 等多家公司联合制定的，但是直到 1999 年，USB 才真正被广泛应用。自从 1994 年 11 月 11 日发表了 USB V0.7 以后，USB 接口经历了六年的发展，现在 USB 已经发展到了 2.0 版本、3.0 版本、3.1 版本和 3.2 版本。

计算机上的每个外围设备都有一个接口，用来与主机连接。但是由于主板上所能提供的外部接口比较少，一般只有一个并口和两个串口，所能连接的设备十分有限，而且拔插设备时需要关机，传输速率也很慢，在要求高传输速率的场合根本无法满足要求。而 USB 接口则解决了这些问题，采用 USB 接口的设备无一例外地支持热拔插（带电拔插），USB 接口所能连接的设备多达 127 个，而且可以同时使用。USB 1.1 提供了 12 Mbit/s 的带宽，足以满足大多数诸如键盘、鼠标、MODEM、游戏手柄以及摄像头等设备的要求。同时也可以提供 500 mA 的电流，一些耗电量比较小的设备可不必外接电源。在 USB 1.1 规范中，有高速和低速两种传输速率，高速方式的传输速率为 12 Mbit/s，低速方式的传输速率为 1.5 Mbit/s。而在 USB 2.0 规范中，数据传输速率可达 480 Mbit/s。而且 USB 2.0 可以向下兼容，所有支持 USB 1.1 的设备都可以直接在 USB 2.0 的接口上使用而不必担心兼容性问题。USB 3.0 最大传输速率高达 5.0 Gbit/s，并且兼容 USB 2.0 接口。

2）IEEE 1394 接口

IEEE 1394 是一种串行接口标准。通过它可以把各种外部设备连接起来，可以认为它是一种外部总线标准。IEEE 1394 初始是运行在 Apple Mac 计算机上的 Fire Wire（火线），后由 IEEE 重新规范用于 PC。这种接口有比 USB 更强的性能，传输速率更高，主要用于主机与硬盘、打印机、扫描仪、数码摄像机、视频电话等。目前只有极少数主板上集成了这种接口。这种接口在减少。

6. 输入/输出设备

微型计算机的输入/输出设备将在下一小节中专门讨论。

1.3.3 微型计算机的输入/输出设备

计算机的输入/输出设备是人（或外部环境）与计算机进行信息交流的部件。微型计算机上的常用输入输出设备有键盘（Keyboard）、鼠标（Mouse）、显示器（Monitor）、硬盘（Hard Disk）、光盘驱动器（CD-ROM Driver）、打印机（Printer）、扫描仪（Scanner）、调制解调器（MODEM）、网卡（Network Adapter）等。

计算机硬件组成之外设

1. 键盘

键盘是通过按键将程序、数据送入计算机的常规输入设备。键盘上键位布局如图1-5所示。

图1-5 键盘布局图

键盘可分为四个功能区。

（1）基本键盘区（主键盘）：包括26个英文字母、数字、标点符号、特殊符号、空格、制表定位键【Tab】、大写字母锁定键【Caps Lock】、换挡键【Shift】、控制键【Ctrl】、转换键【Alt】、退格键【←】、回车键【Enter】等。

（2）特殊功能键区：包括强行退出键【Esc】、12个功能键【F1】~【F12】、屏幕内容打印键【Print Screen】、屏幕滚动锁定键【Scroll Lock】、暂停/中止键【Pause Break】。

（3）编辑键区：位于键盘中右部，包括光标移动键、插入键【Insert】、删除键【Delete】、页首键【Home】、页尾键【End】、上页键【Page Up】、下页键【Page Down】。

（4）数字小键盘：位于键盘右部，包括数字锁定键【Num Lock】、光标移动/数字键、算术运算符号键、回车键等。

常用功能键：

【Caps Lock】：交替开关键，一般开机后，键入字母键输入的是小写字母，按【Caps Lock】键后，键盘上的大写字母指示灯亮，键入字母键输入的是大写字母，再按【Caps Lock】键后，输入的又是小写字母。

【Shift】：键盘上有的键位有两个符号，直接按此键输入下面的符号，同时按下【Shift】键和该键，输入上面的符号；与字母键组合可输入大（小）写字母，如直接按键入字母键输入小写字母时，如果同时按下【Shift】键和字母键，则输入的是大写字母。

【Ctrl】：与其他键组合产生各种控制命令。

【Alt】：与其他键组合成特殊功能键或复合控制键。如同时按下【Alt】【Ctrl】和【Delete】键将重新启动计算机（称为热启动）。

【Esc】：退出当前操作，或当前行的错误命令作废。

【Tab】：键入该键光标跳过8个字符的位置。

【Space】：是位于键盘正下方的长条键，按一下，产生一个空格，光标右移一位。

【Backspace】：删除光标前一个字符。

【Enter】：一般用于结束一行命令的输入。不论光标在当前行的什么位置，按此键后光标移至下行行首。

【Num Lock】：交替开关键，一般开机后，Num Lock 指示灯亮，处于数字键锁定状态，按小键盘上某个数字键，输入相应数字。若按【Num Lock】键，则小键盘上的数字键变成光标移动键。再按【Num Lock】键，又是数字输入状态。

【Print Screen】：打印屏幕当前显示的内容；若与【Alt】合用，只选取当前窗口内容。

2. 鼠标

鼠标的作用是定位、选择、输入和操作信息对象的输入设备。目前台式计算机使用机械式、光电式鼠标两类，笔记本计算机使用触摸式鼠标。机械鼠标在桌面上移动时，其中的滚球带动纵、横转动盘产生电脉冲，使屏幕上的光标随之移动。光电鼠标只能在特定的反射板上操作。鼠标还分两键和三键鼠标，通常使用左键作为主操作键，当然可以用软件定义。鼠标有串口、PS/2 接口或 USB 接口。

目前，无线鼠标应用广泛。

3. 显示器与显示适配器

显示器是用来显示字符和图形的输出设备。它包括 CRT 显示器、LCD、LED 显示器。现在台式计算机和笔记本计算机也使用 LCD、LED 显示器。显示器的主要技术指标之一是分辨率，即屏幕上纵横两个方向的扫描点（像素）的多少，点数愈多，点距愈小，分辨率愈高，图像愈清晰。目前典型的 LCD、LED 显示器分辨率是 1 920×1 080 像素，高端产品的分辨率达 3 480×2 160 像素，甚至高达 7 680×4 320 像素。点距达到了 0.089 mm×0.089 mm。与 CRT 显示器相比 LCD、LED 显示器具有明显的优势：零辐射、低耗能、散热小；纤薄轻巧；精确还原图像，不会出现任何的几何失真、线性失真；显示字符锐利；画面稳定不闪烁。其中 LED 耗能更低。

显示器与 CPU 的接口是显示适配器（又称显卡）。显卡性能的好坏直接影响计算机系统的整体性能。显卡性能主要体现在：GPU（Graphics Processing Unit，图形处理器、带宽（带宽用来衡量传输数据的能力）、显存容量等技术指标上。在显示图形/图像时，大量的压缩数据需要显卡解压后送到显示器显示，这就需要带宽很宽的图形/图像加速卡完成数据解压传输工作。同时显卡内所带的显示内存的多少也是至关重要的，目前市售显卡内所带的显示内存是 1～24 GB，甚至更大。

早期的显卡有 ISA 和 PCI 接口，如 2D 显卡 8900、9000 等使用 ISA 接口与主板相连；早期的 3D 显卡使用 PCI 接口；由于 PCI 与主板交换数据的速度低于 133 Mbit/s，并与其他 PCI 设备争夺系统总线资源，AGP（Accelerated Graphic Port）接口显卡，它以 AGP 总线形式与主板交换数据，AGP 接口是 Intel 公司 1996 年推出的一种总线接口，从最早期的 AGP1X、AGP2X、AGP4X 到 AGP8X，工作频率也由 66 MHz 提升至 533 MHz，而工作时的峰值带宽则由 533 Mbit/s 跃升至 2.1 Gbit/s。但相比其他计算机配件而言这种发展无疑是缓慢的，尤其是专业显卡方面更是受到制约。因此在 2001 年 Intel 又推出上、下行传输速率均能高达 4 Gbit/s 的 PCI-E 总线规格，至此兴盛达 10 年左右的 AGP 接口逐渐退出历史舞台。从 2004 年开始，大量 PCI-E 接口的显卡问世。PCI-E 相比 AGP 而言最大的优势就是数据传输速率高，这也是造就 PCI-E 显卡迅猛发展的原因。PCI-E 接口已发展到 PCI-E 4.0。

目前市场上的显卡以 PCI-E 为主。显卡芯片是显卡的关键。nVIDIA 公司与 AMD 公司生产的独立显卡芯片组在业内独领风骚，Intel 和 VIA 主要生产集成显卡芯片。显存容量在 1～24 GB 之间，输出有 VGA、DVI、HDMI、DP 等，读者应根据需要选择合适的显卡。具体显卡品牌有影驰、七彩虹、铭鑫、盈通、微星等。

4. 硬盘与接口类型

机械硬盘（后面会简称硬盘）由硬盘驱动器和多张不可更换的硬盘盘片（存储介质）密封而成。由于硬盘是一个密封部件，故其存储密度要高；也因为采用多盘片，故其存储容量特别大，目前使用的硬盘容量高达 500 GB ~ 4 TB。它们主要来源于 IBM、Maxtor（迈拓）、Seagate（希捷）、WD（西部数据公司）等公司。一般来说，硬盘具有存储容量大、记录密度高、记录速度快、性能与可靠性好等特点。

机械硬盘的有关性能指标有容量（与盘径、磁头数、柱面数、扇区数、每扇区内记录数据字节数有关）、磁盘转速、平均寻道时间、缓存、内部数据传输速率、外部数据传输速率、接口类型等。

硬盘总容量为磁头数 × 柱面数 × 扇区数 × 每扇区内记录数据量。

硬盘的接口类型反映了计算机系统内硬盘数据传输速率。目前的硬盘主要采用串口（SATA）接口和 SCSI 接口。IDE、EIDE 接口已淘汰，ATA 接口现已少用。EIDE、ATA 较 SCSI 接口便宜，适用于台式个人计算机，SCSI 接口适用于服务器，可提高数据传输速率和双硬盘热备份。目前大量台式计算机使用串口 SATA 硬盘。而 SATA 接口已发展到了 SATA Ⅲ，传输速率达 6 Gbit/s。

磁盘转速是硬盘整体性能的重要因素之一。理论上讲转速愈高，平均等待时间愈短，平均寻道时间愈短。从而提高读/写速度。市售硬盘（SATA3）的转速主要是 7 200 r/min，大容量硬盘有的采用 10 000 r/min。SCSI 接口硬盘的转速高达 15 000 r/min。

平均寻道时间是指磁头从接受指令到找到数据所在磁道的时间。SATA 接口硬盘一般为 8.5 ms。SCSI 接口硬盘一般为 6.3 ms。

缓存是硬盘与外部总线（硬盘电缆）交换数据的暂存存储器。需要读写的数据在磁盘内是以磁信号形式表现，读写磁盘的速度与硬盘电缆传输速率是不同的，缓存正好起到缓冲的作用。大容量硬盘的缓存通常在 8 ~ 128 MB 左右。

内部数据传输速率是磁头与缓存间的数据传输速率。它是影响硬盘整体速度的关键，可以说是硬盘数据传输的瓶颈。

外部数据传输速率是磁盘缓存与计算机主机间的数据传输速率，它受到磁盘转速、接口类型等技术参数的影响。

硬盘容量在 500 ~ 4 000 GB 之间，可能有更大容量出厂。

另一种硬盘是固态硬盘，已经装备到台式计算机和笔记本上，已经逐步取代机械硬盘。

目前固态硬盘有两种不同的接口：一是 SATA 3.0 接口，理论传输速率为 6 Gbit/s；另一接口是 M.2。M.2 的出现就是对 SATA SSD 的革命。

M.2 又细分为 Socket2 和 Socket3 两种通道，前者支持 SATA Ⅲ、PCI-E×2 通道，理论读写速度分别达到 700 MB、500 MB；而后者专为高性能存储设计，支持 PCI-E 4.0（NVME），理论接口速度高达 32 GB/s，超五倍于 SATA Ⅲ 通道。两种通道差别太大。

要注意的是，主板（支持 M.2 接口）是否支持 SATA Ⅲ、PCI-E 3.0、PCI-E 4.0 通道。有的主板仅支持 SATA Ⅲ，有的仅支持 PCI-E 4.0，还有的主板支持两种通道。这可以从主板官网查得。100 系列和 200 系列的主板都支持 M.2 接口。200 系列以后的主板支持 PCI-E 4.0。图 1-6 所示为 M.2 接口的 SSD 硬盘。

所谓 B Key 和 M Key 是指 SSD 硬盘接口插座上的缺口，右边是 B Key，左边是 M Key。现在的主板多见只支持 M Key 的

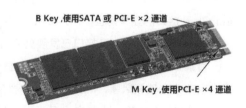

图 1-6　M.2 接口的 SSD 硬盘

SSD硬盘。M Key缺口左边的接触脚是5根，B Key缺口右边的接触脚是6根。M Key SSD硬盘分为PCI-E 3.0和PCI-E 4.0两种，当然，PCI-E 4.0的速度比PCI-E 3.0要快得多，现有成品NVME PCI-E 4.0的SSD硬盘读写速度已达7 000 MB/s。

5. 移动硬盘与U盘

移动硬盘是在普通硬盘的基础上加装USB接口使之成为所谓的移动存储工具。

目前大量使用的U盘使用Flash半导体材料作为存储介质，以USB接口接入系统。U盘容量从4 GB到2 TB不等，但大容量U盘价格居高不下，这是阻碍用户使用大容量U盘根本原因。

6. 光盘驱动器及光盘

光盘驱动器是读写设备，可分只读的光盘驱动器和可读写的光盘驱动器（刻录机）。按支持格式还可分为CD型光驱和DVD型光驱。所以有CD-ROM、CD-RW、DVD-ROM、DVD-RW类型的光驱。读或写的速度是光驱的重要技术指标，目前光驱的读出速度是32～52倍速（即每秒4.8～7.5 MB）。CD型光驱支持读写CD，而DVD型光驱支持读写DVD和CD。

光盘是一种记录密度高、存储容量大的新型存储介质，光盘的基片是一种对激光具有耐热性的有机玻璃，在基片上涂上金属合金或稀土金属化合物形成存储介质。光盘的记录原理是将聚焦的激光射在记录介质上，对其微小的区域进行加热，打出微米级的小孔（凹坑），或引起几何变形，或产生结晶状态变化。用这种小孔的有无，或用记录介质上状态的变化与不变化来代表二进制的"1"和"0"，这样就可以在光盘上记录数据。5.25 in光盘容量可达750 MB之多，3.25 in光盘容量可达200 MB左右。数据可保存60～100年。

CD光盘可分三类：只读光盘、追记型只读光盘和改写型光盘。只读光盘的物理规格、记录格式和盘的制造技术与CD相似，其上数据与光盘生产同时完成。追记型只读光盘可通过可读写光驱一次性写入数据，并可追加数据，直到写满，不可重写。改写型光盘可通过可读写光驱多次写入数据。

DVD是较CD-ROM具有更高记录密度的产品，容量可达4.7 GB。可分只读、追记和改写三类，意义与CD的三类相似。

7. 打印机

打印机是在纸上形成硬拷贝的输出设备。可分为击打式打印机和非击打式打印机两大类。击打式打印机打印速度慢、有噪声、打印质量低，但耗材便宜；非击打式打印机包括喷墨打印机和激光打印机。激光打印机打印质量高、打印速度快、无噪声，但打印机及耗材昂贵；喷墨打印机及耗材的价格低于激光打印机，打印质量稍低于激光打印机，打印速度快且无噪声。打印机还可分为宽行打印机、窄行打印机和微型打印机；也还可分为彩色打印机和单色打印机。

8. 扫描仪

任何文字、图形、图像都可以用扫描仪输入到计算机中并以图形文件存储。若配备识别软件，则可把图形文件中的文字识别出来，变为文本形式表示，可代替键盘输入文字。

9. 调制解调器

调制解调器是计算机之间利用通信线路（电话线路）进行通信的设备。计算机利用调制解调器把二进制代码转换成通信线路能识别的模拟信号，再由对方计算机配置的调制解调器把模拟信号转换成二进制代码，供对方计算机使用。早期的调制解调器的应用限于计算机之间的简单通信或作传真机用，调制解调器多用于计算机拨号联网，使用户的计算机成为局域网或Internet的客户端计算机。调制解调器分外置和内置两种，传输速率一般为56 Kbit/s（即每秒56 K二进制位）。

目前，已使用光纤猫，由光纤接入，光纤猫的后级输出是千兆的双绞线。

10．网卡

网卡又称网络适配器。计算机用它通过专用传输线路（同轴电缆、双绞线等）连接局域网，通过局域网再连接 Internet。就传输速率来说，网卡有 10 Mbit/s、100 Mbit/s 和 1 000 Mbit/s 三类，目前多数网卡是主板自带的 100/1 000 Mbit/s 自适应网卡。

1.4 计算机软件系统

计算机软件系统

软件包括计算机运行或使用的程序和文档。而程序是计算机完成指定任务的多条指令的有序集合，文档则是程序运行时需要的数据和帮助信息等辅助性文件。软件可分为系统软件、支撑软件和应用软件三大类。

1.4.1 系统软件

系统软件是管理、监控和维护计算机硬件资源和软件资源的软件，主要包括操作系统、各种语言的处理程序、数据库管理系统等。

1．操作系统

操作系统是控制、管理计算机硬件资源和软件资源的大型系统软件，是计算机所有软、硬件系统的组织者和管理者，它能合理地组织计算机的工作流程，控制用户程序的运行，为用户提供各种服务。操作系统由许多具有控制和管理功能的子程序组成。典型的操作系统有 DOS、UNIX、Windows、OS/2、Linux、Android、VOS 等。

操作系统的重要性自然不必多详表。多少年来，我们使用计算机一直是 Microsoft 公司的 Windows 操作系统，不断有版权的问题，同时还有安全性问题，往往安全性问题是首当其冲的。我们已经看到了使用自己的操作系统的曙光，我们国家自产的 UOS 操作系统已经发布，各政府部门正在转向使用这个国产操作系统。只是目前其下的应用软件比较少。

2．语言处理程序

计算机语言按其发展特征可分为机器语言（Machine Language）、汇编语言（Assembler Language）、高级语言（High Level Language）和人工智能高级语言。

（1）机器语言。它是计算机唯一能直接接受和执行的语言，各台计算机的机器语言都不同。机器语言的优点是其程序执行效率高，但机器语言程序难写、难读、易出错、难移植（一台计算机上使用的机器语言程序不能移植到另一种计算机上运行），这大大影响了计算机的推广使用。

（2）汇编语言。汇编语言又称符号语言，是机器语言的符号化结果。每条汇编语言编写的指令都对应了一条机器语言的代码，不同型号的计算机有不同的汇编语言。用汇编语言编写的程序称汇编语言源程序，必须用汇编程序将汇编语言源程序翻译成机器语言程序（又称目标程序），计算机才能执行。这个翻译过程称为汇编过程。用汇编语言编写的程序执行速度快，占用内存少，但同样难写，维护也比较困难。机器语言和汇编语言都是面向机器的语言。

（3）高级语言。高级语言是至今发展最为成熟、使用最为广泛的计算机语言。由于它能清晰地用接近人类语言的形式描述问题的算法和计算过程，因此常被称为算法语言或面向过程语言。高级语言编写的程序几乎不必修改可从一台计算机移植到另一台计算机上，从这个意义上讲高级语言又可称为独立于机器的语言。

用高级语言编写的程序称高级语言程序（又称源程序），必须把源程序翻译成目标程序才能被计算机执行。高级语言的翻译程序有两种方式：编译方式和解释方式。编译方式是先由编译程序把高级语言源程序翻译成目标程序，再由连接程序将目标程序连接成机器语言程序，计算机执行时运行的是机器语言程序。解释方式是在运行高级语言源程序时，由解释程序对源程序边翻译边执行。

（4）人工智能高级语言。人工智能高级语言不要求用户给出问题求解的算法，只需要指出求解问题、输入数据和指出输出格式，就可以得到求解结果。因此人工智能高级语言又称为面向问题的语言、非过程语言或描述性语言。人工智能高级语言具有知识处理能力（包括知识表达、符号处理和推理能力）和高度并行处理能力（语言本身具有并行处理能力而不依赖硬件设施）。

常用的高级语言有：

① FORTRAN 语言：1954 年提出，1956 年实现。适用于科学和工程计算，目前应用广泛。以后版本有 FORTRAN Ⅱ、Ⅳ、77 和 90。FORTRAN 语言的创始人 Backus 因此获得 1977 年计算机最高奖——图灵奖。

② BASIC 语言：1964 年提出，1965 年实现，是初学者语言，简单易学，人机对话功能强，可用于中小型事务处理。自出世至今已有多个版本，如基本 BASIC、扩展 BASIC、Turbo BASIC、Quick BASIC、Visual Basic For Windows 等。

③ Pascal 语言：1968 年由 N. Wirth 提出，1973 年正式发表，N. Wirth 因此获得 1977 年图灵奖，其名称来源于为纪念 17 世纪法国数学家 Pascal。Pascal 语言是结构化程序设计语言，适用于科学计算、数据处理，尤其是系统软件开发等。

④ C/C++ 语言：1972 年贝尔实验室 D. M. Ritchie 和 K. Thompson 创立 UNIX 和 C 语言，并获得 1983 年图灵奖。C 语言兼收高级语言和汇编语言之特点，简练、灵活、高效、功能强，运算符和数据结构丰富，表达式更接近人类语言，控制流先进。适用于系统软件、数值计算、数据处理等应用。著名的操作系统 UNIX 就是由 C 语言写成的。目前成为高级语言中使用得最多的语言之一。现在较常用的 C 语言 Visual C++ 是面向对象的程序设计语言。

⑤ Java 语言：1995 年由美国 SUN 公司提出并发表，是一种新型的面向对象的分布式程序设计语言。Java 具有简单、安全、可移植、面向对象、分布式、多线程处理等特征。主要应用于面向对象的事件描述、计算机过程可视化、动态画面和 Internet 系统管理等。

⑥ Python 语言：近 30 年发展起来的开源编程语言，它是面向过程与对象的程序语言，它的特点是开源代码、免费、程序可移植、运行速度快、丰富的数据结构、功能强大、程序开发效率高、容易使用等。这是第一个整数表达无限的程序设计语言。

目前进行软件开发多使用 Windows 环境下的 Visual Basic、Visual C++ 等面向对象的集成开发平台。更有使用在 Pascal 基础上发展起来的 Delphi 系统或 Power Builder 系统，它们除了具备面向对象功能，还支持数据库编程和网络编程。目前，这些编程语言平台有转向 Python 语言的倾向。

3. 数据库管理系统

数据库管理系统是管理数据库的软件，主要解决数据处理中的非数值计算问题，常用于各种管理信息系统。常用的数据库管理系统有 XBASE、SQL Server、Oracle 等。

1.4.2 系统支撑软件

支持其他软件设计实施、开发和维护的软件称为支撑软件。随着计算机技术的飞速发展，软件开发与维护的代价越来越大，因此研究开发支撑软件具有很重要的意义。虽然汇编程序、编译程序等都有支撑软件的作用，但通常还是将20世纪70年代中后期发展起来的软件支撑环境称为支撑软件，它主要包括环境数据库、各种软件接口等。

1.4.3 应用软件

应用软件是针对某一专门目的而开发的软件。文字处理软件、图形处理软件、财务管理系统、辅助教学软件、数据统计软件包和某专用设备上的控制程序等都是应用软件。如办公软件Office、WPS、图形处理软件Photoshop、多媒体创作软件Authorware、网页制作软件Dreamweaver和Fireworks、统计分析软件包SAS和SPSS等。

第 2 章 操作系统

操作系统是控制和协调计算机各个部分进行有效、协调工作的一个系统软件,是计算机硬件和软件的管理者,也是用户与计算机进行信息交互的接口,所以用户通过操作系统才能方便地使用计算机。本章主要介绍操作系统的基本知识和操作系统的使用方法。要求学生理解操作系统的基本概念并熟练掌握操作系统的常用操作,如基本操作、文件管理、环境设置、设备管理、任务管理等,初步掌握个人计算机上网络设置和应用。

2.1 操作系统基础知识

2.1.1 操作系统概述

1. 操作系统的概念

操作系统(Operating System,OS)是计算机软件系统的核心部分,用户通过它使用计算机。它是保障计算机系统中所有软件和硬件资源能够协调一致,有条不紊地工作的一种软件,它统一管理和调度计算机系统资源,是最基本的系统软件。

操作系统直接运行在计算机硬件之上,是计算机硬件的第一级扩充。从系统角度看,它控制和管理计算机的所有软、硬件资源,合理组织计算机工作流程、协调计算机各部件关系。从用户角度看,它为用户提供一个有效、方便、友好的人机对话环境,用户通过操作系统提供的各种命令(直接命令、鼠标操作、触屏操作等)便可轻松地使用计算机系统。因此可以这样理解,操作系统是计算机硬件与其他软件的接口,也是用户与计算机的人机对话接口。计算机系统结构如图 2-1 所示,每层与内外层都有信息交换(见图中箭头)。

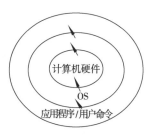

图 2-1 计算机系统结构

2. 操作系统的功能

操作系统的主要功能包括:处理器管理、存储器管理、设备管理和文件管理。

(1)处理器管理。允许多个程序同时运行的操作系统称为多道程序系统,在多道程序系统中,表面上看是多个程序同时在执行,实际上对某一处理器而言,任一时刻仅能执行一道程序,系统中各程序是交替执行的。多道程序同时在系统中运行,它们共享系统资源,提高了系统资源的利用率,但操作系统也必须承担系统资源的管理任务,也包括对处理器的分配管理。处理器的分配和运行都是以进程为基本单位,因此,处理器管理也可称为进程管理。

操作系统

进程(Process):进程是指在系统中一个正在运行的应用程序,即一个程序被加载到内存,就建立了该程序的进程。程序是计算机的指令集合,是一个静态的概念;进程是一个动态的概念,是程序的一次执行过程,一个程序可以多次执行,每次执行就会创建一个进程。进程是可以查看的,在 Windows 操作系统中,同时按【Ctrl+Alt+Del】组合键启动任务管理器,可观察进程的运行状态,如图 2-2 所示。

(2)存储器管理。存储器资源包括内存储器和外存储器,一般而言,内存中存放着正在运行的程序,外存中存放着程序文件和数据,当外存上的程序文件和数据被加载到内存时,需要得到内存空间,多个程序同时加载时,如何合理分配内存,如何将程序中的逻辑地址转换为内存中的物理地址,如何保证内存够用且不冲突等问题,都是存储器管理要解决的问题。下面列举其常见工作。

① 存储器分配与回收：任何时候，存储器都是被多个进程所共享。当一个进程创建时分配存储器，撤销时释放包括存储器在内的所有资源。

② 转换地址：当多进程同时运行时，将程序中的逻辑地址转换为内存中的物理地址。

③ 内存扩充：借助于虚拟存储技术，用硬盘空间模拟内存，为用户提供一个比实际内存大得多的内存空间。部分进程保留在内存中，一些暂时没有分配 CPU 资源的进程存放在外存虚拟内存中，并根据需求进行内外存的交换。

④ 存储保护：在存储过程中，使用软件和硬件相结合的保护措施，保证进入内存的各个进程之间互不干扰、只能在自己的存储空间内运行。

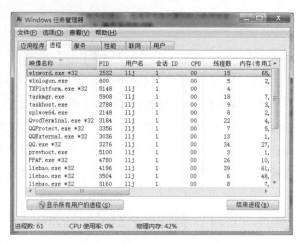

图 2-2　Windows 任务管理器

（3）设备管理。设备管理是指计算机系统中的输入/输出设备的分配、回收、调度、控制、驱动和输入/输出操作。设备管理包括：缓冲区管理、设备分配、设备驱动和设备无关性。缓冲区管理的目的是解决 CPU 和外设速度不匹配的矛盾，从而使它们能充分并行工作，提高各自的利用率。设备分配是根据用户的 I/O 请求和相应的分配策略，为该用户分配外围设备以及通道、控制器等，实现 CPU 与通道和外设之间的通信。设备驱动是指驱动相应设备进行 I/O 操作的程序。设备无关性又称设备独立性，即用户编写的程序与实际使用的物理设备无关，由操作系统把用户程序中使用的逻辑设备映射到物理设备。

（4）文件管理。在计算机系统中，为了使程序和数据能长久地保存，需要将它们以文件的形式存储到外存储器上，存储的过程需要遵循一定的原则，涉及存储、访问、共享、备份、删除等操作，这些问题由文件系统来完成。在文件系统中，用户方便地按名称和路径存取文件，不必知道文件在外存储器上的具体物理位置和存放形式。在后续章节中将详细讨论文件系统。

3. 操作系统的分类

历经多年的发展，操作系统的种类越来越多，功能上的差异很大，以适应不同的应用领域和不同的硬件配置。按系统的功能为标准分类，可分为批处理系统、分时系统、实时操作系统、网络操作系统、分布式操作系统、并行操作系统、嵌入式操作系统、个人计算机操作系统、移动终端操作系统。

2.1.2　微机操作系统操作环境的演变与发展

1. 微机操作系统操作环境的演变与发展

在 20 世纪 80 年代前，世界上有很多不同架构的计算机，几乎每家计算机公司都有一种架构的计算机，使得软件不能兼容在各个平台上，需要针对不同的计算机设计不同的操作系统，那时的用户界面主要是基于字符的界面，学会操作不仅要懂得操作系统的知识，而且要熟练掌握大量的命令和相关参数的含义，很是费时费力，是典型的人去适应计算机的时代。

DOS（Disk Operating System 的缩写）就是典型的基于字符的界面，英文式的命令方式对于非英语国家的人们掌握起来实为不易，对不熟悉 DOS 的人增加了计算机的神秘感，不利于计算机的普及。

20 世纪 70 年代末 Apple 公司开始了新款个人计算机 Apple-lisa 和 Macintosh 设计，使用了许多先进的技术，图形用户界面 GUI（Graphic User Interface）、鼠标、面向对象程序设计和网络功能。Apple-lisa 和 Macintosh 分别于 1983 年和 1984 年面世。图形用户界面的引入，一改字符界面的单一、枯燥、神秘，给人以亲切友好直观的感觉，面对图形用户界面中的种种对象：磁盘、目录、文件等，使用一些办公室里常用的十分形象的小图形（图标）来代表，如文件柜、文件夹、公文包、废纸篓等来表示，使用简单的鼠标操作，就能完成大部分工作。

微软参照苹果公司图形用户界面，在 1985 年，发布 Microsoft Windows，它让 IBM PC 拥有了 GUI。

2. 操作系统介绍

（1）DOS 操作系统。从 1981 年问世至今，DOS（Disk Operating System）经历了 7 次大的版本升级，从 1.0 版到 7.0 版，不断地改进和完善，曾广泛地应用于微机中。但是，DOS 操作系统的单用户、单任务、字符界面和 16 位的大格局没有改变，因此它对于内存的管理也局限在 640 KB 的范围内。到 20 世纪 90 年代中期，DOS 被 Windows 所取代。

（2）Windows 操作系统。Windows 是 Microsoft 公司在 1985 年发布的第一代窗口式单用户多任务操作系统，它使 PC 开始进入了图形用户界面 GUI 时代。在图形用户界面中，每一种应用软件（即由 Windows 支持的软件）都用一个图标（Icon）表示，只需鼠标的单、双击就可实现对计算机的控制，这种界面方式为用户提供了很大的方便，把计算机的使用提高到了一个新的阶段。

在 2000 年以前，尽管 Microsoft Windows 家族的产品繁多，但是两个主要的发展线路还是十分清晰的。产品线一为"Windows 3.1 → Windows 95 → Windows 98 → Windows Me"；产品线二为"Windows NT → Windows 2000 → Windows XP → Windows 2003 → Windows Vista → Windows 7 → Windows 8 → Windows 10 → Windows 11"。

（3）OS/2 操作系统。1987 年 IBM 公司在激烈的市场竞争中推出了 PS/2（Personal System/2）个人计算机。PS/2 系列计算机大幅度突破了现行 PC 的体系，采用了与其他总线互不兼容的微通道总线 MCA，并自行设计了该系统约 80% 的零部件，以防止其他公司仿制。OS/2 操作系统正是为 PS/2 系列机开发的新型多任务操作系统。OS/2 克服了 DOS 操作系统 640 KB 内存的限制，具有图形界面、支持多任务的 32 位操作系统。OS/2 的整体水平超过当时的 Windows 3.X，但因"开放性"差，导致缺乏大量的应用软件的支持而失败。

（4）Mac OS 操作系统。Mac OS 是在 Apple 公司的 Macintosh 一族计算机上使用的操作系统。它是最早成功的基于图形界面的操作系统，Mac OS 至今已经推出了 10 代。它具有强大的图形处理能力，广泛地应用于广告、多媒体应用和出版领域。Mac OS 的缺点是与 Windows 缺乏较好的兼容性，基本上只能使用在 Apple 公司生产的 Macintosh 一族计算机上，所以影响了它的普及。

（5）UNIX 操作系统。UNIX 操作系统是 1969 年问世的，由美国电报电话公司（AT&T）的贝尔实验室研制。并于 1973 年用 C 语言重写了 UNIX。用 C 语言编写的 UNIX 代码简洁紧凑，易移植，易读，易修改，为此后 UNIX 的发展奠定了坚实基础。UNIX 最初在小型计算机上开发，后来不断向微型机、大中型机和多处理机系统和网络领域渗透，并获得巨大成功。UNIX 在技术上的成熟度以及稳定性、可靠性和安全性等方面性能非常好，目前仍是唯一能在从巨型计算机到微型计算机的各种硬件平台上运行的多用户、多任务网络操作系统。

（6）Linux 操作系统。Linux 是当今计算机界一个耀眼的名字，它是目前全球最大的一个自由免费软件，其本身是一个功能可与 UNIX 和 Windows 相媲美的操作系统，具有完备的网络功能。Linux 最初由芬兰人 Linus Torvalds 于 1991 年编写完成，其源程序在 Internet 网上公开发布，由此，引发了全球计算机爱好者的开发热情，许多人下载该源代码并按自己的意愿完善某一方面的功能，再发回网上，当初 Linus Torvalds 发布的 Linux 只有 1 万行代码，而今，已超过 150 万行代码。Linux 也因此被雕琢成为一个全球最稳定的、最有发展前景的操作系统。中文版本的 Linux 有 Redhat（红帽子）、红旗 Linux 等。在国内得到了用户充分的肯定，主要体现在它的安全性和稳定性方面，它与 UNIX 有许多类似之处。

（7）UOS 操作系统。UOS 是统一操作系统的英文缩写，是一种国产操作系统。它是由统信软件开发的一款基于 Linux 内核的操作系统，分为统一桌面操作系统和统一服务器操作系统。统一桌面操作系统以桌面应用场景为主，统一服务器操作系统以服务器支撑服务场景为主，支持国产的龙芯、飞腾、兆芯、海光、鲲鹏等芯片平台的笔记本、台式机、一体机和工作站，以及服务器。统一桌面操作系统包含原创专属的桌面环境、多款原创应用，以及数款来自开源社区的原生应用软件，能够满足用户的日常办公和娱乐需求。统一服务器操作系统在桌面版的基础上，向用户的业务平台提供标准化服务、虚拟化、云计算支撑，并满足未来业务拓展和容灾需求的高可用和分布式支撑。统一操作系统在硬件方面，能够兼容国产联想、华为、清华同方、长城、曙光、航天科工、浪潮等整机厂商发布的终端和服务器设备；在软件方面，能够兼容流式、版式、电子签章厂商发布的办公应用，兼容数据库、中间件、虚拟化、云桌面等厂商发布的各类服务端架构和平台；在外设方面，能够兼容主流的打印机、扫描仪、Raid 卡、HBA 卡等。除此之外，通过预装的应用商店和互联网中的软件仓库还能够获得近千款应用软件的支持，满足您对操作系统的扩展需求。统一桌面操作系统通过对整机、终端办公应用、服务端应用和硬件外设的适配支持，对桌面应用 IT 的开发、移植和优化，以及对应用场景解决方案的构建，完全满足项目支撑、平台应用、应用开发和系统定制的需求，体现了当今操作系统发展的最新水平。同时，也为党、政、军、能源、金融、军队军工等关键行业，提供符合当前业务需求和满足未来发展的平台支撑。

2.1.3 移动终端操作系统

2002 年以前没有严格意义上的移动终端操作系统，那时的手机只需要保证通话功能，不需要复杂的计算能力，手机平台都是封闭的，各手机厂商都做自己的芯片，配上自己专有的软件，并没有一个通用的操作系统。

伴随着发展，手机所承载的功能也越来越多，一个封闭的系统显然已经无法满足这种需求，于是智能手机和手机操作系统应运而生。迄今为止，使用最多的操作系统有 Android、iOS、鸿蒙。

iOS 是由苹果公司开发的移动操作系统。苹果公司最早于 2007 年发布该操作系统，最初是设计给 iPhone 使用的，后来陆续套用到 iPod touch、iPad 以及 Apple TV 等产品上。iOS 与苹果的 Mac OS X 操作系统一样，它也是以 Darwin 为基础的，因此同样属于类 UNIX 的商业操作系统。原本这个操作系统名为 iPhone OS，因为 iPad、iPhone、iPod Touch 都使用 iPhone OS，2010 年改名为 iOS。

Android（又称安卓）是由 Google 公司和开放手机联盟领导及开发的移动操作系统，是一种基于 Linux 的自由及开放源代码的操作系统，主要使用于移动设备，如智能手机和平板电脑。Android 系统最初由 Andy Rubin 开发，主要支持手机。2005 年 Google 收购注资。2007 年 Google 与 84 家硬件制造商、软件开发商及电信营运商组建开放手机联盟共同研发改良 Android 系统。随后 Google 以免费开源许可证的授权方式，发布了 Android 的源代码，并许可其他的智能手机生产商使用。第一部 Android 智能手机发布于 2008 年，Android 逐渐扩展到平板电脑及其他领域上，如电视、数码照相机、游戏机等。

鸿蒙 OS（HarmonyOS）是华为公司开发的一款基于微内核、耗时 10 年、4000 多名研发人员投入开发、面向 5G 物联网、面向全场景的分布式操作系统。鸿蒙的英文名是 HarmonyOS，意为和谐。它不是安卓系统的分支或修改而来的。它与安卓、iOS 是不一样的操作系统。性能上不弱于安卓操作系统，而且华为还为基于安卓生态开发的应用能够平稳迁移到鸿蒙 OS 上做好衔接——将相关系统及应用迁移到鸿蒙 OS 上，差不多两天就可以完成迁移及部署。这个新的操作系统将打通手机、电脑、平板、电视、工业自动化控制、无人驾驶、车机设备、智能穿戴统一成一个操作系统，并且该系统是面向下一代技术而设计的，能兼容全部安卓应用的所有 Web 应用。若安卓应用重新编译，在鸿蒙 OS 上，运行性能提升超过 60%。鸿蒙 OS 架构中的内核会把之前的 Linux 内核、鸿蒙 OS 微内核与 LiteOS 合并为一个鸿蒙 OS 微内核。创造一个超级虚拟终端互联的世界,将人、设备、场景有机联系在一起。同时由于鸿蒙系统微内核的代码量只有Linux宏内核的千分之一,其受攻击概率也大幅降低。分布式架构首次用于终端OS,实现跨终端无缝协同体验;确定时延引擎和高性能IPC技术实现系统天生流畅; 基于微内核架构重塑终端设备可信安全;对于消费者而言,HarmonyOS通过分布式技术,让各种设备具备智慧交互的能力。在不同场景下,各种设备配合华为手机提供满足人们不同需求的解决方案。对于智能硬件开发者,HarmonyOS可以实现硬件创新,并融入华为全场景的大生态。对于应用开发者,HarmonyOS让他们不用面对硬件复杂性,通过使用封装好的分布式技术APIs,以较小投入专注开发出各种全场景新体验。

2.2 Windows 的基本操作

2.2.1 Windows 简介

1. Windows 垄断地位的形成因素

从Windows 95诞生到现在已经20多年了(之前的Windows 1.0~3.2因为都是基于16位DOS内核,所以不考虑),最新的Windows 10也于2015年7月29日推出,自Windows 3.X获得了成功之后,微软把大部分精力都放在了Windows操作系统的开发上。

1995年8月24日,Windows 95诞生,这是一个当时全新的16位/32位混合图形操作系统,是微软第一款基于Windows内核的操作系统,之后基于Windows内核的桌面操作系统有Windows 98、Windows Me。现在看来,该内核稳定性不好,很容易蓝屏死机。Windows 98发布后微软的Windows就垄断了全世界的桌面操作系统。

为什么Windows能成为世界占有率最高的桌面操作系统呢?

在20世纪80年代前,世界上有很多不同架构的计算机,几乎每家计算机公司就有一种架构的计算机,使得软件不能兼容在各个平台上,需要针对不同的计算机设计不同的操作系统,微软当时看中了蓝色巨人——IBM公司,微软为IBM-PC开发的操作系统,一举中标,最终成就了MS-DOS,用于IBM计算机上。之后计算机硬件竞争越来越激烈,Bill Gates建议IBM开放其架构,允许其他的计算机制造商仿制和改进,使得IBM的PC成为世界标准,这就是IBM兼容机的由来,目前各大计算机制造商生产的PC和一般DIY的PC都是采用IBM兼容机的架构。

微软开发出来的Windows完全兼容IBM的兼容机结构,PC制造业的统一化造成了成本下降,廉价的PC加上便宜的Windows操作系统,销量巨大,造就了Windows的垄断地位。Windows的市场占有率很高,新、旧版本的Windows操作系统兼容性又很强,所以开发Win32程序的程序员选择Windows来作为开发平台的就越来越多,同时,微软也为Win32程序员们提供了自产的开发环境Visual Studio,微软不断扩充自己的产品线来支持Windows平台、Office办公套装、微软百科全书、IE等,这就造成了一个良性循环,雪球越滚越大,以至现在有无数的软件制造商依据Windows操作系统的标准编写软件,他们的共同努力使得Windows成为世界最强大的桌面操作系统,用户也就越来越多,然后因为习惯因素,用户就一直延续使用Windows系列的新产品。

日渐强大的Windows操作系统也暴露了其不稳定、不安全的缺点,微软公司就放弃了原有的Windows内核,改用原来给服务器操作系统设计的Windows NT内核来开发新的桌面系统产品,Windows 2000系列诞生了,Windows 2000(内核版本Windows NT 5.0)采用NT技术的内核,使得Windows更加稳定和高效,至今Windows 2000仍然被很多使用者认为是最稳定的Windows操作系统,2009年发布了Windows 7(内核版本 Windows NT 6.1）是目前世界占有率最高的桌面操作系统，与原来的 Windows 相比，操作界面更加漂亮，操作也变得简单，容易上手。

2. Windows 10 简介

2015 年 7 月 29 日，微软发布新一代操作系统 Windows 10，正版 Windows 7、Windows 8、Windows 8.1 用户可免费升级 Windows 10 正式版。

Windows 10 覆盖手机、平板（包括 ARM 和 X86 架构）、笔记本及混合本、桌面 PC 以及服务器全产品线，针对不同设备进行专门的界面优先级设计，可以实现更好的使用体验。Windows 10 中微软对于用户需求妥协倾向非常明显，希望借此重新赢得传统及企业用户。"开始"菜单终于在 Windows 10 中回归，旁边还增加了一个 Modern 风格的区域，改进的传统风格与新的现代风格被结合在一起。

Windows 10 共有家庭版、专业版、企业版、教育版、移动版、移动企业版和物联网核心版 7 个版本。

支持 Windows 10 的 PC、平板端最低配置为：

处理器：1.0 GHz 或更快。

屏幕：800×600 像素以上分辨率（消费者版本大于等于 8 in；专业版大于等于 7 in）。

固件：UEFI 2.3.1，支持安全启动。

启动内存：2 GB 以上（64 位版 x64）；大于 1 GB（32 位版 x86）。

硬盘空间：大于等于 16 GB（32 位版）；大于等于 20 GB（64 位版）。

图形卡：支持 DirectX 9。

2.2.2　Windows 的启动和退出

1. Windows 的启动

如果计算机中安装了 Windows 10 操作系统，在保证通电的情况下，按下主机电源按钮即可启动计算机。如果用户在安装系统时没有设置登录密码，Windows 10 系统会自动启动进入系统界面。如果用户在安装系统时设置了登录密码，那首先进入欢迎界面。用户在欢迎界面单击鼠标，或按下键盘任意键，就可以进入带有用户名和密码输入框的登录界面。输入相关信息后，按回车键或单击【登录】按钮，即可进入系统显示桌面，如图 2-3 所示（屏幕的背景图片可由用户自行设置）。

2. Windows 的退出

Windows 是一个多任务、多线程的操作系统，在退出 Windows 操作系统前，应首先把用户所有启动的程序关闭，再退出。

具体操作步骤为：单击屏幕左下角的"开始"按钮，即 Windows 徽标▇（也可以按键盘上的【▇】键），弹出"开始"菜单，在左下角有"电源"选项，单击它弹出如图 2-4 所示菜单，列出了几种不同的退出 Windows 10 的方式。

① "睡眠"选项：计算机就进入"睡眠"状态。"睡眠"是一种节能状态，当再次开始工作时，可使计算机快速恢复全功率工作（通常在几秒钟之内）。

② "关机"选项：单击该选项可以立刻退出 Windows 10 操作系统，并关闭主机电源。

③ "重启"选项：单击该选项后，会先退出 Windows 10 操作系统，再重新启动计算机。

另外，如果右击屏幕左下角的"开始"按钮，在弹出的快捷菜单中选择"关机或注销"选项，再在展开的下一级菜单中选择"关机"，也可进行关机操作。若选择"注销"，则注销当前用户的登录状态，重新回到登录界面。

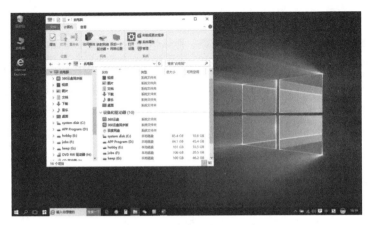

图 2-3　Windows 10 桌面

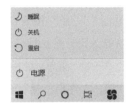

图 2-4　"电源"选项菜单

2.2.3　Windows 环境下鼠标及其操作

鼠标的标准称呼应该是鼠标器，英文名为 Mouse。最早的鼠标诞生于 1968 年的美国。鼠标能够在画面上方便定位和选择对象。鼠标上有两到三个按键，微软确定了 Windows 操作系统使用两键鼠标的规范。两键鼠标被广泛应用，但其功能显得过于单一。于是有人设计出了一个"智能鼠标"，也就是目前很流行的"滚轮鼠标"。"滚轮"可以上下自由滚动并且也可以单击。滚轮最早应用于快速控制 Windows 的滚动条，而在一些特殊的程序中也能起到很多灵活多变的辅助作用。总之鼠标是一种输入设备，是 Windows 中一种必不可少的设备。

Windows 中的许多操作都可以通过鼠标的操作完成。两键鼠标有左、右两键，左键又称主按键，大多数的鼠标操作是通过主按键的单击或双击完成的。右键又称辅按键，主要用于一些专用的快捷操作。

鼠标的基本操作包括指向、单击、双击、拖动和右击。

（1）指向：指移动鼠标，将鼠标指针移到操作对象上。

（2）单击：指快速按下并释放鼠标左键。一般用于选定一个操作对象。

（3）双击：指连续两次快速按下并释放鼠标左键。一般用于打开窗口、启动应用程序。

（4）拖动：指按下鼠标左键，移动鼠标到指定位置，再释放按键的操作。一般用于选择多个操作对象，复制或移动对象等。

（5）右击：指快速按下并释放鼠标右键。一般用于打开一个与操作相关的快捷菜单。

2.2.4　Windows 桌面及桌面操作

启动 Windows 之后，首先出现的是桌面，即屏幕工作区，如图 2-3 所示。桌面很像一个个性化的工作台，常用的应用程序、操作对象都可以在桌面上创建它们的快捷方式，桌面上的图标数量与用户的设置有关。桌面本质上是一个文件夹，它是一个特殊的文件夹。

1. 图标（Icon）

桌面左边是一些图标，即带有文字标志的小图片。每个图标代表一个对象，如应用程序、文档、文件夹、快捷方式和设备对象等，它是 Windows 屏幕上出现最多的一种基本对象。图标为用户提供了日常工作中打开应用程序和文档的简便方法。双击应用程序图标将启动该应用程序；双击文档或文件夹图标将打开相应的处理程序，再由相应的处理程序打开双击的文档或文件夹。每打开一个程序，桌面上都会出现一个窗口，任务栏出现一个与桌面窗口相应的按钮。

2. 任务栏（Taskbar）

任务栏是 Windows 桌面的一个重要的组成部分，它是一个长方条，默认情况下，它位于桌面的最下端，由四部分构成；自左向右分别是"开始"按钮、快速启动区、程序按钮区（已经打开的应用程序按钮）、指示区。任务栏中的程序按钮有按下和弹起之分；按下的为当前窗口（转到前台），其余则处于后台，用户可通过单击按钮在多任务之间进行前后台的切换。

（1）"开始"按钮和"开始"菜单。"开始"按钮是运行 Windows 应用程序的入口，是执行程序最常用的方式，单击"开始"按钮，弹出图 2-5 所示的"开始"菜单。使用"开始"菜单几乎可以完成所有任务，如启动程序、打开文档、文件夹、搜索项目、取得帮助、自定义桌面等。

（2）程序按钮。任务栏显示已打开的相应的应用程序窗口，包括那些被最小化或隐藏在其他窗口下的窗口，如果切换窗口，只需单击代表该窗口的按钮，在关闭一个窗口之后，其按钮也将在任务栏上消失。

（3）快速启动区。"开始"按钮的右边是快速启动区，该区内图标的作用和桌面上的图标类似，区别是：桌面上的图标是双击打开，而快速启动区内的图标是单击打开。因任务栏一般不会被程序窗口遮盖，用户可随时单击相应图标打开新程序，操作十分方便。用户也可以自行添加内容，方法十分简单，用鼠标拖放的方法即可增加新的图标。

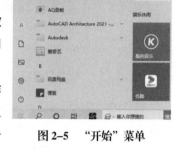

图 2-5 "开始"菜单

（4）指示区（通知区域）。任务栏的最右边是指示区，也称作通知区域，其中显示系统时钟、输入方法和其他后台运行的程序。单击时钟，弹出图 2-6 所示的系统时钟，可更改系统的日期、时间和时区。单击任务栏上的输入法按钮，弹出图 2-7 所示的输入方法菜单，用户可以从中选择一种输入法，这也是切换输入法的方法之一。

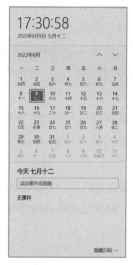

图 2-6 系统时钟

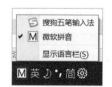

图 2-7 输入法菜单

3. Windows 的桌面操作

Windows 的操作均从桌面开始，桌面上放置了各种对象，使用中还要打开多个程序窗口，为了使桌面清晰整洁，Windows 提供了多种相关操作。

1）任务栏调整

（1）调整大小。将鼠标指针指向任务栏的边沿，待鼠标指针变为垂直双箭头状，左键拖动可改变任务栏的大小，最大可占桌面的一半。

（2）移动位置。任务栏可以置于底部、顶部、左侧和右侧。用鼠标拖动任务栏的空白处即可实现。

（3）隐藏。右击任务栏空白处，打开任务栏快捷菜单，选择"任务栏设置"命令，在弹出的窗口（见图2-8）中进行设置：选中自动隐藏任务栏选项，任务栏不再出现在桌面上，只在屏幕边沿留下一道黑线。当将鼠标指针指向黑线时，任务栏显示出来，提供用户操作；鼠标指针离开后，又自动隐藏起来。

（4）指示器内容的变更。可修正日期、时间和时区；可选择输入方法；调节喇叭的音量控制。

2）添加、删除桌面上的对象

添加对象有多种方法，现将简便的方法介绍如

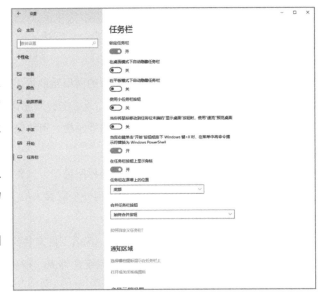

图2-8 任务栏设置窗口

下，可根据具体情况选用。桌面本质上是一个文件夹，因此这些方法也同样适用于文件夹。

（1）使用快捷菜单。右击桌面空白处，弹出快捷菜单，选择"新建"命令，在弹出的级联菜单中进一步选择需要新建的对象。此方法多用于建立新的对象。

（2）使用鼠标拖动。打开该对象所在的窗口（不要最大化），单击选定该对象的图标，右键拖动该对象图标到桌面，此时弹出快捷菜单，选择相应的选项。此方法适用于已存在的对象。

（3）删除对象。右击待删除的对象，弹出快捷菜单，选择其中的"删除"命令。

3）在桌面上创建快捷方式

（1）快捷方式的概念。快捷方式是指在桌面或文件夹窗口中的一种特殊图标，它指向一个对象，通过快捷方式可打开此对象。快捷方式是快速启动程序或打开文件或文件夹的方法。实际上，快捷方式图标并不是对象本身，而是指向对象的一个指针，此指针通过快捷方式文件（.ink文件）与该对象相关联。该文件很小，存放的是一个实际对象的地址。

（2）创建快捷方式。

浏览方式：在桌面或文件夹中空白处右击，在弹出的快捷菜单中选择"新建"→"快捷方式"命令，弹出对话框，在对话框中输入对象的绝对路径和名称，也可利用"浏览"按钮查找，输入完成后，单击"下一步"按钮，系统将在目标位置上创建选定应用程序的快捷方式图标。注意：该方式不能用于为文件夹创建快捷方式。

直接方式：在对象上右击，显示快捷菜单，从中选择"创建快捷方式"命令，将会在该对象所在的文件夹中创建该对象的快捷方式的图标，再将该快捷方式的图标"剪切"并"粘贴"到桌面或目标文件夹中。

右键拖动：选中对象，右键拖动对象至桌面或目标文件夹中，松开鼠标后，显示快捷菜单，选择"在当前位置创建快捷方式"命令。

4）排列图标

（1）自动排列。右击桌面空白处，弹出快捷菜单，选择"排序方式"命令，在级联菜单中选择其一，可按名称、大小、项目类型、修改日期排序。

（2）手动排列。用鼠标将图标拖动到任意位置。

5）排列窗口

（1）自动排列。右击任务栏空白处，弹出任务栏快捷菜单，可在层叠窗口、堆叠显示窗口、并排显示窗

口 3 种方式中任择其一。

层叠：从桌面左上角开始依次罗列窗口，后边的窗口仅露出标题栏和左边的部分边框，以便每个窗口都能操作。

堆叠显示窗口、并排显示窗口：打开的窗口全部可见，平铺排列在桌面上，堆叠显示窗口是横向分割桌面，每个窗口占用窗口的数行；并排显示窗口是纵向分割桌面，每个窗口占用数列。

（2）手动排列。用鼠标拖动窗口的标题栏，可将窗口移动桌面的任意位置（对非最大化窗口而言）。

6）相关知识

（1）窗口类型。一般分为 4 类，即程序窗口、文件夹窗口、文档窗口、对话框。

程序窗口：是最常见的窗口，运行任何一个需要人机交互的程序都会打开一个该程序的特有的"程序窗口"，关闭了程序窗口也就关闭了该应用程序。

文件夹窗口：仅显示文件夹的结构，包括下层文件夹及所属文件。实际上，"我的文档""此电脑""网络""回收站"等也是文件夹，它们是系统文件夹。和普通文件夹一样，他们都是由同一个应用程序 Internet Explore 浏览器打开。

文档窗口：是出现在程序窗口内的一种子窗口。隶属于应用程序，是它的子窗口。有的程序窗口可同时打开多个文档窗口，如 Excel、Word。打开的多个文档窗口有活动和非活动窗口之分。

对话框：可看成是一种特殊的窗口。它提供用户输入较多的信息或进行某些参数设置。

（2）窗口元素。

标题栏：位于窗口第一行，显示该窗口名称。对于应用程序窗口，则是正在操作的程序名称。拖动标题栏可以使窗口移动。标题栏借助其颜色的变化表明哪个窗口处于激活（Active）状态。

边框：是窗口的边界，拖动任一边或角均可以调整窗口的大小。

控制菜单图标：位于窗口的左上角，不同的窗口该图标不同。

菜单栏：在标题栏的下一行，其中所列的项目分类集中了该系统的全部操作功能。每个项目都有一个下拉菜单，给出了该项目下的各种操作命令。

滚动条：滚动条为长方形框。滚动条的两端各有方向箭头，中间有一滚动块，滚动块的位置反映信息所在区段，它的长短反映窗口信息占所有信息的比例。无论是横向还是纵向，只要显示信息的长度能被窗口所容纳，则该方向的滚动条将自动消失。

最大化、最小化及关闭按钮。位于窗口的右上角。

工具栏：一般在菜单栏的下边，它以按钮和下拉列表框形式将菜单栏中的主要操作功能单列出来，以便使用鼠标更快捷的操作。按钮有虚实之分、按下和弹起之分。用户可在菜单的空白处右击，弹出快捷菜单，从中选择所要使用的工具栏。

状态栏：一般在窗口的下方，显示与操作有关的解释性和结果信息。

地址栏：在工具栏的下面，一般出现在文件夹窗口。由下拉列表框组成。

（3）菜单的概念。菜单实质是一组命令的集合，可通过菜单来实现各种操作。

（4）菜单的种类。

开始菜单：包含了 Windows 的几乎全部功能，可运行各种应用程序等。

控制菜单：每个窗口都包含一个控制菜单，通过单击窗口左上角的控制菜单图标打开。可实现对窗口的各种操作，如大小调整、关闭等。

快捷菜单：通过在对象上右击打开，其中列出与该对象的有关操作命令。

下拉菜单：指菜单栏上对应的各个菜单。

级联菜单：指菜单命令的下一级菜单。

（5）菜单的约定。

菜单命令的分组线：通常把相关的命令安排在一起，成为一组，组之间用横线分隔。

菜单命令的虚实：实字体表示有效，虚字体表示无效。

菜单命令后跟省略号"…"：此项可弹出一个对话框。

菜单命令后跟右三角"▶"：表示下面有级联菜单。

菜单命令后跟组合键：表示该选项有快捷键，用户可通过此组合键来实现此项操作。

菜单命令前有对号"☑"：表示此功能生效（可多选）。

菜单命令前有实心圆点"⊙"：表示此功能生效（单选）。

菜单命令后跟有字母：打开菜单后可直接输入该字母执行对应操作。

2.2.5 Windows 中文输入法

Windows 中文输入法采用了全新的用户界面，新增了许多中文输入功能，并且允许每个应用程序拥有不同的输入环境，为用户快捷准确地输入中文提供了便利条件。

Windows 中内置了多种中文输入法：微软拼音输入法、五笔字型等。使用上述输入法，既可以输入单个汉字，也可以输入由两个或两个以上汉字组成的词组和句子。

每种中文输入法均按一定的规则，给每一个汉字赋予一组英文字符或数字，当输入汉字时，只要输入相应的英文字符或数字即可输入对应的汉字。把输入汉字时键入的英文字符或数字称为汉字的输入编码（外码）。学习汉字输入方法的关键是掌握汉字输入法的汉字输入编码规则及输入汉字的操作步骤。

1. 汉字输入法的选择与切换

中文 Windows 中可安装多种中文输入方法，用户在操作过程中可利用键盘或鼠标随时选择任意一种中文输入法进行中文输入，并可以在不同的输入法之间切换。

单击任务栏中的语言栏，屏幕上会弹出图 2-7 所示的选择输入法快捷菜单，在该快捷菜单列出当前系统已安装的所有中文输入法。选择要使用的一种输入法，即可切换到该中文输入法状态下。任务栏中的语言栏的图标将随输入法的不同而发生相应变化。

使用【Ctrl+Space】组合键或【Shift】键，可以启动或关闭中文输入法；使用【Ctrl+Shift】或【Win+Space】组合键，可以在英文及各种输入法之间进行灵活切换。

2. 中文输入法界面

以"微软拼音输入法"为例，选择"微软拼音输入法"后，屏幕上出现输入法状态条，如图 2-9 所示。

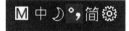

中英文切换按钮：单击中英文切换按钮，可以实现中英文输入方法的切换。当按钮标识为"英"时，为英文输入状态。当然，也可以使用所定义的热键来实现中英文切换功能，或者用鼠标在任务栏上的"选择输入法"菜单中直接选择欲切换到的输入法。

图 2-9 微软拼音 ABC 输入法状态条

输入法切换按钮：可以在当前系统安装的多种中文输入方法间切换。

中英文标点切换按钮：单击该按钮，可在中文标点与英文标点之间切换。

全半角切换按钮：单击该按钮，可在全角与半角之间切换。

3. 中文输入

继续以"微软拼音输入法"为例，介绍中文输入的方法。

微软拼音输入法是一种基于语句的智能型的拼音输入法，采用拼音作为汉字的录入方式，用户不需要经过专门的学习和培训，就可以方便使用并熟练掌握这种汉字输入技术。微软拼音输入法更为一些地区的用户着想，提供了模糊音设置。对于那些说话带口音的用户，不必担心微软拼音输入"听不懂"您的非标准普通话。它是微软基于 Microsoft Corporation 与哈尔滨工业大学联合研制开发的输入法。内置手写输入模块需安装插件。

采用基于语句的整句转换方式，用户连续输入整句话的拼音，不必人工分词、挑选候选词语，这样既保证了用户的思维流畅，又大大提高了输入的效率。

它为用户提供了许多特性，比如自学习和自造词功能。使用这两种功能，经过短时间的与用户交流，微软拼音输入法能够学会用户的专业术语和用词习惯。从而，微软拼音输入法的转换准确率会更高，用户使用也更加得心应手。

自带语音输入功能，具有极高的辨识度，并集成了语音命令的功能。

2.3 Windows 的资源管理

Windows 的资源管理是针对磁盘上的文件和文件夹的，就是要学习如何对文件、文件夹这些对象的新建、复制、移动、重命名、删除、搜索等操作。学会了 Windows 的这些操作，对其他操作系统的学习将不再是难事。学会使用几种不同的操作系统的使用，是很有现实意义的。

2.3.1 Windows 的文件系统

1. 文件与文件名

存储在外部存储介质（如硬盘、光盘等）上的具有名字的一组相关信息的有序集合称为文件。它可以是用户创建的文档、可执行的应用程序、一段声音、一段视频等。文件在磁盘中以文件名为唯一的标识符，所以在同一文件夹中的文件用不同的文件名标识，以示区别。

资源管理器

2. 文件夹

文件夹是系统组织和管理文件的一种形式，是为方便用户查找、维护和存储而设置的，用户可以将文件分门别类地存放在不同的文件夹中。在文件夹中可存放文件和下一级文件夹等内容，可以将一个文件夹理解为磁盘上的一块存储区域。

3. 文件和文件夹的命名

（1）格式：< 主文件名 >[. 扩展名]。

（2）可以使用长文件名，一般不超过 255 个字符（包括空格）。

（3）不能包含字符：\ / : * ? " < > |。

（4）在同一文件夹内的文件（文件夹）不可同名。

（5）不区分大小写，如 MYFAX 与 myfax 相同。

（6）查找和显示时可以使用通配符"?"和"*"。"?"代表任意一个字符，而"*"则代表任意一个字符串。

（7）不能使用系统保留的设备名。

（8）可以使用汉字。

4. 文件夹的层次结构（树状结构）

1）层次型文件系统的特点

（1）所有的文件都是按磁盘存放的，磁盘既可以是物理盘又可以是逻辑盘。

（2）每个磁盘都有唯一一个固有的根节点，称为根文件夹或根目录，用反斜杠"\"表示；根文件夹是在磁盘格式化时自动建立的。

（3）根文件夹下可存放文件，也可包含若干文件夹，这些文件夹可以是系统自动生成的，也可以是用户自己创建的。文件夹下也可存放文件和再建文件夹。

（4）文件是层次结构文件系统的末端（叶子）。

2）层次型文件系统的优点

（1）用户可在磁盘上存放任意多个文件，容量仅受磁盘容量限制。

（2）用户可以合理地安排和管理磁盘中的文件。

（3）不同文件夹下的文件可以重名。

5. 文件的类型

在实际的使用过程中，会有多种不同类型的文件产生，在 Windows 中，一般用扩展名（后缀名）来标识这些不同的文件。

6. 文件属性

在 Windows 操作系统中文件属性有 4 种，存档（Archive）、只读（Read Only）、隐藏（Hidden）、系统（System），它们的含义如下：

（1）存档属性（A）：是用来标记文件改动的，即在上一次备份后文件有所改动，一些备份软件在作备份时，只备份带有存档属性的文件，备份后会把存档属性取消。文件或文件夹设置为"存档"属性，则表示该文件或文件夹应该被存档。

（2）只读属性（R）：该文档只能打开浏览，不能修改。有些重要的档案会设置只读状态，避免不小心修改了这些文档的内容。除非解除只读的状态，不然这些文档是不能修改的。

（3）隐藏属性（H）：用来阻止文件在列表显示的属性，具有隐藏属性的文件，打开该文件所在的文件夹时，该文件的名称不显示出来。

（4）系统属性（S）：具有系统属性的文件是系统专用文件，也是区别非系统文件的标志。系统属性的特点：文件本身是隐藏的，也不能被删除、复制、重命名。

很多操作系统的文件系统还将文件的创建、修改日期和时间、文件的类型、文件的长度、文件所在位置等也作为文件属性的部分来描述。

7. 文件标识和路径

具体定位一个文件需要了解文件存放的磁盘、存放的文件夹、文件名。

（1）文件标识。一般地，在计算机文件的表示为 [盘符][路径] 文件名。

（2）路径。当从某一文件夹出发（可能是根文件夹，也可能是子文件夹），去定位另一个文件夹或文件夹中的另一个文件时，中间可能要经过若干层次的文件夹才能到达，所经过的这些文件夹名的顺序排列。

2.3.2 "此电脑"窗口与文件资源管理器

"此电脑"窗口是 Windows 中用户管理文件及文件夹的主要工具，如图 2-10 所示。从"此电脑"窗口用户能够一层一层地打开文件夹，找到目的文件或文件夹，完成对文件或文件夹进行创建、打开、复制、移动、删除和创建快捷方式等操作。

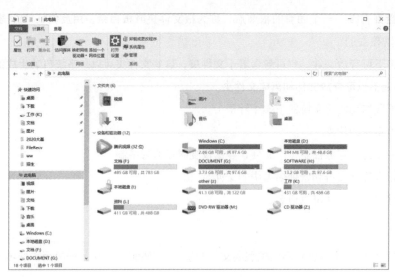

图 2-10 "此电脑"窗口

在 Windows 操作系统中，可以以分层的方式显示计算机内所有文件的详细图表，可以更方便地实现浏览、查看、移动和复制文件或文件夹等操作，用户可以不必打开多个窗口，而只在一个窗口中即可浏览所有的磁盘和文件夹。

左侧窗格中显示的是目录结构，有快速访问、此电脑、网络、家庭组。右侧窗格中显示的是该类（下载、视频、图片等）或磁盘、文件夹下的具体文件。

快速访问：通常存放一些常用文件夹和最近使用的文件。用户可在文件夹上右击，在弹出的快捷菜单中选择"固定到快速访问"即可。

此电脑：包含本机所有存储设备如：硬盘、光驱、U盘等，通常从 C: 开始编号。此电脑还包含库与桌面。

库：是一个特殊文件夹，存放一些资源分类文件夹，如：图片、视频、文档、音乐等。用户也可以新建自己的库。

桌面：是一个特殊文件夹，文件夹内容可直接显示在桌面上。可通过设置桌面属性改变桌面文件夹位置。方法是在桌面图标上右击，在弹出菜单中选择"属性"，在属性对话框中选择"位置"选项卡，输入新的文件夹即可。

若驱动器或文件夹前面有">"号，表明该驱动器或文件夹有下一级子文件夹，单击该">"号可展开其所包含的子文件夹，当展开驱动器或文件夹后，">"号会变成"∨"号，表明该驱动器或文件夹已展开，单击"∨"号，可折叠已展开的内容。例如，单击左边窗格中"此电脑"前面的">"号，将显示"此电脑"中所有的磁盘信息，选择需要的磁盘前面的">"号，将显示该磁盘中所有的内容。

若要移动或复制文件或文件夹，可选中要移动或复制的文件或文件夹右击，在弹出的快捷菜单中选择"剪切"或"复制"命令。单击要移动或复制到的磁盘前的加号，打开该磁盘，选择要移动或复制到的文件夹右击，在弹出的快捷菜单中选择"粘贴"命令即可。

2.3.3 文件夹和文件管理

对文件或文件夹的操作是操作系统人机对话接口的功能，主要是对文件或文件夹进行新建、复制、移动、重命名、删除、查看文件内容等操作。本节将详细介绍关于文件和文件夹的操作。

1. 创建新文件或新文件夹

用户可以创建新的文件夹来存放具有相同类型或相近形式的文件。创建新文件夹可按下列步骤操作：

（1）从"此电脑"或"文件资源管理器"窗口中，选择要创建新文件（夹）的磁盘或目的文件夹，并打开。

（2）在空白处右击，在弹出的快捷菜单中选择"新建"→选择相应命令，即可新建一个文件（夹）。或选择"主页"→"新建"→选择相应命令。

（3）在新建的文件（夹）名称文本框中输入文件（夹）的名称，然后按【Enter】键或单击其他地方。

2. 复制和移动文件或文件夹

在实际应用中，有时用户需要将某个文件或文件夹复制或移动到其他地方，以方便使用，这时就需要用到复制或移动命令。复制文件或文件夹就是将文件或文件夹复制一份，放到其他地方，执行"复制"命令后，原位置和目标位置均有该文件或文件夹。移动文件或文件夹就是将文件或文件夹放到其他地方，执行移动命令后，原位置的文件或文件夹消失，出现在目标位置。

复制或移动文件、文件夹的操作都是通过剪贴板完成的。剪贴板是在内存中临时开辟的一个特殊存储区域，可放文本、图形图像等各种信息，是 Windows 为解决应用程序交换信息（如移动、复制对象）专门设置的机制。

Windows 的操作原则：先选中，再操作，顺序不可颠倒。具体操作步骤如下：

（1）选中要进行复制或移动的文件或文件夹。

（2）选择"主页"→"剪贴板"→"复制"或"剪切"命令，或右击文件或文件夹，在弹出的快捷菜单中选择"复制"或"剪切"命令。

（3）选中目标位置（磁盘和文件夹）。

（4）在目标位置（磁盘和文件夹）空白处右击，在弹出的快捷菜单中选择"粘贴"命令，或选择"主页"→"剪贴板"→"粘贴"命令。注意：选定对象非常重要，具体方法详见表 2-1。

表 2-1 选定对象操作

选定对象	操作
所有对象	可选择"主页"→"选择"→"全部选择"命令或按【Ctrl+A】组合键
单个对象	单击所要选定的对象
多个连续对象	鼠标操作：单击第一个对象，按住【Shift】键，单击最后一个对象
	键盘操作：移动光标到第一个对象，按住【Shift】键，移动光标到最后一个对象
多个不连续对象	单击第一个对象，按住【Ctrl】键不放，单击剩余的每一个对象
反选（非选对象较少）	可先选择非选对象，然后选择"主页"→"选择"→"反向选择"命令

3. 重命名文件或文件夹

重命名文件或文件夹就是给文件或文件夹重新命名一个新的名称，使其可以更符合用户的要求。重命名文件或文件夹的具体操作步骤如下：

（1）选中要重命名的文件或文件夹。

（2）选择"主页"→"组织"→"重命名"命令，或对着要重命名的文件或文件夹右击，在弹出的快捷菜单中选择"重命名"命令。

（3）这时文件或文件夹的名称将处于编辑状态（蓝色反白显示），用户可直接输入新的名称进行重命名操作。

> **注 意**
> 也可在文件或文件夹名称处直接单击两次（两次单击间隔时间应稍长一些，以免使其变为双击），使其处于编辑状态，输入新的名称进行重命名操作。

4. 删除文件或文件夹

当有的文件或文件夹不再需要时，用户可将其删除掉，节省下宝贵的磁盘空间。删除后的文件或文件夹将被放到"回收站"中，用户可以选择将其彻底删除或还原到原来的位置。删除文件或文件夹的操作如下：

（1）选定要删除的文件或文件夹。若要选定多个相邻的文件或文件夹，可按住【Shift】键进行选择；若要选定多个不相邻的文件或文件夹，可按住【Ctrl】键进行选择。

（2）选择"主页"→"组织"→"删除"命令，或对选中的对象右击，在弹出的快捷菜单中选择"删除"命令。

（3）弹出"确认文件（文件夹删除）"对话框，若要删除该文件或文件夹，可单击"是"按钮；若不删除该文件或文件夹，可单击"否"按钮。

（4）若想直接删除文件或文件夹，而不将其放入"回收站"中，可在第②步骤中选择"删除"命令时按住【Shift】键，或选中该文件或文件夹，按【Shift+Delete】组合键。

5．删除或还原"回收站"中的文件或文件夹

"回收站"为用户提供了一个安全的删除文件或文件夹的解决方案，用户从硬盘中删除文件或文件夹时，Windows 会将其自动放入"回收站"中，用户可以将"回收站"中的内容还原到原位置。

─注 意─
① 删除"回收站"中的文件或文件夹，意味着将该文件或文件夹彻底删除，无法再还原。
② 若还原已删除文件夹中的文件，则该文件夹将在原来的位置重建，然后在此文件夹中还原文件。

6．设置文件夹的某些选项

打开"文件夹选项"对话框，在"此电脑"或"文件资源管理器"窗口中选择"查看"→"选项"命令，弹出图 2-11 所示的"文件夹选项"对话框。

在该对话框中有"常规""查看""搜索"3 个选项卡。这里主要介绍"常规"和"查看"（见图 2-12）选项卡。

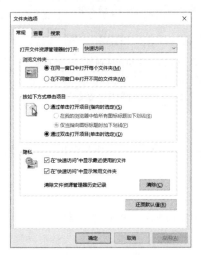
图 2-11 "文件夹选项"对话框

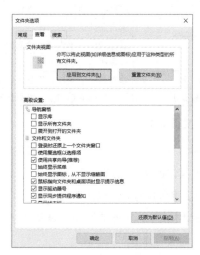
图 2-12 "查看"选项卡

在这两个选项卡中主要关心的是如下几个设置项：

（1）在同一个窗口中打开每个文件夹，还是在不同的窗口中打开不同的文件夹。

（2）通过单击打开项目，还是通过双击打开项目。

（3）是否显示所有文件夹。

（4）是否显示隐藏文件。

（5）是否隐藏已知文件类型的扩展名。

（6）是否隐藏受保护的操作系统文件。

7. 更改文件或文件夹属性

在 Windows 操作系统中文中文件属性有 4 种，存档（A）、只读（R）、隐藏（H）、系统（S）。若将文件或文件夹设置为"只读"属性，则该文件或文件夹不允许更改和删除；若将文件或文件夹设置为"隐藏"属性，则该文件或文件夹在常规显示中将不被看到；若将文件或文件夹设置为"存档"属性，则表示该文件或文件夹需存档，有些程序用此选项来确定哪些文件需做备份。系统属性一般用户无须涉及。更改文件或文件夹属性的操作步骤如下：

（1）选中要更改属性的文件或文件夹。

（2）选择"主页"→"打开"→"属性"命令，或右击文件或文件夹，在弹出的快捷菜单中选择"属性"命令，弹出属性对话框。选择"常规"选项卡，如图 2-13 所示。

（3）在属性框中设置或取消设置"只读""隐藏"，设置或取消设置文档属性时，单击"高级"按钮，弹出图 2-14 所示的对话框，可以进行设置或取消。

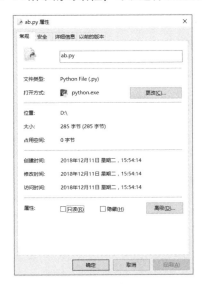

图 2-13 设置文件的属性

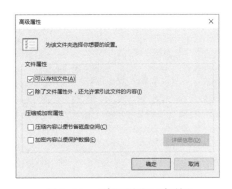

图 2-14 "高级属性"对话框

2.3.4 搜索功能

有时用户需要查看某个文件的内容，却忘记了该文件存放的具体的位置（路径）和准确名称，此时 Windows 提供的搜索文件的功能可以帮用户查找该文件，以便快速找到所需文件。

Windows 提供的搜索功能，可以从"此电脑"窗口的"搜索"栏输入搜索内容。Windows 提供了多种搜索方式：计算机、库、自定义、Internet 和文件内容等，如图 2-15 所示。

在"搜索"栏中可以输入要查找的文件或文件夹的"全部或部分文件名"，可以使用通配符 * 和？。

如果在特定库或文件夹中无法找到要查找的内容，则可以扩展搜索，以便包括其他位置。滚动到搜索结果列表的底部，在"在以下内容中再次搜索"下，执行下列操作之一：

（1）单击"库"图标，在每个库中进行搜索。

（2）单击"此电脑"图标，在整个计算机中进行搜索。这是搜索未建立索引的文件（如系统文件或程序文件）的方式。但是请注意，搜索会变得比较慢。

（3）单击 Internet 图标，以使用默认 Web 浏览器及默认搜索提供程序进行联机搜索。

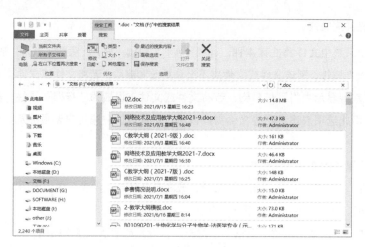

图 2-15 搜索结果窗口

例如，在 C:\Windows 文件夹下搜索扩展名为 .txt 的所有文件。

打开"此电脑"窗口，选择"此电脑"→"C:"→"Windows"，弹出图 2-16 所示对话框，再在"搜索"栏中输入"*.txt"，如图 2-17 所示。

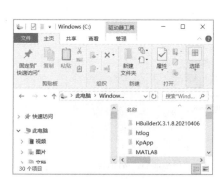

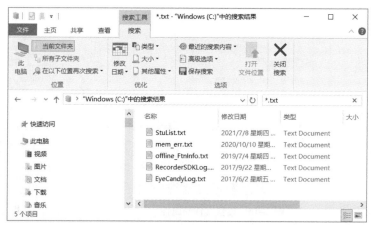

图 2-16 自定义中选择搜索位置　　　　　　　　图 2-17 先定位文件夹再搜索

搜索功能的更多选项：

（1）文件搜索的范围，包含下属子文件夹的范围，如图 2-18 所示，进行设置。

（2）文件大小及修改日期的选择，在"搜索"栏中输入搜索内容，如图 2-19 所示设置"大小"及"修改日期"的选择，如图 2-20 所示选择文件大小，如图 2-21 所示选择日期。

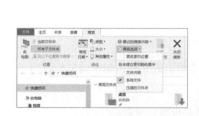 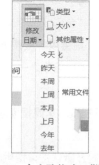 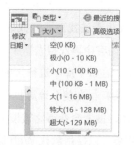 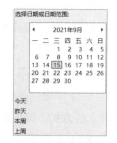

图 2-18 文件夹选项的搜索选项　图 2-19 大小及修改日期选择　图 2-20 选择大小　图 2-21 选择修改日期

2.3.5 磁盘操作

磁盘（尤其是硬盘）是计算机的重要组成部分，计算机中所有文件包括所安装的操作系统、各种应用程序、文档等都要保存在磁盘上。

1. 基本概念

（1）磁盘格式化。磁盘格式化就是按照规定的格式在磁盘上建立可以存放文件或数据信息的磁道和扇区。由前面第 1 章的介绍，我们知道软盘是由一个单塑料磁片构成，硬盘由多个合金磁片构成，它们围绕着同一个轴旋转，磁盘格式化后，每个磁片都被格式化程序标记为标准的多个同心圆，称之为磁道；磁道又进一步地标记，分成多个扇区。扇区是磁盘存储的最小单位。

对第一次使用的磁盘，必须要进行格式化。否则操作系统和应用程序将无法识别，也就无法向其中写入文件或数据信息。新买的硬盘则需要先格式化再使用。若要对使用过的磁盘进行重新格式化时，一定要当心，因为格式化操作将清除磁盘上一切原有信息。

（2）硬盘分区。硬盘分区就是将硬盘的整体存储空间划分成多个独立的区域，分别用来安装操作系统、安装各种应用程序、存储数据文件等，当我们创建分区时，就已经设置好了硬盘的各项物理参数，指定了硬盘主引导记录（即 Master Boot Record，一般简称为 MBR）和引导记录备份的存放位置。

（3）文件系统。文件系统是指在硬盘上存储信息的格式。它规定了计算机对文件和文件夹进行操作处理的各种标准和机制，用户对所有文件和文件夹的操作都通过文件系统完成。不同的操作系统一般使用不同的文件系统，不同的操作系统能够支持的文件系统不一定相同。

Windows 支持的文件系统有 FAT16、FAT32 和 NTFS。

① FAT16（File Allocation Table）文件系统是从 MS-DOS 发展过程的一种文件系统，最大只能管理 2 GB 的硬盘空间。其优点是一种标准文件系统，只要用户将分区划分为 FAT16 文件系统，几乎所有的操作系统都可读写用这种格式存储的文件，包括 Linux 和 UNIX 等。

② FAT32 文件系统可管理的硬盘空间高达 2 TB，与 FAT16 比较而言，提高了存储空间的使用效率，缺点是兼容性没有 FAT16 格式好，它只能通过 Windows 95、OSR2、Windows 98、Windows 2000 和 Windows XP 进行访问。

③ NTFS（New Technology File System）文件系统是一种 Windows NT 开始引入的文件系统，增加了对文件访问权限的控制等保密措施，能够识别 NTFS 文件系统的操作系统有 Windows NT、Windows 2000\Windows XP 和 Windows 7 等。NTFS 5.0 是微软目前最新的文件系统，是专门为 Windows 2000 设计的，其新特性主要表现为硬盘配额的管理和文件加密功能等，在 Windows 2000、Windows XP、Windows 7 中都使用 NTFS 5.0 文件系统。

2. 磁盘的基本操作

1）格式化磁盘

格式化磁盘可分为格式化硬盘和格式化软盘两种。对使用过的硬盘进行重新格式化时，要格外慎重，由于硬盘容量大，长期使用存储的文件多而杂，格式化操作将清除硬盘上一切原有信息；快速格式化不扫描磁盘的坏扇区，直接从磁盘上删除文件。磁盘必须是曾经格式化过且确定该磁盘没有损坏的情况下，才使用该选项。

2）查看磁盘属性

磁盘的属性通常包括磁盘的类型、文件系统、空间大小、卷标信息等常规信息，以及磁盘的查错、碎片整理等处理程序和磁盘的硬件信息等。

（1）查看磁盘的常规属性。磁盘的常规属性包括磁盘的类型、文件系统、空间大小、卷标信息等，查看磁盘的常规属性可执行以下操作：

① 双击"此电脑"图标，打开"此电脑"窗口。

② 右击要查看属性的磁盘图标，在弹出的快捷菜单中选择"属性"命令。

③ 在"磁盘属性"对话框中选择"常规"选项卡，如图 2-22 所示。

④ 在该选项卡中，用户可以在最上面的文本框中输入或更改该磁盘的卷标；在该选项卡的中部显示了该磁盘的类型、文件系统、已用空间及可用空间等信息；该磁盘的容量，并用饼图的形式显示已用空间和可用空间的比例信息。

⑤ 单击"磁盘清理"按钮，可启动磁盘清理程序，进行磁盘清理。此时将删除临时文件、Internet 缓存文件和可以安全删除不需要的文件，腾出它们占用的硬盘空间，以提高系统性能。

⑥ 单击"应用"按钮，即可应用在该选项卡中更改的设置。

（2）查看磁盘的工具属性。在"磁盘属性"对话框中选择"工具"选项卡，如图 2-23 所示。在该选项卡中有"查错""碎片整理"两种磁盘维护操作。

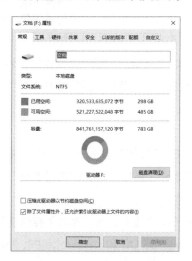

图 2-22 "常规"选项卡

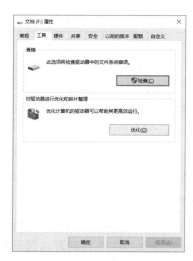

图 2-23 "工具"选项卡

① 单击"查错"中的"检查"按钮，相当于启动了"磁盘扫描程序"。

② 单击"优化"按钮相当于启动了"磁盘碎片整理程序"。

3）整理磁盘碎片

硬盘经过长时间的使用后，由于文件大小的不同，随着增删文件的操作，难免会出现很多零散的空间和磁盘碎片，使很多的文件不能存储在一个连续的磁盘空间中，在访问该文件时系统就要到不同的磁盘空间中去寻找该文件的不同部分，从而影响了运行的速度。同时由于磁盘中的可用空间也是零散的，创建新文件或文件夹的速度也会降低。使用磁盘碎片整理程序可以重新安排文件在磁盘中的存储位置，将文件的存储位置整理到一起，同时合并可用空间，实现提高运行速度的目的。

运行磁盘碎片整理程序的具体操作：

（1）选择"磁盘"→"属性"→"工具"→"优化"命令，弹出"优化驱动器"对话框，如图 2-24 所示。

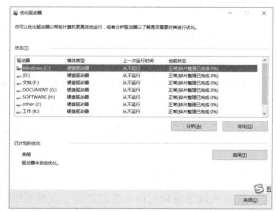

图 2-24 "优化驱动器"对话框

（2）在该对话框中显示了磁盘的一些状态和系统信息。选择一个磁盘，单击"分析"按钮，系统即可分析该磁盘是否需要进行磁盘整理；单击"优化"按钮，即可开始磁盘碎片整理程序，系统会以不同的颜色条来显示文件的零碎程度及碎片整理的进度，整理完毕后，在弹出对话框中，单击"确定"按钮即可结束磁盘碎片整理程序。

由于磁盘碎片整理非常耗费时间，当分析结果为不需要进行磁盘碎片整理时，就没有必要进行该操作。一般选在"闲"时或晚间不使用计算机时完成该操作。

2.4 Windows 设置及任务管理

2.4.1 Windows 设置

Windows 设置是用来对系统进行设置的一个工具集，通过它，用户可以根据自己的需要对鼠标、键盘、桌面、显示器、打印机、网络等进行设置和管理，还可以进行添加和删除应用程序等操作，即控制面板。

设置启动后如图 2-25 所示，常用的启动 Windows 设置的方法有：

（1）在"此电脑"窗口中，单击"打开设置"按钮。

（2）在"开始"菜单中，选择"设置"命令。

1. 定制鼠标和键盘

鼠标和键盘是操作计算机过程中使用最频繁的设备之一，几乎所有的操作都要用到鼠标和键盘。在安装 Windows 时系统已自动对鼠标和键盘进行过设置，但这种默认的设置可能并不符合用户个人的使用习惯，这时用户可以按个人的喜好对鼠标和键盘进行一些调整。

（1）调整鼠标的具体操作。在"设置"中选择"设备"下的"鼠标"，可以进行调整鼠标的具体操作。单击其他选项可弹出对话框做更多设置。

（2）调整键盘的具体操作。在"设置"中依次单击"设备"下的"输入"链接，可以进行键盘的调整操作。

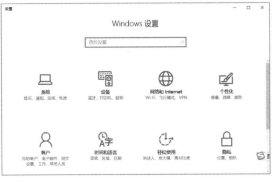

图 2-25　Windows 设置

2. 时钟设置

系统时间和日期是重要的系统属性，很多的程序运行时需要日期和时间信息。如世界上最大的统计软件 SAS，以及大、中型数据库应用等。

为计算机提供日期和时间的系统时钟由一个有后备电池的设备支持着，计算机断电时，它仍能正常工作。用户可随时调整系统时钟的时间和日期以及世界上的不同时区。可以右击"任务栏"最右侧的"通知区"中的时间栏，在弹出快捷菜单中选择"调整日期/时间"选项，或在"设置"中单击"时间和语言"→"日期和时间"链接，进行"日期和时间"的设置。

3. 删除应用程序

在"设置"中单击"系统"→"应用"链接，弹出图 2-26 所示的"应用和功能"窗口。选择要卸载的程序，单击"卸载"按钮即可。

删除应用程序时，最好不要直接从文件夹中删除，因为应用程序的动态连接库文件（.dll）安装在 Windows 目录中，注册表中也有该应用程序的某些登记项，直接删除应用程序文件夹时这部分内容是不能删除的。应使用"应用和功能"来完成删除应用程序工作。

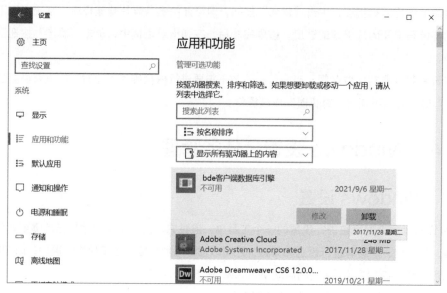

图 2-26　"应用和功能"窗口

2.4.2　显示属性设置

在"设置"中单击"系统"→"屏幕"超链接,打开图 2-27 所示的窗口,可以根据喜好改变屏幕的分辨率等。

1. 屏幕背景的设置

背景是用户打开计算机进入 Windows 操作系统后,所出现的桌面背景颜色或图片。用户可以选择单一的颜色作为桌面的背景,也可以选择类型为 BMP、JPG、GIF、PNG、HTML 等的文件作为桌面的背景图片。

单击"设置"→"个性化"超链接,打开图 2-28 所示的窗口,既可以从系统提供的表框中选择一幅或多幅喜欢的背景图片(可以设定每隔一定时间切换图片),也可以指定图片,单击"浏览"按钮,在本地磁盘或网络中选择可以作为桌面背景的图片文件夹,此时该文件夹中的图片显示在表框中,和选定系统提供的图片一样选定即可。

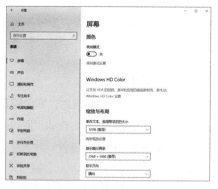

图 2-27　"外观和个性化"窗口

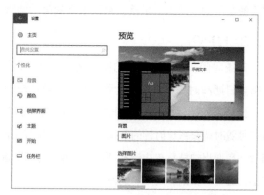

图 2-28　"桌面背景"窗口

若想用纯色作为桌面背景颜色,可在"图片位置"下拉列表中选择"纯色"选项,在提供的各种颜色中选择喜欢的颜色,单击"保存修改"按钮即可。

图片位置(P)还可设为"居中""平铺""拉伸""适应""跨区""填充"6 种选项,可调整背景图片在桌面上的位置。

更改背景颜色是指当选择的图片不足以占满屏幕时，露出的部分显示背景颜色。

2. 锁屏界面

锁屏界面即屏幕保护，就是若在一段时间内不使用计算机，设置了屏幕保护后，系统会自动启动屏幕保护程序，以掩盖屏幕上的真实信息不被泄露和保护屏幕不受损伤。

在实际使用中，若彩色屏幕的内容一直固定不变，间隔时间较长后可能会造成屏幕的损伤，因此若在一段时间内不使用计算机，可设置屏幕保护程序自动启动，以动态的画面显示屏幕，以保护屏幕不受损伤，同时屏幕保护的画面也掩盖屏幕上的真实信息，从而达到保护用户的重要信息不被泄露。

单击"锁屏界面"→"屏幕保护程序设置"超链接，弹出图2-29所示的对话框。设置桌面屏幕保护的操作：在"屏幕保护程序"下拉列表中选择一种屏幕保护程序，在上面的小显示器中即可看到该屏幕保护程序的显示效果；单击"设置"按钮，可对该屏幕保护程序进行一些设置；单击"预览"按钮，可预览该屏幕保护程序的效果，移动鼠标或操作键盘即可结束屏幕保护程序；在"等待"文本框中可输入或调节微调按钮确定多长时间不使用机器，则启动该屏幕保护程序。

3. 设置屏幕分辨率

单击"设置"→"屏幕"→"高级显示设置"超链接，打开图2-30所示的窗口。调整"分辨率"即可完成屏幕分辨率的设置。

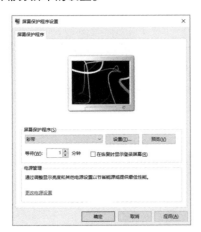

图2-29　"屏幕保护程序设置"对话框

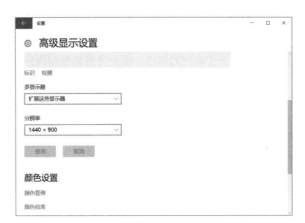

图2-30　屏幕分辨率窗口

2.4.3 网络设置及应用

1. 网络设置

1）设置IP地址

客户机接入Internet，并进行如下的设置：

（1）单击"开始"→"Windows系统"→"控制面板"，打开"控制面板"窗口，单击"网络和Internet"下的"查看网络状态和任务"超链接，打开"网络和共享中心"窗口，如图2-31所示，再单击"连接:"后的超链接，在弹出的对话框中单击"属性"按钮，弹出"以及网属性"对话框，如图2-32所示。

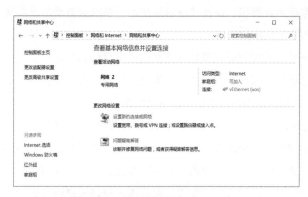

图 2-31 "网络和共享中心"窗口

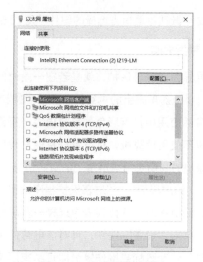

图 2-32 连接属性对话框

（2）在"此连接使用下列项目"列表框中选择"Internet 协议版本 4(TCP/IPv4)"复选框，再单击"属性"按钮，弹出"Internet 协议版本 4(TCP/IPv4) 属性"对话框，如图 2-33 所示。

（3）根据从网络服务商获得的 IP 地址和 DNS 服务器地址，在"Internet 协议版本 4(TCP/IPv4) 属性"对话框中正确填入 IP 地址和 DNS 之后，单击"确定"按钮，完成设置。

2）网络标识

为了能在网络中找到或确认自己的计算机，Windows 7 可将每一台计算机加入一个工作组或一个域中，并为计算机指定一个唯一的名称，便于网络管理和用户识别。操作步骤如下：

（1）在"控制面板"窗口中单击"系统"超链接，打开"系统"窗口，如图 2-34 所示。

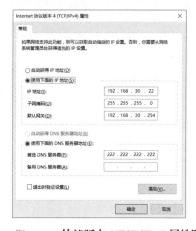

图 2-33 "Internet 协议版本 4(TCP/IPv4) 属性"对话框

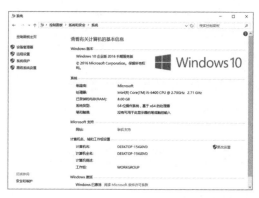

图 2-34 "系统"窗口

（2）单击"更改设置"超链接，弹出"系统属性"对话框，如图 2-35 所示。单击"更改"按钮，弹出"计算机名/域更改"对话框，如图 2-36 所示。

计算机名：用于在"网络"中显示和识别用户的计算机。

工作组：工作组是对网络中的计算机进行管理的一种方式，通常可按计算机所在的位置、部门、项目或资源类型进行分组，相同类型的计算机划到一个组中，并赋予一个工作组名称。

域：一般是由几个运行网络操作系统（如 Windows Server）的计算机（又称服务器）组成，每台计算机在域中扮演特定的角色，其中一台设置为主域控制器，用来为域中其他计算机维护用户的账号和组。

（3）在相应的文本框中输入计算机名、工作组名或域名。

（4）单击"确定"按钮，完成对计算机的标识。

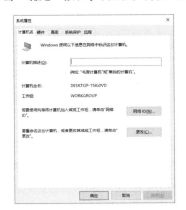

图 2-35 "系统属性"对话框

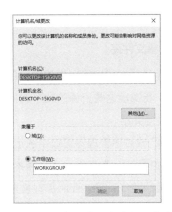

图 2-36 "计算机名/域更改"对话框

3）防火墙的启用

由于 Windows 内置了"防火墙"，所以当系统安装好后，防火墙组件就安装到用户的计算机中。防火墙就是一个位于计算机和它所连接的网络之间的软件，主要作用是防止不安全数据进入本地计算机，即流入流出该计算机的所有网络信息均要经过此防火墙，防火墙对这些信息进行扫描，过滤掉一些非法或未授权的信息或网页、网站等，保护用户的计算机免受攻击和破坏。用户可以对网络中的计算机启用"防火墙"，操作步骤如下：

在"控制面板"窗口中单击"网络和 Internet"下的"查看网络状态和任务"超链接，打开"网络和共享中心"窗口，单击"Windows 防火墙"超链接，打开"Windows 防火墙"窗口，单击该窗口中的"打开或关闭 Windows 防火墙"超链接，打开"自定义设置"窗口，如图 2-37 所示，根据需要选择开启或关闭 Windows 防火墙，完成 Windows 防火墙的设置。

2. 网上计算机

Windows 操作系统安装好后，在计算机桌面上就会显示"网络"图标，如果已经安装了网络组件，而桌面上又看不到"网络"图标，可以在桌面上右击，在弹出的快捷菜单中选择"个性化"命令，在打开的窗口中单击"更改桌面图标"超链接，在弹出的对话框中选择"网络"复选框，单击"确定"按钮，即可将"网络"图标添加显示到桌面上。

一个局域网是由许多台计算机连接组成的，在这个局域网中每台计算机与其他任何一台连网的计算机都可以称为"网络"。当网络连接和设置完成后，用户即可使用"网络"访问共享资源。其步骤如下：

（1）双击桌面上的"网络"图标，打开"网络"窗口，可以看到与本机相连的网络中的所有当前在线计算机，如图 2-38 所示。

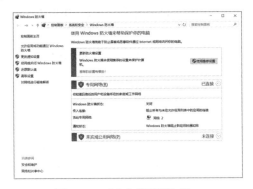

图 2-37 "自定义设置"窗口

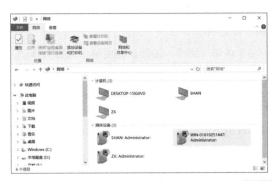

图 2-38 "网络"窗口

（2）在"网络"窗口中，双击包含所需资源的计算机及其盘符、文件夹等。

（3）找到所需文件或文件夹后，即可进行复制、移动、删除、执行等操作。

3. 设置共享文件夹

前面已经介绍过在"网络"中访问资源。这些资源可以是文件夹，也可以是磁盘驱动器，还可以是打印机或扫描仪等。要实现这些资源的共享访问，就必须对它们进行共享设置。要说明的是，这里仅对共享资源的设置与使用进行介绍。

在"此电脑"或资源管理器窗口中选定某一磁盘或文件夹，右击该对象，在弹出的快捷菜单中选择"共享"命令，如图2-39所示。在弹出的"文件共享"对话框中选择或添加要与之共享的用户名称，单击"共享"按钮完成对该对象的共享设置。此时那些被选择或添加与之共享的用户名称的用户就可以通过网络访问本地计算机上的共享资源，可以进行复制、移动、运行、甚至删除等操作。

> **注意**
> 要想网络中的计算机能访问本地计算机资源，除了上面的设置共享，还要求本地计算机必须启用Windows的来宾账户Guest（"控制面板"→"用户账户和家庭安全"→"用户账户"→"管理其他账户"→"Guest"账户→单击"启用"按钮）。

4. 通过网络映射访问共享资源

在访问共享资源时，如果需要频繁地访问网上邻居中其他计算机上的某一共享文件夹，可以为它分配一个盘号，这就是"映射网络驱动器"。以后只需在"此电脑"或资源管理器窗口中双击该盘符，即可直接访问该共享文件夹。例如，将网络中的一台名为ycx2的计算机上的D盘映射为网络驱动器，方法如下：

（1）右击"此电脑"，在快捷菜单中选择"映射网络驱动器"命令，弹出"映射网络驱动器"对话框，如图2-40所示。

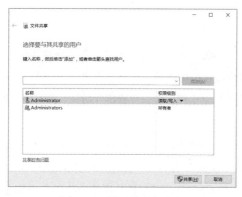

图2-39　设置共享文件夹

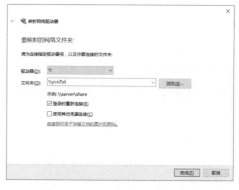

图2-40　"映射网络驱动器"对话框

（2）选定映射驱动器号（如选Z），如果希望以后系统启动后都可以使用这个资源，则选中"登录时重新连接"复选框。

（3）单击"浏览"按钮，在网络中选择共享的"ycx2"的计算机上的D盘，单击"完成"按钮。

2.4.4　打印机设置

1. Windows系统下的文件和打印机共享的含义

Windows有强大的网络功能，可以直接连接进入网络，连接入网的目的是"共享资源"。本节所讨论的"Windows系统下的文件和打印机共享"，就是"共享资源"问题。

"Microsoft 网络的文件和打印机共享"组件允许网络上的其他计算机通过网络访问用户的计算机资源。默认情况下 Windows 在安装时就安装并启用了该组件，在图 2-41 所示的本地连接属性对话框中可以查看。每个使用 TCP/IP 的连接都会启用该组件，这样才能共享本地文件夹，实现网上文件和打印机的共享。

2. Windows 系统下的文件和打印机共享设置

在 Windows 中，用户可以在本地计算机上安装打印机，如果用户是连入网络中的，打印机设为共享打印机，其他用户即可通过网络将其计算机上的文档由这台打印机打印。

由此看来，完成"共享打印机"需要两步：一是安装本地打印机；二是在客户计算机上安装网络打印机。

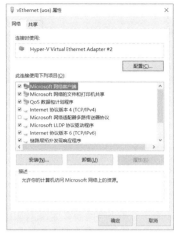

图 2-41　连接属性对话框

1）安装本地打印机

在安装本地打印机之前首先要进行打印机的连接，把打印机的信号线与计算机的 USB 端口相连，连接好之后，就可以开机启动系统，准备安装其驱动程序。

单击"设置"→"设备"→"打印机和扫描仪"→"添加打印机或扫描仪"，进入界面如图 2-42 所示。系统会搜索与计算机连接的打印设置并从网上下载相应的驱动自动安装。

用户也可以使用打印机厂商所附带的光盘或从网上下载相应的驱动进行手动安装。

2）安装网络打印机

网络打印机的安装与本地打印机的安装过程是大同小异的，具体操作步骤如下：

用户在安装前首先要确认是处于网络中的，并且该网络中有共享的打印机。

单击"设置"→"设备"→"打印机和扫描仪"→"添加打印机或扫描仪"，即可启动"添加打印机"向导，如图 2-42 所示。系统会自动搜索网络上的共享打印机。如果没有找到可单击"我的打印机不在列表"，打开如图 2-43 所示对话框，通过浏览方式添加打印机。

如果是安装具有网络功能的打印机可在如图 2-43 所示"添加打印机"对话框中选择使用 TCP/IP 地址或主机名添加打印机。单击"下一步"按钮，弹出如图 2-44 所示对话框。输入打印机 IP 地址。单击"下一步"按钮，弹出如图 2-45 所示的"打印机共享"对话框。单击"下一步"按钮，再单击"完成"按钮。

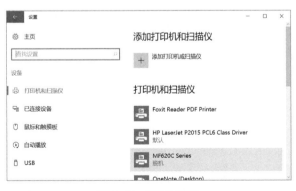

图 2-42　设置打印机

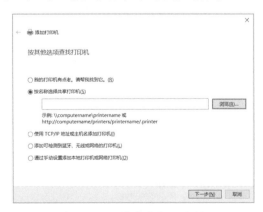

图 2-43　"添加打印机"对话框

此时，已经完成了添加网络打印机的全过程，网络共享打印机即可启动工作，用户以后就可以使用网络共享打印机进行打印作业。

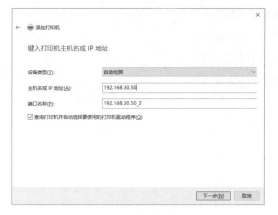
图 2-44 输入打印机名称

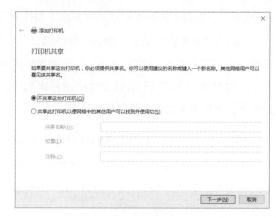
图 2-45 "打印机共享"对话框

2.4.5 设备管理器

设备管理器提供有关计算机上的硬件安装和配置的信息，以及硬件如何与计算机程序交互的信息。使用设备管理器，可以更新计算机硬件的设备驱动程序、修改硬件设置并对问题进行疑难解答。

要打开"设备管理器"，可单击"开始"按钮，然后单击"控制面板"中的"系统和安全"超链接，打开"系统和安全"窗口，单击"系统"下的"设备管理器"超链接；或右击"此电脑"图标，在弹出的快捷菜单中选择"属性"命令，在打开的窗口中单击"设备管理器"超链接，打开图 2-46 所示的"设备管理器"窗口。

设备管理器（任务管理和用户管理）

通常，使用设备管理器检查硬件的状态，也可以更新设备的驱动程序。设备驱动程序是操作系统管理和驱动设备的程序。用户给计算机添加新设备时，也必须为该设备安装相应的驱动程序，否则操作系统无法管理和驱动该设备，该设备也就无法使用。设备驱动程序与设备密切相关，不同类型设备的驱动程序是不同的，不同厂家的产品驱动程序也不一定相同。

使用设备管理器检查硬件的状态时，如在"设备管理器"窗口中相应的设备上有"？"或"×"，则该设备的驱动程序安装不正确或未安装，该设备使用不正常或不能使用。此时需要安装驱动程序，使用更新设备的驱动程序功能。例如，要更新网卡的驱动程序，可右击"设备管理器"窗口中的网卡的标识，在弹出的快捷菜单中选择"更新驱动程序软件"命令，打开如图 2-47 所示对话框，根据提示信息完成驱动程序的重新安装。

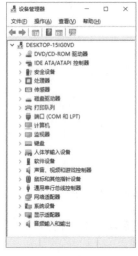
图 2-46 "设备管理器"窗口

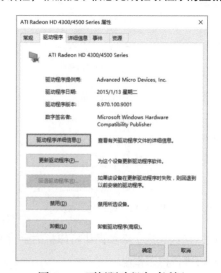
图 2-47 更新驱动程序对话框

2.4.6 任务管理器

任务管理器是监视计算机性能的窗口。可以查看正在运行程序的状态，并终止已停止响应的程序。也可以使用多个参数评估正在运行的进程的活动，查看反映 CPU 和内存使用情况的图形和数据。查看网络状态，了解网络的运行情况。如果有多个用户连接到自己的计算机，可以看到谁在连接、他们在做什么，还可以给他们发送消息。

同时按【Ctrl+Alt+Delete】组合键，在出现的界面中单击"任务管理器"按钮即可打开图 2-48 所示的 Windows"任务管理器"对话框。

（1）"进程"选项卡显示关于计算机上正在运行的进程的信息。例如，可以显示关于 CPU 和内存使用情况、线程数、句柄计数以及许多其他参数的信息。在此选项卡中，能够结束选定的进程。

（2）"性能"选项卡显示计算机性能的动态概述，其中包括：CPU、内存硬盘、网络使用情况的图表。

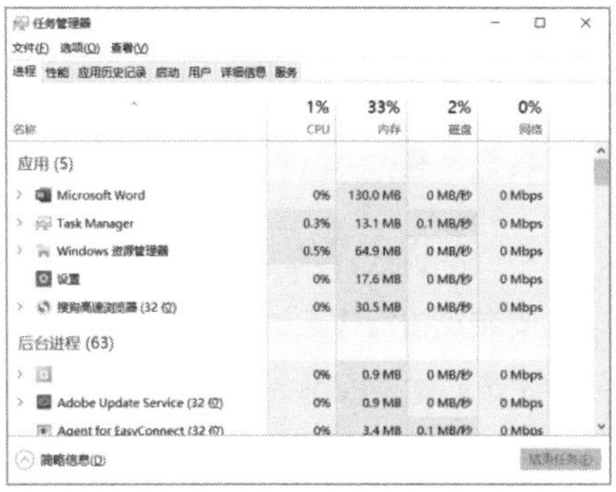

（3）"服务"选项卡显示 Windows 操作系统的各种服务程序的状态，哪种服务已开启，哪种服务已停止，在此都可以了解，还可以单击"服务"按钮进行各种服务的开启和关闭。

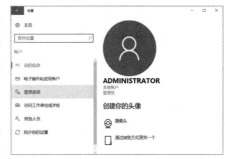

图 2-48　Windows"任务管理器"窗口

2.4.7 用户管理

Windows 允许多个用户使用一台计算机，每个用户的个人设置和配置文件等，都会因个体的不同而有所不同。这时，用户可进行多用户环境的设置。使用多用户环境设置后，用户使用不同身份登录时，系统就会应用该用户身份的设置。

设置多用户环境的具体操作：单击"设置"→"账户"超链接，打开图 2-49 所示的账户管理窗口。若要进行用户账户的更改，可单击"登录选项""其他人员""同步你的设置"等超链接进行相应操作。

图 2-49　账户管理窗口

2.5 UOS 操作系统基础

统信操作系统（UOS）是一款基于 Linux 内核的国产操作系统，分为统信桌面操作系统、统信操作系统服务器版和统信操作系统专用设备版。统信桌面操作系统以桌面应用场景为主，它不但支持常用的 INTEL、AMD，还支持龙芯、飞腾、兆芯、海光、鲲鹏等国产芯片平台的笔记本、台式机、一体机和工作站。

统信桌面操作系统在硬件方面，能够兼容联想、华为、清华同方、长城、曙光、航天科工、浪潮等国产整机厂商发布的主流型号终端设备；在软件方面，能够兼容流式、版式、电子签章厂商发布的办公应用软件；在外设方面，能够兼容主流的打印机、扫描仪、高拍仪、读卡器等。除此之外，通过预装的应用商店和互联网中的软件还能够获得近千款应用软件的支持，满足用户对操作系统的扩展需求。

统信桌面操作系统通过对整机、终端办公应用、服务端应用和硬件外设的适配支持，对桌面应用的开发、移植和优化，以及对应用场景解决方案的构建，完全满足项目支撑、平台应用、应用开发和系统定制的需求，体现了当今操作系统发展的最新水平。同时，也为国家关键行业提供了符合当前业务需求和满足未来发展的平台支撑。相信，随着用户数量的增加，UOS 生态将更加完善，越来越好。

2.5.1 安装

本节主要介绍统信桌面操作系统的安装，通过本节学习可以达成安装操作系统的目的。

1. UOS 系统安装硬件需求

CPU 频率：2 GHz 及更高的处理器

内存：推荐配置 4 GB 以上，最低配置 2 GB

硬盘：至少 64 GB 的空闲硬盘

2. UOS 系统安装准备

安装统信操作系统前，需要准备好统信操作系统安装的物理机器、镜像文件和启动盘制作工具等。进入统信生态网站（https://www.uniontech.com）下载页面，您可以下载最新版本的统信操作系统镜像文件。

（1）制作启动 U 盘操作步骤

连接 U 盘与电脑的 USB 接口，运行启动盘制作工具（启动盘制作工具在镜像文件内或者 UOS 开始菜单）。选择统信操作系统镜像文件以及 U 盘。单击"开始制作"，制作启动盘，直至制作完成。

（2）使用 U 盘安装系统操作步骤

① 把 U 盘插入需要安装统信操作系统的计算机，开机后按启动快捷键（如【F12】），进入启动界面，如图 2-50 所示（不同的主板，设置的方式不同），选择 U 盘启动，进入安装界面。

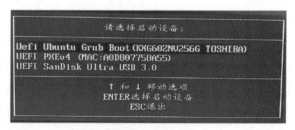

图 2-50 启动界面

② 在安装界面系统默认选中 Install 统信 UOS 20 desktop 并倒计时 5 秒，进入安装界面，也可以按"回车"键在安装界面直接进行系统安装。

③ 目前"安装器"支持多种语言，系统会根据选择语言的不同而显示不同语言版本的文字，系统默认选择的语言为简体中文。在"请选择您的语言"界面，选择需要安装的语言（以简体中文为例），并勾选我已仔细阅读并同意《统信操作系统最终用户许可协议》，单击"下一步"按钮。

④ 选择安装位置界面，有手动安装和全盘安装两种类型。通过手动安装、全盘安装来对一块或者多块硬盘进行分区和系统安装。硬盘安装默认选择全盘安装。

⑤ 系统分区完成后单击"开始安装"，进入准备安装界面，在准备安装界面会显示分区信息和相关警告提示信息。需要确认相关信息后，再单击继续安装，系统进入正在安装界面。

⑥ 在正在安装界面，系统将自动安装统信操作系统直至安装完成。在安装过程中，系统展示着当前安装的进度状况以及系统的新功能、新特色简介。

⑦ 当安装成功后，您可以单击立即体验，系统会自动重启以进入统信操作系统。

2.5.2 系统初始化设置

系统安装成功后，首次启动会进入到设置键盘布局界面，如图 2-51 所示，默认是汉语键盘布局。

（1）选择时区，在时区设置界面有地图方式和列表方式，如图 2-52 所示。

第 2 章 操作系统

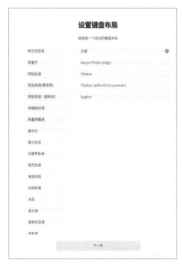

图 2-51 设置键盘布局

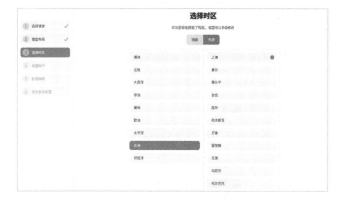

图 2-52 选择时区

（2）创建账户，时区设置完成后会进入到创建用户界面，在创建用户界面可以设置用户头像、用户名、主机名、用户密码等。

（3）配置网络，可以选择 DHCP 自动分配 IP 地址或者手动配置 IP 地址。

（4）登录系统，优化系统配置完成后会自动进入到登录界面，如图 2-53 所示。登录后，首次会有引导提示，选择特效、样式等。

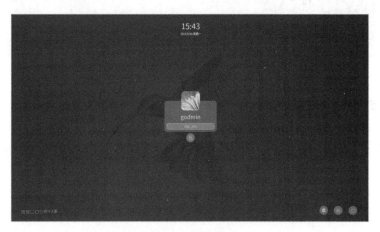

图 2-53 登录界面

2.5.3 UOS 基本使用

1. UOS 的启动与关机

（1）开机：系统加电，即可进入系统启动界面。如果设置了登录密码，用户登录账户进入桌面，具体操作步骤为：电脑启动并自检后，首先进入 UOS 的启动菜单界面，如图 2-54 所示。然后系统进入加载界面。加载完成后即进入账户登录界面，输入用户名密码即可登录到桌面。

（2）关机：单击启动器，单击"电源"按钮，选择"关机"，如图 2-55 所示。也可单击任务栏右下角电源按钮。

UOS 基本使用

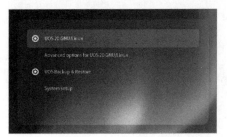

图 2-54 UOS 启动菜单

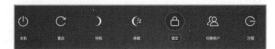

图 2-55 关机界面

2. 认识 UOS 桌面

进入系统后,首先看到的是桌面界面,主要由桌面、启动器、任务栏、桌面管理器、控制中心等组成,如图 2-56 所示。

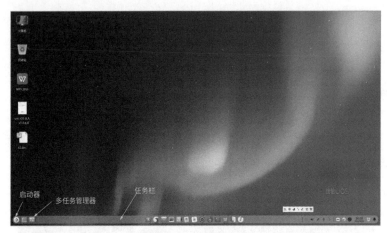

图 2-56 桌面界面

(1)启动器。启动器管理系统中已安装的所有应用,在启动器中使用分类导航或搜索功能可以快速找到需要的应用程序。启动器有小窗口、全屏两种模式,如图 2-57、图 2-58 所示。单击启动器界面右上角的图标来切换模式。两种模式均支持搜索应用、设置快捷方式等操作。小窗口模式还支持快速打开文件管理器,控制中心和进入关机界面等功能。

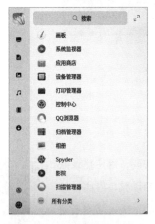

图 2-57 启动器小窗口模式

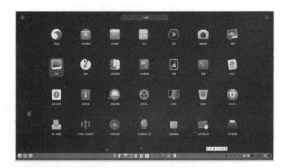

图 2-58 启动器全屏模式

打开启动器就可以看到常用程序和所有分类。常用程序列表主要罗列出了最近频繁使用的程序,单击所有分类可以展开程序分类。也可以在搜索栏输入要找的程序进行搜索,并支持模糊搜索。在程序图标上可以按右键发送到桌面，即可在桌面建立此应用程序的快捷方式，也可在程序图标上按右键发送到任务栏，即可在任务栏建立此应用程序的快捷方式。

（2）桌面。桌面是用户登录后看到的主屏幕区域，在桌面上用户可以根据自己的习惯设置壁纸、屏保等，还可以增加常用的应用快捷方式。桌面上右键可以进行新建文件、图标排序、调整大小、分辨率设置、壁纸与屏保设置。

（3）任务栏。任务栏是指位于桌面底部的长条，如图 2-59 所示，主要由启动器、应用程序图标、托盘区、系统插件等组成。在任务栏，您可以对其上的应用程序右击进行打开、新建、关闭、退出等操作，还可以设置音量，连接 Wi-Fi，进入关机页面等。

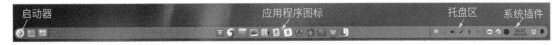

图 2-59　任务栏

在任务栏上按右键可选择上、下、左右位置，如：将任务栏移至桌面右部，可在任务栏上右击，在弹出的快捷菜单中选择"位置"→"右"即可。任务栏在桌面中占据了一定的空间位置，用户可以根据需要让任务栏自动隐藏，在需要的时候才显示出来，节省桌面空间，具体操作为：在任务栏上右击，在弹出的快捷菜单中选择"状态"→"一直隐藏或智能隐藏"功能即可。

用户可以将应用固定到任务栏上，方便快速启动它。下面以画板程序固定到任务栏为例进行介绍。打开启动器，找到画板。右击选定画板，选择发送到任务栏。把程序从任务栏移除：右击选定画板，选择移除驻留。

用户可以选择隐藏插件栏，具体操作为：单击插件栏右侧的箭头">""<"即可实现隐藏和打开插件栏。右击"任务栏"，单击"插件"还可选择可显示的插件。

（4）窗口切换。可按【Alt+Tab】组合键调出窗口切换界面，可在不同程序间自由切换，如图 2-60 所示。也可以单击任务栏上的应用程序图标切换应用程序窗口。

（5）控制中心。控制中心提供了丰富的系统设置项，如图 2-61 所示。主要功能有：账户管理、显示设置、个性化、网络设置、通知、声音、时间日期、更新、系统信息等。

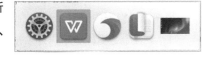

图 2-60　窗口切换界面

（6）多任务管理。多任务管理综合了虚拟桌面管理和任务管理，用户可单击任务栏上"多任务"按钮打开多任务操作窗口，如图 2-62 所示。多任务操作可建立虚桌面，在用户同时打开多个窗口，可安排这些窗口到不同的"虚拟桌面"上，以帮助用户更有条理地完成工作。

用户可拖动下面的程序窗口到不同的桌面，单击右上角的"+"可添加桌面，如图 2-62 所示。我们也可以通过快捷键方式进行快捷的切换。切换到左边工作区域：【Win+←】；切换到右边工作区域：【Win+→】；移动程序到左边工作区域：【Shift+Win+←】；移动程序到右边工作区域：【Shift+Win+→】。

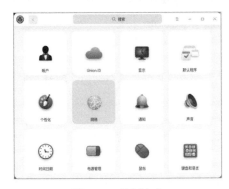

图 2-61　控制中心

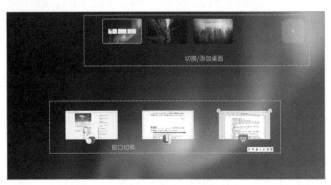

图 2-62　多任务操作窗口

2.5.4 UOS 基本设置

用户可以根据自己使用习惯设置个性化外观。本节主要介绍个性化设置、设置桌面图标、壁纸和屏保、日期和时间等设置。

1. 设置桌面背景

桌面背景又称作桌面壁纸，即在桌面上所看到的图片。用户可以将自己收集到的图片设置为背景，也可以根据需要设置桌面背景定时更换。用户可在文件管理器中选中图片，右击弹出快捷菜单，选择设置壁纸即可。也可在桌面上右击选择壁纸与屏保设置，设置系统自带的壁纸与屏保。

2. 设置锁屏界面

锁屏界面是在锁定系统时，显示的画面，可以自定义自己喜欢的桌面设置为锁屏界面或者创建幻灯片放映。可在设置壁纸的同时设置锁屏。

3. 设置屏保

在桌面上右击，在弹出的快捷菜单中选择设置壁纸与屏保，再单击屏保即可设置屏保。若是暂时离开电脑，为了防范别人偷窥你存放在电脑上的一些隐私，可以在屏幕保护设置中，单击选中"恢复时需要密码"复选框，这样，当别人想用你的电脑时，会弹出密码输入框，密码不对的话，无法进入桌面，从而保护个人隐私。

4. 设置桌面图标

图标是文件、程序或者快捷方式的图形化表示，可以在桌面、任务栏、启动器及整个系统中找到图标。添加到桌面的图标大部分是快捷方式，启动菜单选择程序，右击弹出快捷菜单，选择发送到桌面，可把程序的快捷方式添加到桌面。

5. 桌面图标操作

用户可以根据需要对桌面上的快捷方式进行重命名、重新排列、调整大小、删除等操作。

（1）重命名图标。用户可以根据需要重命名桌面上的快捷键方式图标，以便更好地识别它。桌面上右键图标选择重命名，输入新名称，按回车键确认即可。

（2）排列图标。默认情况下，桌面图标按照创建顺序依次排列在桌面的左侧，用户可以更改桌面图标的排序方式或者自由排列图标。拖动图标：选中要更改的桌面图标，通过鼠标左键拖到桌面指定位置。选择排列方式：可以通过右键选择排列方式的方法进行排序。

（3）桌面图标大小。桌面图标默认显示为小图标，用户可以根据需要将图标更改为大、中等，具体操作为在桌面上右击弹出快捷菜单，选择"图标大小"。

（4）删除快捷方式。若不再需要某个快捷方式图标，可以将其删除。从桌面上删除快捷方式图标不会删除快捷方式链接到的文件、程序。具体操作为选择要删除的图标，然后按【Delete】键。

6. 设置屏幕显示

桌面空白处右击，弹出快捷菜单，选择显示设置，可设置桌面的分辨率、亮度、屏幕缩放、刷新率等。

7. 设置鼠标和键盘

鼠标和键盘是最常用的电脑外围设备，通过在系统中对其进行设置，可以使用户使用起来更加顺畅。下面介绍如何设置鼠标、键盘。

（1）设置鼠标。打开"控制中心"→"鼠标"→"通用"可以进行鼠标的左右手模式切换以及调整鼠标滚轮和双击速度,调整完成后可以双击测试进行检查确认是否符合自己的习惯。打开"控制中心"→"鼠标"→"鼠标调整指针移动速度",还可以打开或者关闭自然滚动,习惯 Mac 的用户可以选择自然滚动,习惯 Windows 的用户可以关闭此选项。

(2)设置键盘。打开"控制中心"→"键盘和语言"→"通用"可以设置键盘的重复延时、大小写提示、小键盘开启等。打开"控制中心"→"键盘和语言"→"快捷键"可以查看 UOS 的全部快捷键,同时通过下方的加号还可以自定义快捷键。

2.5.5 文件和文件夹操作

系统中的数据几乎全部是由文件组成的,而文件又通常是通过目录或文件夹来分门别类地进行管理,所以文件和文件夹在系统中扮演着非常重要的角色。在 UOS 操作系统中,可以使用文件管理器来管理文件。本节将详细介绍如何浏览与搜索文件、文件与文件夹的基本操作、设置文件与文件夹的属性,以及设置文件夹选项等知识。

1. 文件管理器

文件管理器是一款功能强大、简单易用的文件管理工具。它使用经典功能和布局,并简化了用户操作,增加了很多特色功能。可以通过桌面上的"此电脑"图标打开文件管理器,如图 2-63 所示。

(1)计算机。一般文件可以存放在硬盘的任何位置,但是为了使用和管理方便,建议分区存储。UOS 全盘安装的话默认分区是系统盘和数据盘。系统盘主要用来存放系统文件。 系统文件是指操作系统和应用软件中的操作系统部分。为了保证系统安全,默认情况下,普通用户是无权限在系统盘下进

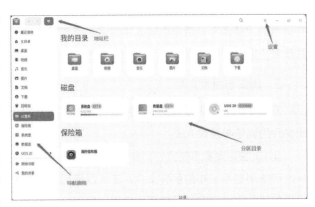

图 2-63　文件管理器

行复制、删除等操作的。数据盘可以用来存放用户自己的文件,如用户自己视频、图片、文件资料等。

(2)地址栏:位于文件管理器的上方,主要反映文件的路径。可以使用【Ctrl+L】组合键调出地址栏。

(3)导航窗格:位于文件管理器的左侧,它以树状结构显示电脑中常用的目录位置,如桌面、文档、下载、图片等。用户可以通过左侧的导航窗格快速的访问相应的目录。

(4)设置:在文件管理器的右上角,主要功能是针对打开行为、视图、隐藏文件以及一些高级属性进行设置。

2. 我的保险箱(个人版无此功能)

保险箱是在电脑上设立一块私密空间,每次进入需要输入密码,这样有效可保护你的个人隐私。

(1)设置保险箱密码。首次使用保险箱需要对其进行密码设置,具体步骤为:单击文件管理器导航栏中保险箱图标,或者在计算机界面双击"我的保险箱",在弹出的"保险箱"对话框中单击"开启"按钮。在"设置解锁方式"对话框中设置解锁类型、保险箱密码、重复保险箱密码等,单击"下一步"按钮,如图 2-64 所示。说密码必须同时包含大写字母、小

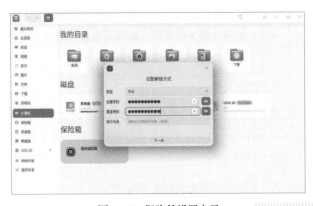

图 2-64　保险箱设置密码

写字母、数字和符号，且字符不小于8位，否则无法进入下一步。

此时保险箱密码生成密钥／二维码，建议将"密钥／二维码"保存。若忘记密码，可用"密钥／二维码"开启保险箱。单击"下一步"按钮。单击加密保险箱，在弹出的"认证"对话框中输入用户登录密码，单击"认证"按钮。在弹出的"完成加密"对话框中单击"确定"按钮。设置完成后可将文件放入保险箱中。

（2）锁上保险箱：将文件放入保险箱后，右击导航栏保险箱图标，或者在计算机界面右击"我的保险箱"，在弹出地快捷菜单中进行选择。选择"立即上锁"，立即将文件保险箱锁上。选择"自动上锁"，在其下拉列表进行设置：选择"不使用"，计算机在关机前一直保持未上锁状态；选择"5分钟"、"10分钟"或者"20分钟"后自动上锁保险箱。

（3）解锁保险箱。右击导航栏保险箱图标或者计算机界面"我的保险箱"，在弹出地快捷菜单中进行选择。选择"密码解锁"，在弹出的对话框中输入保险箱密码，单击"解锁"按钮；选择"使用恢复密钥…"，在弹出的对话框中输入32位密钥，单击"解锁"按钮。也可以单击导航栏保险箱图标或者双击计算机界面"我的保险箱"，使用密码解锁保险箱。

（4）删除保险箱：需要提前解锁保险箱。右击导航栏保险箱图标或者在计算机界面右击"我的保险箱"，弹出快捷菜单，选择"删除保险箱"。在弹出的"删除保险箱"对话框中输入保险箱密码，单击"删除"按钮。在弹出的"认证"对话框中输入用户登录密码，单击"认证"完成删除操作。删除保险箱会将里面的文件一并删除，在进行删除操作前，请将保险箱中的文件备份。

3. 浏览与搜索文件

系统中的资源都是以文件的形式保存的，在管理系统资源的过程中，需要随时查看文件，下面将详细介绍文件的浏览与搜索方法。

（1）快速浏览系统文件。按下【Win+E】组合键启动文件管理器，在文件管理器窗口中可以使用左侧的导航窗格浏览系统中的所有文件，还可以使用地址栏快速更改位置。单击"最近使用"，可以快速地打开用户最常用的文件夹和最近使用的文件。若要返回最近打开的位置，可以单击地址栏左侧的"返回"箭头。在文件管理器中，若要返回上一级目录可以单击地址栏上一级文件夹名称。

（2）搜索文件。若是不确定某个或多个文件的存放位置，可以利用搜索功能快速找到它。要搜索文件首先要打开文件所在的磁盘或文件夹，然后在地址栏单击"搜索"按钮，输入文件或者文件夹名称进行搜索，同时支持模糊搜索。单击"筛选"按钮可对搜到的文件时行筛选。

4. 更改窗口视图方式

当打开一个文件夹时，为了能够更清楚、更快捷地了解其中包含的内容，可以切换文件的视图方式。可用以下方法来更改文件的视图方式：

（1）单击视图按钮切换：在文件管理器中右上侧的按钮可以切换图标和列表显示模式。

（2）使用右键快捷菜单：在窗口空白处右击，在弹出的快捷菜单中选择显示方式进行切换。

（3）使用快捷键：使用组合键【Ctrl+1】、【Ctrl+2】来切换图标和列表。

5. 排序文件

在一个文件夹中如果存放了数目较多的文件、文件夹，可能会无法快速找到自己需要的文件，这时可以通过对文件进行排序或筛选来快速找到文件。通过右键快捷菜单，选择排序方式，可以按名称、时间、类型、大小等进行排序。

6. 文件与文件夹的基本操作

文件与文件夹的管理操作主要包括文件及文件夹的新建、选择、复制、移动、删除和重命名等。

（1）新建文件和文件夹。在文件管理器空白位置右击弹出快捷菜单，选择"新建文件夹"，即可创建一个文件夹；选择"新建文档"，即可创建新的文档。

（2）选择文件的多种方式。要对文件或文件夹进行复制、移动等操作，需要先选择要操作的文件。用户可以选择一个、多个或者一组不相邻的文件夹，具体操作如下：

① 选择单个文件：单击单个文件或文件夹即可将其选中，被选中的文件或者文件夹右上角会有蓝色对勾。

② 选择多个不相邻的文件：选中第一个文件后按住【Ctrl】键，依次单击其他文件。

③ 选择多个相邻的文件：选中第一个文件后按住【Shift】键，同时单击要选中的最后一个文件。

④ 框选文件：在窗口空白处按住鼠标左键并拖动，即可框选多个文件

⑤ 选择全部文件：可以直接通过【Ctrl+A】组合键进行全选。

⑥ 反选文件：若要选择文件夹中大部分文件，可以先做全选，然后按住【Ctrl】键，单击不需要的文件。

（3）移动和复制文件

移动文件就是将文件从当前位置移至其他位置；复制文件就是将文件从当前位置复制一份到其他位置，当前位置的文件不会被删除。移动文件和复制文件的操作方法类似，下面以移动文件为例进行介绍。

① 通过右键快捷菜单移动文件：选择需要移动的文件，右击弹出快捷菜单，选择"剪切"，在目标文件夹中右击弹出快捷菜单，选择"粘贴"。

② 通过快捷键移动文件：选择文件后按【Ctrl+X】组合键即可剪切文件，按【Ctrl+C】组合键即可复制文件，在目标文件夹中按【Ctrl+V】组合键即可粘贴文件。

③ 通过鼠标拖动移动文件：如果需要移动的文件和目标文件夹在同一个目录下，要移动文件，只需要鼠标左键选中文件不放，移动到目标文件夹上即可。

④ 文件冲突处理：当向目标位置移动或者复制文件时，如果目标位置存在相同名称的文件，会弹出替换、跳过、共存的对话框。根据实际需要进行选择。

（4）重命名文件。下面介绍几种常用重命名文件的方法。

① 单击文件重命名：选择要重命名的文件，然后单击文件名，进入文件名编辑状态，输入新名称即可。

② 使用右键快捷菜单重命名。

③ 使用快捷键【F2】进行重命名。

UOS 可实现批量重命名，在文件管理器中同时选择多个文件，右击弹出快捷菜单，选择"重命名"。重命名有三种方式：

① 替换文本：在"查找"框内输入文件名中要替换的文字，在"替换"框中输入新文字。如将 img1.jpg、img2.jpg、img3.jpg 替换成 image1.jpg、image2.jpg、image3.jpg，可在"查找"框内输入"img"，在"替换"框内输入"image"即可。

② 添加文本：可"添加"框内输入要添加的文字，并选择在原文件名之前或之后添加。

③ 自定义文本：输入统一文件名，系统会为每个文件自动加上编号。如在文件名输入 im，系统会自动为文件命名为 im1、im2、im3 等。

（5）删除和还原文件。对于不需要的文件或文件夹可以将其删除，以节省磁盘空间。若要恢复删除的文件，从回收站将其还原即可。删除文件可以通过右键快捷菜单，选择"删除"，或者使用快捷键【Delete】。删除文件后，系统会将其移动至回收站。要想找回删除的文件，可以打开回收站选择要恢复的文件，右击弹出快捷菜单，选择"还原"。要将文件永久删除，可以选择"清空回收站"，或者使用【Shift+Delete】组合键直接永久删除。注意：文件永久删除后无法通过常规手段将其恢复，因此删除前请认真确认。

7. 压缩和解压缩文件

UOS 提供了压缩文件功能，用户可以在不安装专门的压缩软件的情况下进行压缩和解压操作。选择需要压缩的文件或文件夹，右击弹出快捷菜单，选择"压缩"，在弹出的窗口中输入压缩后的文件名和保存地址即可将文件压缩，如图 2-65 所示。选中某个压缩包文件，右击弹出快捷菜单，选择"解压缩"可完成压缩文件的解压缩操作，也可双击打开压缩文件，如图 2-66 所示。

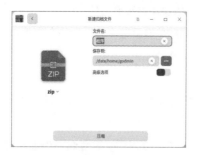

图 2-65　文件压缩

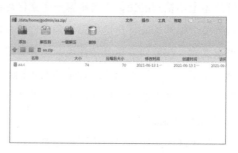

图 2-66　文件解压

8. 设置文件与文件夹属性

文件和文件夹的属性包括了文件的名称、大小、创建时间、显示的图标、共享设置等。用户可以根据需要设置文件和文件夹的属性，或者进行安全性设置，以确保自己的文件不被他人随意查看或者修改，如图 2-67 所示。在文件或文件夹上右击弹出快捷菜单，选择"属性"，可查看或设置文件及文件夹属性。通过文件夹的属性可以设置隐藏文件夹，单击文件管理器右上角"设置"，在弹出的对话框中可以设置显示或隐藏已经隐藏的文件或文件夹。

9. 设置文件夹选项

通过设置文件夹的选项可以更改文件和文件夹的出现方式以及工作方式。下面详细介绍如何更改文件管理器默认打开位置，以及如何设置导航窗格。

（1）更改文件管理器默认打开位置：打开文件管理器，单击右上角的"设置"选项，选择"基础设置"→"打开行为"，可以自己定义默认打开位置，如图 2-68 所示。

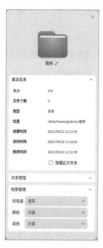

图 2-67　文件属性

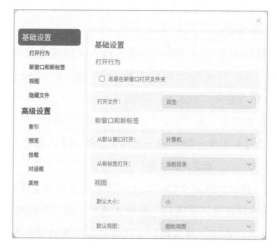

图 2-68　基础设置

（2）设置导航窗格：选中文件夹，右击弹出快捷菜单，选择"添加到书签"，可以把常用的目录添加到导航窗格，方便后续使用。

（3）设置视图：单击文件管理器右上角的"设置"，选择"基础设置"→"视图"，可以选择视图大小和图标。

2.5.6 UOS 程序管理

除了使用系统内置的应用外，用户还可以从多种渠道在电脑上安装所需的应用，如从统信应用商店安装通用应用，从网上下载安装应用等。对于电脑中已有的应用，还可以对其进行卸载、修复、设置使用权限等操作。

UOS 程序管理

1. 安装应用

（1）从统信应用商店安装应用。统信应用商店收录了不同类别的应用，每款应用都经过人工安装并验证。您可以进入商店，一键下载并自动安装，如图 2-69 所示。

① 浏览应用。从任务栏或者启动器打开并登录应用商店。应用商店主界面由导航栏、搜索框、主菜单、首页轮播、热门推荐、排行榜、装机必备、专题专栏、下载管理、应用更新和我的应用组成。

② 安装应用。应用商店提供一键式应用下载和安装，无须手动处理，同时在下载安装应用的过程中，可以暂停、删除等操作，还可以查看当前应用的下载和安装进度。应用商店支持网络账号同步功能。通过网络账号登录后，下载安装的应用会同步显示在本地应用和云端应用。当在其他设备上登录该账号时，可以一键安装云端应用。但是未登录时，下载安装的应用，仅会显示在本地应用中。

③ 查看应用。在"我的应用"界面可以查看已经安装的应用，如图 2-69 所示。

④ 更新应用。通过应用更新功能，可以方便快捷地更新应用到最新版本，如图 2-69 所示。

（2）从网站下载并安装应用。用户还可以从网上下载安装应用，一般可以通过两种途径：一是从软件的官方站点下载并安装；二是从知名的软件下载网站下载并安装，使用这种安装方式要求打开"开发者模式"或者软件包经过签名。下面以安装"搜狗输入法"为例进行讲解：在浏览器中进入"搜狗输入法"网站（https://pinyin.sogou.com），选择"for Linux"版本，单击"立即下载"。找到下载好的软件双击进行安装。输入当前用户密码进行验证后，安装完成。

2. 应用的卸载

当用户不需要某个应用的时候，可以通过卸载来节省硬盘空间。使用应用商店卸载，通过"我的应用"选择后进行卸载。还可以打开启动器，右击要卸载的应用，在弹出的快捷菜单中给选择"卸载"即可。

3. 管理默认程序

默认程序是通过双击打开某种类型的文件（比如音乐、文档、图片、网页等）时系统默认所使用的程序。以下提供两种方式：可以通过"控制中心"→"默认程序"进行调整，如图 2-70 所示；或右击要打开的文件，在弹出的快捷菜单中选择"打开方式"，选择打开的默认程序。

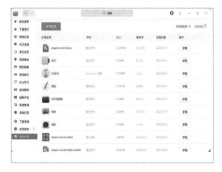

图 2-69　应用商店

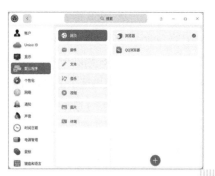

图 2-70　默认程序设置

第 3 章　WPS Office 办公处理软件

随着计算机的普及与应用，掌握电子文稿的创建、编辑与排版已成为现代人日常生活、学习和工作的必备技能。同时，伴随着计算机技术的发展，办公信息处理技术也随之不断进行革命性的变革。用计算机输入信息、处理信息、输出信息的办公处理软件如雨后春笋层出不穷、纷繁多样。本章主要介绍我国的金山 WPS Office 办公处理软件。

3.1　办公处理软件概述

在计算机的发展过程中，办公处理软件占据了计算机应用市场的主要份额。用计算机输入信息、编辑文稿、排版印刷、管理文档等办公应用经历了从纯字符界面到图形化界面、从简单编辑到复杂排版等发展，出现了许多优秀的办公处理软件。有面向纯文本编辑的软件，如 Windows 操作系统自带的记事本、写字板等；有面向大众领域的软件，如微软的 Microsoft Office（简称 MS Office）、金山的 WPS Office 等；有面向专业领域软件，如 MATLAB、Outlook 等。这些办公软件为用户提供了越来越高效实用的办公环境和手段。纵观三十多年的发展历程，最具代表性和影响力的办公处理软件要数微软公司的 MS Office 办公处理软件和我国金山公司的 WPS Office 办公处理软件。

3.1.1　微软 MS Office 办公处理软件的发展

1979 年，微软公司（Microsoft）研制了一款 DOS 环境下的字处理软件 WordStar（文字之星，简称 WS），它风行于 20 世纪 80 年代。同时，汉化 WS 在我国非常流行。

1982 年，微软公司开始专注于字处理软件的开发和市场争夺，于 1983 年正式推出 MS Word 1.0。与此同时，微软公司也在积极研发基于图形化用户界面的 Windows 操作系统。1990 年，微软公司成功推出 Windows 3.0 全新图形化用户界面操作系统，同时推出了英文版的 Word for Windows。1993 年，微软公司推出了 MS Word 5.0 中文版。1995 年，MS Word 6.0 中文版问世。随着 Windows 95 中文版的问世，MS Office 95 中文版也同时发布。1997 年，推出了兼容性、功能性更强的 MS Office 97。自此以后，每隔几年升级推出一款新的版本，先后在市面上流行使用的版本有：MS Office 2000、MS Office XP、MS Office 2003、MS Office 2007、MS Office 2010、MS Office 2013、MS Office 2016、MS Office 2019 等。

3.1.2　金山 WPS Office 办公处理软件的发展

在国产办公软件中，金山软件公司的文字处理系统（Word Processing System，WPS）一直以来占据着国内市场的主要份额。从 1988 年金山软件公司创始人求伯君和他的团队开始研发，到 1989 年推出 WPS 1.0，再到现在 WPS Office 遍布网络平台和消费者市场，WPS 走过了 30 多年的历史，亲历了中国软件产业的跌宕起伏。无论困境逆境，WPS 都以一种舍我其谁的姿态向办公软件市场发起一波又一波的攻关，不仅体现了金山人坚持梦想的精神，而且塑造了国产软件的形象。

1988 年至 1995 年，WPS 迎来开天之作，称雄 DOS 时代。WPS 1.0 的问世不仅是金山的第一个产品，也是求伯君和金山的成名作，在 DOS 时代的整个字处理软件市场上独占鳌头，占据了超过 90% 的市场份额。WPS 成功的意义在于它不仅是一个可以用来处理文字的软件，更重要的是：这是中国人自己开发的字处理软件。

1995 年至 1996 年，WPS 初涉"视窗"平台，盘古奠定未来。金山人在 WPS 的基础上开发了"盘古组件",集成电子表格、文字处理、英文翻译等多项功能。尽管"盘古组件"因故错失良机,但它标志着 WPS 向 Windows 平台的过渡,金山人的无畏探索精神为后续发展奠定了基础。

1997 年至 1998 年,WPS 浴火重生铸引擎,凤凰展翅争第一。1997 年,金山公司推出了基于 Windows 平台的 WPS 97,在当年软件销售排行榜上,超过了微软的 Word 97 名列第一名,金山人也拥有了自己研发的"所见即所得"引擎。

1999 年至 2000 年,WPS 获得联想注资,创新全新产品。1999 年 3 月 22 日,金山公司隆重推出 WPS 2000。新系统跳出了单一字处理软件的定位。在底层技术方面,与微软 Office 利用对象连接与嵌入(Object Linking and Embedding,OLE)技术集成的机制不同,WPS 2000 在字处理之上无缝集成了表格和演示的重要功能,使用面向对象的排版引擎,能够做到每一个文字框都可以横排、竖排、分栏、绕排等功能,集文字处理、电子表格、多媒体演示制作、图文混排、图像处理等五大功能于一身,拓展了办公软件的功能。2001 年,WPS 2000 获国家科技进步二等奖(一等奖空缺),也是国内通用软件行业有史以来获得的国家级最高荣誉。

2001 年至 2007 年,积极对接国际规范,努力打造中国特色。金山公司采取国际办公软件通用定名方式,将 WPS 2000 更名为 WPS Office。WPS Office 也因此成为以文字处理、电子表格、演示制作、电子邮件和网页制作等一系列产品为核心的多模块组件式产品。在用户需求方面,WPS Office 细分为多个版本,包括 WPS Office 专业版、WPS Office 教师版、WPS Office 学生版,力图在不同用户群体收获不同体验。2000 年 12 月 28 日,WPS Office 因采用国家机关最新公文模板,支持国家最新合同标准和编码标准 GB18030 等实实在在的"中国特色"得到政府部门的青睐,成为上至国务院 57 部委、下至全国 31 个省市机关的标准办公平台,再次续写了昔日的 DOS 神话,迎来我国国产办公软件的绚丽春天。

从产品更名为 WPS Office 以后,金山公司就进入产品系列化快速发展阶段,不断有新的版本推出。先后在市面上流行使用的版本就达数十种,如 WPS Office 2000、WPS Office 2005、WPS Office 2010、WPS Office 2016、WPS Office 2019 等。

WPS Office 2019 提供了一个全新的窗口管理模式,文字、演示、表格、PDF 这些原先独立的办公组件可以融合进一个程序窗口。

WPS Office 2019 在文字排版、表格计算、演示动画三大核心上做到底层兼容,可以直接创建、读取、编辑、保存 Microsoft Office 97-2003 文档(如 doc、xls、ppt、pps 等格式的文档)、国际标准 OXML 文档(如 docx、xlsx、pptx、ppsx 等格式的文档)。

本章将围绕 WPS Office 2019 的 WPS 文字、WPS 表格、WPS 演示 3 个内嵌模块进行介绍。

3.2 WPS 文字

WPS 文字主要用来进行文本信息处理。任何文本信息处理软件在信息处理上都具有相似的功能和环节,概括起来不外乎以下 3 个环节:

(1)信息输入:用键盘或其他输入手段将信息输入到计算机内部,便于计算机识别和加工处理。

(2)信息加工:利用计算机中的信息处理软件对输入信息进行编辑、排版、存储、传输等处理,制作成人们所需要的表现形式。

(3)信息输出:将制作好的机内表现形式通过计算机的输出设备呈现到纸张、大屏等媒介上,供用户享用。我们通过 WPS 文字的学习就会体会到这些特点,进而触类旁通去学习其他类似软件。

WPS 文字是 WPS Office 2019 三个核心模块中使用最频繁的模块,它集编辑和打印于一体,具有丰富的全屏幕编辑功能，并提供各种输出格式及打印功能，使打印出的文稿既美观又规范，基本上能满足各类文字工作者编辑、打印各种文件的需求。

本节将首先介绍 WPS 文字的界面和特点，然后重点介绍文稿的创建与编排、图文混排和表格处理等内容，通过列举示例和实训操作增进大家对计算机信息处理过程和办公自动化的理解和把握，学会用 WPS 文字进行文稿处理的方法和步骤，学会用计算思维的思想和面向对象设计的方法解决各种实际问题。

3.2.1 WPS 文字的基本操作

1. WPS Office 2019 的安装

目前，大多数软件都可以直接从网上下载安装。WPS Office 2019 的下载安装也很简单，首先保证当前电脑处于联网状态，打开网页，搜索 WPS Office 2019，进入官方站点下载界面，单击"立即下载"按钮，根据提示一键式完成下载安装。

WPS Office 2019 安装成功后，其快捷方式将出现在"开始"菜单中。

2. WPS 文字的启动

WPS 文字的启动有好多种方法，其中最常用的就是单击"开始"菜单中找到"WPS Office"命令，进入 WPS Office 界面，选择"新建"→"文字"→"新建空白文字"，即可创建一个新文件。或者直接双击一个已经存在的".wps"（或".doc"或"docx"）文件，直接进入并打开该文件。

3. WPS 文字的退出

WPS 文字的退出有好多种方法，其中最常用的就是在 WPS Office 2019 界面，单击"文件"→"退出"，弹出"是否保存"对话框，进行人机交互后退出系统。或者单击窗口右上角"关闭"按钮，弹出"是否保存"对话框，进行人机交互后退出系统。

4. WPS 文字窗口的基本操作

启动 WPS 文字应用程序后，其操作界面如图 3–1 所示。

WPS 文字的编辑窗口主要包括：标题栏、功能选项卡、功能区、标尺、编辑区、状态信息显示区、视图切换按钮、显示比例、任务窗格等。窗口中的按钮、图标、状态等显隐变换随当前的被编对象、编辑状态、选项卡、视图方式等的变换而变化。

用户可以定义某些屏幕元素的显示或隐藏。例如：段落标记的显示与隐藏，可以通过"文件"菜单→"选项"命令→"视图"选项→"段落标记"复选框→"确定"来切换。

① 标题栏：主要包括"首页"、"稻壳"、打开的文档名、新建标签"+"、"工作区/标签列表"、"在线"、窗口控制按钮等。其中，"首页"显示各种功能和操作的顶层导入。"稻壳"表示 WPS 的稻壳商城，提供了丰富的模板、范文、图片等各种素材资源，例如：求职简历、总结计划、合同协议等常见应用文档模板和相关素材。有了这些模板的帮忙，用户不仅提高了文稿编排的效率，而且可把精力放到内容的构思等其他问题上。

② 快捷按钮：用于显示常用的工具按钮。用户可以在快速访问工具栏中添加一些最常用的命令："文件"菜单→"选项"命令→"快速访问工具栏"→进行添加/删除工具→"确定"。

③ 窗口控制按钮：使用这些按钮可以缩小、放大和关闭 WPS 文字窗口。

第 3 章 WPS Office 办公处理软件

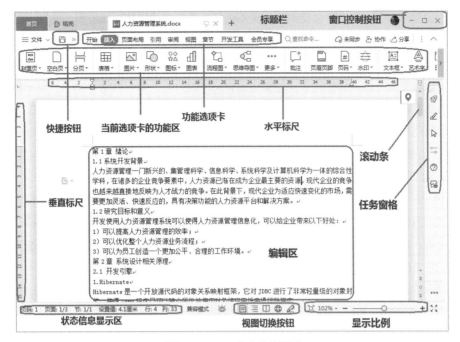

图 3-1 WPS 文字操作界面

④ 标尺：分为水平标尺和垂直标尺两种，主要用于标示和调整页面的左右上下边界、段落缩进，也可使用标尺计算出编辑对象的物理尺寸，如当前插入图片的高度和宽度。默认情况下，标尺上的刻度以字符为单位，也可以通过"文件"菜单→"选项"命令→"常规与保存"→"度量单位"进行选择和勾选等设置。

⑤ 编辑区：是 WPS 文字编辑加工的文件的承载区，在此进行文件的输入和编辑。

⑥ 状态信息显示区：用于显示页码、页面、节设置值、行、列、字数等信息。

⑦ 视图切换按钮：以不同的视图方式显示当前文件。

⑧ 显示比例：调整文件在屏幕上的显示比例。

⑨ 滚动条：当文件内容显示超出屏幕高度和宽度时，可以拖动文件编辑区右侧的垂直滚动条和下方的水平滚动条滚动查看文件内容，或者单击上滚动条两侧的三角按钮▲或下三角按钮▼，使屏幕向上或向下滚动一行来查看。

⑩ 功能选项卡：为了方便管理和调用，系统根据操作性质、操作对象、操作频次等将用户所有操作划归到不同选项卡下，通过切换选项卡把所属操作显示到功能区中，供用户直接操作。同时也解决了屏幕不能一次显示所有操作的困扰。

WPS 文字的一些功能选项卡是动态的，随当前状态和环境的不同而动态变化，比如选中插入的"图片"就会出现"图片工具"功能选项卡，选中插入的"表格"就会出现"表格工具"和"表格样式"功能选项卡。

对于选项卡下的功能按钮，可以通过"文件"菜单→"选项"命令→"自定义功能区"对话框进行增减设置。

5. WPS 文字文件视图

WPS 文字提供了 5 种视图，即全屏显示、阅读版式、页面视图、大纲视图和 Web 版式视图，如图 3-2 所示。默认的视图方式为页面视图。用户可以根据需要选择合适的视图来显示当前文档。选择视图可以在"视图"选项卡中选择需要的视图，也可以在 WPS 文字文件窗口的右下方单击视图切换按钮选择视图。

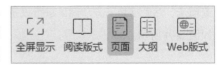

图 3-2 WPS 文字的不同视图

（1）全屏显示：只保留了标题栏和编辑区，隐去其他区块。其中，编辑区占据整个屏幕除标题栏以外的剩余区域。在此视图环境下，用户可以使用快捷菜单进行一些简单的操作，如复制、粘贴、段落设置、文本编辑和修改等。在全屏显示状态下返回默认页面视图可以单击右上方退出按钮。

（2）阅读版式视图：以图书翻阅样式分栏显示文件内容，隐去选项卡、功能区等窗口元素。在阅读版式视图中，用户可以借助上方的工具栏有选择地查看想要关注的内容，如"目录导航""突出显示"等。在阅读版式状态下返回默认页面视图可以单击右上方返回箭头。

（3）页面视图：是 WPS 文字的默认视图，是用户输入、编辑、排版文件的主要工作视图。它不仅能够显示 WPS 文字文件的各个元素，如页眉、页脚、图形对象、分栏设置、页面边距等，而且具有"所见即所得"的显示和打印一致的效果。

（4）大纲视图：主要针对 WPS 文字长文件，它采用类似资源管理器的目录层级结构形式展示文档，可以通过单击上方工具栏的折叠和展开按钮或双击层级左侧空心十字进行层级内容的折叠或展开，也可通过工具栏上的按钮设置、调整层级级别和位置，从整体把控长文档的物理结构。在大纲视图状态下返回默认页面视图可以单击上方工具栏关闭按钮。

（5）Web 版式视图：以网页的形式显示 WPS 文字文件，Web 版式视图适用于发送电子邮件和创建网页。在 Web 版式视图下直接单击上方工具栏相应视图按钮切换到相应视图。

6. WPS 文字帮助系统

用户在使用 WPS 文字的过程中遇到问题时，可以使用 WPS 文字的"帮助"功能。单击"文件"菜单→"帮助"命令或按【F1】功能键，均可在屏幕的右侧弹出"帮助中心"，通过搜索关键字来获取帮助。

3.2.2 文档创建及编排

1. 创建文档

（1）文档的创建。首先，在启动 WPS 文字系统时，系统将自动创建一个名为"文字文稿1"的空白文档。如果用户当前处于 WPS 文字环境，现欲创建新文档，可以单击"文件"菜单→"新建"命令，在下拉菜单中可以选择"新建"、"新建在线文字文档"、"本机上的模板"或"从默认模板新建"创建你想采用的 WPS 文字文档。通常选择"新建"方式进入下一窗口，可以进一步选择如下方式创建文档：①新建空白文字；②新建在线文档；③根据提供的模板或向导创建文档。

（2）文档的保存。文档在输入、编辑、排版过程中，随时都可进行保存。初次保存或另存文档都要弹出"另存文件"对话框。在对话框中设置文档保存路径和文件名称，然后单击"保存"按钮，如图 3-3 所示。

另外，WPS 文字文件可以保存为各种格式的文件。默认为 WPS 文件（.wps），也可保存为模板文件（.wpt）、Word97-2003 文件（.doc）、Word97-2003 模板文件（.dot）、Word 文件（.docx）等。

2. 编辑文档

在编辑文件前，最好先进行页面设置，这样在编辑文件时更有针对性。

（1）页面设置：包括页边距、页面方向（"纵向"或"横向"）、纸张大小等内容。可以单击"页面布局"选项卡，然后使用下方功能区进行设置；也可单击功能组右下角拐角符号打开"页面设置"对话框进行设置，如图 3-4 所示。

第 3 章 WPS Office 办公处理软件

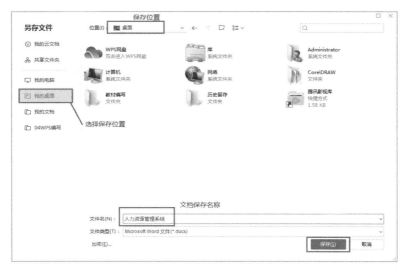

图 3-3 "另存文件"对话框

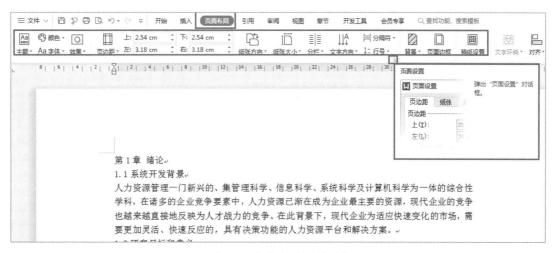

图 3-4 "页面布局"选项卡

① 设置页边距。页边距是页面四周文字到页面边缘间的空白区域（用上、下、左、右指定）。页面的有效部分就是页边距围起的区域，在该区域中可以插入文字、图形等；也可以将某些项目放置在页边距区域中，如页眉、页脚和页码等。页边距设置除了直接在选项卡的功能区设置外，也可在图 3-5 所示的"页面设置"对话框中设置。在上下左右列表框中使用默认值或输入设定值进行设置。

② 设置纸张方向。在图 3-5 所示的"页面设置"对话框的"方向"组中单击"纵向"或"横向"按钮，可以将纸张页面设置为"纵向"或"横向"。

③ 装订线位置及装订线宽度。设置装订线是在页面的左侧还是在页面的顶部，装订线的宽度是指装订线距离页面边缘的区域有多宽。

④ 设置对称页边距。在"页码范围"组的"多页"下拉列表中选择"对称页边距"。主要用于双面打印时，正反页面对称页边距的设置。例如书籍或杂志。在这种情况下，左侧页面的页边距是右侧页面页边距的镜像。

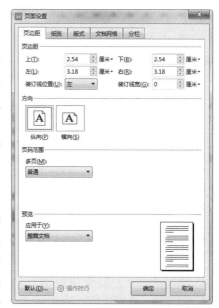

图 3-5 "页面设置"对话框

⑤书籍折页打印设置。在"页码范围"组的"多页"下拉列表中选择"书籍折页"。可以将文件按书籍形式，每页横向折页打印文件。同理，可以进行"反向书籍折页"打印设置。

（2）文字输入。设置好页面规格后就可以进行文字输入，可采用如下文字输入方法进行输入。

①输入中文：输入中文时，第一段开始可先空两个汉字（按2个全角空格或4个半角空格）。段落内容结束时，按【Enter】键结束本段，插入一个新段落，段落标记为"↵"。

段落格式具有继承性。如果前一段的开头空了两个汉字，下一段首行也将自动缩进两个汉字。输入满一页将自动分页，如果对内容进行增删，文本会自动重新调整排版。按【Ctrl+Enter】组合键可强制分页，即加入一个分页符"⋯⋯⋯⋯⋯⋯分页符⋯⋯⋯⋯⋯⋯"，确保文件在此处分页。

②即点即输：使用即点即输可以在空白区域中快速插入文字、图形、表格或其他项目。只需在空白区域中欲想位置双击，插入点立即定位此处，等待用户输入。

③插入日期和时间：单击"插入"选项卡，在功能区单击"日期和时间"可以插入系统日期和时间，并可动态同步到文件中。

④插入符号和特殊字符：单击"插入"选项卡，在功能区单击"符号"按钮，在下拉列表中可以插入一些特殊符号。这些符号是键盘不能直接输入的，但计算机显示器和打印机可以输出，如符号¼和©、特殊字符长破折号"—"和省略号"…"、国际通用字符ë等。单击列表中的"其他符号"选项，可以打开"符号"对话框，寻找更多的符号，如图3-6所示。

可以插入的符号和特殊字符取决于所应用的字体。例如，一些字体可能包含分数（¼）、国际通用字符（Ç、ë）和国际通用货币符号（£、¥）。内置符号字体包括箭头、项目符号和科学符号。还可以使用附加符号字体，例如"Wingdings""Wingdings2""Wingdings3"等，它包括很多装饰性符号。

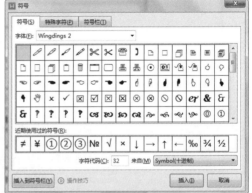

图3-6 "符号"对话框

（3）编辑文档。文档的编辑操作遵循"先选定，后操作"的原则，基本操作过程为：定位置→选对象→做操作。定位置就是将光标移到指定位置单击出现插入点，选对象就是选中要编辑的对象，一般包括字符、词、句、行、一段或多段、表格、图片、形状等，做操作就是对选中的对象进行编辑和设置，如插入、删除、复制、剪切、粘贴、格式设置等。

①定位置。定位置的方法主要有：利用鼠标移动光标，在指定位置单击即可；利用键盘移动光标，光标移动键见表3-1。

表3-1 光标移动键及功能

按　　键	功能（插入点的移动）
【↑】/【↓】，【←】/【→】	向上/下移一行，向左/右侧移动一个字符
【Ctrl+←】/【Ctrl+→】	左移一个单词/右移一个单词
【Ctrl+↑】/【Ctrl+→】	上移一段/下移一段
【Page Up】/【Page Down】	上移一屏（滚动）/下移一屏（滚动）
【Home】/【End】	移至行首/移至行尾
【Tab】	右移一个单元格（在表格中）
【Shift+Tab】	左移一个单元格（在表格中）
【Alt+Ctrl+Page Up】/【Alt+Ctrl+Page Down】	移至窗口顶端/移至窗口结尾
【Ctrl+Page Down】/【Ctrl+Page Up】	移至下页顶端/移至上页顶端
【Ctrl+Home】/【Ctrl+End】	移至文件开头/移至文件结尾

② 字符的插入、删除和修改。
- 插入字符。首先把光标移到准备插入字符的位置，在"插入"状态下输入待添加的内容即可。如系统处于"改写"状态，输入内容将覆盖插入点后面的内容。"插入"状态和"改写"状态可以通过按【Insert】键进行切换，也可单击状态栏上 改写 或 改写 进行相互切换。如果没有，则右击状态栏选中"改写"开启此功能。
- 删除字符。首先把光标移到准备删除字符的位置，删除光标后边的字符按【Delete】键，删除光标前边的字符按【Backspace】键或【←】键。
- 修改字符。有两种方法：方法一是首先把光标移到准备修改的字符的位置，先删除字符，再插入正确的字符；方法二是首先把光标移到准备修改的字符的位置，先选择要删除的字符，再插入正确的字符。

③ 行的基本操作。行可以看作是由一行构成的段落，所以下面对行或段落的操作是一致的。
- 删除行。选定行后，按【Delete】键或【Backspace】键。
- 插入空行。在某两个段落之间插入若干空行，可将插入点移动到第一个段落结束处，按回车键即可，按多次则插入多行。
- 段落对齐：段落对齐分居左、居中、居右、两端、分散等方式。把插入点定位在当前段落，选择"开始"选项卡，在其功能区选择 ≡、≡、≡、≡、≡ 之一按钮，即可按所需方式对齐。
- 物理分段。物理段落是以↵作为段落结束符。如果想把一个段落物理拆分，首先把光标定位到准备拆分的位置，按【Enter】键，光标位置处产生一个物理段落标记↵，光标位置后的内容将变成下一段落，且下一段继承了上一段落属性。
- 逻辑分段。逻辑段是以↓作为段落结尾标志。如果想把一个段落逻辑拆分，首先把光标定位到准备拆分的位置，按【Shift+Enter】组合键，光标位置处产生一个逻辑段落标记↓，光标位置后的内容将变成下一段落，且下一段和上一段落实际上还是一个段落。
- 合并段落。方法一：把光标移到前一段的结束处，按【Delete】键，下一段将续接到当前段落的尾部，合并形成一个段落。方法二：把光标移到后一段落的开始处，按【Backspace】键，当前段落将续接到上一段落的尾部，合并形成一个段落。

④ 复制或移动文件部分内容。在编辑WPS文字文件时，经常需要把某些内容或格式复制到另一处或多处，或者从一处移到另一处，通常的操作步骤如下：选定要移动或复制的对象，执行移动、复制方式操作。若要进行移动，单击"开始"选项卡→功能区的"剪切"按钮 剪切。若要进行复制，单击"开始"选项卡→功能区的"复制"按钮 复制。将光标定位到目标位置。如果要将所选对象移动或复制到其他文件，首先切换到目标文件，然后在该文件中定位位置。

粘贴方式可根据所需执行如下操作之一：
- 粘贴：保持原有状态（内容、格式等）粘贴。单击"开始"选项卡→功能区的"粘贴"按钮。
- 选择性粘贴：有选择粘贴需要部分（如：内容、格式等）。单击"开始"选项卡→功能区的"粘贴"按钮下拉箭头，从下拉菜单中直接选择粘贴方式或继续进入"选择性粘贴"对话框进行选择，如图3-7所示。

⑤ 直接拖动实现移动或复制。对于近距离的移动或复制，在选定内容后，用鼠标指向选定区，然后按住鼠标左键拖动选定内容到目标处松开按键即可完成移动。在拖动过程中，注意观察插入点的移动变化，由此决定是否松开按键。如果复制，只需在拖动鼠标时另一手按住键盘【Ctrl】键。

⑥ 剪贴板。前面在做剪切、复制和粘贴时，随时要用到剪贴板（ClipBoard）。剪贴板是计算机内存中的一块区域，是大小可随存放信息的大小而变化的内存空间，具体说就是系统内存的一块RAM区域或一部分虚拟内存，用来临时存放剪切或复制的信息。这些存放的信息种类可以多种多样。常用的剪贴板有Windows系

统剪贴板和应用程序剪贴板。

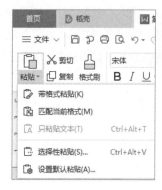
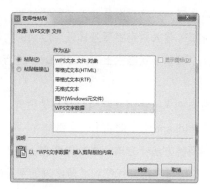

图 3-7 粘贴选项

Windows 操作系统剪贴板是 Windows 操作系统内置的一个非常有用的工具，它架起了在各种应用程序之间传递和共享信息的桥梁。通常，Windows 操作系统的剪贴板只能保留一份数据，每当新的数据传入，旧的便会被覆盖。剪贴板上的数据可以粘贴多次。当停电或退出 Windows 或有意清除剪贴板时，才可能清除其上内容。

应用程序剪贴板是指有的应用程序在 Windows 操作系统剪贴板基础上扩展了剪贴板的功能，比如有的剪贴板能容纳先后 12 次剪切或复制的内容，有的剪贴板可容纳多达先后 24 次剪切或复制的内容。如果继续剪切或复制，新上剪贴板的内容会添加至剪贴板最后一项并自动滚动清除第一项内容。

在 WPS 文字中，使用剪贴板可以从 WPS 文字或其他程序中收集文字、表格、数据表和图形等内容，再将其粘贴到 WPS 文字中。例如，可以从一篇 WPS 文字文档中复制一些文字，从 WPS 表格中复制一些数据，从 WPS 演示文稿中复制一个带项目符号的列表，再切换回 WPS 文字，把收集到的部分或全部内容粘贴到 WPS 文字中。

复制、剪切和粘贴操作还可以使用组合键的方式，分别为【Ctrl+C】、【Ctrl+X】和【Ctrl+V】。

⑦ 撤销与恢复。在编辑文档时，经常会发生一些错误操作，如写错了某个字符，误删了不该删除的内容等，为此 WPS 文字提供撤销与恢复功能。撤销是为了纠正错误，即取消上一步的操作结果，将编辑状态恢复到所做误操作之前的状态；恢复则对应于撤销，是将撤销的操作再恢复回来，所以恢复操作实际上是撤销操作的逆操作。

撤销的方法可单击菜单栏上的"撤销"按钮。恢复的方法可单击菜单栏上的"恢复"按钮。

⑧ 查找与替换。在对一篇较长的文档进行编辑时，经常需要在全文范围内查找或替换某些内容，例如：把"病菌"改成"细菌"，可以单击"开始"选项卡下的"查找替换"按钮，在弹出的"查找和替换"对话框中进行设置，如图 3-8 所示。

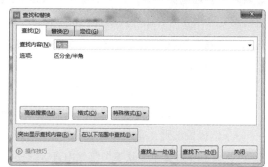

图 3-8 "查找和替换"对话框

如果对查找的范围有具体的限定，如设置查找范围、区分大小写、使用通配符等，可以单击"查找和替换"对话框中的"高级搜索"按钮，显示更多选项，设置各种约束条件。

还可通过对话框中的"格式"和"特殊格式"查找和替换带有格式的文本对象或特殊控制符。例如，将下载文档中的"手动换行符"替换成"段落标记"，可以在"查找内容"文本框中选择输入"特殊格式"中的"手动换行符"，在"替换为"文本框中选择输入"特殊格式"中的"段落标记"，单击"全部替换"按钮即可完成所有替换。

3. 加密文件

如果想限制他人浏览或编辑你的 WPS 文字文件，可以对文件进行保护，给文件设置打开权限密码或编辑权限密码。具体操作如下：

单击"文件"菜单→"另存为"→"其他格式"→"加密"，弹出图 3-9 所示的"密码加密"对话框，设置相应密码后，单击"应用"按钮进行保存。

如果想选择加密类型和限制密钥长度等设置，可以在图 3-9 中单击"高级"命令，弹出如图 3-10"加密类型"对话框，可以选择加密类型和设置密钥长度，单击"确定"按钮返回。

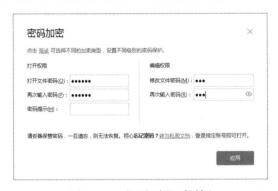
图 3-9 "密码加密"对话框

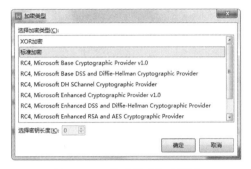
图 3-10 "加密类型"对话框

文件设置密码保存关闭后，若想再次打开 WPS 文字文档，需要输入设置的密码。如果忘记密码，则文档将处于锁定状态，不能打开显示文件内容。

4. 文件的排版

（1）字符格式设置。字符格式设置是 WPS 文字对文件进行排版最基本的设置，包括设置文字的字体、字号、字形、颜色和效果等。通常，有四种途径设置字符格式：使用"字体"对话框；使用格式工具栏；使用浮动工具栏；使用快捷键。

① 使用"字体"对话框。操作步骤为：选中设置对象，右击选中的对象，弹出快捷菜单，选择"字体"选项，弹出"字体"对话框，如图 3-11 所示。在"字体"对话框中设置一个或多个属性，然后单击"确定"按钮。

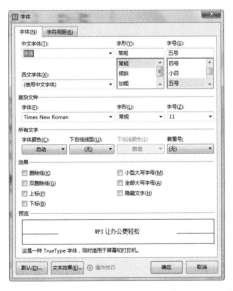
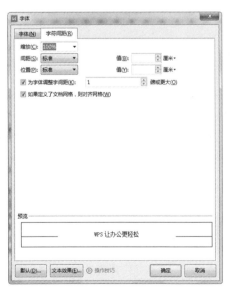
图 3-11 "字体"对话框

② 使用格式工具栏。操作步骤为：选中设置对象，单击"开始"选项卡，在功能区直接单击相关按钮设置。注意："字符边框""字符底纹"等的设置，可以通过工具栏按钮设置，这些在"字体"对话框找不到。

③ 使用浮动工具栏。当选中设置对象时，会自动在选区右上角处弹出浮动工具栏，其设置同格式工具栏设置一样。

④ 使用快捷键。表 3-2 是完成字符属性设置的一些快捷键。

表 3-2　设置字符属性的快捷键

按　　键	功　　能	按　　键	功　　能
【Ctrl+Shift+C】	从文本复制格式	【Shift+F3】	更改字母大小写
【Ctrl+Shift+V】	将已复制格式应用于文本	【Ctrl+B】	应用加粗格式
【Ctrl+Shift+>】	增大字号	【Ctrl+U】	应用下画线格式
【Ctrl+Shift+<】	减小字号	【Ctrl+I】	应用倾斜格式
【Ctrl+]】	逐磅增大字号	【Ctrl+Shift+K】	将所有字母设成小写
【Ctrl+[】	逐磅减小字号	【Ctrl+=（等号）】	应用下标格式（自动间距）
【Ctrl+D】	打开"字体"对话框	【Ctrl+Shift+=（等号）】	应用上标格式（自动间距）

（2）段落格式设置。文本的段落格式包含段落的首行缩进、左右缩进、水平对齐方式、垂直对齐方式、行间距、段前和段后间距等，使用"段落"对话框可以方便地设置这些值。

① 对齐方式。对齐方式分为水平对齐和垂直对齐两种。

水平对齐是指所选段落内容水平方向上的对齐，包括左对齐、右对齐、居中、两端对齐或分散对齐。两端对齐是指调整文字的水平间距，使其均匀分布在左右页边距之间，使两侧文字具有整齐的边缘，特别适用于英文文本的两端对齐。

垂直对齐是指段落相对于上下页边距的位置。例如：创建一个标题页时，可以精确地在页面的顶端或中间放置文本。

② 文本缩进。缩进是指段落与左/右页边距之间的距离，包括：首行缩进、左缩进、右缩进、悬挂缩进等。在设置时，先将光标置于欲设段落或选中欲设段落，然后采取如下方法：

方法一：通过"段落"对话框设置。单击"开始"选项卡→"段落"下拉按钮，如图 3-12 所示，或在选定段落上右击，在弹出的快捷菜单中选择"段落"命令，均可打开如图 3-13 所示"段落"对话框。

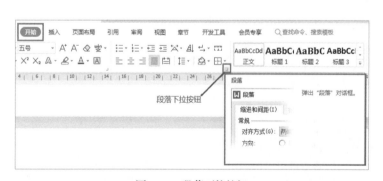

图 3-12　段落下拉按钮

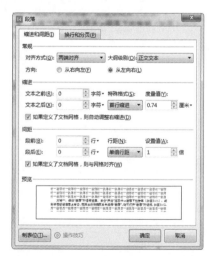

图 3-13　"段落"对话框

方法二：直接拖动水平标尺上的"首行缩进""左缩进""右缩进""悬挂缩进"游标设置。标尺游标名称及缩进效果如图 3-14 所示。

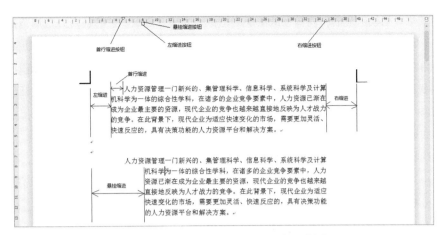

图 3-14　标尺游标名称及缩进效果示意图

悬挂缩进是指保持段落的第一行文本不动，段落的其他行左右缩进，主要用于项目列表等场合。

③ 行间距与段间距。行间距是指行与行之间的间距，它决定文本在页面垂直方向上的分散程度。行间距设置也在"段落"对话框中，默认值是"单倍行距"。如果某行字符大小不一，或包含图形或公式，WPS 文字将按最大者增加该行行距。如果一行中某些内容不能完整显示，可以增加行间距，使之完全显示出来。段间距是指相邻两段之间的距离，包括段前间距、段后间距，也在"段落"对话框中设置。

④ 边框与底纹。为段落添加边框和底纹在"边框与底纹"对话框中完成。首先选中段落，单击"开始"选项卡→"边框"下拉按钮→"边框和底纹"，打开"边框和底纹"对话框，如图 3-15 所示。

⑤ 项目符号与编号。项目符号是对文件中一组并列项目中的每一项前设置统一符号，并以悬挂方式显示，使项目陈述清晰、内容突出。WPS 文字为用户提供了多种项目符号，用户还可以根据需要添加新的自定义项目符号。单击"开始"选项卡→"项目符号"下拉按钮，可在其下拉列表中为选中的项目设置项目符号，如图 3-16 所示。编号与项目符号基本相同，主要强调段落的先后性、连续性、条理性、层次性等。单击"开始"选项卡→"编号"下拉按钮，可在其下拉列表中为选中的文本内容设置编号。

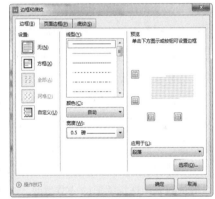

图 3-15　"边框和底纹"对话框

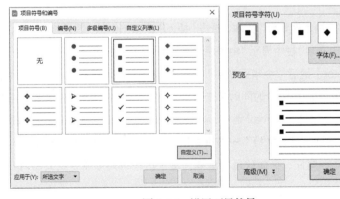

图 3-16　设置项目符号

⑥ 格式刷。有时候需要对多个段落使用同一格式，可以利用格式刷将已经设置好格式的段落的格式复制应用到其他段落上，使这些段落具有相同的格式。格式刷放置在"开始"选项卡的功能区中，以按钮形式显示，

它不仅适用于段落格式的快速复制，同样也适用于字符格式的快速复制，它的使用方法如下：选定要复制格式的文本或段落（如果是段落，只需在该段落任意处定位光标即可），单击"开始"选项卡功能区的"格式刷"按钮，鼠标指向目标出按下鼠标拖动选择目标文本或段落（如果是段落，在段落任意处单击即可）。

如果同一格式要多次复制，可在选定要复制格式的文本或段落后，双击"格式刷"按钮，然后重复执行鼠标指向目标出按下鼠标拖动选择目标文本或段落，对多个目标进行格式复制。若需要退出多次复制状态，可再次单击"格式刷"按钮或按【Esc】键取消。

⑦ 分栏。默认状态下，WPS文字整个文件是一栏。如果用户想对某些内容进行分栏排版，可以通过单击"页面布局"选项卡→"分栏"下拉按钮，打开"分栏"对话框，对选中的内容进行分栏设置。也可在"页面设置"对话框中找到"分栏"对话框，如图3-17所示。

（3）插入分隔符。分隔符主要包括：分页符（按【Ctrl+Enter】组合键）、分栏符、换行符（按【Shift+Enter】组合键）、分节符等。前面已经介绍过分栏符。分页符和换行符主要是指手动分页符和手动换行符，可以在文档任意处强制进行分页或分行。例如：文档内容不足一整页却需要分页时，可以人工插入分页符：定位插入点，单击"插入"选项卡的"分页"下拉按钮或"页面布局"选项卡的"分隔符"下拉按钮，在下拉列表中选择"分页符"即可。

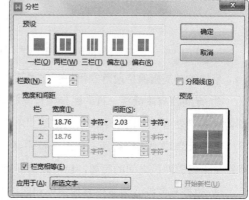

图3-17 "分栏"对话框

节是文档版面设计的最小有效单位，可以以节为单位设置页边距、纸张和方向、页眉和页脚、页码、脚注和尾注等多种格式类型。分节符的类型共有4种：下一页分节符（新节从下一页开始）、连续分节符（新节从同一页开始）、偶数页分节符（新节从下一个偶数页开始）、奇数页分节符（新节从下一个奇数页开始）。

WPS文字将新建的整篇文档默认为一节。若要在一页之内对部分内容特殊处理（如文字方向为垂直方向从右往左）或不同页面采用不同页面版式设置（如每章从新页开始、奇数页和偶数页页眉页脚不同等），就要将文件按需分成多节进行设置。

设置分节符方法：首先将光标定位到准备插入分节符的位置，单击"页面布局"选项卡→"分隔符"下拉按钮，在下拉列表中选择需要的分节类型。

（4）插入超链接。在WPS文字文档中插入超链接可以实现资源共享。例如：在文档中插入超链接，连接至"中华医学会"网站。

操作步骤：选中文档中的"中华医学会"文本，单击"插入"选项卡中的"超链接"按钮，弹出"插入超链接"对话框，可以看到在"要显示的文字"栏中显示"中华医学会"字样。在"地址"栏中输入中华医学会网址"https://www.cma.org.cn"，按【Enter】键后"中华医学会"字样变成另一种颜色并加上了下画线，鼠标指针移到文字上时会变成手的形状，按住【Ctrl】不放的同时单击，即可跳转到"中华医学会"网站主页。

超链接目标可以是Internet网址、E-mail地址、本机上的文档或本文档由书签或各级标题标识的位置等。

（5）页面格式设置。在前面"编辑文档"一节开始时，已经介绍了有关页面设置的一些内容。我们这里重点介绍一下页眉页脚、脚注和尾注、页面背景和边框，由于这些设置可能涉及文档内容，所以将相关内容安排在此介绍。

① 页眉页脚。页眉和页脚是指文档的每一页的顶部和底部区域，在该区域可以插入一些标志性附加信息。例如：用户可以在页眉区域中插入章节标题、日期、公司徽标等。可以在页脚区域中插入页码、文件名、文件标题、作者名等。

第 3 章 WPS Office 办公处理软件

插入页眉和页脚的方法：单击"插入"选项卡功能区的"页眉和页脚"按钮，进入页眉页脚编辑状态，用鼠标直接在页眉或页脚处定位并输入或插入信息，单击功能区右侧"关闭"按钮返回文档编辑状态。

如果想让文档的页眉页脚随章节等的变化而不同，首先需要将文档进行分节，然后按节分别进行设置。期间可能需要"页面设置"对话框和"页码"对话框配合设置完成。

② 脚注和尾注。脚注通常用于对文档中关键性词语或名称进行注释性说明，一般出现在注释对象所在页面的底部；尾注通常用于对文档中的引文进行溯源性说明，如参考文献，一般位于文档的尾部。

插入脚注和尾注的方法：选中对象，单击"引用"选项卡，直接在功能区单击"插入脚注"或"插入尾注"按钮→输入注释内容。如果想改变"脚注"或"尾注"的格式，可以单击"引用"选项卡右下角的下拉按钮，打开"脚注和尾注"对话框，进行位置、编号、格式等的设置，单击"确定"按钮完成，如图 3-18 所示。

③ 页面背景。页面背景位于页面最底层，合理运用背景会使文档主题明快、场景突出、体验愉悦。

设置页面背景的方法：单击"页面布局"选项卡下的"背景"下拉按钮，在下拉菜单中选择颜色、图片、水印等，即可为文档设置不同背景。

④ 页面边框。设置页面边框的方法：单击"页面布局"选项卡下的"页面边框"按钮，弹出"边框和底纹"对话框，在"页面边框"选项卡下，通过边框设置方式、"线型"、"颜色"、"宽度"、"艺术型"、"预览"及周边上下左右设置按钮、"应用于"、"选项"等可以设置或撤销页面各边框。

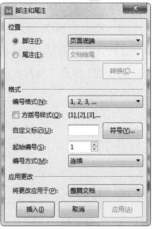

图 3-18 "脚注和尾注"对话框

5. 打印文件

创建好 WPS 文字文档后，有时需要将文档打印出来，下面介绍文档的打印功能。

（1）打印前的准备工作。在打印文档前要准备好打印机：接通打印机电源，连接打印机与主机，添加打印纸等。

（2）打印预览。一般情况下，打印前要进行打印预览，预览效果与最终的打印效果是一致的。在预览时，如果发现内容宽度溢出、打印部分与页面整体不匹配等不妥之处，可通过页面边距、缩放比例等进行调整，直到满意为止，这样既节约纸张，又提高了工作效率。单击"文件"菜单→"打印"命令→"打印预览"，即可打开打印预览视图。用户可以在窗口中设置打印参数，同时观察预览效果，如图 3-19 所示

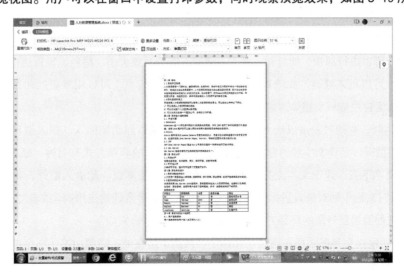

图 3-19 打印预览

此外,在打印预览中,可以通过缩小显示比例实现多页内容显示;可以查看分页符、隐藏文字以及水印等。

(3)打印文件。打印预览效果满意后,便可单击"打印"按钮,开始打印文件。

3.2.3 图文混排

1. 插入对象

WPS 文字处理软件不仅能处理文字,还能插入各种各样的对象,使文档的可读性、艺术性和感染力大大增强。这些可插入的对象包括各种类型的图片、形状、图标、流程图、艺术字、智能图形、条形码、二维码、思维导图、化学绘图、数学公式等。

插入对象的操作过程都相似:单击"插入"选项卡→直接单击功能区相应按钮或单击按钮旁边的下拉按钮→在打开的对话框中进行选择或设置。

图 3-20 给出了插入的图片、形状、智能图形、艺术字、数学公式、化学公式、思维导图、图表二维码、条形码等示例。

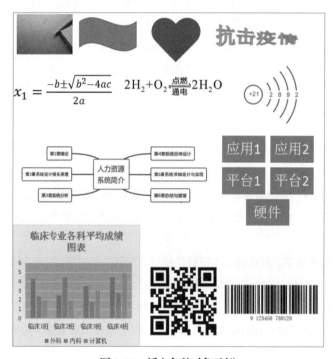

图 3-20 插入各种对象示例

选中插入的对象可以进行编辑,如复制、移动、删除、调整对象大小、颜色、设置边框、线条、版式等。有的对象有旋转点,可以用来旋转、翻转对象等;有的对象有调控点,可以用来更改对象的形状、比例等;还可将多个对象进行组合生成一个整体对象。

插入对象到文档时,有的对象是以嵌入型插入,有的对象是以浮动型插入。嵌入型可以看作文字和对象处于同层关系,浮动型可以看作文字和对象处于不同层关系。对象的环绕方式有七种:嵌入型、四周型环绕、紧密型环绕、衬于文字下方、浮于文字上方、上下型环绕、穿越型环绕。除嵌入型外,其他 6 种方式都属于浮动型。我们经常要对文档中的对象设置排列方式,使其与周围文字合理恰当排列。或者对多个对象进行组合,形成一个整体。这些都要用到对象的环绕方式。这些环绕方式具体含义如下:

- 嵌入型:将对象以文字形式插入到当前光标(插入点)所在处,对象相等于一个放大的字符,只能在行列范围内移动。

- 四周型环绕：文字沿对象四周呈矩形环绕。
- 紧密型环绕：文字环绕随对象形状不同而不同，环绕文字紧依形状四周。
- 衬于文字下方：对象位于文字下方，形似水印，文字从对象上方经过。
- 浮于文字上方：对象位于文字上方，文字从对象下方经过，经过对象区域的文字被对象遮挡。
- 上下型环绕：对象占据其高度范围的页面整行，在此区域没有文字。
- 穿越型环绕：文字显示遇到对象时，横向跳过对象后继续显示。

这 7 种文字环绕的效果如图 3-21、图 3-22、图 3-23 所示。

图 3-21　文字环绕效果 1

图 3-22　文字环绕效果 2

图 3-23　文字环绕效果 3

设置文字环绕方式的方法：

方法一：选中插入对象→单击"绘图工具"选项卡→功能区"环绕"按钮→选择某一环绕方式。或者选中插入对象→单击"页面布局"选项卡→功能区"文字环绕"按钮→选择某一环绕方式。环绕列表见图 3-24 左边。

方法二：右击插入对象→在弹出的快捷菜单中选择"其他布局选项"命令（有的是"文字环绕"，有的是"环绕"）→选择某一环绕方式。"环绕方式"对话框见图 3-24 右边。

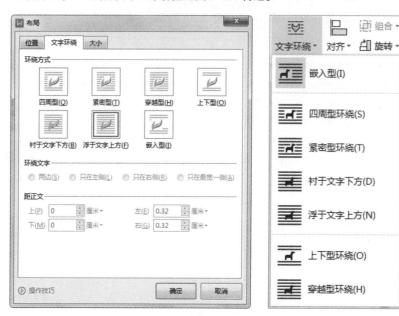

图 3-24　文字环绕方式

在对多个插入对象进行组合形成一个整体时，需要首先将嵌入型对象转换成浮动型，然后，一个手按住【Shift】键不放，另一手移动鼠标依次选择各个组合对象，右击选中整体，在快捷菜单中单击"组合"，即可将选中的多个对象组合成一个整体。此后还可对组合对象的环绕方式进行转换。

2. 中文版式

对于中文字符，WPS 文字提供了具有中国特色的特殊版式，如首字下沉、文字方向、给汉字加拼音、字符加圈、双行合一、合并字符等。

（1）首字下沉。首字下沉经常出现在报刊、杂志中。通常在章节段落的开始第一个字的字号明显较大并下沉数行，能起到吸引眼球的作用。在 WPS 文字中，设置过程为：将光标置于需要设置的段落，单击"插入"选项卡→"首字下沉"按钮，在弹出的"首字下沉"对话框中设置下沉的位置、文字字体、下沉的行数、距正文的距离等，如图 3-25 所示。

设置首字下沉后，首字将被一个图文框包围，单击图文框边框，拖动控点可以调整其大小，里面的文字也会随之改变大小。

（2）文字方向。为满足中文书体对中文的不同排列方向和左右先后顺序，WPS 文字为中文文本提供了各种文字排列方式，单击"页面布局"选项卡→在功能区单击"文字方向"→在下拉列表中选择某种文字排列方式，如图 3-26 所示。

也可单击"页面布局"选项卡→"文字方向"→"文字方向选项"，出现图 3-27 所示"文字方向"对话框，可以直观预览各种设置效果。

第3章 WPS Office 办公处理软件

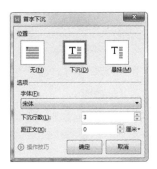

图3-25 "首字下沉"对话框

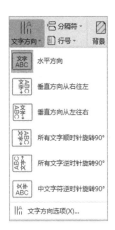

图3-26 文字排列方式

（3）给汉字加拼音。WPS 文字为用户提供了拼音指南功能，用户可以查看汉字的读音，也可为汉字加拼音。选择要添加拼音的文字，单击"开始"选项卡→"拼音指南"按钮，在打开的"拼音指南"对话框中可以对文字拼音的各项属性进行设置，单击"确定"按钮，即可对文字添加拼音，如图3-28所示。

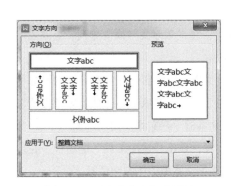

图3-27 "文字方向"对话框

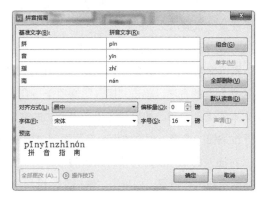

图3-28 "拼音指南"对话框

在"拼音指南"对话框中，各个设置项的说明见表3-3。

表3-3 拼音指南各项说明

设置项名称	说 明
基准文字	欲添加拼音的汉字
拼音文字	对应的汉语拼音
对齐方式	拼音与文字之间的对齐方式
偏移量	设置拼音与文字之间的行间距
字体	设置拼音字体样式
字号	设置拼音字号大小
组合按钮	多个文字添加拼音时，可以将这些文字和拼音组合成一体
单字	可以将组合拆分成以单个文字形式

（4）带圈字符。有时为了强调文字效果，可以为文字或数字加上一个圈，以突出其意义，这些文字就称为带圈字符。在 WPS 文字中，可以为字符添加各种各样的带圈字符。

选择文字，单击"开始"选项卡→"拼音指南"右侧的下拉按钮，在列表中选择"带圈字符"按钮，在弹出的"带圈字符"对话框中设置样式和圈号，如图3-29所示。

（5）中文版式。在 WPS 文字中，单击"开始"选项卡→在功能区单击"中文版式"下拉按钮，在列表中单击"合并字符"或"双行合一"，可将选中内容合并成特殊中文版式，如图3-30所示。

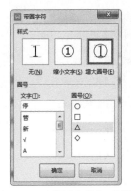

图3-29　"带圈字符"对话框

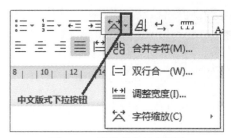

图3-30　特殊中文版式设置

3. 插入文本框

通常，在WPS文档中输入文字都是插入到以行列定位的页面编辑区中。无论如何，输入的内容只能局限在页面的编辑区，且必须以行列定位放置。如果想在页面的其他任意处放置文字，如：在图形周围标注文字，在空白处附注一些内容、任意排列文字等，就可使用WPS文字的文本框工具。文本框是一个容器，在它里面可以输入文字、图形等内容，通过移动文本框、调整文本框大小等操作，实现其中的内容随之变化，从而实现在页面任意位置显示文字的目的。

WPS文字提供的文本框有3种形式：横向、竖向、多行文字。横向表示文字横向排列，竖向表示文字纵向排列，多行文字表示文本框大小随输入内容的多少自动调整大小。

插入文本框的方法：单击"插入"选项卡→在功能区单击"文本框"按钮→在空白区拖动鼠标画出文本框→在文本框输入内容。如果想选用其他形式的文本框，则单击"插入"选项卡→在功能区单击"文本框"旁侧的下拉按钮→选择一种文本框→在页面空白区拖动鼠标画出文本框→在文本框输入内容。

可以对插入的文本框进行格式设置和修饰。例如：选中文本框，单击"绘图工具"选项卡→在功能区选用某一功能按钮进行设置，如单击"填充"，选用某种颜色可以更改文本框的填充颜色等。

4. 插入画布

在编辑WPS文字的文稿时，有时需要插入一组图形对象作为一个整体使用，这时就可用到WPS文字的绘图画布了。在WPS文字中可以使用绘图画布添加各种图形对象，如图形、图片、形状、文本框、艺术字等。绘图画布相当于一个容器或框架，将对象限定在画布范围内作为一个整体。我们不仅可以对画布内添加的对象进行设置和排列，还可以对画布本身进行设置，如设置画布背景、边框等。

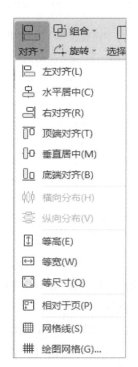

（1）创建绘图画布。操作方法为：将光标放置在文件中要创建绘图画布的位置。单击"插入"选项卡→功能区"形状"旁侧下拉按钮→"新建绘图画布"选项，立即插入一幅空白绘图画布。

（2）插入图形对象。操作方法为：选中画布，单击"插入"选项卡，在功能区选择各种功能按钮，在画布中添加各种图形对象，如图形、图片、形状、文本框、艺术字等。

（3）对齐、排列图形对象。画布中插入的各个对象，可以进行各种对齐或排列等操作。对齐时，可以根据图形对象的边框、水平中心或垂直中心排列两个或更多图形对象。分布时，可以将图形对象垂直或水平等距分布，如图3-31所示。

图3-31　对齐、排列图形对象方式

3.2.4 表格处理

1. 创建表格

WPS 文字提供了表格处理功能，可以方便地处理各种表格，特别适用于简单表格，如：课程表、成绩表等。如果要制作大型、复杂表格，如实验数据表、年度销售报表等，或者对表格中的数据进行大量、复杂的计算、统计和分析，可以使用 WPS 提供的 WPS 表格，我们将在后面专门介绍。表格分为规则表格和不规则表格，如图 3-32 所示。

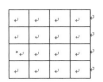
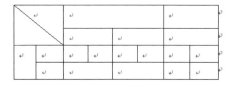

图 3-32　规则表格、不规则表格

（1）创建表格。WPS 文字提供了以下几种创建表格的方法：

① 拖动鼠标快速建表，操作方法为：单击要创建表格的位置，单击"插入"选项卡→"表格"下拉按钮，弹出图 3-33 所示的网格。拖动鼠标，选定所需的行、列数。

② 通过"插入表格"对话框设置建表，操作方法为：单击要创建表格的位置，单击"插入"选项卡→"表格"下拉按钮→"插入表格"，打开"插入表格"对话框。在"表格尺寸"下设置所需的行数、列数、列宽等，如图 3-34 所示。

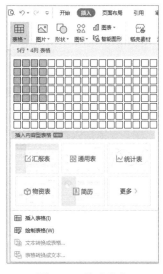
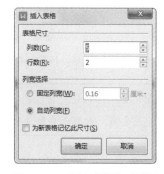

图 3-33　拖动建表　　　　　　图 3-34　"插入表格"对话框

③ 通过"绘制表格"命令手动建表。对于不规则、复杂表格，如：表格的单元格高度或宽度不同，有的单元格要求有斜线等，可以进行手动绘制。单击"插入"选项卡→"表格"下拉按钮→"绘制表格"命令，此时鼠标变成铅笔状，用户可以直接在空白处拖动鼠标进行绘制。可以用"擦除"按钮（即橡皮擦）随时擦除已绘制的边框线，还可以单击"绘制斜线表头"按钮绘制不同斜线表头。

④ 通过"文本转换成表格"命令建表。按规律分隔的文本可以转换成表格。文本的分隔符可以是空格、制表符、逗号或其他符号等，文本转换成表格的操作步骤为：选定文本→单击"插入"选项卡→"表格"下拉按钮→"文本转换成表格"命令→在打开的对话框中设置行数或列数→单击"确定"按钮完成建表。

例如：选中图 3-35 上方所示文本，按操作执行后得到的表格如图 3-35 下方所示。

设备名称 数量 单价（元） U盘 100 1000 CPU 5 10000 鼠标 20 600

设备名称	数量	单价（元）
U盘	100	1000
CPU	5	10000
鼠标	20	600

图 3-35　文本转换成的表格

反之，可以将表格转换成文本，其操作步骤与上述类似：选定表格→单击“插入”选项卡→“表格”下拉按钮→“表格转换成文本”命令→在打开的对话框中选择转换后文本之间的分隔符→单击“确定”按钮完成操作。

（2）插入表格内容。表格建好后，可以在表格的任一单元格中定位光标并输入文字，也可以插入图片、图形、图表等内容，甚至可以在单元格中粘贴另外一个表格，形成嵌套表格。

输入时，可以通过按【Tab】键使光标移到下一单元格，或按【Shift+Tab】组合键反向移动光标。在输入过程中还可对单元格内容进行字体、缩进、对齐等操作，与前面介绍的文档排版操作相同。

（3）设置表格属性。使用“表格属性”对话框可以方便地改变表格的各种属性，如对齐方式、文字环绕、边框和底纹、默认单元格边距、默认单元格间距、自动重调尺寸以适应内容、行、列、单元格等。

打开“表格属性”对话框的方法有：选中表格→“表格工具”选项卡→“表格属性”按钮打开表格属性对话框，或者右击选中的表格，在弹出的快捷菜单中选择“表格属性”命令打开“表格属性”对话框，如图 3-36 所示。也可选中表格的某部分（如某些单元格、某几行、某几列）进行针对性设置。

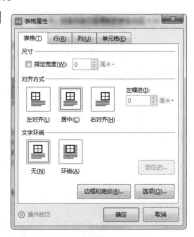

图 3-36　“表格属性”对话框

对于长度超过 1 页的跨页长表格，可以通过设置实现在新页顶端自动重复表格标题。设置方法：选中表格的标题行→打开“表格属性”对话框→选择“行”选项卡→勾选“在各页顶端以标题行形式重复出现”复选框→单击“确定”按钮。当然，标题行也可以是连续几行。

注 意

如果在表格中插入手动分页符（操作方法为：单击“插入”选项卡→“分页”下拉按钮→“分页符 Ctrl+Enter”）实现分页，则显示在新页的那部分表格无法重复显示表格标题行。

2. 编辑表格

表格的编辑操作同样遵循“先选定，后操作”的原则。选定表格的操作见表 3-4。

表 3-4　选定表格

选取范围	鼠　标　操　作
一个单元格	将鼠标指针指向单元格内左侧靠近框线附近区域，鼠标形状呈现为向右上方黑色实心箭头时单击
一行	将鼠标指针指向该行最左端框线外侧近区，鼠标形状呈现为向右上方空心箭头时单击
一列	将鼠标指针指向该列顶端框线外侧近区，鼠标形状呈现为向下的黑色实心箭头时单击
整个表格	单击表格左上角的符号⊞

表格的编辑包括缩放表格，调整行高和列宽，增加或删除行、列或单元格，表格的计算和排序，拆分和合并表格、单元格等。这些操作主要通过“表格工具”选项卡的功能区按钮（见图 3-37）、“表格样式”选

项卡的功能区按钮（见图3-38）和快捷菜单（见图3-39）来完成。当选中表格时，"表格工具"和"表格样式"选项卡将激活。选中表格对象并右击将弹出快捷菜单。

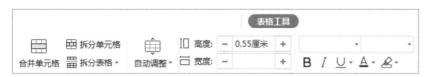

图3-37　"表格工具"选项卡功能区按钮

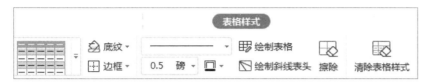

图3-38　"表格样式"选项卡功能区按钮

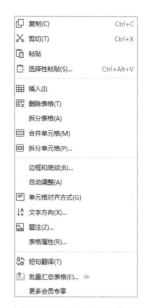

当鼠标指针位于表格中或选中表格时，在表格周围会出现选中或移动表格句柄、缩放表格句柄、在底端插入行按钮、在末端插入列按钮，如图3-40所示。

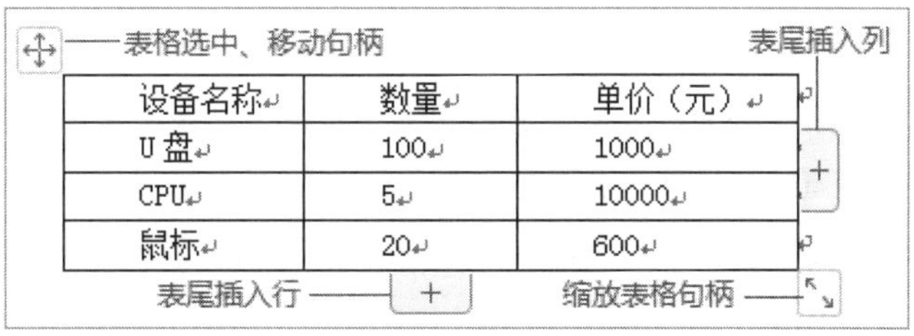

图3-39　表格的快捷菜单

图3-40　表格句柄和行列插入按钮

（1）插入行、列和单元格。将光标定位到插入点（选中或定位行、列、单元格），单击"插入"按钮或命令，选择插入方式，如图3-41所示。

（2）删除行、列和单元格。将光标定位到删除点（选中或定位行、列、单元格），单击"删除"按钮或命令，选择删除方式，如图3-42所示。

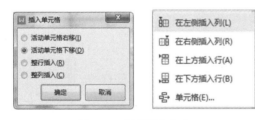

图3-41　选择插入方式

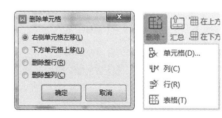

图3-42　选择删除方式

（3）单元格合并与拆分。选中多个单元格→单击"合并单元格"按钮，可以将多个单元格合并成一个单元格。定位或选中某个单元格→单击"拆分单元格"按钮，可以将一个单元格拆分成多个单元格。

（4）删除表格或清除其内容。可以删除表格的行、列、单元格或整个表格，也可以只清除单元格中的内容，而不删除表格。

① 删除表格内容：选择要删除表格或单元格，按【Delete】键。

② 删除表格及其内容：选择要删除表格或单元格，单击相应删除按钮。

③ 删除表格中的单元格、行或列：选择要删除的单元格、行或列，选择"删除"命令中的"单元格"、"行"或"列"命令。

（5）移动或复制表格内容。选定要移动或复制的单元格、行或列，执行下列操作之一：

- 移动选定内容：用鼠标将选定内容拖到新位置。
- 复制选定内容：按住【Ctrl】键的同时将选定内容拖到新位置。

（6）调整行高或列宽。

- 局部调整：可以采用拖动当前单元格对应的水平标尺上的游标或单元格框线的方法。
- 精确调整：选中行或列，在"表格属性"对话框中"行""列"选项卡下进行精确设置。

自动调整均匀分布：选中行或列，在"自动调整"中选择"平均分布各行""平均分布各列"。

（7）拆分表格。可以将一个表格"按行拆分"或"按列拆分"拆分成两个表格，操作如下：

方法一：通过功能按钮操作。定位拆分点（拆分处所在行首单元格或其他单元格）→在"表格工具"选项卡中单击"拆分表格"按钮→选择"按行拆分"或"按列拆分"命令。

方法二：通过快捷组合键操作。选择要成为第2个表格的行或行中的部分连续单元格，然后按【Shift+Alt+↓】组合键（有时需要按多次），可以将选中部分所在行从表格中分离出来。

（8）缩放表格。如图3-40所示，当鼠标指针指向缩放表格句柄，指针呈现句柄形状时，按住鼠标拖动可以缩放表格。

3. 表格格式化

（1）为表格添加边框。操作方法为：选中表格或表格部分→单击"表格样式"选项卡→在功能区选择"边框"下拉按钮→在下拉列表中直接选择某一设置方位进行相应设置，或者单击列表最下方"边框和底纹"命令，打开"边框和底纹"对话框中，在其进行边框样式、框线线型、框线颜色、框线宽度、预览及方位设置、应用范围等设置，如图3-43所示。

选中表格或表格部分→右击选中区域→在打开的快捷菜单中选择"边框和底纹"命令，也可以打开"边框和底纹"对话框。

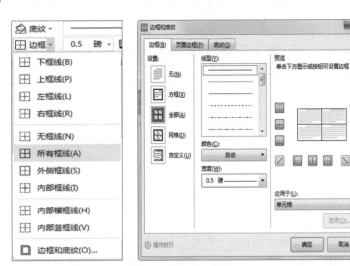

图3-43 设置表格边框

（2）为表格添加底纹。给表格添加底纹操作过程与给表格添加边框过程是一致的。选择表格要添加底纹的区域，单击"表格样式"→"底纹"下拉按钮，选择一种色块，如"橙色"，进行填充设置。也可以在"边框和底纹"对话框中单击"底纹"选项卡，进行"填充"和"图案"复合设置形成底纹。其中，图案设置是由样式和颜色两部分决定，表示用什么颜色样式构成图案。图案叠加在填充色上共同构成底纹。如图3-44所示，在"边框和底纹"对话框中设置底纹。

（3）套用表格样式。WPS文字为用户提供了多种表格样式，用户可以为整个表格或表格的一部分套用现成的表格样式。选中表格或表格部分（被套用区域）→单击"表格样式"选项卡，在功能区显示各种套用样式，选择其中一种样式，即可把样式套用到当前选中区域上。如果想获取更多样式和设置，可以单击样式右侧下拉按钮，展开更多样式供用户选择，如图3-45所示。

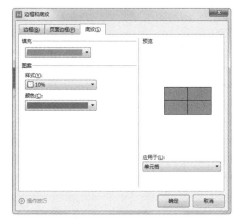

图3-44 "底纹"选项卡

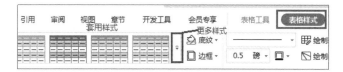

图3-45 套用表格样式

4. 表格数据处理

（1）表格计算。在WPS文字表格中，可以完成一些简单计算，如：求和、平均值、最大值、最小值等，这些操作可以通过WPS文字提供的函数快速实现。这些函数包括：求和（SUM）、平均值（AVERAGE）、最大值（MAX）、最小值（MIN）、计数（COUNT）、条件统计（IF）等。但是，相比我们稍后要学的WPS的WPS表格，这里的表格计算在自动化能力、效率、重复性、自动更新、复杂统计等方面没有WPS表格便捷。

① 单元格地址。在进行表格计算时，经常用到表格的单元格地址表示方法。它用字母后面跟数字的方式表示，例如：A1、A2、B1、B2等，其中，字母表示单元格所在列号，表格的列号依次用字母A,B,C,…表示，数字表示行号，表格的行号依次用1,2,3,…表示。如B3表示表格的第2列第3行的单元格，如图3-46所示。

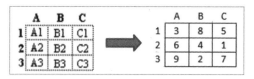

图3-46 单元格地址

② 单元格引用。单元格引用是指在公式或函数中引用单元格内的数值，以图3-40为例，其引用表示方法如下：

- 单个单元格引用：直接用单元格地址，多个离散单元格用逗号分隔。如：SUM(A1,B3,C1)=10。
- 引用整行或整列。

整行：只用行号数字表示，包括一行中所有单元格。例如：1:1表示表格的第1行。如：SUM(1:1)=16，SUM(1:1,3:3)=34。

整列：只用列号字母表示，包括一列中所有单元格。例如：B:B表示表格的第2列，即：B列。如：SUM(B:B)=14,SUM(B:B,C:C)=27。

- 引用某个区域内的所有单元格：通过区域左上角和区域右下角两个单元格联合表达整个区域。例如：a1:a3表示引用a1,a2,a3共3个单元格。a1:c2表示引用a1,a2,b1,b2,c1,c2共6个单元格。如：SUM(B2:C3)=14，SUM(B:B,3:3)=32。
- 系统内定自变量。WPS文字表格使用函数时经常使用LEFT和ABOVE两个变量作为默认参数，其中：

LEFT：代表当前单元格左边所有单元格，LEFT 也可以小写。例如：SUM(LETF) 表示求当前单元格（存放结果单元格）左边所有单元格的和。

RIGHT：代表当前单元格右边所有单元格，RIGHT 也可以小写。

ABOVE：代表当前单元格上边所有单元格，ABOVE 也可以小写。例如：AVERAGE(ABOVE) 表示求当前单元格上边所有单元格的平均值。

BELOW：代表当前单元格下边所有单元格，BELOW 也可以小写。

③ 表格计算。举例：表 3-5 所示的学生成绩表，请用公式或函数对每个学生计算总分、对每门课程求平均值。

表 3-5　学生成绩表

姓名 \ 科目	数　学	英　语	计算机	总　分
张三	89	71	92	
李四	97	87	88	
王五	84	73	95	
平均分				

单击要放置求和结果的单元格，即"张三"所在行的"总分"列。单击"表格工具"选项卡→功能区"fx 公式"按钮，打开"公式"对话框，如图 3-47 所示，对话框各部件使用如下：

公式文本框：在对话框中"公式"文本框处默认为"=SUM(LEFT)"，用户也可改为"=SUM(b2:d2)"，或用自己设计的公式"=b2+c2+d2"。无论哪种形式，都必须以"="开始，公式中的数字、字母、符号最好是半角字符，否则可能出错。

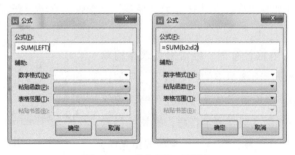

图 3-47　"公式"对话框

"粘贴函数"下拉列表：如果想使用其他函数，如：求平均值，可以先将"公式"文本框中的内容清除，只留下等号"="，且将光标置于其后，然后单击"粘贴函数"下拉列表，在列表中选择 AVERAGE 函数即可，如图 3-48 所示。

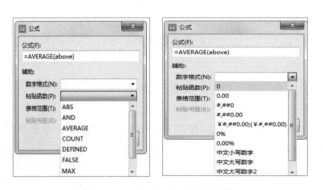

图 3-48　"公式"对话框部件使用

第 3 章 WPS Office 办公处理软件

"数字格式"下拉列表：如果想对计算结果进行格式控制，如：保留 2 位小数等，可以单击"数字格式"下拉列表，在列表中选择"0.00"即可，如图 3-48 所示。

"表格范围"下拉列表：如果函数参数想使用系统内定自变量，可以单击"表格范围"下拉列表，从中选择 LEFT、RIGHT、ABOVE、BELOW 之中一个。

"粘贴书签"下拉列表：如果想引用表格之外文档中已设置的书签，假如已经设置数值"100"的书签为"总面积"，数值"8000"的书签为"单价"，则在"公式"对话框中可以通过"粘贴书签"下拉列表选择书签来构建公式"= 总面积 * 单价"。

经过上述操作，并完成所有计算，就形成如图 3-49 所示的结果。当选中表格数据区域时，就会看到用公式计算出来的结果带深色背景。

科目 姓名	数学	英语	计算机	总分
张三	89	71	92	252
李四	97	87	88	272
王五	84	73	95	252
平均分	90.00	77.00	91.67	258.67

图 3-49　学生成绩计算结果

- 说 明 -

如果引用的单元格区域含有非数值型数据，如：空单元格、汉字字母名称等，函数忽略这些单元格，且不在计数之内。如果引用的单元格数值发生了更改，可将光标定位在相应结果单元格，然后按【F9】键，系统立即刷新计算结果。

（2）表格的排序。可以将表格中的文本、数字或数据按升序（A 到 Z、0 到 9，或最早到最晚的日期）进行排序；也可以按降序（Z 到 A、9 到 0，或最晚到最早的日期）进行排序。

排序操作步骤为：选择或定位到要排序的表格单击"表格工具"选项卡→"排序"按钮→在"排序"对话框中选择"主要关键字"、类型、排序方式→单击"确定"按钮，如图 3-50 所示。

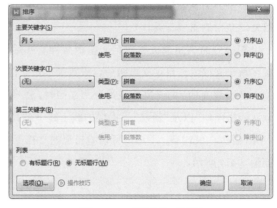

图 3-50　"排序"对话框

3.2.5　WPS 文字高级操作

1. 样式与模板

（1）样式

样式是 WPS 文字预先对不同文字段落进行不同格式设置的格式范本，用户可以通过这些格式范本将格式应用到文档中不同文字段落上，从而提高文档的编辑排版效率。在"开始"选项卡下提供了"样式"功能组，单击下三角按钮，打开样式列表，如图 3-51 所示。当光标位于不同段落时，总有一个样式处于选中状态，表示当前段落所采用的样式。单击图中上、下三角形箭头可以查看更多样式，单击带横线的下指三角形，弹出图 3-52 所示的样式列表，可以在此菜单中查看、应用、创建、清除更多样式。单击某种样式，立即将该样式应用到光标当前所处的段落上。右击某种样式，在弹出的快捷菜单中选择"修改样式"命令，在打开的"修改样式"对话框中修改样式，如图 3-53 所示。

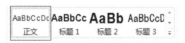

图 3-51　样式功能组示意图

如果对某些段落格式设置不满意，可以选中这段文本，然后单击"开始"选项卡"预设样式"列表框中"清除样式"命令，或单击"开始"选项卡功能区中的"清除格式"按钮，将去掉选中文本或段落的一切格式修饰，只留下无格式的文本。

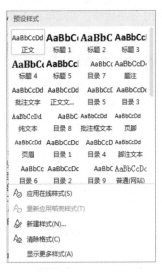

图 3-52　样式列表

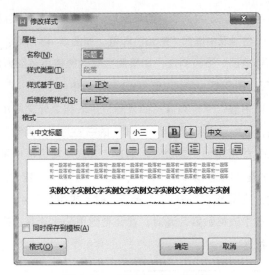

图 3-53　"修改样式"对话框

（2）模板。模板是一种特殊的文档，后缀为 .wpt。任何 WPS 文档都是以模板为基础创建的，例如：启动 W 时新建的空白文档就是基于共用模板创建的。模板决定了文档的基本结构和文档设置，如：自动图文集、词条、字体、快捷键指定方案、宏、菜单、页面设置、特殊格式和样式等。所以，模板是支撑文档创建，高效处理文档的重要工具。

模板分为共用模板和自定义模板两种。共用模板就是模板中的全部样式和设置能够应用在所有的 WPS 文字新建文档中；自定义模板所含设置仅适用于以该模板为基础的文档。

在新建文档、打开文档或另存为文档时，就有文档类型选择，如：新建文档时，有"本机上的模板"、"从默认模板新建"以及"新建"下提供的线上线下各式各样现成模板等。在"保存"或"另存为"时，有 W 模板（.wpt）、Word 模板（.dot）等。用户既可以将自己的文档保存成模板，也可以在新建文档时导入自己的模板来新建文档，如图 3-54 所示。

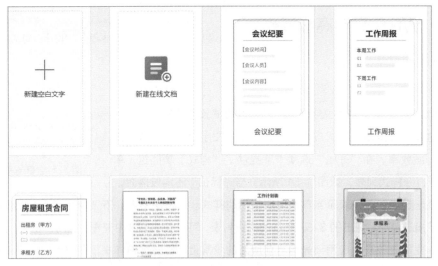

图 3-54　模板使用场景

2. 文件修订

在起草编撰一些重要文档时，有时需要多人合作进行审阅。WPS 文字为审阅者提供了标注审阅批注建议和插入、删除、修改信息的标记，这样既保留了文档原貌，又提供了审阅者的意见和建议。

在"审阅"选项卡下的功能区中,集中显示了与审阅相关的功能按钮,如图3-55所示。单击"修订"按钮,立即进入"修订"状态。此后所做的编辑操作(如插入、删除、修改、插入批注等)将通过颜色、下画线、指向线、文本框等标记和记载下来。用户可以通过"接受""拒绝""上一条""下一条"等操作对修订内容进行全部或部分接受或拒绝。再次单击"修订"按钮将关闭修订状态模式。

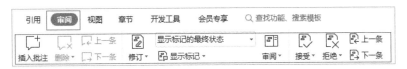

图3-55 审阅主要功能按钮

批注是作者或审阅者为文件添加的注释。批注不会影响到文件的格式,也不会被打印出来。插入批注的操作步骤如下:选择要设置批注的文本,或光标置于文本的尾部,选择"审阅"选项卡→"插入批注"命令,此时所选的文字将以"红色"括号括起来,并以"红色"底纹突出显示,并在页面右侧边距位置显示批注框,在批注框中输入批注文字,如图3-56所示。

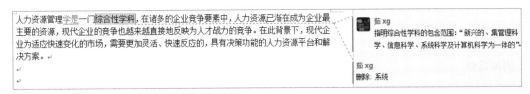

图3-56 修订与批注标记

3. 自动图文集和自动更正

(1)自动图文集。如果需要经常插入某些相同的文本、图形或段落,可以使用自动图文集。自动图文集是WPS文字提供的一种快速输入被定义对象的一种快捷方式。使用这个功能首先要将对象定义为词条,然后可以反复使用词条输入对象。创建词条的操作步骤如下:

- 在文档中选中要作为自动图文集词条的文本、图形或段落。例如,选定"医学类计算机基础系列课程"。可以为要输入的文本(也称为词条)定义一个缩写(也称为词条名称),以后再输入这些文本时,只需输入词条名即可将词条输入。
- 单击"插入"选项卡下的"文档部件"下拉按钮,在下拉菜单中选择"自动图文集"→"将所选内容保存到自动图文集库"命令,弹出"新建构建基块"对话框,如图3-57所示。
- 在"名称"文本框中输入用户自定的词条简称名称,如"YXJSJKC"。其中,默认的名称一般为所选文本前几个字符,一般不用。
- 单击"确定"按钮,词条创建完成。

使用时,首先将光标定位到预定位置,然后单击"插入"选项卡→"文档部件"下拉按钮→"自动图文集"→在列表中选择"YXJSJKC",即可输入"医学类计算机基础系列课程"。

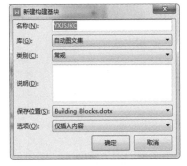

图3-57 "新建构建基块"对话框

如果不需要某个词条,可以在列表中右击词条名称,在弹出的快捷菜单中选择"删除"命令。

(2)自动更正。自动更正是WPS文字提供的一种自动功能,主要用于将某些输入内容自动更正为规范性表达,例如:英文句首字母大写、英文日期首字母大写、网址以超链接显示等。设置自动更正的步骤为:单击"开始"菜单→"选项"→在打开的"选项"对话框中单击"编辑"→在"自动更正"组中勾选相关复选框即可,如图3-58所示。

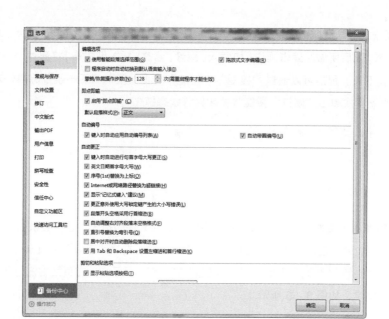

图 3-58 "选项"对话框

4. 拼写检查

在 WPS 文字中，可以对文档中英文内容进行拼写检查，特别是一些缩略词。例如：We love wps.，在 wps 下标有红色波浪线，说明系统对该缩略词的正确与否存在异议。此时，可以单击"审阅"选项卡→"拼写检查"下拉按钮→"拼写检查"，打开"拼写检查"对话框，如图 3-59 所示。用户可以根据更改建议或其他选项进行相应处理，如更改、忽略、删除等操作。

5. 字数统计

WPS 文字提供了字数统计功能。可以对整篇文章或选定内容进行字数、段落等信息的统计，单击"审阅"选项卡下的"字数统计"按钮，弹出"字数统计"对话框，统计结果立即显示在对话框中，如图 3-60 所示。

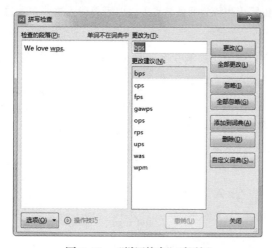

图 3-59 "拼写检查"对话框

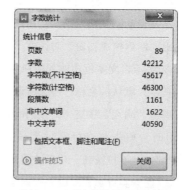

图 3-60 "字数统计"对话框

6. 中英文翻译

选中文本或段落，单击"审阅"选项卡下的"翻译"按钮，可以将选定的内容翻译成另外一种语言（中文或英文），并在屏幕右侧窗口显示翻译结果。

7. 中文繁体简体转换

选中中文文本或段落，单击"审阅"选项卡下的"繁转简"按钮，可以将选定内容中的繁体字转换成简体字。相反，如果单击"审阅"选项卡下的"简转繁"按钮，可以将选定内容中的简体字转换成繁体字。

8. 自动目录

目录是文档中不同级别标题的列表。通过 WPS 文字中的内置标题样式和大纲级别来创建。每级标题与大纲视图级别是一样的，如："标题 1"在大纲视图中的级别为"1 级"。

（1）设置标题样式。可按下列步骤操作：选中要设置标题样式的文本，单击"开始"选项卡→功能区"样式"按钮或其下拉列表中选择"标题 1""标题 2"等标题。

（2）创建目录。如果文档已经使用了大纲级别或内置标题样式，可按下列步骤操作创建目录：单击要插入目录的位置（一般为文档首页），单击"引用"选项卡→"目录"下拉列表，选择一种目录样式，立即在光标所在处创建目录。

9. 邮件合并

有些文档（如会议通知、请柬、信函等）有共同的特点：除收件人的姓名、地址等少量信息不同外，信函的其他内容完全相同。对于这样的文档，可以利用 WPS 文字提供的邮件合并功能将相同的内容创建为"主文档"，将不同的信息创建为"数据源文档"，通过"域"建立"主文档"与"数据源文档"的链接关系，通过"合并到新文档"实现批量信函的生成。具体操作步骤如下：

（1）创建主文档。

（2）设置数据源。通过单击"引用"选项卡→"邮件"按钮，出现"邮件合并"选项卡，如图 3-61 所示。单击"打开数据源"下拉按钮，在其下拉列表中选择"打开数据源"选项，进入"选取数据源"对话框。在"选取数据源"对话框中浏览定位到欲打开的数据源文件，选中后单击"打开"按钮。在弹出的"选择表格"对话框中选择要导入的工作表。单击"确定"按钮，完成数据源的打开及设置。

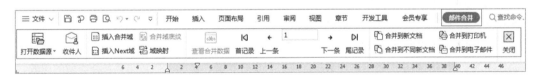

图 3-61　"邮件合并"选项卡

（3）在主文档中插入域。在主文档中将光标定位到需要插入域的位置，单击"插入合并域"按钮，打开"插入域"对话框，在"域"列表框中选择相应的域名，然后单击"插入"按钮，单击"关闭"按钮完成本处插入。

定位光标到其他需要插入的地方，重复上述操作，直到完成所有。

（4）生成批量信函（合并主文档和数据源）。单击"合并到新文档"按钮，打开"合并到新文档"对话框，可以在"全部""当前记录""从 ... 到 ..."3 个"单选按钮"中选择一种数据范围作为参与合并的数据源，单击"确定"按钮，立即生成"信函"文件，其中存放着生成的批量信函。

> **注意**
>
> 如果想以"电子邮件"方式发送生成的信函，可以单击"合并到电子邮件"按钮，打开"合并到电子邮件"对话框，在"邮件选项"栏下的"收件人"列表中选择收件人，在"主题行"文本框中输入邮件主题。完成设置后，单击"确定"按钮，即可按照邮件地址将信函发送出去。

通常，以 WPS 的 WPS 表格作为邮件合并的数据源，有关 WPS 表格将在后续章节介绍。

3.3 WPS 表格

随着信息时代网络应用的大众化、普及化，人们的各种活动和行为都以数据的形式记载下来，每时每刻数据都呈几何级数爆增，大数据分析与处理也成为当下重要研究发展领域。同时，在金融、管理、统计、财经、医疗、军事、安全等各个领域已经广泛应用计算机软件实现数据处理的高度智能化和辅助决策等功能。对于普通大众而言，学会用一些常用数据处理应用软件（或工具）进行简单数据处理、统计、分析也成为时代发展和要求的必备技能。其中，金山软件股份有限公司开发的 WPS Office 2019 的中文 WPS 表格就是一款面向大众的数据处理应用软件，使用它能够轻松实现日常办公数据的存储、处理、计算、分析等工作。本节首先介绍了中文 WPS 表格的功能和特点，然后重点叙述应用 WPS 表格实现工作簿和工作表的创建与编辑、应用公式与函数进行统计计算、根据数据创建编辑图表以及数据管理等操作的步骤与方法。通过学习了解 WPS 表格的工作流程和数据处理方法，培养和增强大家的信息时代数据共享和管理的计算思维和数据信息化处理能力，为提高个人工作效率和正确决策水平、提升单位治理体系和治理能力现代化具有重要推动作用。

3.3.1 WPS 表格概述

1. 认识 WPS 表格

（1）什么是 WPS 表格？广义说，WPS 表格是金山 WPS Office 2019 三大核心模块之一，是一款面向大众的数据处理应用软件。狭义讲，我们这里所指的 WPS 表格主要是指存储数据的表格体系，涉及工作簿、工作表、单元格三层结构。其中，工作簿是指数据存储在存储载体上的文件别称，其文件类型扩展名为 .et。一个工作簿可以由一个或多个工作表组成，默认情况下，新建的工作簿将以"工作簿 1"命名，之后再新建的工作簿依次以"工作簿 2""工作簿 3"等默认命名。通常，一个新建的工作簿包含一个工作表，且工作表默认名字为"Sheet1"。工作表是行列线交叉形成的一个个格子构成的，每一个格子我们称之为单元格。

（2）WPS 表格有哪些基本功能？

① 表格编辑：编辑制作各类表格，对表格进行格式化，包括对表格中的数据进行增、删、改、查找、替换和超链接等；利用公式对表格中的数据进行各种计算。

② 制作图表：根据表格中的数据制作数据图表，包括柱状图、饼图、折线图等各种类型的图表，直观地表现数据和说明数据之间的关系。

③ 数据管理：对表格中的数据进行排序、筛选、分类汇总操作，利用表格中的数据创建数据透视表和数据透视图。

④ 公式与函数：利用 WPS 表格提供的公式与函数，快速进行数据统计、分析等工作。

⑤ 科学分析：利用系统提供的回归分析、规划求解、方案与模拟运算等各种统计分析函数，实现对表格中的数据进行科学分析。

⑥ 分享文档：可以通过 WPS 的分享功能，通过云端实现工作簿共享，让团队协作更便捷。

2. WPS 表格的基本操作

（1）启动进入 WPS 表格。启动 WPS 表格与启动 WPS 文字相类似，最常用的就是单击"开始"菜单→"WPS Office"→打开 WPS Office 界面→单击"新建"→"WPS 表格"→"新建空白表格"，即可进入并创建一个新文件（默认文件名为"工作簿 1"）。或者直接双击一个已经存在的".et"（或".xls"或"xlsx"）工作簿文件，直接进入并打开该文件。

（2）保存 WPS 表格工作簿。单击"文件"菜单→"另存为"→选择一种保存格式或选择"其他格式"，打开

"另存文件"对话框→在对话框中指定保存位置、文件名、文件类型等→单击"保存"完成工作簿的命名保存。

（3）退出 WPS 表格。WPS 表格的退出与 WPS 文字的退出类似，单击"文件"→"退出"，或者单击窗口右上角"关闭"按钮，确认保存与否后即可退出。

（4）WPS 表格的窗口组成元素。WPS 表格工作窗口组成元素如图 3-62 所示，主要包括快速访问工具栏、选项卡、功能区、名称框、命令按钮、编辑栏、工作区等，用户可以根据需要定义某些屏幕元素的显示或隐藏。

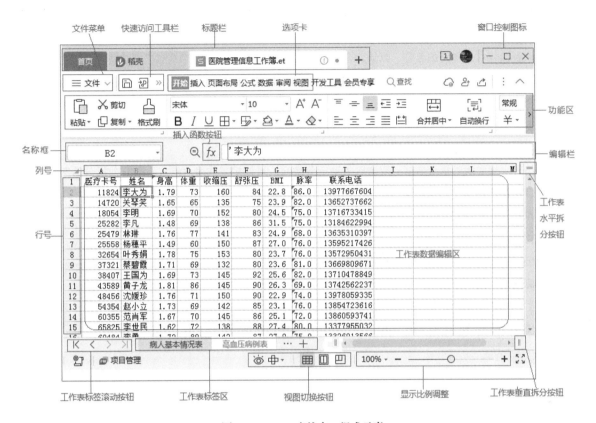

图 3-62　WPS 表格窗口组成元素

- 功能区：WPS 表格的功能区按钮是与相应的选项卡关联的，切换到不同的选项卡将在功能区显示不同的功能按钮，两者配合为用户提供了 WPS 表格绝大部分的功能。
- 选项卡：位于功能区的顶部。默认显示的选项卡有"开始""插入""页面布局""公式""数据""审阅""视图""安全和云服务"，缺省的选项卡为"开始"选项卡。用户单击选项卡标签即可切换到该选项卡。
- 命令按钮：单击可以直接运行，或者弹出下拉列表框，或下拉菜单，或对话框等，为用户提供进一步的选择。
- 快速访问工具栏：用于放置用户经常使用的命令按钮，单击按钮即可快速执行命令。用户可以自定义快速访问工具栏中的按钮。
- 名称框：用于显示工作簿中当前活动单元格的名称或引用区域名称。
- 编辑栏：用于显示或编辑工作簿中当前活动单元格中的数据。
- 工作表数据编辑区：WPS 表格中所有对数据的编辑操作都在此进行，包括：数据输入、编辑、格式化、计算等。
- 行标号：标记表格所在行的数字。范围 [1,2,3,…,1048567]。

- 列标号：标记表格所在列的字符。范围 [A,B,C,...,XFD]，即最多可达 16227 列。
- 单元格：由行列相交处所构成的方格称为单元格。它是 WPS 表格的基本存储单元。按照行列规模最多可达 17434673152 个单元格，即 174 亿多个单元格。单元格名称用"列号 + 行号"的形式表示，例如：A1 表示位于"A"列和"1"行交叉处的单元格；D61 表示位于"D"列和"6"行交叉处的单元格。
- 当前活动单元格：当前选中的一个或多个单元格，用户只可以在活动单元格中输入数据。用鼠标单击任意一个单元格，便可使其成为活动单元格。
- 工作表标签：工作表的名称，默认为 Sheet1,Sheet2,... 可以对其重新命名，单击即可切换为当前（活动）工作表，显示该工作表的内容，用户可以对其进行编辑。
- 填充柄：位于活动单元格右下角，鼠标置于此处呈现实心十字，拖动填充柄可快速填充单元格。
- 工作表标签滚动按钮：当工作表数量较多，显示区没有完全显示出来时，可以通过标签滚动按钮，左右滚动工作表标签来显示隐藏的工作表。
- 工作表水平和垂直拆分按钮：双击或拖动拆分按钮，可以把工作表水平或垂直方向拆分为 2 个或 4 个窗口。特别适用于大型表格的编辑、浏览。

（5）WPS 表格的帮助系统。类似于 WPS 文字的帮助系统，任何时候按【F1】键或在选项卡右侧的"查找服务"文本框中输入内容，如图 3-63 所示，可以获取相应帮助信息或在线 WPS 学院提供的课程视频。

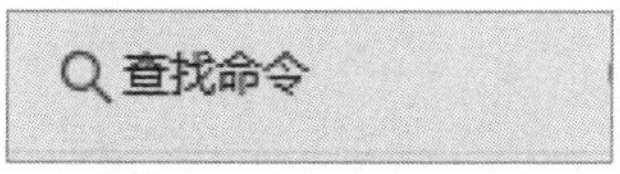

图 3-63　WPS 表格的帮助系统

（6）建立工作簿。创建工作簿有 2 种方法：一是建立空白工作簿；二是使用模板创建。

① 建立空白工作簿。操作方法为：启动 WPS Office 2019 后，单击"文件"→"新建"→"表格"，进入工作簿创建界面，如图 3-64 所示。单击"新建空白表格"即可创建一个新的空白工作簿。

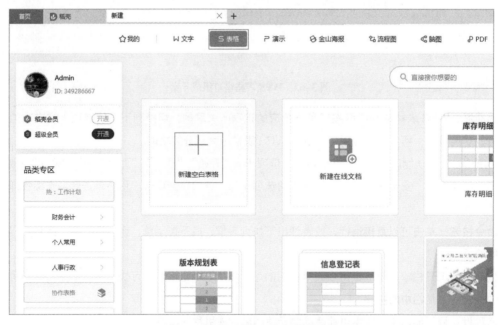

图 3-64　WPS 表格工作簿创建界面

② 根据模板建立工作簿。在图 3-64 所示的界面中单击一种已有的模板，或在"搜索联机模板"文本框中输入要搜索的模板名称，根据提示，即可根据模板创建工作簿。

（7）工作表标签（名称）操作。工作表标签代表整个工作表，默认为 Sheet1,Sheet2,... 通过对其操作实现对工作表整体操作，如插入、删除、复制、移动、重命名等。

① 选择工作表。

- 选择单张工作表：单击工作表标签。如果看不到所需的标签，可单击标签滚动按钮来显示此标签，然后再单击它。
- 选择两张或多张相邻的工作表：先选中第一张工作表的标签，再按住【Shift】键，单击最后一张工作表的标签。
- 选择两张或多张不相邻的工作表：单击第一张工作表的标签，再按住【Ctrl】键，单击其他要选择的工作表标签。
- 工作簿中所有工作表：右击工作表标签，再单击快捷菜单上的"选定全部工作表"。

需要注意的是：选中多张工作表后，对选中的任何一个工作表单元格数据进行操作，如输入、修改等，都会影响所有被选中的工作表的对应单元格。

② 取消多选工作表状态。单击任意一个未选取的工作表标签。或右击某个被选取的工作表标签，在快捷菜单中单击"取消成组工作表"命令。

③ 工作表的基本操作。右击选中的工作表，在弹出的快捷菜单中选择相应命令，然后根据提示进行操作，如图3-65所示。需要注意的是：工作表被删除后，不可用"撤销"恢复。

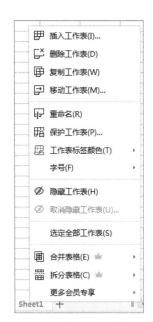

图 3-65　工作表标签操作命令

（8）工作表单元格的定位。当工作表的数据较多而一屏不能完全显示时，可以拖动垂直滚动条或水平滚动条来显示上下或左右的单元格数据，也可使用键盘快捷键快速移动光标，见表3-6。

表 3-6　移动光标快捷键

键盘快捷键	单元格操作
【↑】【↓】【←】【→】	向上、下、左或右移动一个单元格
【Ctrl+箭头键】	将光标移到当前所在区（数据区、非数据区）当前单元格所在行行首、行尾，所在列列首、列尾
【Home】	移动到行首
【Ctrl+Home】	移动到工作表的开头（A1单元格）
【Ctrl+End】	无论光标处于工作表何处，都将光标移动到工作表数据区的最后一个单元格，即：数据区最右列最下行单元格。
【Page Down】	向下移动一屏
【Page Up】	向上移动一屏
【Tab】【 】	将光标移至当前行向右的下一单元格
【Shift+Tab】	将光标移至当前行向左的下一单元格
【Enter】	将光标移至当前列向下的下一单元格
【Shift+Enter】	将光标移至当前列向上的下一单元格
【Alt+Enter】	单元格内手动换行

（9）数据清单，又称数据列表，是工作表中一个数据连续的区域。它就像一张二维表，数据由若干行和若干列组成，行为记录，列为字段，每列有一个列标题，也称字段名称，每一列有相同类型的数据，如图3-66所示。

需要注意的是：数据清单中不能有空行或空列；数据清单与其他数据间至少留有一空行或一空列。

（10）单元格的基本操作。

① 选定单元格数据。

- 选中整行：单击行号。如果想选中多行，选中单行后按住鼠标左键拖选。
- 选中整列：单击列号。如果想选中多列，选中单列后按住鼠标左键拖选。

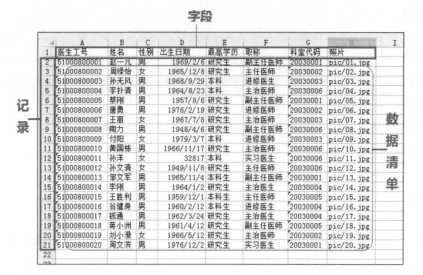

图 3-66 数据清单

- 选中整个工作表：单击工作表左上角按钮（位于行号 1 上方、列号 A 左侧的按钮），或在工作表空白处定光标后按【Ctrl+A】组合键。
- 选中整个数据清单：在数据清单中定光标后按【Ctrl+A】组合键。
- 选中连续区域：单击欲选区域左上角单元格后按住鼠标左键拖选。
- 扩选当前选区：按住【Shift】键不放＋鼠标单击或拖选。
- 选中多个不连续区域：按住【Ctrl】键不放＋鼠标拖选。

② 合并单元格和撤销合并。

- 直接合并：选中欲合并的单元格区域→单击"开始"选项卡→"合并居中"按钮。
- 分情形合并：选中欲合并的单元格区域→单击"开始"选项卡→"合并居中"按钮右下角的下拉按钮，在下拉列表中选择合并方式。
- 撤销合并：将光标定位在已经合并的单元格上→单击"合并按钮"即可。

③ 清除单元格格式或内容。

清除单元格，只是删除了单元格中的内容（公式和数据）、格式或批注，但是空白单元格本身仍然保留在工作表中。

④ 删除单元格、行或列。删除单元格，是从工作表中移去选定的单元格以及数据，然后调整周围的单元格填补删除后的空缺。操作：定位删除点或选中删除对象→"开始"选项卡→"行和列"下拉按钮→删除单元格→选择删除对象（删除单元格或删除行或删除列）。

⑤ 插入单元格、行或列。用户可以在指定位置插入新的空白单元格、行、列，然后调整右侧和下方其余单元格整体向后和向下移动插入量。操作：定位插入点→"开始"选项卡→"行和列"下拉按钮→插入单元格→选择插入对象（插入单元格或插入行或插入列）。

⑥ 行列转换。把行和列进行转换，就是把复制源区的行数据变成粘贴目标区的列数据。

⑦ 移动或复制单元格操作步骤：

操作一：相同粘贴。选定源数据区→单击"开始"选项卡→单击"剪切"或"复制"按钮→定位目标区左上角单元格→单击"粘贴"按钮。

- 在同一工作表移动或复制单元格：选定源数据区→单击"开始"选项卡→单击"剪切"或"复制"按钮→定位到目标区域左上角单元格→单击"粘贴"按钮。

- 在不同工作表间移动或复制单元格：选定源数据区→单击"开始"选项卡→单击"剪切"或"复制"按钮→切换到目标工作表目标区域左上角单元格→单击"粘贴"按钮。
- 在不同工作簿间移动或复制单元格：选定源数据区→单击"开始"选项卡→单击"剪切"或"复制"按钮→切换到目标工作簿目标工作表目标区域左上角单元格→单击"粘贴"按钮。

操作二：选择性粘贴。在"粘贴"时，单击"粘贴"按钮旁的箭头弹出下拉列表，在列表中选择需要粘贴的内容，如图3-67所示。

操作三：快捷菜单。选定源数据区，右击选区，弹出快捷菜单，选择"剪切"或"复制"，定位目标区左上角单元格并右击，在弹出快捷菜单中选择"粘贴"或其他，如图3-68所示。

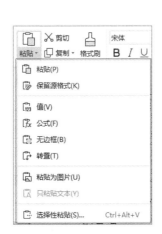

图3-67 粘贴下拉列表

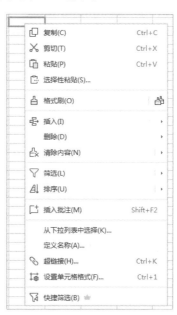

图3-68 数据区右键快捷菜单

操作四：直接拖动。选定源数据区，鼠标移至选区边缘鼠标呈现十字箭头时，按住鼠标左键拖动选区到目标区松手即可完成移动。如果复制，则在拖动时，需要另外一只手按住【Ctrl】键。

- 注意 -
  如果是移动整行或整列，可以单击行号或列号，选定整行或整列，然后进行移动或复制操作。

（11）工作表数据的保护。

① 隐藏整行整列数据。选中整行整列数据（可以多行或多列），右击选区弹出快捷菜单，选择"隐藏"命令。立即将选定数据隐藏起来。

② 取消隐藏的行列数据。选中所有行或所有列，右击选区弹出快捷菜单，选择"取消隐藏"命令。立即显示隐藏的行列数据。

③ 保护工作表。单击"审阅"选项卡→"保护工作表"按钮，弹出"保护工作表"对话框，设置密码，如图3-69所示。可以选择保护对象，并再次确认密码。保存后生效。

④ 撤销工作表保护。单击"审阅"选项卡→"撤销工作表保护"按钮，弹出相应对话框，如图3-70所示。输入保护密码后单击"确定"按钮，即可撤销工作表的保护。

⑤ 锁定单元格。框选需要锁定的单元格，单击"审阅"选项卡，单击"锁定单元格"按钮，此时按钮呈现灰色状态，如图3-71所示，单击"保护工作表"按钮，弹出"保护工作表"对话框，设置密码，并勾选"选定未锁定单元格"复选框，如图3-72所示，单击"确定"按钮，再次输入密码并确认。此时，用户将不能对

锁定的单元格进行编辑，而未锁定的单元格不受影响，可以进行编辑。

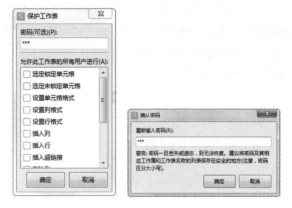

图 3-69　保护工作表

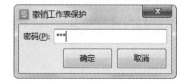

图 3-70　"撤销工作表保护"对话框

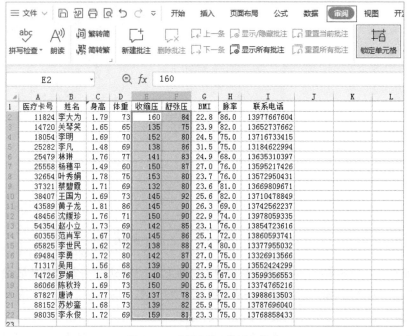

图 3-71　对部分单元格设置锁定

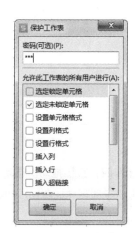

图 3-72　"选定未锁定单元格"复选框

⑥ 解除锁定单元格。解除锁定单元格只需要撤销工作表保护即可。单击"审阅"选项卡→"撤销工作表保护"按钮，弹出相应对话框，输入保护密码后单击"确定"按钮，即可撤销工作表的保护，同时也解除了锁定的单元格。

⑦ 保护工作簿。操作方法为：单击"文件"菜单→"另存为"→"其他格式"，打开"另存文件"对话框，在对话框中单击"加密"按钮，打开"密码加密"对话框，如图 3-73 所示。

在"密码加密"对话框中可以设置工作簿的"打开权限"密码和"编辑权限"密码，单击"应用"按钮完成设置。下次打开工作簿时，就要提示输入打开密码和编辑密码。

⑧ 取消工作簿保护密码。同设置密码步骤相同。单击"文件"菜单→"另存为"→"其他格式"，打开"另存文件"对话框，在对话框中单击"加密"按钮，打开"密码加密"对话框。在"密码加密"对话框中将已经存在的"打开权限"密码和"编辑权限"密码删除为空，单击"应用"按钮完成取消设置。下次打开工作簿时，直接就进入工作簿了。

第 3 章 WPS Office 办公处理软件

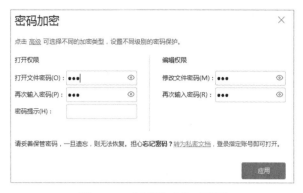

图 3-73 "密码加密"对话框

> **注意**
> 如果在打开工作簿输入密码（见图 3-74）时没有输入相应密码，而是单击"只读打开"按钮，则工作簿以只读方式打开，尽管可以对工作簿数据进行编辑，但在保存时，将受到保护权限的限制而未能如愿。

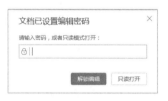

图 3-74 输入密码

> **注意**
> WPS 表格中这些隐藏、锁定或密码保护的数据，主要是有助于防止其他用户对数据进行不必要的更改。但 WPS 表格不会对工作簿中隐藏或锁定的数据本身进行加密。若要防止修改数据和保护机密信息，可将包含这些信息的所有 WPS 表格文件存储到只有授权用户才可访问的位置，并限制这些文件的访问权限。

3.3.2 表格创建及格式化

1. 数据类型及数据输入

（1）基本数据类型。单元格中的数据有类型之分，常用的基本数据类型分为：文本型、数值型、日期/时间型和逻辑型。

文本型：由字母、汉字、数字和符号组成。

数值型：除了由数字（0～9）组成的字符外，还包括 +、-、(、)、E、e、/、$、% 以及小数点 "." 和千分位符 "，" 等字符。

日期/时间型：输入日期/时间型时，要遵循 WPS 表格内置的一些格式。常见的日期时间格式为 "yy/mm/dd" "yy-mm-dd" "hh:mm［:ss］［AM/PM］"。

逻辑型：包括 TRUE 和 FALSE。

（2）基本数据类型输入。单击要选定的单元格或双击要选定的单元格，直接输入内容即可。

① 文本型数据输入。

字符文本：直接输入英文字母、汉字、数字和符号。如 ABC、姓名、a12。

注：单元格中输入文本的最大长度为 32 767 个字符。单元格最多只能显示 1 024 个字符，在编辑栏可全部显示。默认为左对齐。当文字长度超过单元格宽度时，如果相邻右侧单元格无数据，则可显示出来，否则隐藏。

数字文本：全部文本都是由数字组成的字符串。先输入单引号，再输入数字。如：'100081。

② 数值型数据输入。

输入数值：直接输入数字，数字中可包含千分位分隔符","和小数点。如：123,456,789.567 表示 123456789.567。如果在数字中间出现任一字符或空格，则认为它是一个文本字符串，而不再是数值，如 123A45、234 567。

输入分数：带分数的输入是在整数和分数之间加一个空格，真分数的输入是先输入 0 和空格，再输入分数。如 4 3/5、0 3/5，否则就按日期型数据接收。

输入货币数值：先输入 $（英文状态下键盘上数字 4 的上档符）或 ¥（中文状态下键盘上数字 4 的上档符），再输入数字。如 $123、¥345。

输入负数：先输入减号，再输入数字，或用圆括号（ ）把数括起来。如 –234、（234）。

输入科学计数法表示的数：直接输入。如 3.46E+10。

数值数据默认为右对齐。当数据太长，WPS 表格自动以科学计数法表示。如输入 123456789012，显示为 1.23457E+11。当单元格宽度变化时，科学计数法表示的有效位数也会变化，但单元格存储的值不变。数字精度为 15 位，当超过 15 位时，多余的数字转换为 0。

注：如果单元格太窄，非文本数据将以"#"号显示。

③ 日期 / 时间型数据输入。

日期数据输入：直接输入格式为"yyyy/mm/dd"或"yyyy-mm-dd"的数据，也可是"yy/mm/dd"或"yy-mm-dd"的数据。也可输入"mm/dd"的数据。如 2022/08/05，21-04-21，8/20。时间数据输入：直接输入格式为"hh:mm［:ss］［AM/PM］"的数据。如 9:35:45，9:21:30 PM。

日期和时间数据输入：日期和时间用空格分隔。如 2021-4-21 10:00:00。

快速输入当前日期：按【Ctrl+;】组合键。

快速输入当前时间：按【Ctrl+Shift+:】组合键。

注：日期 / 时间型数据系统默认为右对齐。当输入了系统不能识别的日期或时间时，系统将归属于文本字符串。输入真分数时，一定注意前导 0 和空格，否则就是日期型数据，如：真分数 0 3/6，日期 3/6。

④ 逻辑型数据输入。

逻辑真值输入：直接输入"TRUE"。

逻辑假值输入：直接输入"FALSE"。

（3）快速输入。当要在工作表的某一列输入一些相同的数据时，可以使用 WPS 表格提供的快速输入方法：记忆式输入和下拉列表输入。

记忆式输入：当输入的字符与同一列中已输入的内容相匹配时，系统将自动填写其他字符。这是按【Enter】键，表示接受提供的字符，也可以不接受提供的字符，继续手工输入。

下拉列表输入：右击选定要输入数据的单元格，在弹出的快捷菜单中选择"从下拉列表中选择"命令，或者按【Alt+↓】组合键，两种方法都会显示一个输入列表，它是本列已经输入的数据列表，从中选择需要的项即可。这种方法可以有效避免同一内容在人工录入时将不同表述同义词录入，造成后续统计不一致现象。例如：同一商品"空调"，输入时用"空调器""空调机"等代替。

（4）有规律数据输入。

① 相同填充。

先选后输再填充：选区域，输数据，按【Ctrl+Enter】组合键进行相同填充。

先输后选再填充：输数据，选区域，单击"开始"选项卡→"填充"按钮，在下拉列表中选择相应填充。

② 序列填充。

自定义数值型序列：对于等差、等比、日期等序列的输入，在表中输入起始项并选中，单击"开始"选项卡→"填充"按钮→"序列"命令，打开"序列"对话框，如图3-75所示，根据需要进行设置。

自定义文本型序列：单击"文件"选项卡→"选项"→"自定义序列"，输入或导入自定义的数据序列。

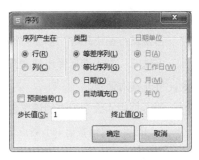

图3-75 "序列"对话框

③ 句柄填充。句柄是指选区右下角黑色方块，当鼠标移至该方块时鼠标呈现黑色十字，此时按住鼠标左键拖动将产生基于选区数据形成的后续序列数据。例如，前面介绍的等差数列、等比数列、内置序列（星期、四季、英文月份等）、自定义序列以及各种编号等，输入首项（相同复制）或前两项（等差序列）或前三项（等比序列），选中这些项，拖动句柄将产生后续序列的数据。

（5）数据有效性设置。有时需要在输入数据时进行有效性判断，把不符合条件的数据排除在输入之外，避免手误录入带来后续排查困难。例如，如图3-76所示。

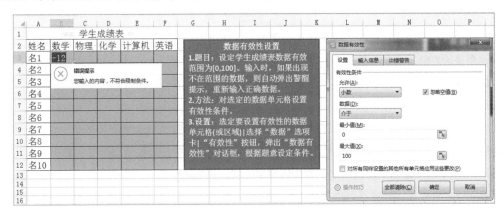

图3-76 设置数据有效性

题目：设定学生成绩表数据有效范围为[0,100]。输入时，如果出现不在范围的数据，则自动弹出警醒提示，重新输入正确数据。

方法：对选定的数据单元格设置有效性条件。

设置：选定要设置有效性的数据单元格（或区域）→选择"数据"选项卡→单击"有效性"按钮，弹出"数据有效性"对话框，根据题意设定条件。

2. 格式化工作表

（1）设置工作表的数据格式（"单元格格式"对话框的使用）。

在单元格中输入数据时，系统一般会根据输入的内容自动确定它们的类型、字体、大小、对齐方式等数据格式。默认情况下，单元格的数据字体为宋体、11号字。文本数据靠左对齐，数字数据靠右对齐。如果用户想自行设置数据格式，除了在"开始"选项卡下直接使用功能按钮进行格式设置外，最集中最便捷的就是使用"单元格格式"对话框，如图3-77所示。在该对话框中有"数字""对齐""字体""边框""图案""保护"六大选项卡，每一个选项卡下又包含许多设置，这些丰富全面的设置，基本上满足了用户对格式设置的要求。

打开"单元格格式"对话框有多种方法，首先选中要设置格式的单元格或数据区，然后运用下列某种方法进入"单元格格式"对话框，完成相应设置。

方法一：在"开始"选项卡下单击"字体设置"（或"对齐方式"或"数字"）右下角的"对话框启动器"

按钮，都可打开"单元格格式"对话框。

方法二：在"开始"选项卡下功能组中的"单元格格式"命令。

方法三：右击选区弹出快捷菜单，选择"设置单元格格式"命令，打开其对话框。

对话框中六大选项卡的设置包括：

- 数字：包括数值（小数点位数）、货币、时间、日期、文本、科学记数、分数、百分比、特殊、自定义等。
- 对齐：包括自动换行（对输入的文本根据单元格的列宽自动换行）、缩小字体填充（减小字符大小，使数据适应列宽）、合并单元格（将所选的两个或多个单元格合并为一个单元格）、水平对齐、垂直对齐、文字方向、方向（用来改变单元格中文本旋转角度）等。
- 字体：包括字体、字形、字号、下画线、颜色等设置，类似 WPS 文字中设置。
- 边框：包括线条样式、线条颜色、整体设置（无、外边框、内部）、局部设置（上、下、左、右、中横、中竖、左斜、右斜）等。
- 图案：包括底纹、颜色、图案、填充等。
- 保护：包括锁定、隐藏等。

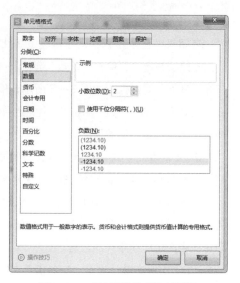

图 3-77 "单元格格式"对话框

（2）行高和列宽的设置。默认情况下，工作表的所有单元格具有相同的宽度和高度。文本型数据超出列宽时，如果右侧单元格有数据，则超出部分将被隐藏。非文本型数据，如数值型数据，数据超出列宽时，整个单元格以"######"显示。可通过如下方法调整单元格的行高和列宽：

① 鼠标拖动。将鼠标指针移至两个列号或两个行号分界线上，鼠标指针呈现双向箭头，按住鼠标左键拖动分界线可以调整列宽和行高。用鼠标双击两个列号或两个行号分界线，自动调整分界线左侧的列宽或分界线上方的行高到最合适的列宽或最合适的行高。

注：用鼠标单击长安某一分界线，会显示有关的列宽度和行高度的信息。

② 精确设置。设置步骤：选中行、列或单元格，单击"开始"选项卡→"行和列"按钮，在下拉列表中选择一种设置，如"行高"，打开"行高"对话框，如图 3-78 所示，设置后单击"确定"按钮立即生效。

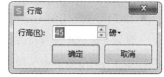

图 3-78 "行高"对话框

注：设置单元格的行高和列宽，就是设置单元格所在的整行或整列的行高或列宽。

（3）边框和底纹。前面已经了解，边框和底纹设置在"单元格格式"对话框中。

① 设置边框。工作表的单元格框线在模拟显示和打印时是看不到的，需要专门设置。设置步骤为：选定数据区→右击选区弹出快捷菜单→选择"设置单元格格式"命令，弹出"单元格格式"对话框，选择"边框"选项卡，根据情况在其中选择：线条样式、线条颜色、整体设置（无、外边框、内部）、局部设置（上、下、左、右、中横、中竖、左斜、右斜），最后单击"确定"按钮完成，如图 3-79 所示。

② 设置底纹。同边框设置步骤相同，设置底纹的对话框如图 3-80 所示。有关底纹的构成和设置方法在"WPS 文字"中已做介绍，大家可以参照完成。

（4）条件格式。条件格式是指单元格的数据自动按条件呈现相应指定格式，通常以单元格底纹或字体颜色作为设置格式。例如：当指定条件为真时，单元格底纹为深灰色。当成绩低于 60 分时，字体颜色为红色标记等。

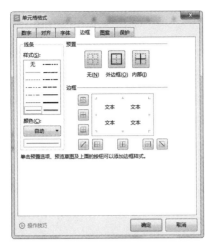　　　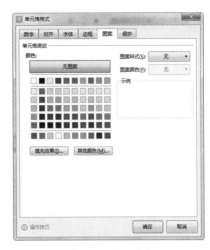

图 3-79　设置边框　　　　　　　　　　图 3-80　设置底纹

① 设置条件格式：选中欲设置的数据区域→单击"开始"选项卡→"条件格式"按钮→在下拉列表中选择一个规则（如"突出显示单元格规则"）→在下级列表中选择条件关系，如"大于"，立即打开相应条件设置对话框，如图 3-81 所示，在其中设置条件值和格式内容，最后单击"确定"按钮完成。

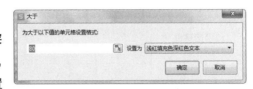

图 3-81　条件设置对话框

② 清除条件格式：选中欲清除的数据区域→单击"开始"选项卡→"条件格式"按钮→在下拉列表中选择"清除规则"→在下级列表中选择"清除所选单元格的规则"即可。

（5）单元格样式。WPS 表格的单元格样式功能同 WPS 文字的样式功能类似，是预先设置好的单元格格式，格式包括字体、字型、字号、对齐方式、边框、图案等的设置，这些样式有：数据和模型样式、标题样式、主题单元格样式、数字格式等。当不同的单元格需要重复使用同一格式时，逐一设置浪费时间，如果利用系统的"样式"功能，便可提高工作的效率。

设置步骤为：选定数据区，单击"开始"选项卡→"单元格样式"按钮，在下拉列表中选择一种样式即可。

（6）表格样式。WPS 表格的表格样式与单元格样式类似，是预先设置好的表格各种预设样式，利用它可以快速地对工作表进行格式化，使表格瞬间变得美观大方。设置步骤如下：选中要设置格式的单元格或区域，在"开始"选项卡下单击"表格样式"按钮，展开下拉列表，如图 3-82 所示，选择一种样式并单击即可应用。

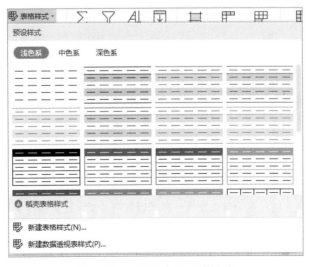

图 3-82　"表格样式"下拉列表

3.3.3 公式与函数

1. 公式

公式是 WPS 表格中数据计算和分析的运算表达式，运用它可以对表格数据进行加、减、乘、除等运算，也可以对文本进行比较等运算。

（1）公式的组成。公式是以"="开头，后面跟表达式，即"=表达式"。表达式是由运算符把常数、函数、单元格引用等连接起来的有意义的式子。在单元格中输入公式后，按回车键立即计算表达式，并将计算结果显示在单元格中。函数是公式的重要成分。公式包含操作数、运算符。

① 操作数：可以是常数、单元格引用、区域名、函数等。

② 运算符：运算符类型、表示形式及优先级见表 3-7。

表 3-7 运算符类型、表示形式及优先级

类　　型	表示形式	优　先　级
算术运算符	%（百分比）、^（乘幂）、*（乘）、/（除）、+（加）、-（减）	从高到低依次为：（百分比，乘幂）→（乘，除）→（加，减），优先级相同时，按从左到右顺序计算
关系运算符	=（等于）、>（大于）、>=（大于等于）、<=（小于等于）、<（小于）、<>（不等于）（进行比较运算，结果返回逻辑值"TRUE"或"FALSE"）	优先级相同
文本字符运算符	&（它将两个或多个文本连接为一个文本）	
引用运算符	:（区域）、,（联合）、空格（交叉）	从高到低依次为：区域→联合→交叉

说明：

- 关系运算符比较规则：数值型——按照数值大小进行比较；日期型——昨天<今天<明天；时间型——过去<现在<未来；文本型——按照字典顺序比较
- 引用运算符：引用单元格由多个单元格构成的一个或多个区域的引用，见表 3-8。

表 3-8 引用运算符

引用运算符	含　　义	示　　例
:（区域）	两个引用所代表的矩形左上角和右下角的矩形区域	SUM(A1:C3)
,（联合）	引用对象为多个引用构成	SUM(A1,C3)
空格（交叉）	引用对象为几个区域的公共部分（见图 3-83）	SUM(A1:C4,B2:D3)

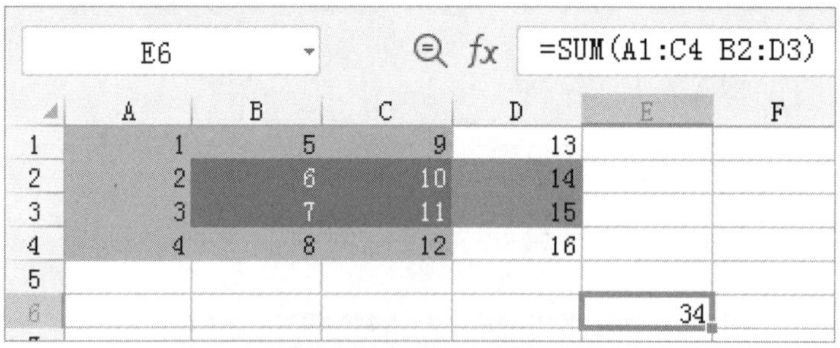

图 3-83　交叉引用运算符示例

- 各种类型的运算符优先级从高到低依次为：算术运算符 > 文本运算符 > 关系运算符。

（2）公式的使用。

① 公式创建。操作步骤：首先选定公式所在的结果单元格，其次输入"="，然后输入表达式。表达式中如果涉及单元格引用，可以手工输入单元格名称，也可以用鼠标直接单击所需单元格自动输入，完成后按

回车键立即显示公式计算结果。

② 公式编辑。可以直接双击公式所在单元格进行编辑，也可以选中公式所在单元格后在编辑栏进行输入、修改等编辑。

③ 公式错误与处理。公式在执行时，WPS表格会自动检查公式的合规性，如果出现错误，例如：除数为零，会在发生错误的单元格左上角显示一个三角符号，单击该单元格会在其旁边出现一个按钮感叹号按钮，单击此按钮，出现如图3-84所示的下拉菜单，上方是发生错误的错误标识和错误原因描述，下方是可采取的应对处理方法，根据需要选择"在编辑栏中编辑""忽略错误""错误检查选项"等选项。

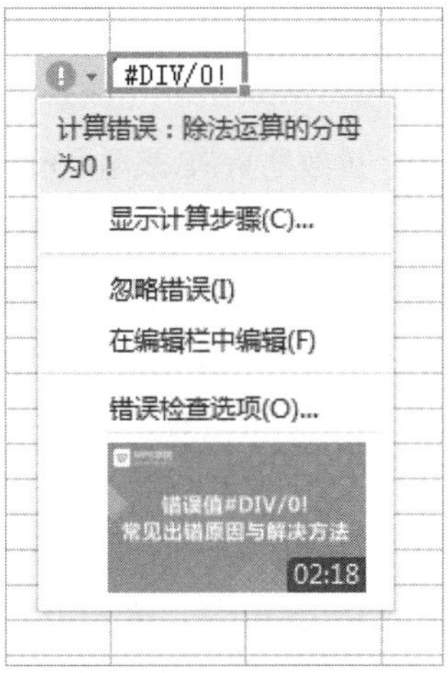

常出现错误的值如下：

- #DIV/0！：除数为0错误。
- #N/A：数值对函数或公式不可用。
- #NAME？：不能识别公式中的文本。
- #NULL！：使用了并不相交的两个区域的交叉引用。
- #NUM！：公式或函数中使用了无效数字值。
- #REF！：无效的单元格引用。
- #VALUE！：使用了错误的参数或操作数类型。
- #####：列不够宽，或者使用了负的日期或负的时间。

图 3-84 错误更正及选项

④ 复制公式。复制公式可以避免大量重复输入相同公式的操作，方法有以下两种：

方法一：利用填充柄。操作方法为：选定公式所在单元格，拖动其填充柄到其他单元格。

方法二：利用"复制""粘贴"命令或按钮。操作方法为：选定公式所在单元格，选择"复制"命令，在粘贴公式的目标单元格右击，选择"粘贴"命令。

在粘贴公式的过程中，默认粘贴单元格的全部格式和数据，但系统还允许进行选择性粘贴，即只粘贴源单元格的某些成分。在粘贴操作时，在快捷菜单中选择"选择性粘贴"命令，打开"选择性粘贴"对话框。在对话框中进行具体的选择，然后单击"确定"按钮。

⑤ 单元格数据引用地址，有多种引用方式：相对引用地址、绝对引用地址、混合引用地址、多维引用地址。

相对引用地址：是WPS表格默认的引用方式。它的特点是在复制或移动公式时，该地址会根据移动的位置自动调节。例如：假如H3单元格的公式为"=E3+F3"，现将H3内容复制到H4单元格，则复制到H4单元格的公式变为"=E4+F4"。又比如：假如K29单元格的公式为"=K27+K28"，现将K29内容复制到L29单元格，则复制到L29单元格的公式变为"=L27+L28"。表明结果单元格与引用单元格存在物理空间的相对一致性。

绝对引用地址：是在行号和列号前都加上"$"符号，如$E$3。它的特点是在复制或移动公式时，该地址始终保持不变。例如：假如H3单元格的公式为"=E3*F$3"，现将H3内容复制到H4单元格，则复制到H4单元格的公式变为"=E4*F3"。又比如：假如K29单元格的公式为"=K27*K28"，现将K29内容复制到L29单元格，则复制到L29单元格的公式变为"=L27*K28"。

混合引用地址：是在行号或列号前加上"$"符号，如：E$3表示列号相对行号绝对，即复制或移动公式时，列号相对变化，行号绝对不变。$E3表示列号绝对行号相对，即复制或移动公式时，列号绝对不变，行号相对变化。它的特点是相对引用地址和绝对引用地址混合使用。

多维引用地址：表示公式中引用的单元格或区域来自不同的工作表或不同的工作簿。引用形式为"［工作簿名］工作表名！单元格引用"。工作簿名用方括号括起，工作表名与单元格引用之间用感叹号间隔。如

"［销售 .et］一月销售明细表! D5"表示引用对象为"销售"工作簿中的"一月销售明细表"中的D5单元格。如果是同一工作簿的不同工作表的区域的引用，可用"工作表名！单元格引用"来表示。例如公式"=SUM（Sheet1:Sheet6!D5）"表示求从Sheet1到Sheet6每个工作表中的D5单元格数据的和。

> **注意**
>
> 单元格的相对、绝对、混合三种引用可以通过按【F4】功能键进行转换。操作方法：鼠标单击定位到公式中的某一引用上，然后按【F4】功能键进行轮流切换，直到需要的引用形式为止。

2. 函数

函数是WPS表格中预定义并内置的公式，WPS表格中自带了很多函数。通常情况下，使用函数对数据进行计算比设计公式更为便捷。这些函数按类别可分为：财务、日期与时间、数学与三角函数、统计、查找与引用、数据库、工程、信息、逻辑、文本等。

函数的一般形式为"函数名（参数1，参数2，…）"，参数是函数要处理的数据，它可以是常数、单元格、区域名和函数。

（1）常用函数。

- SUM：对数值求和，是默认函数。
- COUNT：统计数据个数。
- AVERAGE：求数值平均值。
- MAX：求最大值。
- MIN：求最小值。
- PRODUCT：求数值的乘积。
- AND：多条件与函数。当所有条件均为TRUE，则返回TRUE；否则返回FALSE。
- IF：逻辑判断分支函数。根据逻辑判断的真假值返回不同结果。
- NOT：对其后参数计算结果的逻辑值求反。
- OR：多条件或函数。只要有一个条件为TRUE，则返回TRUE；否则返回FALSE。

（2）使用函数。函数的使用有两种方法：

方法一：直接输入。直接在单元格或编辑栏输入函数，但必须首先输入"="，然后再输入函数，如图3-85所示。

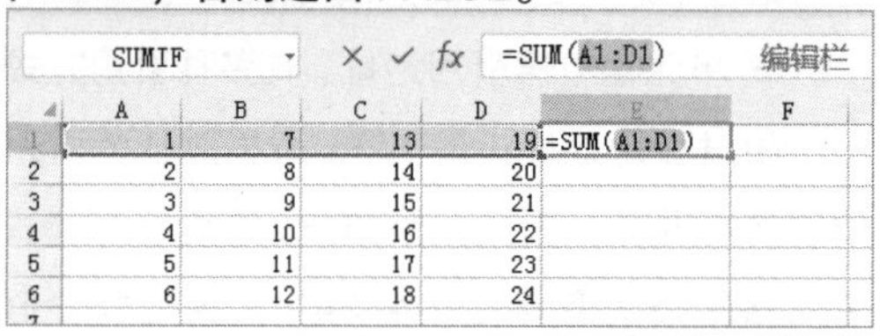

方法二：插入函数。首先单击结果单元格，单击"公式"选项卡，在功能区单击相应函数类型按钮，从中选择需要函数，

图3-85 直接输入求和函数

或者单击"插入函数"按钮（在编辑栏中也有此按钮），弹出"插入函数"对话框，如图3-86所示，选择函数类别和函数，如"常用函数"类别下的求平均值函数"AVERAGE"，单击"确定"按钮，弹出"函数参数"设置对话框，如图3-87所示。

直接输入参数"A1:D1"或用鼠标在工作表框选需要数据区实现自动输入，单击"确定"按钮完成函数插入，并立即在结果单元格显示计算结果。

（3）函数嵌套。WPS表格中函数可以嵌套使用。以IF函数的嵌套为例：

IF函数功能：如果指定条件的计算结果为TRUE，则返回某个值；如果指定条件的计算结果为FALSE，则返回另一个值。语法如下：

函数语法：IF(logical_test,［value_if_true］,［value_if_false］)

参数含义：

- logical_test：必需。计算结果为TRUE或FALSE的任意值或表达式。

第 3 章 WPS Office 办公处理软件

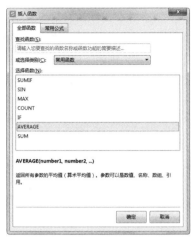

图 3-86 "插入函数"对话框

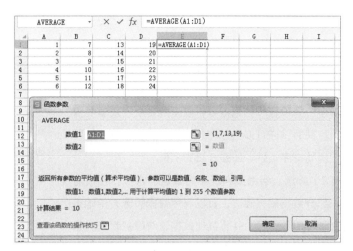

图 3-87 "函数参数"设置对话框

- value_if_true：可选。logical_test 参数的计算结果为 TRUE 时所要返回的值。
- value_if_false：可选。logical_test 参数的计算结果为 FALSE 时所要返回的值。

例如，在计算学生成绩等级时，如果成绩大于等于 60，则该生成绩等级为及格，否则为不及格。如果成绩在 A1 单元格，结果在 B1 单元格，则在 B1 单元格中输入公式 =IF(A1>=60," 及格 "," 不及格 ")。如果再添加一个成绩等级。成绩 85 分（含）以上时，其等级为优秀，在 85 分至 60 分（含）之间时，等级为及格，在 60 分以下时，等级为不及格。此时，可在单元格 B1 中输入公式 =IF(A1>=85," 优秀 ",IF(A1>=60," 及格 "," 不及格 "))。

3.3.4 数据管理

1. 数据的排序与筛选

（1）排序。在实际应用中，为了方便查找和使用数据，可以对 WPS 表格（数据清单）按一定顺序进行重新排列。排序分升序和降序两种，作为排序依据的列名（字段）通常称为关键字，默认的排序规则如下：

- 数值：从最小的负数到最大的正数。
- 文本（包含数字文本）：按 ASCII 表顺序。其中，英文字母按字母顺序排序，默认不区分大小写。
- 汉字：按拼音首字母排序或笔画排序。
- 时间：按先后排序。
- 逻辑值：FALSE 在 TRUE 之前。

数据排序有两种形式：简单排序和复杂排序。

① 简单排序：是指对一个关键字（单一字段）进行升序或降序排序。操作步骤如下：将光标定位在数据清单中关键字所在列的任一单元格，单击"数据"选项卡，在功能区直接单击"排序"按钮，则按升序排列。如果单击排序旁侧下拉箭头，可以选择按"降序"或"自定义排序"方式排序。

─ 注 意 ─────────────────────────────
    排序前，千万不要选中部分区域，如某列、某行或某区域，这样排序后会出现数据"张冠李戴"混乱现象。所以，排序前，要么选中全部数据，要么选中一个单元格。

② 复杂排序：是指对一个以上关键字（多个字段）进行升序或降序排序。此时将关键字分为"主要关键字"和"次要关键字"。当"主要关键字"的数值相同时，按照"次要关键字"的数值次序进行排列。如果"次

要关键字"的数值还相同,可以再增加下一个"次要关键字",如此下去,形成多关键字排序。

以图3-66"医生基本情况"数据清单为例,多重复杂排序的操作步骤如下:将光标定位在数据清单中任一单元格,单击"数据"选项卡,在功能区单击排序旁侧下拉箭头,选择"自定义排序"项,打开"排序"对话框,设置"主要关键字"的"列(字段)"、"排序依据"和"次序"等。单击"添加条件"可以增加"次要关键字"的设置(如果需要可以设置多个"次要关键字")。同时,还可以通过"选项""数据包含标题"等设置辅助排序条件,如图3-88所示。

(2)筛选。当数据列表中的数据非常多,用户对其中一部分数据感兴趣时,可以利用数据筛选方便地查找符合条件的数据行,并将其他数据暂时隐藏起来。当筛选条件被清除时,隐藏的数据又恢复显示。筛选有自动筛选和高级筛选两种。自动筛选可以实现单个字段筛选及多个字段的"逻辑与"关系筛选(同时满足多个条件),操作简便,能满足大部分应用需求;高级筛选能实现多字段的"逻辑或"关系筛选(满足任意一个或几个条件),操作复杂,需要在数据清单以外区域建立一个条件区域。

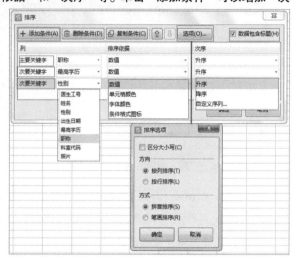

图 3-88 设置排序

① 自动筛选。以图3-66所示"医生基本情况"数据清单为例,筛选出最高学历为"研究生"的"女"同志,操作步骤如下:将光标定位在数据清单中任一单元格,切换到"开始"选项卡,单击功能区"筛选"按钮上半部漏斗图标,立即在数据清单标题字段旁出现筛选箭头(注:再单击漏斗图标则取消筛选箭头),如图3-89所示。单击"性别"的筛选箭头,选择"女",按【Enter】键确定,再单击"最高学历"的筛选箭头,选择"研究生",按【Enter】键确定,如图3-90所示。

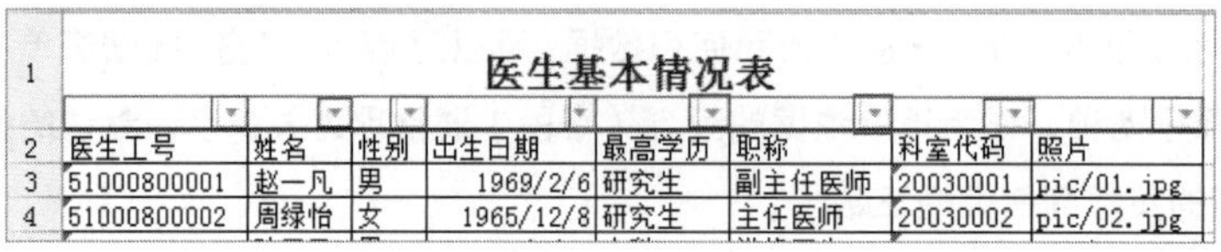

图 3-89 标题字段旁的筛选箭头

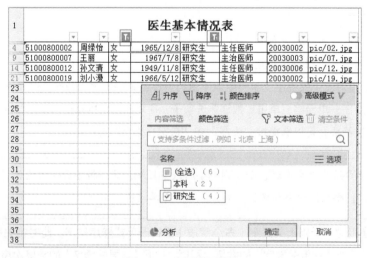

图 3-90 高级学历筛选

② 高级筛选。以图 3–66“医生基本情况”数据清单为例，筛选出 1970 年以前出生的女职工和 1970 年以后出生的男职工，操作步骤如下：

- 建立条件区域。在数据清单外空白区域建立条件区域。条件区域输入筛选条件时，首行输入条件字段名，从第 2 行起输入筛选条件，如图 3–91 所示。同行的条件关系为“逻辑与”，不同行的条件关系为“逻辑或”。
- 切换到“开始”选项卡→单击功能区“筛选”按钮下半部→选择“高级筛选”，在弹出的“高级筛选”对话框中设置“列表区域”（源数据清单）“条件区域”（刚创建的）“复制到”（存放结果的目标区域左上角单元格）等，单击“确定”按钮，如图 3–91 所示。
- 筛选结果如图 3–91 所示。

医生基本情况表

医生工号	姓名	性别	出生日期	最高学历	职称	科室代码	照片
51000800001	赵一凡	男	1969/2/6	研究生	副主任医师	20030001	pic/01.jpg
51000800002	周绿怡	女	1965/12/8	研究生	主任医师	20030002	pic/02.jpg
51000800003	孙无风	男	1968/9/29	本科	进修医生	20030003	pic/03.jpg
51000800004	李扑清	男	1964/8/23	本科	主治医师	20030006	pic/04.jpg
51000800005	蔡刚	男	1957/8/6	研究生	副主任医师	20030001	pic/05.jpg
51000800006	唐勇	男	1976/2/19	研究生	进修医师	20030002	pic/06.jpg
51000800007	王丽	女	1967/7/8	研究生	主治医师	20030003	pic/07.jpg
51000800008	陶力	男	1948/4/6	研究生	副主任医师	20030006	pic/08.jpg
51000800009	付阳	女	1979/3/7	本科	进修医师	20030003	pic/09.jpg
51000800010	黄国栋	男	1966/11/17	研究生	主治医师	20030006	pic/10.jpg
51000800011	孙洋	女	1989/11/5	本科	实习医生	20030006	pic/11.jpg
51000800012	孙文清	女	1949/11/8	研究生	主任医师	20030006	pic/12.jpg
51000800013	邹文军	男	1965/11/4	本科生	副主任医师	20030001	pic/13.jpg
51000800014	李刚	男	1964/1/2	研究生	主治医生	20030004	pic/14.jpg
51000800015	王胜利	男	1959/12/1	本科生	主任医师	20030005	pic/15.jpg
51000800016	翁健身	男	1960/2/12	本科生	进修医生	20030004	pic/16.jpg
51000800017	钱通	男	1962/3/24	研究生	主治医生	20030004	pic/17.jpg
51000800018	蒋小洲	男	1961/4/12	研究生	副主任医师	20030005	pic/18.jpg
51000800019	刘小漫	女	1966/5/12	研究生	主治医师	20030002	pic/19.jpg
51000800020	周文滨	男	1976/12/2	研究生	实习医生	20030001	pic/20.jpg

医生工号	姓名	性别	出生日期	最高学历	职称	科室代码	照片
51000800002	周绿怡	女	1965/12/8	研究生	主任医师	20030002	pic/02.jpg
51000800006	唐勇	男	1976/2/19	研究生	进修医师	20030002	pic/06.jpg
51000800007	王丽	女	1967/7/8	研究生	主治医师	20030003	pic/07.jpg
51000800012	孙文清	女	1949/11/8	研究生	主任医师	20030006	pic/12.jpg
51000800019	刘小漫	女	1966/5/12	研究生	主治医师	20030002	pic/19.jpg
51000800020	周文滨	男	1976/12/2	研究生	实习医生	20030001	pic/20.jpg

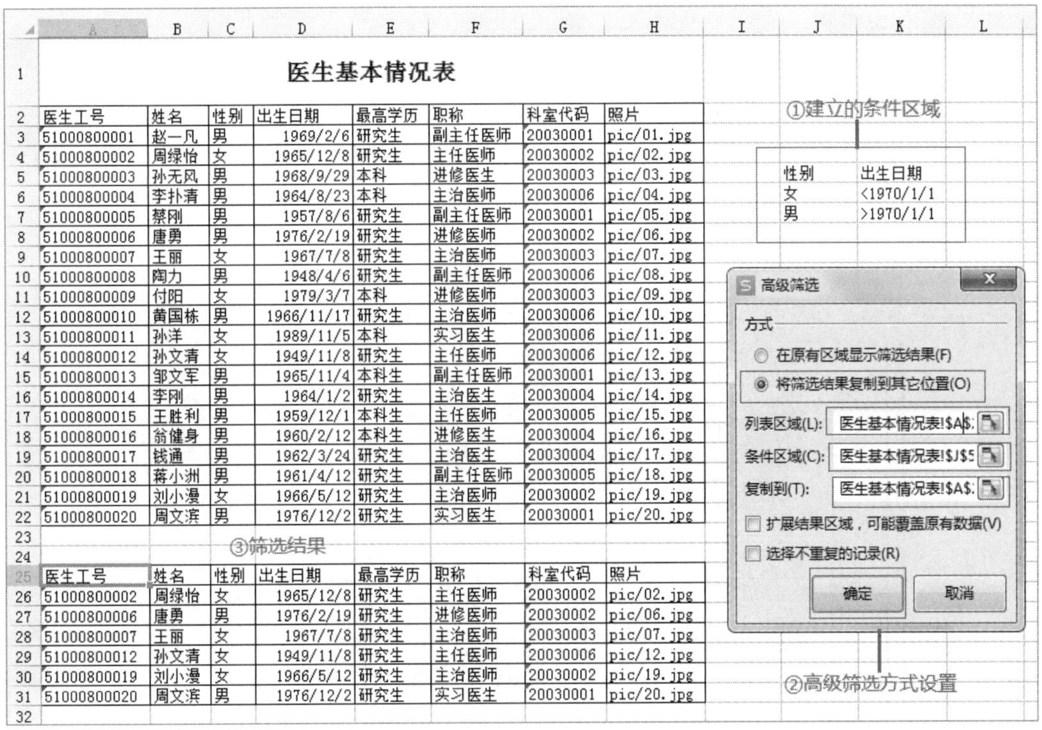

图 3–91 “高级筛选”示例

2. 分类汇总

分类汇总是指先按某一字段进行排序使数据记录按该字段归类，然后对各个不同类进行汇总。比如：仓库管理统计各类产品的库存总量，单位按部门汇总工资，学校按班级汇总成绩等。所以，分类汇总必须先分类，即按某一字段排序，把相同类别的数据放在一起，然后再进行汇总，如：求和、求平均值、统计个数等汇总计算。针对同一个分类字段，可进行多种方式的汇总。分类汇总有两种形式：简单汇总和嵌套汇总。

（1）简单汇总：是指对数据清单中的一个或多个字段仅进行一种方式的汇总。

打开“学生成绩表 .et”，如图 3–92 所示，求各专业各门课的平均分。

操作步骤如下：将光标定位在数据清单中分类字段“专业”所在列的任一单元格，单击“数据”选项卡下功能区“排序”按钮，按“专业”字段值排序。单击“数据”选项卡下功能区“分类汇总”按钮，弹出“分类汇总”对话框，按图 3–93 所示设置分类字段为“专业”、汇总方式为“平均值”、选定汇总项为“化学”“生物”“英语”，然后单击“确定”按钮。

	A	B	C	D	E	F	G	H
1	学生成绩表							
2	学号	姓名	班级	性别	专业	化学	生物	英语
3	2021020101	赵小睿	信2101	女	信息管理与信息系统	95	89	92
4	2021010104	崔翔	预2101	男	预防医学	88	94	87
5	2021030201	沈泽清	生2101	男	生物医学工程	87	65	90
6	2021020107	邓钟语	信2101	男	信息管理与信息系统	75	81	88
7	2021030206	王迪	生2101	女	生物医学工程	63	56	68
8	2021010106	李润琴	预2101	女	预防医学	82	88	94
9	2021020108	申一凯	信2101	男	信息管理与信息系统	68	80	73
10	2021030205	张朋燕	生2101	女	生物医学工程	73	60	78
11	2021010101	曹军	预2101	男	预防医学	93	85	98
12	2021030105	王玲	生2102	男	生物医学工程	73	80	78
13	2021010105	赵迪	预2101	女	预防医学	87	86	92
14	2021030207	陆梦盈	生2101	男	生物医学工程	58	75	63
15	2021010102	吴敏	预2101	女	预防医学	51	69	60
16	2021030101	方建军	生2102	男	生物医学工程	88	75	83
17	2021020106	张泽宇	信2101	男	信息管理与信息系统	76	68	87
18	2021020102	黎东初	信2101	男	信息管理与信息系统	88	77	83
19	2021030104	邹霞	生2102	女	生物医学工程	95	86	91
20	2021010107	牛峰	预2101	男	预防医学	82	66	87
21	2021030106	吴黎可	生2102	男	生物医学工程	63	51	68
22	2021020109	韩兴旺	信2101	男	信息管理与信息系统	65	86	77

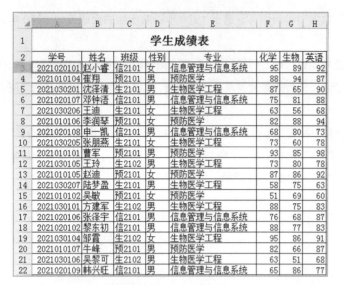

图 3–92　学生成绩表

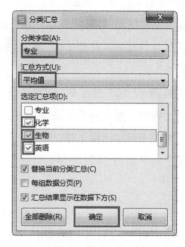

图 3–93　简单汇总的“平均值”设置

简单汇总结果如图 3–94 所示。

分类字段　①先按分类字段排序

	A	B	C	D	E	F	G	H
1	学号	姓名	班级	性别	专业	化学	生物	英语
2	2021030201	沈泽清	生2101	男	生物医学工程	87	65	90
3	2021030206	王迪	生2101	女	生物医学工程	63	56	68
4	2021030205	张朋燕	生2101	女	生物医学工程	73	60	78
5	2021030105	王玲	生2102	男	生物医学工程	73	80	78
6	2021030207	陆梦盈	生2101	男	生物医学工程	58	75	63
7	2021030101	方建军	生2102	男	生物医学工程	88	75	83
8	2021030104	邹霞	生2102	女	生物医学工程	95	86	91
9	2021030106	吴黎可	生2102	男	生物医学工程	63	51	68
10					**生物医学工程 平均值**	75	68.5	77.4
11	2021020101	赵小睿	信2101	女	信息管理与信息系统	95	89	92
12	2021020107	邓钟语	信2101	男	信息管理与信息系统	75	81	88
13	2021020108	申一凯	信2101	男	信息管理与信息系统	68	80	73
14	2021020106	张泽宇	信2101	男	信息管理与信息系统	76	68	87
15	2021020102	黎东初	信2101	男	信息管理与信息系统	88	77	83
16	2021020109	韩兴旺	信2101	男	信息管理与信息系统	65	86	77
17					**信息管理与信息系统 平均值**	77.8	80.2	83.3
18	2021010104	崔翔	预2101	男	预防医学	88	94	87
19	2021010106	李润琴	预2101	女	预防医学	82	88	94
20	2021010101	曹军	预2101	男	预防医学	93	85	98
21	2021010105	赵迪	预2101	女	预防医学	87	86	92
22	2021010102	吴敏	预2101	女	预防医学	51	69	60
23	2021010107	牛峰	预2101	男	预防医学	82	66	87
24					**预防医学 平均值**	80.5	81.3	86.3
25					**总平均值**	77.5	75.9	81.9

②再按分类字段求各门课的平均值

图 3–94　简单汇总结果

分级显示汇总数据：在分类汇总表的左侧可以看到分级显示的“123”三个按钮标志。“1”代表总计，“2”代表分类合计，“3”代表明细数据。单击按钮“1”，只显示总汇总结果，隐藏其他内容；单击按钮“2”，只显示总汇总结果和各类汇总结果，其余隐藏；单击按钮“3”，显示全部数据和汇总结果。单击“+”和“–”按钮，可以展开或折叠所辖内容。分级显示和隐藏数据也可以通过功能区的“展开明细”和“折叠明细”按钮实现。

（2）嵌套汇总：是指对同一字段进行多种方式的汇总。

例如：在前面“简单汇总”基础上增加统计各专业参加考试的人数。整个过程需要分两次进行分类汇总，先按前面“简单汇总”的方法求平均值，再在平均值汇总的基础上进行计数汇总。

操作步骤如下：按"简单汇总"的方法进行平均值汇总。再在平均值汇总的基础上统计各专业参加考试人数：将光标定位在数据清单中，单击"数据"选项卡下功能区"分类汇总"按钮，弹出"分类汇总"对话框，按图3-95所示设置分类字段为"专业"、汇总方式为"计数"、选定汇总项为"姓名"（也可是其他字段），去掉"替换当前分类汇总"复选框的勾选，然后单击"确定"按钮。嵌套汇总结果如图3-96所示。

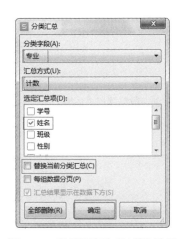

图3-95　嵌套汇总的"计数"设置

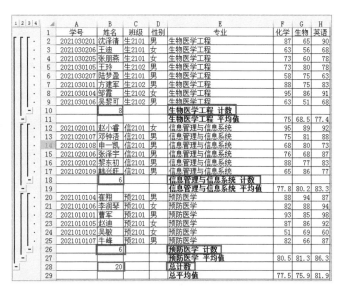

图3-96　嵌套汇总结果

（3）清除分类汇总。如果想清除已经存在的分类汇总，恢复数据清单原貌，可以再次进入"分类汇总"对话框，单击"全部删除"按钮即可。

3. 数据透视表和数据透视图

（1）数据透视表。分类汇总适合按一个字段进行分类，对一个或多个字段进行汇总。如果要对多个字段进行分类并汇总，就需要用到数据透视表工具。

例如：分类统计"学生成绩表"各专业的男生、女生的人数。操作步骤如下：

① 将光标定位在需要建立数据透视表的数据清单中任意一个单元格。

② 单击"数据"选项卡的功能区的"数据透视表"按钮，弹出"创建数据透视表"对话框，如图3-97所示。

③ 在"创建数据透视表"对话框中设置：勾选"请选择单元格区域"单选按钮，在下方文本框中输入或使用鼠标选取区域引用地址（通常这些都已默认设置）。在"请选择放置数据透视表的位置"组中选择"新工作表"单选按钮，然后单击"确定"按钮，立即进入新工作表下创建数据透视表环境，如图3-98所示。

其中：

- 筛选器：是在数据透视表中用于按页筛选的源数据列表中的字段。
- 行：是在数据透视表中指定为行方向的源数据列表中的字段。
- 列：是在数据透视表中指定为列方向的源数据列表中的字段。
- 值：是在数据透视表中需要汇总的字段，如求和、求平均值、计数等。

④ 在工作表右侧"字段列表"窗口，将"专业"字段拖到下方"行"处，将"性别"字段拖到"列"处，再将"性别"字段拖到"值"处，并使其汇总方式为"计数"。立即在左侧自动同步形成数据透视结果（数据透视表），如图3-99所示。

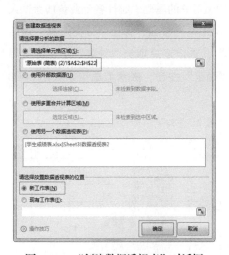

图3-97 "创建数据透视表"对话框

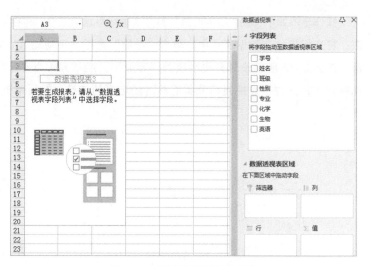

图3-98 创建数据透视表环境

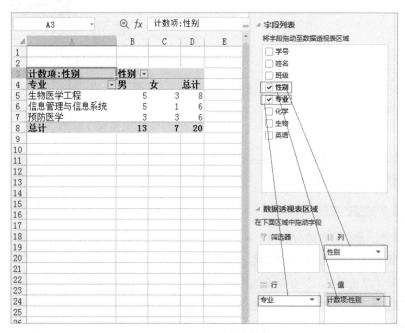

图3-99 数据透视表创建过程和结果

（2）数据透视图：是对数据透视表的汇总数据进行可视化图表表示，以便用户能够更直观地查看比较数据，观察其变化趋势。数据透视图的创建步骤：

① 选中数据透视表数据

② 单击"插入"选项卡，在功能区单击"数据透视图"按钮，弹出"图表"对话框。

③ 在"图表"对话框中选择图标类型和图表样式。

如图3-100所示数据透视图为前面数据透视表对应的数据透视图。

如果分类统计"学生成绩表"各专业各班级的男生、女生的人数，数据透视表又如何创建呢？

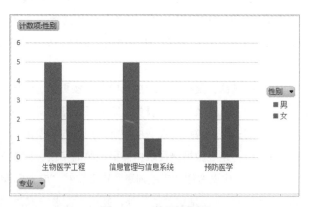

图3-100 数据透视图

3.3.5 数据可视化——图表

1. 创建图表

WPS 表格能够将电子表格中的数据转换成各种类型的统计图表，更直观地揭示数据之间的关系，反映数据的变化规律和发展趋势，使用户能一目了然地进行数据分析。当工作表中的数据发生变化时，图表会相应改变，不需要重新绘制。

WPS 表格为用户提供了大量的图表类型，每一种图表类型又有若干种子类型。创建的图表有两种存在形式：一种是嵌入式图表，它和创建图表的数据源放置在同一张工作表中；另一种是独立图表，通过一张新建的工作表专门存放图表。

图表的组成示例如图 3-101 所示。

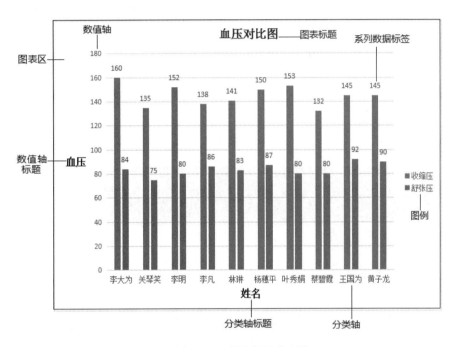

图 3-101　图表的组成示例

- 图表区：包含所有对象的图表区域。
- 图表标题：整个图表的标题。
- 系列数据标签：用来表示不同类别下不同系列的图例数值。
- 坐标轴：包括"分类轴（X 轴）"和"数值轴（Y 轴）"，用来表示图形数据的隶属关系。如果是三维图表，还会有第三坐标轴"Z 轴"。饼图没有坐标轴。
- 网格线：包括"主轴主要水平网格线""主轴主要垂直网格线""主轴次要水平网格线""主轴次要垂直网格线"，用来参照查看比较图形尺寸数据辅助线。
- 图例：用于标记区分不同数据系列的符号及说明，通常以图案、颜色和配以文字表示，每一个数据系列的名字（字段名）作为图例的标题，可以把图例移到图表中的任何位置。

创建图表的一般步骤是：先选定创建图表的数据区域。选定的数据区域可以连续，也可以不连续。但要注意：如果选定的区域不连续，每个区域的行范围或列范围应相同。选定的区域应该包含数据系列字段类别名（纵向）和数据记录名（横向），以说明图表中图示数据的含义。

下面以"医院管理信息工作簿 .et"的"高血压病例表"工作表中部分病人的"收缩压""舒张压"创建

一个二维簇状柱形图。操作步骤如下：

（1）先选定 B1:B11 区域，按住【Ctrl】键再选定 E1:F11 区域，这两块不连续数据区域作为要创建图表的数据区域。

（2）单击"插入"选项卡→"插入柱形图"按钮→"簇状柱形图"按钮，如图 3-102 所示，立即插入一个"二维簇状柱形图"，如图 3-103 所示。

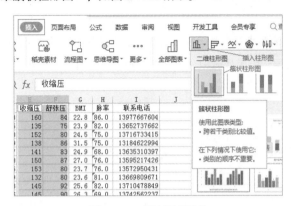

图 3-102　插入图表操作

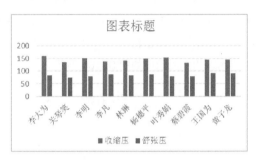

图 3-103　插入的二维簇状柱形图

当然，也可以单击"全部图表"下拉按钮打开"图表"对话框，在对话框中选择要创建图表类型，如图 3-104 所示。

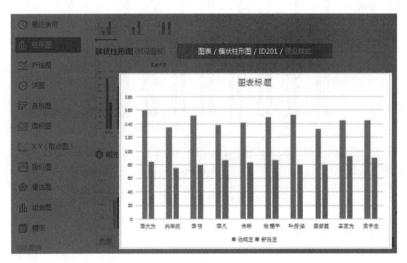

图 3-104　在"全部图表"中插入图表

2. 图表中数据的编辑

编辑图表是指对图表及图表中各个对象的编辑，包括数据的增加、删除，图表元素的添加，图表类型的更改，图表的缩放、移动、复制、删除、数据格式化等。

一般情况下，先选中图表，再对图表进行具体的编辑。当选中图表时，窗口顶部选项卡会增加 3 个选项卡：绘图工具、文本工具、图表工具，每个选项卡下的功能区又提供了许多功能按钮，用户可根据需要选择相应的按钮进行操作。

（1）编辑图表中的数据。

① 增加数据系列：先选中图表，在图表中任意位置右击，在弹出的快捷菜单中选择"选择数据"命令，打开"编辑数据源"对话框，如图 3-105 所示。单击 ＋（添加）按钮，打开"编辑数据系列"对话框。在对

话框中设置需要添加的系列名称和系列值，如添加"BMI"系列，系列值为"G2:G11"，如图 3-106 所示。

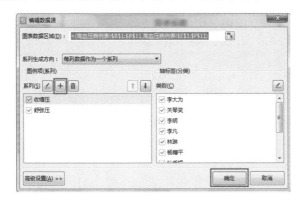

图 3-105　编辑图表数据源

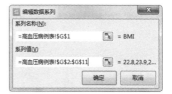

图 3-106　增加数据系列

② 删除数据系列：如果想删除图表中指定的某个数据系列，可直接单击该系列任意一个图形，然后按【Delete】键或右键快捷菜单"删除"命令。

③ 更改系列：同增加数据系列操作一致，先选中图表，在图表中任意位置右击，在弹出的快捷菜单中选择"选择数据"命令，打开"编辑数据源"对话框，在左侧已有系列列表框中选中要更改的系列，然后单击 （编辑）按钮，打开"编辑数据系列"对话框。在对话框中可以更改系列名称或将当前系列更换为另一种系列。

（2）更改图表的类型：先选中图表，单击"图表工具"选项卡，在功能区单击"更改类型"按钮，打开"更改图表类型"对话框。在对话框左侧选择需要的图表类型，然后在右侧窗格中选择需要的图表样式，单击"确定"按钮，立即获得更改后的图表效果。

（3）添加图表对象：先选中图表，单击"图表工具"选项卡，在功能区单击"添加元素"按钮，在下拉列表中选择欲添加的对象。例如：给图表添加分类轴标题为"姓名"、数值轴标题为"血压"，可以在下拉列表中选择"轴标题"→"主要横向坐标轴（主要纵向坐标轴）"→立即在图表相应位置增加文本框，输入标题名称即可。

（4）设置图表格式：是指对图表中各个对象进行文字、颜色、外观等格式的设置，图表对象包括：图表区、图表标题、图例、分类轴、数值轴、绘图区、网格线、系列图等已有的对象和后续可以添加进来的其他对象，如：分类轴标题、数值轴标题、数据标签等。设置这些对象格式大多采用：先选中图表，双击或右击要设置格式的图表对象，打开相应的格式设置对话框，在对话框中设置即可。

3.3.6　打印工作表

1. 页面设置

WPS 表格的页面设置同 WPS 文字的设置相似，工作表创建好后，可以按要求先进行页面设置或欲打印数据区域的设置和打印预览，最后打印出来。否则，WPS 表格将按默认的页面设置直接打印工作表。

页面设置操作步骤如下：

（1）切换到"页面布局"选项卡中的"页面设置"下拉按钮，如图 3-107 所示，立即打开"页面设置"对话框，如图 3-108 所示。

（2）"页面"选项卡的设置。

① "方向"组：预览或打印的工作表为横向页面还是纵向页面。

② "缩放"组：可以放大或缩小打印的内容。其中

- "缩放比例"：设置范围为 10% ~ 400%。100% 为正常大小，小于 100% 为缩小；大于 100% 为放大。

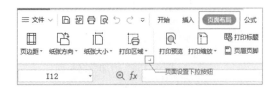

图 3-107 页面设置下拉按钮

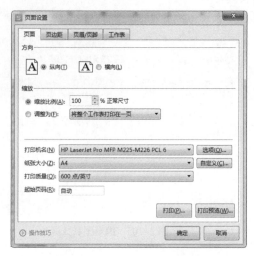

图 3-108 "页面设置"对话框

- "调整为":可以将工作表按选择调整要求进行适应性缩放调整和打印。调整方式包括"将整个工作表打印在一页""将所有列打印在一页""将所有行打印在一页""其他设置.."4个选择和设置。例如:选择"其他设置…",指定页宽为2,页高为2,表示将打印内容缩放到水平方向2页或垂直方向2页,在缩放比例约束下,满足其中之一即可。

③"纸张大小":选择或设置不同规格的打印纸张。

④"打印质量":设置每英寸打印的点数,数字越大,打印质量越好。

(3)"页边距"选项卡。

① 边距:设置有效打印区域边界距纸张页面边缘的距离,包括:"上"、"下"、"左"、"右"以及"页眉"和"页脚"距离纸张边缘的距离。

② 居中方式:设置打印的数据在纸张上是水平居中还是垂直居中方式,默认为靠上靠左对齐。

(4)"页眉/页脚"选项卡。

①"页眉"(或"页脚")下拉列表:可从其下拉列表框中选择设置。

②"自定义页眉"(或"自定义页脚")按钮:单击打开相应的对话框进行自行定义。在左、中、右文本框中可以输入自定的页眉或页脚,也可通过单击上方的按钮插入给定内容,如:页码、总页数、日期、时间、路径、文件名、标签名、工作表名、图片等。也可对插入对象进行格式设置,如:字体、设置图片格式等。

(5)"工作表"选项卡,如图 3-109 所示。

①"打印区域":设置工作表中需要打印的数据区域。

② 打印标题组。

- "顶端标题行":设置在每页开始都重复打印工作表的顶端标题行,适合长表格打印和浏览。
- "左端标题列":设置在每页左边都重复打印工作表的左端标题列,适合宽表格打印和浏览。

③ 打印组。

- "网格线":对没有设置框线的工作表,勾选时可以打印带表格线的表格,取消勾选时不打印表格线。
- "批注":设置是否打印批注内容。
- "单色打印":针对彩色打印机,勾选此项可减少打印时间。
- "错误单元格打印为":对错误单元格的打印处理。
- "行号列标":勾选时可以把打印数据区的行号和列标也打印出来,取消勾选则不打印行号和列标。

④ 打印顺序:对于大型工作表(超出一页宽和一页高的工作表),"先列后行"按照从上到下、从左到

右的顺序打印各页;"先行后列"则相反,按照从左到右、从上到下的顺序打印各页。默认为"先列后行"。

(6)"选项"按钮:提供了更为详细、高级的打印设置,如:在"选项"→"高级"→"页序"中可以设置打印时,是"从前向后"打印,还是"从后向前"打印;在"选项"→"打印快捷方式"→"每页打印页数"中可以设置每页纸张打印多少个工作表的页等。

2. 设置打印区域和分页

(1)设置打印区域。如果只想打印工作表中部分内容,而不是整个工作表,就要在打印前进行打印区域设置。

打印区域的设置有以下两种方法:

方法一,先进入设置对话框,再选择打印区域,步骤如下:

① 打开"页面设置"对话框→"工作表"选项卡→光标置于"打印区域"处;

② 直接输入打印区域或用鼠标在工作表中选择打印区域。当然,可以选择一个或多个打印区域。

方法二,先选择打印区域,再设为打印区域,步骤如下:

① 用鼠标或键盘选定要打印的一个或多个数据区域。

② 单击"页面布局"选项卡→"打印区域"下拉按钮,在下拉列表中选择"设置打印区域",立即将所选区域设为打印区域,如图 3-110 所示。

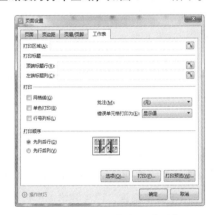

图 3-109 "工作表"选项卡

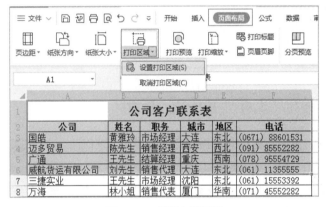

图 3-110 设置打印区域

> **注 意**
> 打印区域设置后,会随工作簿一同保存,下次打开后,设置的打印区域仍然有效。如果想取消打印区域,可单击"页面布局"选项卡→"打印区域"下拉按钮,在下拉列表中选择"取消打印区域"。

(2)添加、删除分页符。通常情况下,WPS 表格会对工作表按页面大小进行自动分页,如果想在需要处进行分页,就要用到人工分页。

① 插入水平或垂直分页符。操作步骤:单击"页面布局"选项卡→"分页预览"按钮,进入分页预览状态(视图),如图 3-111 所示。在要插入水平或垂直分页符的位置下边或右边选中一行或一列→单击"页面布局"选项卡→"插入分页符"下拉按钮→在下拉列表中选择"插入分页符"命令,分页处出现蓝色虚线。

> **注 意**
> 如果选定一个单元格,再单击"页面布局"选项卡→"插入分页符"下拉按钮→在下拉列表中选择"插入分页符"命令,则会在该单元格的左上角位置同时出现水平和垂直两条分页符。在"分页预览"状态下,可以直接拖动分页符线改变页区大小。

	A	B	C	D	E	F
1	公司客户联系表					
2	公司	姓名	职务	城市	地区	电话
3	国皓	黄雅玲	市场经理	大连	东北	(0671) 88601531
4	迈多贸易	陈先生	销售经理	西安	西北	(091) 85552282
5	广通	王先生	结算经理	重庆	西南	(078) 95554729
6	威航货运有限公司	刘先生	销售代理	大连	东北	(061) 11355555
7	三捷实业	王先生	市场经理	沈阳	东北	(061) 15553392
8	万海	林小姐	销售代表	厦门	华南	(071) 45552282
9	中通	林小姐	销售代理	天津	华北	(030) 35550297
10	红阳事业	王先生	市场助理	深圳	华南	(0571) 75559857
11	嘉元实业	刘小姐	结算经理	天津	华北	(091) 25559444
12	友恒信托	余小姐	市场经理	秦皇岛	华北	(089) 3877310
13	文成	唐小姐	销售代表	常州	华东	(056) 34988260
14	东旗	王先生	市场经理	深圳	华南	(0571) 20334560

图 3-111　分页预览视图

② 删除分页符。操作步骤：单击“页面布局”选项卡→“分页预览”按钮，进入分页预览状态。选择分页虚线的下一行或右一列的任何单元格，再单击“页面布局”→“插入分页符”下拉按钮→在下拉列表中选择“删除分页符”命令。

注 意

若要取消所有的手动分页符，可在“分页预览”状态下，单击“页面布局”→“插入分页符”按钮→在下拉列表中选择“重置所有分页符”命令，即可取消所有人工分页符，恢复系统默认分页状态。从“分页预览”状态下，再次单击“分页预览”按钮，可以返回到工作表正常编辑状态。

3.4　WPS 演示

演示文稿制作软件是基于帧播放的原理而设计的，它可以制作图、文、声、动画、视频并茂的演示文稿，使演示内容表现得更加富有影响力和感染力，从而达到良好的沟通效果。演示文稿既可以在计算机或投影屏幕上播放，也可打印成幻灯片或透明胶片。演示文稿制作软件已广泛应用于会议报告、课堂教学、广告宣传、产品演示等方面，它是办公自动化的有力工具。

类似于 Microsoft Office PowerPoint 演示文稿制作软件，WPS 演示文稿制作软件是 WPS Office 金山办公软件中的一个组成模块。

3.4.1　WPS 演示概述

WPS 演示是 WPS Office 办公自动化应用系统的一个组成部分。利用 WPS 演示系统可以制作出集文字、图形、图像、声音及视频剪辑等多媒体元素为一体的演示文稿，是深受欢迎的多媒体演示和幻灯片制作工具。

WPS 演示的启动、退出方法与 WPS Office 的其他应用程序基本相同。

1. WPS 演示启动

方法一：依次单击“开始”→“WPS Office”命令，打开 WPS Office 界面，单击“文件”→“新建”→“演示”→“新建空白演示”命令，启动 WPS 演示文稿应用程序。

方法二：双击已存在的 WPS 演示文稿用户文件，直接进入 WPS 演示文稿应用程序工作界面。

2. WPS 演示退出

方法一：单击"文件"菜单→"退出"→文件保存确认。

方法二：直接单击 WPS 演示窗口右上角"关闭"按钮→文件保存确认。

3. WPS 演示工作界面

WPS 演示工作界面包括标题栏、菜单、选项卡、功能区、命令按钮、幻灯片缩略图、幻灯片编辑区、备注区、状态栏以及状态栏右侧的视图切换按钮、幻灯片显示缩放调整按钮等，如图 3-112 所示。

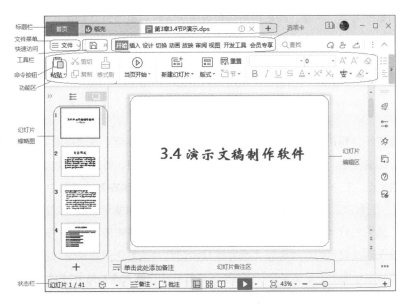

图 3-112 WPS 演示工作界面

4. WPS 演示基本概念

WPS 演示中的基本概念主要有：演示文稿、幻灯片、对象、版式、模板、母版等。

（1）演示文稿：是由 WPS 演示创建的文档，以 .dps 为文件扩展名。一个演示文稿文件包含若干张幻灯片，是幻灯片的集合。制作演示文稿的过程就是依次制作一张张幻灯片的过程。

（2）幻灯片：是指演示文稿中的每一单页。每张幻灯片都是演示文稿中既相互独立又相互联系的内容，幻灯片中既可以包含常用的文字和图表，还可以包含声音和视频等不同对象。

（3）对象：是幻灯片的重要组成元素。幻灯片中所插入的文字、图表、结构图、图形、表格以及其他元素，都可称之为对象。每一个对象在幻灯片中都有一个占位符（选中对象时以虚线框显示），可以进行对象选择、输入对象内容、修改对象属性，对对象进行移动、复制、删除等操作。

（4）版式：是指支撑幻灯片显示效果的格式和样式总称，它是由占位符组成，包括占位符的布局、排列、格式等，用户通过双击占位符输入或载入相应内容，如文本、图形、表格等。

演示文稿中的每张幻灯片都是基于某种自动版式创建的，WPS 演示提供了多种精心设计的幻灯片版式。在插入新幻灯片时，可以从 WPS 演示提供的"母版版式"和用途分类模板中选择一种来创建相应版式的幻灯片。也可为当前幻灯片设置版式布局（更换版式）：单击"开始"选项卡→功能区"版式"按钮。查看当前演示文稿每张幻灯片的版式：单击"设计"选项卡→"编辑母版"按钮，在左侧幻灯片缩略窗口显示当前演示文稿用到的主题母版及版式，鼠标指向某一版式将浮动显示该版式的名称和被哪些编号的幻灯片所采用。

（5）模板：是预先设计好的、带有格式的一组幻灯片构成的演示文稿。在新建演示文稿时，WPS 演示提供了丰富的线上线下模板，这些模板按主题和使用领域分门别类供用户选择。对已设计好的演示文稿，可以通过"设计"选项卡下的功能区按钮将某一模板的格式应用到当前打开的演示文稿的部分或所有幻灯片，也可通过"智能美化""更多设计""统一字体""配色方案""背景"等功能将某些格式应用到部分或所有幻灯片上。

（6）母版：每个演示文稿都有幻灯片母版、讲义母版和备注母版三种母版支撑。类似于传统相机的底片（胶片），母版中的信息决定了演示文稿中幻灯片共有的信息，母板中的主要部件有：幻灯片文本、页脚（如日期、时间和幻灯片编号）等占位符，还可插入新对象，如：用于制作水印效果的图片等，这些占位符和对象可以控制幻灯片对象的字体、字号、颜色（包括背景色）、阴影和项目符号样式等版式要素。改变母版，可以统一改变演示文稿的外观。单击"视图"选项卡下的某一母板（幻灯片母版、讲义母版、备注母版），即可进入该母板视图设置环境，对每一幻灯片对应的母板进行设置，设置完成后，单击"关闭"按钮返回到幻灯片编辑状态。

5. 演示文稿视图

演示文稿视图是系统为用户提供的编辑、浏览演示文稿的工作环境。在"视图"选项卡下功能区中包含有普通视图、幻灯片浏览视图、备注页视图和阅读视图4个视图按钮，每种视图对演示文稿都有各自的浏览显示方式和编辑处理重点，在一种视图中对文稿进行的修改会自动反映在其他视图中。

（1）普通视图：是 WPS 演示的默认视图，主要用于创建、编辑演示文稿，以突出显示每张幻灯片的方式为用户提供输入、编辑幻灯片的工作环境。左侧幻灯片标签区（缩略图）包括"幻灯片"和"大纲"两个选项卡，分别以缩略图形式显示幻灯片和以大纲方式显示幻灯片，方便用户快速切换、移动、插入幻灯片。当鼠标指向某一幻灯片缩略图时，单击其中"+"将在该幻灯片后插入新幻灯片或单击"Ø"从当前幻灯片开始播放。还可以通过备注页窗口为幻灯片输入备注信息等。

（2）幻灯片浏览视图：以缩略图形式显示所有幻灯片，用户可以轻松地批量删除、复制和移动幻灯片，也可以添加、隐藏幻灯片等。

（3）备注页视图：以突出显示幻灯片备注框的方式，为演讲者提供输入、编辑备注信息的工作环境。当然，用户也可以在普通视图中输入备注文字。

（4）阅读视图：主要以非全屏方式为演讲者提供编辑、放映演示文稿效果的工作环境。用户可以通过相应的按钮前后观看放映效果，也可以随时从阅读视图切换至其他视图。

WPS 演示还提供了母版功能，用户可以利用幻灯片母版进行幻灯片版式设置。

3.4.2 演示文稿的基本操作

演示文稿的基本操作包括创建、打开、保存与浏览演示文稿。

1. 创建演示文稿

启动 WPS 演示应用程序后，单击"文件"菜单→"新建"命令，将弹出下拉列表，用户可以从列表中选择"新建"、"新建在线演示文档"、"本机上的模板"或"从默认模板新建"创建演示文稿，归纳为"空白演示文稿"和"模板"两种创建方式。

2. 打开演示文稿

单击"文件"菜单→"打开"命令，弹出"打开"对话框→找到要打开的演示文稿并单击选中→单击"打开"按钮，即可打开该演示文稿。

3. 保存演示文稿

（1）保存新建演示文稿。

① 选择"文件"菜单→"保存"（或"另存为"）命令，或者单击标题栏上的"保存"按钮，弹出"另存文件"对话框。

② 在对话框的左侧或上方"位置"下拉列表，选择保存位置（驱动器、文件夹等），在下方"文件类型"下拉列表选择保存类型，在"文件名"文本框中输入文件名。

③ 单击"保存"按钮。

（2）保存已存演示文稿。保存后的文件，在随后的编辑修改需要再次保存时，将不再弹出"另存文件"对话框，直接按初次设置路径进行保存。

（3）另存演示文稿。如果要对当前演示文稿更换文件名、文件类型或存储位置等，可以单击"文件"菜单→"另存为"命令来完成。

3.4.3 演示文稿的编辑

通常，演示文稿的编辑在默认的"普通视图"下进行。

1. 插入新幻灯片

演示文稿是由多张幻灯片构成，在普通视图下设计、编辑完一张幻灯片后，可以通过"插入"选项卡→"新建幻灯片"命令添加新幻灯片，也可通过复制等操作和按钮增加幻灯片。

也可在普通视图左侧的幻灯片缩略图窗口定位、移动、插入幻灯片。

2. 选择幻灯片

可以在"普通视图"左侧的幻灯片缩略图窗口选择幻灯片，或者在"幻灯片浏览视图"中选择幻灯片；如果要选择多张幻灯片，先单击欲选首张幻灯片，然后按住【Ctrl】键（不连续选）或【Shift】键（连续选），再单击其他欲选幻灯片。

3. 删除幻灯片

右击选中的幻灯片，弹出快捷菜单，选择"剪切"命令（或"删除幻灯片"命令），或选中幻灯片，按【Delete】键删除。

4. 复制、移动幻灯片

复制幻灯片：使用"选择幻灯片"→"复制"→"粘贴"操作。

移动幻灯片：使用"选择幻灯片"→"剪切"→"粘贴"操作。

5. 为幻灯片编号

演示文稿创建完后，可为幻灯片添加编号，步骤如下：

① 单击"插入"选项卡→功能区"幻灯片编号"按钮，弹出"页眉和页脚"对话框。

② 在"幻灯片"选项卡下勾选"幻灯片编号"复选框。

③ 根据编号范围，单击"全部应用"或"应用"按钮。

6. 对象插入与编辑

幻灯片对象包括文字、表格、图片、形状、艺术字、符号、音频、视频等，单击"插入"选项卡，在功能区将呈现几十种对象按钮，如图3-113所示。

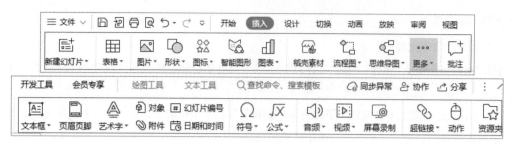

图3-113 插入幻灯片对象

单击某些对象按钮,将显示下拉列表,在其中列出归类的各个对象。例如:单击"更多"按钮,在其下拉列表中显示"条形码""二维码"等。单击某个对象,可以从本地或线上插入或加载该对象,并根据提示进行相应设置,如图3-114所示。

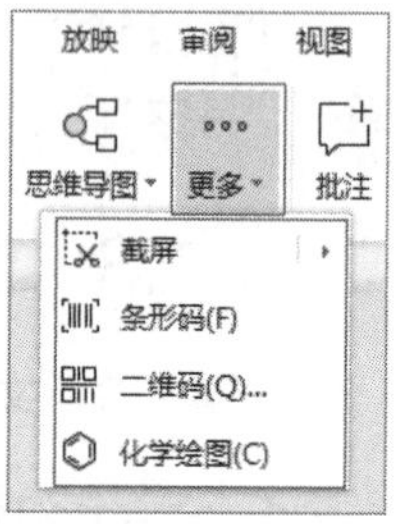

编辑对象时,首先选中插入的对象,可以通过功能区、激活的选项卡、右击快捷菜单、右侧任务窗格("视图"选项卡→"任务窗格")等进行格式、属性、动作等设置。大多数对象的插入与编辑方法与在WPS文字中基本相同,大家可以仿其练习。

(1)插入音频:可以在演示文稿中插入音频文件。WPS演示支持的音频文件格式很多,例如:WAV、WMA、MP3等格式的音频文件。

插入音频文件的操作步骤如下:切换到欲添加音频的幻灯片,单击"插入"选项卡→功能区中"音频"按钮,如图3-115所示。

图3-114 丰富的幻灯片对象

嵌入音频:表示将音频文件完全嵌入演示文稿中,这样在任何机器上放映演示文稿时,其音频都能播放。

链接到音频:表示将音频文件的存放路径嵌入到演示文稿中,这样在其他机器上放映演示文稿时,同时必须将音频文件复制到其他机器上,并放置到同样的路径下才能播放。

(2)插入视频:演示支持的视频文件格式也很多,常用的有:AVI、MP4等。

插入视频文件的操作步骤如下:切换到欲添加视频的幻灯片,单击"插入"选项卡→功能区中"视频"按钮,如图3-116所示。其中,"嵌入本地视频"和"链接到本地视频"的使用是一致的。

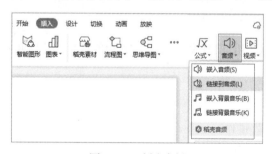

图3-115 插入音频

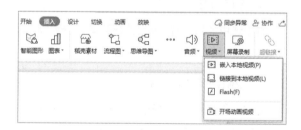

图3-116 插入视频

(3)插入Flash动画:Flash动画是指由Flash工具软件制作的动画视频,常见的.flv、.swf格式文件就是Flash动画视频。WPS演示内置了Flash控件播放器,支持Flash动画的直接播放。插入该类动画视频文件的操作步骤与前面插入其他类型的视频文件操作步骤相同,如图3-116所示。

3.4.4 演示文稿的外观设计

为了突出演示文稿的主题,表达设计者的创意,在设计演示文稿时,通常选择契合主题的布局、色调、背景等外观来设计演示文稿。WPS演示提供了多种演示文稿外观设置,主要有模板、母版等技术。

1. 使用模板创建新演示文稿

WPS 演示的模板是指已经设计好的一张幻灯片或一组幻灯片，文件扩展名为 .dpt。用它可以快速创建新演示文稿。所以，可以把模板看作创建新演示文稿的图案或蓝图，其中包含版式、主题颜色、背景样式等。

在新建演示文稿时，在"新建"窗口下，除"新建空白演示文稿"外，其他都是WPS演示提供给用户的模板，这些模板包括 WPS 演示内置模板、网络在线模板、用户自己保存的模板等。

2. 使用母版进行整体设计

WPS 演示的母版有 3 类：幻灯片母版、讲义母版和备注母版。最常用的母版是幻灯片母版，它处于演示文稿幻灯片层次结构的底层，是由各种版式构成的，每种版式可以控制采用它的所有幻灯片的格式，包括幻灯片占位符的字体、字号、颜色、位置、样式、背景、动画、效果等。

① 进入母版环境：打开演示文稿文件。单击"视图"选项卡→"幻灯片母版"按钮，进入幻灯片母版环境，如图 3–117 所示。

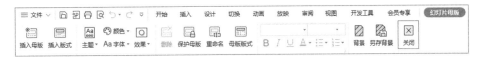

图 3–117 "幻灯片母版"选项卡下的功能按钮

② 母版构成：在母版环境下，右侧的幻灯片标签区显示当前演示文稿采用的母版及构成母版的各种版式，当鼠标指向某个版式时，可浮动提示该版式的名称和有无幻灯片采用。版式名称有：标题幻灯片版式、标题和内容版式、节标题版式、两栏内容版式、比较版式等。如果某个版式被采用，将显示采用的幻灯片编号；如果未被采用，则显示"无幻灯片使用"。

③ 应用母版：在母版环境下可以插入母版、插入版式、应用主题、应用背景、重命名等操作和应用。例如："主题"可以更改整个文档的总体设计，包括颜色、字体和效果。单击功能区"主题"按钮，在下拉列表中选择一种主题，如："行云流水"，则母版下的所有版式的字体、颜色和效果立即变成"行云流水"主题效果，如图 3–118 所示。

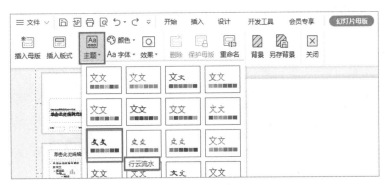

图 3–118 应用母版主题

④ 关闭母版环境：设置完成后，单击"幻灯片母版"选项卡下的"关闭"按钮，返回到演示文稿普通视图。

此外，在幻灯片母版状态下，还可像在幻灯片普通视图下插入对象一样向母版的版式中插入对象，如图片、艺术字等，只不过是插入的对象只能在幻灯片母版状态下进行修改、删除等编辑。

3. 使用背景进行整体修饰

对当前幻灯片或整个演示文稿设置背景样式。单击"设计"选项卡下功能区的"背景"按钮，在屏幕窗口右侧出现"对象属性"对话框，可以设置选择背景形成方式，如："纯色填充"，进行相应设置后，直接应用到当前版式，如果单击"全部应用"按钮，则应用到整个演示文稿，如图3-119所示。

4. 使用配色方案进行整体配色

WPS 演示的配色方案为用户提供了专业的颜色搭配，用户可以一键更换整个文档的配色。针对幻灯片的不同对象，如：标题、副标题、正文、各种对象等，每种配色方案都有专业的配色组合与之对应。

单击"设计"选项卡下功能区的"配色方案"，弹出"配色方案"下拉列表，用户可以"按颜色""按色系""按风格"选择配色方案，系统自动完成所有幻灯片的配色，如图3-120所示。

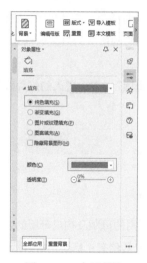

图 3-119　应用背景

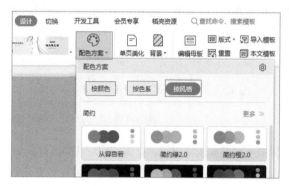

图 3-120　应用配色方案

5. 应用设计模板更换当前模板

设计模板与创建演示文稿时提供的模板相类似。不同的是，应用设计模板是在演示文稿已经形成的情况下，如果设计者对当前演示文稿的模板不满意，可以利用设计模板对当前演示文稿的模板进行重新选择设置，实现更换模板的目的。

单击"设计"选项卡下功能区的某一模板缩略图按钮，即可将所选模板应用到当前演示文稿。如果单击"更多设计"按钮，将弹出"全文美化"对话框，用户可以通过"全文换肤""智能配色""统一版式""统一字体"等选项进行选择应用，如图3-121所示。

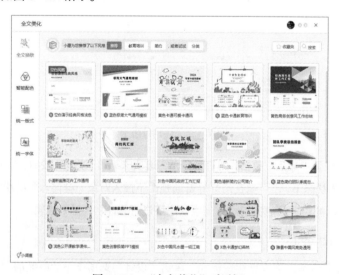

图 3-121　"全文美化"对话框

3.4.5 演示文稿的放映

在演示文稿设计过程中,用户随时可以进行演示文稿的放映,实现边设计边观看提前预览的目的。单击"放映"选项卡,在功能区显示相关设置功能按钮,如图 3-122 所示。

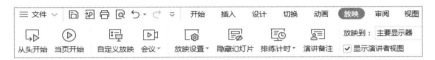

图 3-122 "放映"选项卡

1. "设置放映方式"对话框操作使用

单击"放映"选项卡→"放映设置"按钮,弹出"设置放映方式"对话框,如图 3-123 所示。

(1)放映类型。

- 演讲者放映(全屏幕):默认放映方式,演讲者主动操控演示文稿放映。
- 展台自动循环放映(全屏幕):展台系统自动循环放映。在放映过程中,如果想终止放映,可按【Esc】键终止放映。

(2)放映幻灯片。

- 全部:放映演示文稿中全部幻灯片。
- 从…到…:设置幻灯片编号连续范围内的幻灯片播放。
- 自定义放映:可以从下拉列表中选择用户自定义的放映名称(通过"自定义放映"创建)进行放映。

(3)放映选项。

- 循环放映,按 ESC 键终止:演示文稿放映至尾后自动从头开始。
- 绘图笔颜色:放映时,右击弹出快捷菜单,可以切换鼠标指针为绘图笔,演讲者可以在放映幻灯片上涂抹、圈注放映内容。
- 放映不加动画:放映时屏蔽所有动画设置,可以加快演进速度。

(4)换片方式。

- 手动:人工换片。
- 如果存在排练时间,则使用它:如果演示文稿有排练计时设置(通过"排练计时"创建),选择该项可以按排练计时放映幻灯片。

(5)多显示器:主要用于多显示器分屏显示演示文稿。可以用主显示器全屏放映演示文稿,用副显示器显示演讲者视图。

2. "放映"选项卡的功能按钮使用

(1)从头开始:无论当前处于演示文稿那一张幻灯片,单击该按钮(或按【F5】键)均从第一张幻灯片开始放映演示文稿。

(2)当页开始:单击该按钮从当前所在幻灯片向后放映演示文稿。

(3)自定义放映:单击该按钮,弹出"定义自定义放映"对话框,新建放映名称,添加要放映的幻灯片,单击"确定"按钮,完成自定义放映定义,如图 3-124 所示。

(4)会议:单击该按钮,在下拉列表中选择"发起会议"或"加入会议"。系统首先保存演示文稿,然后上传云端,便于会议共享。用户可以自己发起会议,也可输入会议编号加入其他人发起的会议。

(5)隐藏幻灯片:单击该按钮,可以将当前幻灯片设置成在播放时不显示(跳过)。再次单击该按钮可以取消隐藏设置。

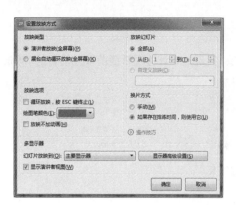 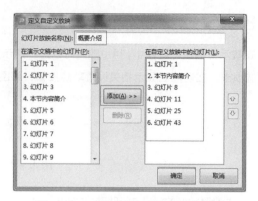

图 3-123 "设置放映方式"对话框　　　　图 3-124 "定义自定义放映"对话框

（6）排练计时：单击该按钮，在下拉列表中选择"排练全部"或"排练当前页"。通过放映彩排和计时控制的方法对幻灯片走片时间进行精确控制。

（7）演讲备注：单击该按钮，弹出"演讲备注"对话框，可以给当前幻灯片添加（或追加）备注信息。此外，在放映幻灯片时，如果想记录内容但又不想退出放映状态，可以右击放映屏幕，在弹出的快捷菜单中选择"演讲备注"，在对话框中输入备注信息。

（8）显示演讲者视图：勾选该复选框，可以在放映时使用演讲者视图，可将"演讲者视图"和"全屏视图"分别显示在两个显示器上。未投影时，使用【Alt+F5】组合键可预览演讲者视图，按【ESC】键退出预览，如图 3-125 所示。

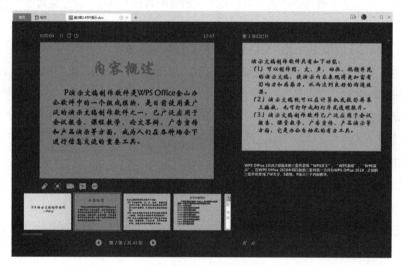

图 3-125　演讲者视图

在"演讲者视图"环境下，演讲者可以通过向前向后播放按钮控制播放，可以同时看到播放的当前幻灯片及备注信息、即将播放的下一张幻灯片、当前幻灯片附近的连续幻灯片等信息。

3. 放映过程中的幻灯片放映控制

在幻灯片放映过程中，可以通过快捷菜单提供的命令或通过鼠标和键盘的按键来控制幻灯片播放。

（1）控制放映快捷菜单。在放映过程中，右击演示幻灯片，弹出快捷菜单，单击其中命令，如"下一页""上一页""定位"等，可以控制放映的幻灯片。单击"幻灯片放映帮助"命令，将显示更多的控制幻灯片放映的鼠标操作、键盘按键及说明，如图 3-126 所示。

第 3 章 WPS Office 办公处理软件

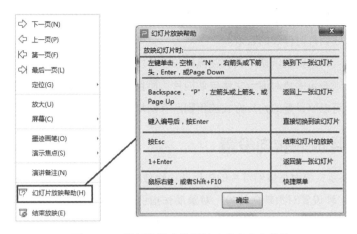

图 3-126　鼠标和键盘控制放映的命令和按键

（2）控制放映鼠标和键盘按键。图 3-126 提供了演示文稿在放映过程中，用鼠标或键盘控制放映的常用按键：

① 播放下一张幻灯片：单击鼠标左键，按键盘的空格键、字母键【N】、向右箭头键【→】、向下箭头键【↓】、【Enter】键或向下翻页键【PageDown】。

② 播放上一张幻灯片：按向左箭头键【←】、字母键【P】、向上箭头键【↑】、回删键【Backspace】或向上翻页键【PageUp】。

③ 跳到指定编号的幻灯片播放：输入编号后，按【Enter】键。

④ 结束放映：按【Esc】键。

3.4.6　幻灯片切片效果设置

演示文稿切片效果是指在播放演示文稿时，如何把当前播放的幻灯片移走，又如何把下一张欲播放的幻灯片调入，即换片方式。WPS 演示提供了许多换片效果，如平滑、淡出、切出、擦除、形状、溶解、百叶窗等。

操作步骤：

① 选择欲设置切片效果的一组幻灯片，如果设置单张幻灯片，请将该幻灯片设置为当前幻灯片。

② 单击"切换"选项卡，立即在功能区显示各种切片效果，如图 3-127 所示。

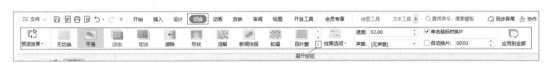

图 3-127　演示文稿切片效果

③ 单击"展开按钮"（见图 3-127），弹出更多切片效果，如图 3-128 所示。

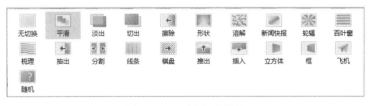

图 3-128　更多切片效果

其他按钮功能如下：

- 预览效果：可以在不播放演示文稿的情况下观看切片效果。

- 速度：指定切换效果播放的速度，以秒为单位。
- 声音：可以设置在切片时伴随的音效。
- 鼠标单击时换片：勾选则表示切片只有在鼠标单击是发生。
- 自动换片：勾选则表示播放时演示文稿自动换片，而且可以按设置的自动间隔时间换片。
- 全部应用：表示可以将设置的切片方式应用到所有幻灯片，否则，只对当前幻灯片有效。

3.4.7 幻灯片放映转向设置

默认情况下，播放演示文稿时是按幻灯片的先后顺序播放的。我们也可在幻灯片中创建转向动作按钮（按钮动作指引播放幻灯片）和设置对象转向链接（对象动作指引播放幻灯片），使幻灯片的播放顺序按照设计者预先组织顺序播放。

1. 创建动作按钮

操作步骤：

① 单击"插入"选项卡→功能区"形状"按钮→在下拉列表"动作"组中选择一种按钮，此时鼠标指针变成十字线"+"→在当前幻灯片拖动鼠标画按钮→松手后，立即弹出"动作设置"对话框，如图 3-129 所示。

② 在"动作设置"对话框中有两个选项卡"单击鼠标"与"鼠标移过"。"单击鼠标"表示播放时鼠标单击对象（此处为按钮）后按设置动作转向播放。"鼠标移过"表示播放时鼠标指针经过对象空间范围时，立即触发动作转向播放。选择好鼠标操作方式后，选中"超链接到"单选按钮，并在其下方下拉列表中根据需要选择动作转移目标。

③ 单击"确定"按钮完成设置。

2. 设置对象链接

操作步骤：

① 选中用于创建动作的对象：单击对象（如图形、图标等）或选中对象（如文字等），例如，选中幻灯片中"百度网站"4 个字。

② 单击"插入"选项卡下功能区"动作"或"超链接"按钮，两者除界面不同外，设置内容是一致的。例如，单击"超链接"，选择"文件或网页"弹出"插入超链接"对话框，如图 3-130 所示。

③ 根据需要，在对话框中选择转向目标，可以是本演示文稿中幻灯片，也可是其他文档、网页、电子邮件等对象。例如，在地址栏中输入百度网站网址"http://www.baidu.com/"。

④ 单击"确定"按钮完成设置。

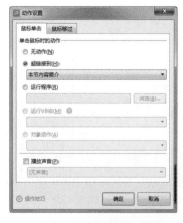

图 3-129 "动作设置"对话框

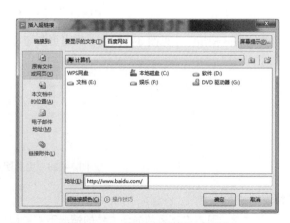

图 3-130 "插入超链接"对话框

通过上述设置,在播放该幻灯片时,鼠标指向"百度网站"时,鼠标指针变成手型,此时单击,便立即跳转到网址为 http://www.baidu.com 的百度网站(如果外网处于连通状态)。

3.4.8 幻灯片对象动画效果设置

在默认状态下,每张幻灯片上的所有对象在播放时,都是整体一次性呈现。如果想让幻灯片的每个对象"动"起来,增加幻灯片的播放动感和吸引效果,可以通过 WPS 演示提供的动画效果设置来实现。

幻灯片对象主要是指幻灯片中文本、图像、表格等,在放映时这些对象的出现方式和效果是可以预先进行设置的,如:飞入、动态数字、百叶窗、缓慢进入、擦除、出现、盒状等。

操作步骤:

① 选中需要设置动画的对象。

② 单击"动画"选项卡,立即在功能区显示各种动画效果,如图 3-131 所示。

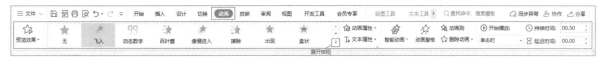

图 3-131 幻灯片对象动画效果

单击"展开按钮"(见图 3-131),弹出更多动画效果,如图 3-132 所示。这些动画按类分组,包括:"进入""强调""退出""动作路径""自定义路径"等。

其他按钮功能如下:

- 预览效果:预览设置效果。
- 动画属性:选择设置动画各自的动画方式,如:方向、路径、显隐方式等。
- 文本属性:设置文本动画的方式,包括:整体播放、按段落播放、逐字播放等。
- 智能动画:可以从网上下载的智能动画方案。
- 动画窗格:单击该按钮,在屏幕右侧弹出"动画窗格",

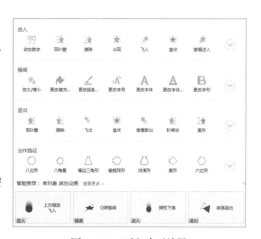

图 3-132 更多动画效果

同时,当前幻灯片所有对象上显示各自的动作序号。通过动画窗格可以修改对象动画,如:修改动画方案、设置开始方式、动画方向、动画速度、调整动画顺序、预览动画效果等。
- 动画刷:类似 WPS 文字的格式刷,复制所选对象的动画应用到其他对象上。
- 删除动画:删除选中对象、幻灯片或当前演示文稿上的所有动画效果。
- 开始播放:修改动画播放的时机,包括单击时播放、与上一动画同时播放或在上一动画之后自动播放等。
- 持续时间:指定动画的播放时长。
- 延迟时间:指定动画的延迟播放时长。

除了现成的动画方案外,我们可以通过"自定义路径"的方法给对象描绘出动画的路径。具体操作为:单击"自定义路径"按钮,选择一种方式(直线、曲线、多边形等),鼠标在幻灯片上变成一个"+",在起点单击,然后边移动鼠标边单击,绘出指定方式路径,结束路径描绘时,双击即可。这样在播放时,对象就会在所定义的路径上运动。

通过自定义路径方法设置对象的动画是很有用的,例如设计血液在血管中流动的动画,就可以使用这种办法。

要删除设定的动画效果，选定对象，单击"动画"选项卡，出现对象绘制路径，选中该路径，按【Del】键即可。

3.4.9 幻灯片页面设置

默认情况下，WPS 演示文稿中的幻灯片以标准（4∶3）格式比例显示或打印，打印纸张为 A4 纸张，幻灯片、备注、讲义和大纲按纸张横向显示或打印，如果想改变这些设置，可以单击"设计"选项卡→功能区"页面设置"按钮（或"幻灯片大小"按钮），弹出"页面设置"对话框，如图 3-133 所示，在该对话框中进行如下设置：

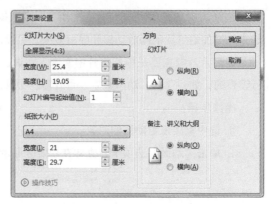

（1）幻灯片大小：单击其列表框下拉箭头，从中选择某种大小格式的幻灯片，如标准（4∶3）、宽屏（16∶9）、A3 纸张（297 mm×420 mm）、A4 纸张（210 mm×297 mm）或自定义大小等。设置好的幻灯片大小样式通过显示或打印体现其效果。

图 3-133　幻灯片"页面设置"对话框

（2）幻灯片编号起始值：幻灯片编号是系统自动给幻灯片附加的一个序列编号，默认情况下，从 1 开始从头到尾顺序编号。可以通过该设置改变幻灯片编号起始值，设置后系统将按新设置的起始值从头重新进行编号。幻灯片编号用于缩略图显示和打印时设置指定编号的幻灯片进行打印等。

（3）纸张大小：用于设置打印纸张的大小。

（4）方向：用于设置幻灯片、备注、讲义和大纲等采用大小样式的显示或打印的方向。

3.4.10 打印演示文稿

创建好的 WPS 演示文稿，有许多内容可以打印，例如：幻灯片、讲义、备注页、大纲视图等。

在打印之前，也可以按前面介绍的页面设置进行设置，然后再进行打印。

单击"文件"菜单→"打印"→"打印"（或"高级打印"或"打印预览"）命令，进入"打印"设置对话框，如图 3-134 所示。可以在该对话框中设置打印范围、打印内容、打印份数、打印讲义时每页打印的幻灯片个数等。

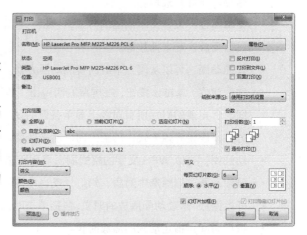

3.4.11 打包演示文稿

图 3-134　"打印"设置对话框

可以将设计好的演示文稿进行打包，便于存储或携带。WPS 演示有如下两种打包方式：

① 将演示文档打包成文件夹：将演示文件及相关的媒体文件复制到指定的文件夹中。

② 将演示文档打包成压缩文件：将演示文件及相关的媒体文件复制到指定的压缩文件夹中。

操作步骤：

① 打开演示文稿，单击"文件"菜单→"文件打包"，滑出下级子菜单。

② 在子菜单中选择"将演示文档打包成文件夹(H)"或"将演示文档打包成压缩文件(Z)"，如图 3-135 所示。

③ 在弹出的"演示文稿打包"对话框（见图 3-136）中设置用于复制存放演示文稿及相关媒体文件的文件夹名和文件夹所在磁盘路径，单击"确定"按钮即可。

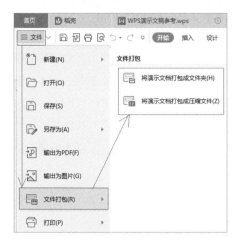

图 3-135　演示文稿打包

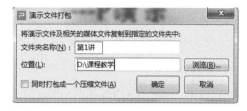

图 3-136　"演示文稿打包"对话框

3.5　WPS 中的数据信息交换

本节内容通过二维码进行学习。

WPS 中的数据信息交换

第 4 章　医学多媒体技术基础

20 世纪 80 年代，PC 的第一块声卡问世，这标志着计算机不仅具备处理图像的能力，也初具音频处理能力，这也标志着计算机发展进入了一个崭新的阶段——多媒体技术发展阶段。多媒体技术是计算机应用的一个重要领域，是当今信息技术领域发展最快、最活跃的技术之一，它的发展也带动了计算机的发展。目前，多媒体技术已经被广泛应用到社会各个领域之中，且发挥着巨大的作用。随着网络的不断发展和健全，网络中的多媒体也悄然兴起，如以多媒体为主的综合医疗信息系统、远程视频会议系统、多媒体教学系统等，让人足不出户就可以享受到多媒体技术带来的便利。

4.1　多媒体技术概述

4.1.1　媒体

在计算机中，"媒体"一词有两种含义：一指存储信息的实体，如软盘、硬盘、光盘、磁带、半导体存储器等；二指携带信息的载体，如文本、图形/图像、声音、视频、动画等。这里，我们所说的"媒体"指的是第二种，即携带信息的载体。

4.1.2　多媒体与多媒体技术

多媒体（Multimedia），顾名思义，即两种或两种以上媒体的有机组合，使用的媒体包括文本、图形/图像、声音、视频、动画。从计算机处理的信息时效性上又分为静态媒体（指文本、图形/图像等媒体）和时变媒体（指声音、视频、动画等媒体）两大类。

（1）文本：是以文字和各种专用符号表达的信息形式，包括西文字符、中文字符和专用特殊字符，是现实生活中使用得最多的一种信息表示形式。

（2）图形/图像：通常由点、线、面、体等几何元素和灰度、色彩、线型、线宽等非几何属性组成。从处理技术上来看，图形是由线条组成，如工程图、等高线地图、曲面的线框图等。图像是多媒体术中最重要的信息表现形式之一，它是决定一个多媒体软件视觉效果的关键因素，主要指静止的图像。

多媒体与多媒体技术

（3）声音：是人们用来传递信息、交流感情最方便、最熟悉的一种方式之一。在多媒体软件中，按其表达形式，可将声音分为讲解、音乐、效果三类。

（4）视频：具有时序性与丰富的信息内涵，常用于交代事物的发展过程。视频非常类似于我们熟知的电影和电视，有声有色，在多媒体中充当起重要的角色。

（5）动画：是利用人的视觉暂留特性，快速播放一系列连续运动变化的图形图像，也包括画面的缩放、旋转、变换、淡入淡出等特殊效果。

多媒体技术（Multimedia Technique）就是把文本、图形/图像、声音、视频、动画等媒体通过计算机集成在一起的技术。即通过计算机把文本、图形/图像、声音、视频、动画等多种媒体综合起来，使之建立起逻辑连接，并对它们进行采样量化、编码压缩、编辑修改、存储传输和重建显示等处理。

多媒体技术具有以下几项特性：

（1）多样性。信息媒体的多样性是指计算机能处理多种信息媒体，也就是能对不同的输入信息可以经过加工、变换或处理输出新的信息,而不是简单的记录和重放。早期的计算机只能处理数值、文字等单一的信息媒体,而多媒体计算机则可以综合处理文本、图形/图像、声音、视频、动画等多种形式的信息媒体。

另外,不同的人在处理信息时的构思、创意各不相同,对同样的信息内容进行文字、图形及动画媒体加工、变换和组合,表现出的效果也不尽相同,这也极大地丰富和增强了信息的表现力,使信息呈现具备更大的发展空间。

(2)交互性。传统的媒体只能单向地、被动地传播信息,而多媒体技术则可以实现人对信息的主动选择、编辑和控制,即人机交互操作。人机交互能力是多媒体技术的重要特征,例如,多媒体仿真实验室,学生不仅可以利用多媒体软件模拟各种实验操作,还可以知道实验的结果,这体现了多媒体的交互性特征。一般只具有声音、图像、视频的电视机、录像机还称不上"多媒体"。

(3)集成性。多媒体的集成性主要表现在两个方面,一方面是信息媒体的集成,即将各种不同的媒体信息有机地同步,集成为一个完整、协调的多媒体信息。将文字、声音、图形、图像、动画和视频集成一体,使其以更加自然逼真的方式表现丰富多彩的教学环节,图文声并茂;另一方面是各种不同的显示或表现媒体设备的集成,如为了实现信息媒体的集成,通过计算机中的声卡、扫描仪、数码照相机、数码摄像机等设备进行采集或传递信息,就是多媒体技术的设备集成性特征。

(4)实时性。多媒体技术还表现在信息处理的实时性。如在多媒体系统中,由于声音和活动视频图像与时间密切相关,为了满足人的感官体验,要求多媒体技术必须支持对这些媒体的实时同步处理,使声音和图像在播放时不出现停滞。这样,在进行多媒体交互时,就好像面对面一样。

4.1.3 多媒体计算机与网络

在多媒体计算机之前,传统的个人计算机处理的信息往往仅限于文字和数字,人机之间的交互只能通过键盘和显示器,交流信息缺乏多样性。为了改变人机交互的接口,使计算机能够集声、文、图、像处理于一体,诞生了有多媒体处理能力的计算机。所谓多媒体计算机(Multimedia Personal Computer,MPC),是指具有多媒体处理功能的个人计算机。事实上,多媒体计算机是在原有的 PC 上增加多媒体套件而构成,即在原有的 PC 上增加多媒体硬件和多媒体软件。

多媒体计算机以基本计算机为基础,提高其处理多媒体的能力,指令集使计算机处理多媒体的能力大大提高。此外,多媒体计算机将高质量的视频、音频、图像等多种媒体信息的处理融于一体,配有大容量的存储设备,附加具有多媒体处理技术的相关软件,给用户带来一种图、文、声、像并茂的视听感觉。

多媒体技术与网络技术的结合使得计算机的信息具有资源共享、信息交换和信息分布处理、分布控制等特点。

4.2 多媒体信息处理

现代计算机的多媒体系统能表达下列类型的信息:文本、图形/图像、声音、视频、动画。简言之,文本是计算机信息显示的主要媒体,它常以字符串或数值的形式显示;图形和图像类似于线条画和印刷品上的图片;声音主要以语音或音乐形式表现;视频则是由电视摄像机(捕获运动视频)产生的运动图像;动画则是用计算机制作(合成运动视频)的运动图像。

多媒体信息处理

4.2.1 多媒体信息的组成

1. 文字

文字(又称文本)是人与计算机之间进行信息交互的主要媒体。在现实世界中,文字与其他媒体(如图像)

组合在一起，是人们之间进行异步通信的主要形式，如书籍、报纸、信件、电子邮件等。

2. 图形/图像

图形是指计算机绘制的直线、圆、矩形、曲线、图表等由外部轮廓线条构成的矢量图。它用一组指令集合来描述图形的内容，如描述构成该图的各种图元位置维数、形状等，图形对象包含的色彩不是很丰富，描述对象可任意缩放不会失真。

图像是由扫描仪、摄像机等输入设备捕捉实际的画面产生的数字图像。它是由像素点阵构成的位图，用数字描述像素点、强度和颜色。描述信息文件存储量较大，表现含有大量细节（如明暗变化、场景复杂、轮廓色彩丰富）的对象，如照片、绘图等，通过图像软件可进行复杂图像的处理以得到更清晰的图像或产生特殊效果。所描述对象在缩放过程中会损失细节或产生锯齿。

3. 声音

声音是由机械振动产生的，在媒体信息当中，声音所占的比重是比较大的，人们随时随地都能听到各式各样的声音，美妙的音乐、动听的歌声、吵闹的喧哗声、刺耳的尖叫声、嘤嘤的鸟叫声，比比皆是。

4. 视频

所谓视频信息简单地说就是动态的图像。视频就是利用人眼的暂留特性产生运动影像，当一系列的图像以每秒 25 幅或以上的速度呈现时，眼睛就不会注意到所看到的影像是不连续的图像，这里的每一幅图像我们称之为"帧"，每秒播放的帧的个数就是"帧速率"，所有视频系统（如电影和电视）都是应用这一原理来产生动态图像的。

5. 动画

动画是通过连续播放一系列画面，给视觉造成连续变化的图画。它的基本原理与视频信息一样，都是视觉原理。动画的分类没有一定之规，从制作技术和手段看，动画可分为以手工绘制为主的传统动画和以计算机为主的电脑动画；按动作的表现形式来区分，动画大致分为接近自然动作的"完善动画"（动画电视）和采用简化、夸张的"局限动画"（幻灯片动画）；如果从空间的视觉效果上看，又可分为平面动画和三维动画；从播放效果上看，还可以分为顺序动画（连续动作）和交互式动画（反复动作）；从每秒播放的幅数来讲，还有全动画（每秒 24 幅）和半动画（少于 24 幅）之分。

4.2.2 多媒体信息处理的特点

1. 数据类型复杂

多媒体数据实际上是由多种不同类型的数据组成的，通常包括文本、图形/图像、声音、视频、动画等不同数据类型，而且同一类型数据可以有不同的表示方法。例如，可以用编码形式表示，也可以用二进制非编码形式表示；可以用内部数据结构表示，也可采用无结构的位图形式来表示。特别是，这些内部结构都随具体应用而变化。多媒体数据这一复杂性不仅使多媒体数据的建立、存储、检索以及数据处理技术各不相同，而且使多媒体计算机系统的功能较普通微机的功能要复杂得多。

2. 数据信息量大

如声音和视频图像数据，对声音数据进行采样并量化时，通常采用 44.1 kHz 的采样频率，而为了达到较大的动态范围，每一样本需要用 16 位二进制数表示，这样，对一路双声道立体声而言，信息量为每秒 176 KB 或每分钟 10.6 MB。图形/图像和视频图像的信息量与屏幕分辨率、表示每一像素的数据的位数、帧刷新频率以及是否压缩等因素有关。多媒体数据的大信息量的特点导致一系列技术难点需要解决，主要包括：高速处理器技术、大容量存储技术（包括内存、缓存和外存）、具有高压缩比的实时图像数据压缩和解压缩技术以及高速通信网络技术等。

3. 数据的实时性要求高

多媒体数据中的声音和视频图像数据都是与时间有关的信息，很多场合需要实时处理，如声音和视频图像信息的实时压缩和解压缩、传输与同步等。另外，在编辑、检索、显示等交互操作方面都要求有实时操作系统支持。因此，多媒体计算机系统要有很高的运算速度，除通用的高速处理器芯片外，很多算法均需要专用硬件如声卡、视频卡等的支持。因而，高速专用集成电路是多媒体计算机的重要组成部分，它们的应用不仅增强了多媒体数据处理的实时性，还使系统软件的实时性设计得到简化。

4. 数据的分布性广

由于多媒体数据的多样性，多媒体应用的开发工作要求各种专业人员介入，包括计算机开发、文字写作、影视制作、动画设计等方面人员的协同工作，因而原始素材往往分布在不同的空间和时间中，这使得分布式多媒体数据库的建立和管理以及多媒体通信的应用成为多媒体计算机系统的关键技术。

5. 数据的交互性要求强

多媒体技术要求有很强的人机交互性，这也是它有别于传统声像技术之处。在多媒体技术的实际应用中，主要方法是"选择和视听"。例如，应用鼠标单击屏幕上的文字、图像或视频图像的某一区域，调用文字、图像、声音、实物图片或解释性的视听图像片段，或调用其他背景材料供用户观看和决策，按用户所希望的顺序重新组织有关材料等。这些应用方法的基础是人机交互技术，这种交互操作是一种实时操作，要求整个系统的软件、硬件系统都能实时响应。

4.2.3 声音信息处理（声音信息数字化）

1. 声音

声音是通过空气传播的一种周期性的连续的波，称为声波。声音转换为电信号时，声音的电信号在时间和幅度上都是连续的模拟信号。语音是最典型的连续信号，它不仅在时间上连续，而且在幅度上也是连续的。

2. 声音信号数字化

声音进入计算机的第一步就是数字化。在特定的时间段内对连续变化的模拟信号进行不断地测量称为采样，采样得到的信号为离散信号。而每次采样所得到的信号值实质上就是连续变化的幅度值中的一个值，再用数字表示这个幅度值，那么所得到的信号就是数字信号。通常把模拟音频信号转换成有限个数字表示的离散序列的过程，称为声音信号数字化。

声音信息处理

数字化实际上就是采样和量化的过程。数字声音要通过采样技术进行记录，主要硬件是从模拟到数字的转换器（A/D 转换器），由它完成音频信号的采样工作。在数字声音回放时，再由数字到模拟（D/A 转换器），将数字信号转换为原始电信号。

3. 声音文件的存储格式

数字化后的声音信息，以文件的形式被存储在计算机或其他外部存储介质上。在多媒体计算机系统中，存储声音信息的文件格式主要有 CD 文件、WAV 文件、MIDI 文件、MP3 文件、WMA 等。

（1）CD 文件。在大多数播放软件的"打开文件类型"中，都可以看到 *.cda 格式，这就是 CD 音轨。标准 CD 格式是 44.1 kHz 的采样频率，速率 88 KB/s，16 位量化位数，因为 CD 音轨可以说是近似无损的，因此它的声音基本上是忠于原声的。

（2）WAV 文件。WAV 文件，即波形文件，其扩展名是 .wav。是微软公司开发的一种声音文件格式，它符合 RIFF（Resource Interchange FileFormat）文件规范，用于保存 Windows 平台的音频信息资源，被 Windows 平台及其应用程序所支持。标准格式的 WAV 文件和 CD 格式一样，也是 44.1 kHz 的采样频率，速率 88 KB/s，16 位量化位数。WAV 格式的声音文件质量和 CD 相差无几，也是目前 PC 上广为流行的声音文件格式，几乎所有的音频编辑软件都能识别 WAV 格式。

（3）MIDI 文件。MIDI 是由世界上主要电子乐器制造厂商联合建立起来的一个通信标准，是用于在音乐合成器、乐器和计算机等电子设备之间交换信息与控制信号的一种标准协议，其扩展名为 .mid，.rmi。

MIDI 文件格式存储的是一套指令，由这一套命令来指挥 MIDI 设备怎么去做，它消耗存储空间小，易编辑。

（4）MP3 文件。在音频文件格式当中，有一种非常特殊的格式 MPX 格式。这种格式采用了 MPEG 压缩技术，对于大存储容量的音频信息做到了很好的压缩。MPEG 音频文件的压缩是一种有损压缩，MPEG3 音频编码具有 10∶1 到 12∶1 的高压缩率，比如，一首 WAV 文件存储的歌曲，其大小为 30 MB，那么转换成 MP3 之后，其大小就在 3MB 左右。

（5）WMA 文件。WMA 的全称是 Windows Media Audio，是微软力推的一种音频格式。WMA 格式是以减少数据流量但保持音质的方法来达到更高的压缩率目的，其压缩率一般可以达到 18∶1，生成的文件大小只有相应 MP3 文件的一半。WMA 还可以通过 DRM（Digital Rights Management）方案加入防止复制，或者加入限制播放时间和播放次数，甚至是播放机器的限制，可有力地防止盗版。WMA 支持音频流（Stream）技术，适合在网络上在线播放。

（6）其他。RMI 文件是 Microsoft 公司的 MIDI 文件格式，VOC 文件是 Creative 公司的 MIDI 文件格式，AIF 文件是 Apple 计算机的专用音频文件格式，SND 文件是 Next 计算机的波形音频文件格式。

4. 音频处理与编辑软件

（1）WAVEdit：是 voyetra 公司开发的专门用于处理 Windows 标准波形 WAV 文件的音频处理软件。其主要功能包括：波形文件的录制，录制参数（采样率、量化位数、单双声道、压缩算法）的设定；波形文件的存储：存储的文件格式（WAV 或 VOC）和压缩标准的选择，文件格式与参数（采样率、量化位数、单双声道）的变换；波形文件选定范围播放，记录播放时间；声音的编辑：剪切、拷贝、插入、删除等操作；音频变换与特殊效果：改变声音的大小、速度、回音、淡入与淡出等。

（2）Creative WaveStudio：又称"录音大师"，可在 Windows 环境下录制、播放和编辑 8 位（磁带质量）和 16 位（CD 质量）的波形数据；配合各种特殊效果的应用，可助于增强波形数据；能够同时打开多个波形文件，使编辑过程更为简单方便。录音大师不但可以执行简单的录音，还可以运用众多特殊效果和编辑方式，例如反向、添加回音、剪切、复制和粘贴等，制作出独一无二的声音效果。此外，录音大师可以配置录音大师在编辑或预览窗口中显示波形数据时所使用的颜色。

（3）Adobe Audition：是一款功能强大、专业级的音乐编辑软件，能够高质量地完成高级混音、编辑、控制和特效处理，允许用户编辑个性化的音频文件，创建循环，引进了 45 个以上的数字信号处理效果以及高达 128 个音轨。Adobe Audition 拥有集成的多音轨和编辑视图、实时特效、环绕支持、分析工具、恢复特性和视频支持等功能，为视频、音频和声音设计专业人员提供全面集成的音频编辑和混音解决方案。广泛支持工业标准音频文件格式包括 WAV、AIFF、MP3、MP3 Pro 和 WMA 等，能够利用 32 位的位深度来处理文件，取样速度超过192kHz，从而能够以最高品质的声音输出磁带、CD或DVD音频。

4.2.4 图形图像信息处理

1. 分辨率

分辨率通常有两种：显示分辨率和图像分辨率。

（1）显示分辨率是指显示屏上能够显示出的像素个数。例如，PC显示器的分辨率常见的有800×600、1024×768、1280×800、1280×1024、1920×1080、3840×2160等。

（2）图像分辨率是指组成一幅图像的像素密度的度量方法。分辨率的单位为PPI（Pixels Per Inch），通常称为像素每英寸，即每英寸图像内有多少个像素点。图像的分辨率由不同的用途，如平面设计、印刷行业、电视工业等。

总的说来，设备分辨率反映了硬件设备处理图像时的效果，图像分辨率指标的高低反映了图像清晰度的好坏。分辨率越高，像素的数目越多，感应到的图像越精密。而在屏幕尺寸一样的情况下，分辨率越高，显示效果就越精细和细腻。

图形图像信息处理

2. 像素深度

像素深度（又称图像深度）是指存储每个像素所用的位数，它也是用来度量图像的分辨率。在多媒体计算机系统中，图像的颜色是用若干位二进制数表示的，被称为图像的颜色深度，即彩色图像的像素深度。

3. 图形图像的存储格式

图像文件就是用来保存图形信息的。通常情况下，数字图像指图形和静态图像两种，有时我们还提到动态图像（视频）。

（1）图像的性质。图像是一种由数字化的像素组成的文档，对应的文档格式不包含结构信息。图像可能来源于现实世界（如用照相机拍摄的照片），也可能由计算机生成。图像在生成过程中都要进行数字化处理，所以常称为扫描静止图像。另一方面，图像也可以借助计算机来生成。

（2）图像的格式。计算机图像以位图的形式表示。一个简单位图可看成是一个两维矩阵。每个矩阵元素就是像素。像素是表示图像的最基本元素。表示每个像素的数值称为幅值。对一个像素进行编码的可用位数也称为幅值深度或像素深度。图像的典型像素深度为1、2、4、8、12、16或24位。

常见的图像格式有：

① BMP（Bitmap，位图）格式。它是Windows操作系统中的标准图像文件格式，能够被多种Windows应用程序所支持。这种格式的特点是包含的图像信息较丰富，几乎不进行压缩，由此也导致了它占用磁盘空间过大。

② JPEG（Joint Photographic Experts Group，联合照片专家组）格式。该格式用有损压缩方式去除冗余的图像和彩色数据，在获取极高压缩率的同时能展现十分丰富生动的图像。同时JPEG具有调节图像质量的功能，允许用不同的压缩比例对这种文件压缩。JPEG文件的扩展名为 .jpg 或 .jpeg。

③ GIF（Graphics Interchange Format，图形交换格式）格式。这种格式的特点是压缩比高，磁盘空间占用较少。GIF图像格式还增加了渐显方式，即在图像传输过程中，可以先看到图像的大致轮廓，然后随着传输过程的继续而逐步看清图像中的细节部分。GIF文件的缺点是不能存储超过256色的图像。

④ WMF（Windows Metafile Format）格式。这是Windows中常见的一种图元文件格式，属于矢量文件格式。它具有文件短小、图案造型化的特点，整个图形常由各个独立的组成部分拼接而成，其图形往往较粗糙。

⑤ PSD（Photoshop Document）格式。著名的 Adobe 公司的图像处理软件 Photoshop 的专用格式，它里面包含有各种图层、通道、遮罩等多种设计的样稿，以便于下次打开文件时可以修改上一次的设计。在 Photoshop 所支持的各种图像格式中，PSD 的存取速度比其他格式快很多，功能也很强大。由于 Photoshop 越来越被广泛地应用，这种格式也逐步流行起来。

⑥ PNG(Portable Network Graphics)格式。便携式网络图形。是一种无损压缩的位图图形格式，支持索引、灰度、RGB 三种颜色方案以及 Alpha 通道等特性。PNG 的开发目标是改善并取代 GIF 作为适合网络传输的格式而不需专利许可，所以被广泛应用于互联网及其他方面上。

⑦ TIFF（Tag Image File Format）格式。直译为标签图像文件格式，这是一种最佳质量的图形存储方式，它可存储多达 24 个通道的信息。它所包含的有关图形信息最全，而且几乎所有的软件都支持这种格式。

（3）存储的需求。图像所需的存储量远多于图形或文本的存储量，原因是位图图像忽略了结构信息。在不使用压缩算法的情况下，两幅相同大小的图像所占的存储空间完全一样，而不管这两幅图像的复杂度相差有多大（如一个图像中保存照片，另一个图像中保存的是简单的几何线条画图）。

4．图像处理与编辑软件

（1）Photoshop。在众多的图像处理软件中，Photoshop 以其完备的图像处理功能和多种美术处理技巧为许多的专业人士所青睐。它既是一种先进的绘图程序，同时也可以用来修改和处理图像。Photoshop 集图像编辑、图像合成、图像扫描等多种图像处理功能于一体，同时支持多种图像文件格式，并提供有多种图像处理效果。

（2）彩色绘图设计系统 Corel DRAW。Corel DRAW 是一个集作图、图像处理、动画编辑制作及桌面出版等功能于一体的功能强大的套装软件包。Corel DRAW 拥有直观的各种工具，如推拉、拉链和扭曲，再加上立体化、封套、调和、透明、填充和变换等能创建多种变形效果；其因特网功能包括 HTML 格式输出，便捷的网页出版；增强的文本功能，包含了对文字内容编辑的各种功能，其中可以将文字对象转换为矢量图形进行编辑与处理，以专业的效果完美展现用户的构思；完备的位图效果和对与 Adobe 兼容的行业标准插件的支持；更方便的辅助线：可旋转微调和选用多个辅助线以精确定位对象。

4.2.5 视频信息处理

视频（Video）又称影片、视讯、视像、录像、动态影像，泛指将一系列的静态图像以电信号方式加以捕捉、纪录、处理、存储、传送与重现的各种技术。

视频技术最早是从电视系统发展而来的，根据人眼的视觉暂留原理，显示视频。按照信号组成和存储方式的不同，视频分为模拟视频和数字视频。模拟视频是由连续的模拟信号组成的图像，像电影、电视、VCD 和录像的画面；数字视频是由一系列连续的数字图像和一段同时播放的数字伴音共同组成的多媒体文件。

视频信息处理

1．视频文件的存储格式

视频文件常用格式有 AVI、MOV、MPG/MPEG/DAT、FLV、RM/RAM、WMV 等。

（1）AVI 格式：是一种视频与音频交错记录的文件格式，为微软采用的标准视频文件格式。它将视频音频交错混合在一起，AVI 文件使用的压缩方法有多种，主要使用有损方法，压缩比较高，与 FLV 和 MOV 相比，画面质量一般，AVI 在多媒体中应用较多，一般视频采集直接采集的素材便为 AVI 格式。

（2）MOV 格式：原是苹果公司开发的视频文件格式，也采用有损压缩算法，在相同版本的压缩算法下，MOV 格式的画面质量要好于 AVI 格式的画面质量。

（3）MPG/MPEG/DAT 格式：使用 MPEG 方法进行压缩的全运动视频图像。它的压缩方法是将视频信号分段取样（每隔若干幅画面取下一幅"关键帧"），然后对相邻各帧未变化的画面忽略不计，仅仅记录变化了的内容，因此压缩比很大。MPG 还有两个变种：MPV 和 MPA。MPV 只有视频不含音频，MPA 是不包含视频的音频。MPEG 格式包括了 MPEG-1、MPEG-2 和 MPEG-4 在内的多种视频格式。MPEG1 被广泛应用在 VCD 的制作中（刻录软件自动将 MPEG-1 转为 DAT 格式）；MPEG4 是一种非常先进的多媒体文件格式，能够在不损失画质的前提下大大缩小文件的尺寸，将 DVD 格式压缩为 MPEG4 以后，体积缩小到只有原来的四分之一，但是画质没有任何损害。

（4）FLIC 格式：作为一种 3D 动画的存储格式，FLIC 文件事实上是对一个静止画面序列的描述，连续显示这一序列便可在上产生动画效果。FLV(Flash Video)是一种流行的网络视频格式。由于它形成的文件极小、加载速度极快，有效地解决了视频文件导入 Flash 后文件体积庞大、不能在网络上很好地传播等缺点。所以，YouTube、NICONICO 动画、Google Video、Yahoo! Video、MySpace，以及优酷、酷6/土豆，Youtube 等大部分视频分享网站均采用这个格式。FLV 已经成为当前视频文件的主流格式之一。

（5）RM/RAM 格式：是 REALPLAY 公司制定的多媒体格式，它在网络上提供实时观看，有压缩比大、文件小等优点，属于网络上较新的流技术。当然，它也有缺点，由于采用了较高的压缩比，它的声音和视频都有一些粗糙的感觉。

（6）WMV 格式：是微软推出的一种流媒体格式，它是由"同门"的 ASF（Advanced Stream Format）格式升级延伸得来。在同等视频质量下，WMV 格式的体积非常小，因此很适合在网上播放和传输。WMV 的主要优点在于：可扩充的媒体类型、本地或网络回放、可伸缩的媒体类型、流的优先级化、多语言支持、扩展性等。

2. 视频处理与编辑软件

（1）Windows Movie Maker。即 Movie Maker，是 Windows 附带的一个影视剪辑小软件，功能比较简单，可以组合镜头、声音、加入镜头切换的特效，只要将镜头片段拖入即可，很简单，适合家用摄像后的一些小规模的处理。

（2）Adobe Premiere。Adobe 公司推出的基于非线性编辑设备的视音频编辑软件 Premiere 已经在影视制作领域取得了巨大的成功，现在被广泛地应用于电视台、广告制作、电影剪辑等领域，成为 PC 和 MAC 平台上应用最为广泛的视频编辑软件。

（3）会声会影。会声会影（Corel Video Studio Pro Multilingual）是一个功能强大的"视频编辑"软件，具有图像抓取和编修功能，可以抓取，转换 MV、DV、V8、TV 和实时记录抓取画面文件，并提供有超过 100 多种的编制功能与效果，可导出多种常见的视频格式，甚至可以直接制作成 DVD 和 VCD。支持各类编码，包括音频和视频编码。主要的特点是：操作简单，适合家庭日常使用，具有完整的影片编辑流程解决方案。

（4）格式工厂。格式工厂（Format Factory）是一款多功能的多媒体格式转换软件。可以实现绝大多数类型的视频、音频以及图像不同格式之间的相互转换。转换过程中可修复某些损坏的视频，进行媒体文件压缩，提供视频的裁剪。转换图像支持缩放、旋转、数码水印等功能。

4.3 数据压缩技术

多媒体信息经过数字化后，产生巨大的数据信息，对这些数据信息进行数据压缩是必要的。数据压缩的对象就是其中的冗余部分，冗余部分主要包括空间冗余、时间冗余、

数据压缩技术

结构冗余、知识冗余、视觉冗余、信息熵冗余。数据压缩一般允许在一定限度失真的前提下，对原始数据进行较大程度的压缩。数据压缩有两大功用：第一，可以节省空间，第二，传输时可以减少对带宽的占用。

4.3.1 数据压缩的分类

数据压缩处理一般由两个过程组成：一是编码（Encoding）过程，即对原始数据经过编码进行压缩；二是解码（Decoding）过程，对编码数据进行解码，还原为可以使用的数据。

1. 按解码后的数据与原数据是否一致分类

（1）无损压缩采用可逆编码法，被压缩的数据进行解压缩后，数据与原来的数据完全相同；该压缩方法去掉或减少了数据中的冗余，故又称为冗余压缩法。

（2）有损压缩采用不可逆编码法，是指被压缩的数据经解压缩后与原来的数据有所不同。由于减少了信息量，损失的信息量是不能再恢复的，所以压缩前与解压缩后有误差。

2. 按压缩方法的原理分类

按数据压缩方法的原理分，一般有六类：预测编码、变换编码、信息熵编码、结构编码、统计编码、行程编码。

4.3.2 数据压缩的标准

如果在压缩空间上连续变化的灰度或彩色图像时允许改变一些不太重要的像素值，或者说允许损失一些精度，就有可能在压缩效果上获得突破性的进展。这一思想在数据压缩领域具有革命性的地位：通过在用户的忍耐范围内损失一些精度，把图像压缩到原大小的十分之一、百分之一甚至千分之一，这远远超出了通用压缩算法的能力极限，也恰恰是科学家们的重大发现。JPEG 标准和 MEPG 标准是目前比较流行的两大国际压缩标准。

1. JPEG 标准

JPEG（Joint Photographic Experts Group，静态图像专家组）是静态图像压缩方法，是 Internet 上使用最为广泛的图像格式之一。这是一种有多种压缩程度的有损压缩方法，其文件名扩展名包括 .jpg、.jpeg 等。JPEG 标准适用于彩色和单色多级灰度或连续色调静态数字图像的压缩。JPEG 采用以离散余弦变换为基础的有损压缩算法和以预测技术为基础的无损压缩算法来进行压缩，通过调整质量系数控制图像的精度和大小，其压缩比可以从 10:1 到 80:1。

2. MPEG 标准

MPEG（Moving Picture Experts Group，运动图像专家组）是专门制定多媒体领域内的国际标准的一个组织。MPEG 标准包括 MPEG 视频、MPEG 音频和 MPEG 系统（音视频同步）3 个部分。MPEG 标准利用相邻两张甚至多张预测像素可能移动的方向与亮度值，再记录其差值。将这些差值利用转码或分频式编码将高低频分离，然后用一般量化或向量量化的方式舍去一些画质而提高压缩比，最后再经过一个可变长度的不失真型压缩而得到最少位数的结果，这种结果可以得到 50:1 到 100:1 的压缩比。

在多媒体数据压缩标准中，较多采用 MPEG 系列标准，包括 MPEG-1、MPEG-2、MPEG-4、MPEG-7 及 MPEG-21 等。

MPEG-1 用于传输 1.5 Mbit/s 数据传输速率的数字存储媒体运动图像及其伴音的编码，经过 MPEG-1 标准压缩后，视频数据压缩率为 1/100 ~ 1/200，音频压缩率为 1/4.5，可适用于不同带宽的设备，如 CD-ROM、Video-CD、CD-i。

MPEG-2 提供了一个较广的范围改变压缩比，以适应不同画面质量，存储容量，以及带宽的要求；主要针对高清晰度电视（HDTV）的需要，传输速率为 10 Mbit/s，与 MPEG-1 兼容，适用于 1.5 ~ 60 Mbit/s 甚至更高的编码范围。

MPEG-4 标准是超低码率运动图像和语言的压缩标准用于传输速率低于 64 kbit/s 的实时图像传输，它不仅可覆盖低频带，也向高频带发展。与 MPEG-1 和 MPEG-2 相比，MPEG-4 利用很窄的带宽，通过帧重建技术、压缩和传输数据，以求以最少的数据获得最佳的图像质量，MPEG-4 的特点使其更适于交互服务以及远程监控。MPEG4 的商业应用领域包括数字电视、实时多媒体监控、低比特率下的移动多媒体通信、基于内容存储和检索多媒体系统、网络视频流与可视游戏、网络会议、交互多媒体应用、基于计算机网络的可视化合作实验室场景应用、演播电视等。

MPEG-7（它的由来是 1+2+4=7）其正规的名字是"多媒体内容描述接口"，其目的是生成一种用来描述多媒体内容的标准，这个标准将对信息含义的解释提供一定的自由度，可以被传送给设备和计算机程序，或者被设备或计算机程序查取。确切来讲，MPEG-7 并不是一种压缩编码方法。

MPEG-21 的正式名称是"多媒体框架"或"数字视听框架"，它以将标准集成起来支持协调的技术以管理多媒体商务为目标，目的就是理解如何将不同的技术和标准结合在一起，需要什么新的标准以及完成不同标准的所要结合工作。

4.3.3 数据压缩的应用

在多媒体计算系统中，信息从单一媒体转到多种媒体，传输和处理大量数字化的声音/图片/影像视频信息等，数据量是非常大的。其中以视频更为突出，实时传输时尤其如此。为了达到令人满意的图像、视频画面质量和听觉效果，必须解决视频、图像、音频信号数据的大容量存储和实时传输问题。解决的方法，除了提高计算机本身的性能及通信信道的带宽外，更重要的是对多媒体进行有效的压缩。

1. 格式工厂

格式工厂（Format Factory）是一款多功能的多媒体格式转换软件，适用于 Windows。可以实现大多数视频、音频以及图像不同格式之间的相互转换。转换可以具有设置文件输出配置，增添数字水印等功能。支持转换几乎所有主流的多媒体文件格式，包括视频：MP4、AVI、3GP、WMV、MKV、VOB、MOV、FLV、SWF、GIF；音频：MP3、WMA、FLAC、AAC、MMF、AMR、M4A、M4R、OGG、MP2、WAV、WavPack；图像：JPG、PNG、ICO、BMP、GIF、TIF、PCX、TGA 等。

优点：完全免费；支持所有主流的多媒体格式，并额外提供实用的影音工具；提供移动设备的转换选项，如 iPhone、iPod、PSP 等；支持切割/合并转换；提供 50 国语言界面。

缺点：转换时 CPU 占用高；不支持生成视频缩略图；界面文字偏小。

2. 狸窝视频格式转换器

狸窝全能视频转换器是一款功能强大、界面友好的全能型音视频转换及编辑工具。它不但提供多种音视频格式之间的转换功能，它同时又是一款简单易用且功能强大的音视频编辑器。在视频转换设置中，用户可以对输入的视频文件进行可视化编辑。例如，截取视频片段、剪切视频黑边、添加水印、视频合并、调节亮度、对比度等。输出视频编码器、质量、尺寸、比特率、帧率、比例、音频采样率、声道等均可自主选择设置。狸窝全能视频转换器支持输入的视频格式有 RM、RMVB、3GP、MP4、AVI、FLV、F4V、MPG、VOB、DAT、WMV、ASF、MKV、DV、MOV、TS、MTS、WEBM 等；音频格式有 AAC、AC3、AIFF、AMR、M4A、MP2、MP3、OGG、RA、AU、WAV、WMA、MKA、FLAC（无损）、WAV（无损）等。

3. Microsoft Office Picture Manger

Microsoft Office Picture Manger 是一个基本的图片管理软件，是 Microsoft Office 中的一个组件。该组件可一次性自动校正所有图片，也可以每次只编辑一张图片，其主要功能包括：

（1）通过任意拖动鼠标来确定选区范围进行裁剪图片。

（2）转换图片格式：JPG、PNG、TIF、GIF、BMP，灵活控制图片的大小。

（3）"自动校正"命令可以修正图像的亮度、颜色与对比度。

（4）用户还可以在"编辑图片"任务窗格中对多张图片进行其他编辑操作，包括：裁剪图片，排除不必要的内容或嘈杂的细节；旋转或翻转方向不符合要求的任何图片；调整图片的大小；消除因数码照相机闪光灯而造成的红眼效果。

4.4 虚拟现实技术

本小节请扫描二维码进行学习。

虚拟现实技术

4.5 三维重建技术

本小节请扫描二维码进行学习。

三维重建技术

第 5 章　网络应用技术基础

计算机技术和通信技术的迅猛发展使得网络进入千家万户，网络日益成为人们工作、学习、生活的必备工具，并以一种前所未有的方式改变着人们的生活。网络技术的发展正在悄然改变着全世界各个领域的工作模式，从网络化、数字化、信息化到智能化，日新月异。本章知识点如下：网络的基本概念、Internet 介绍、浏览器的使用、电子邮件、Internet 新技术和网络安全与管理。

5.1　网络的基本概念

5.1.1　计算机网络概念

1. 计算机网络的基本概念

计算机网络技术在不断发展，在不同的阶段，它的定义也不尽相同。从现状来看，我们可以这样描述：计算机网络是指将利用通信设备和通信线路，地理位置分散的具有独立功能的多台计算机互相连接起来，在网络通信协议的管理和协调下，实现资源共享与信息传递的计算机系统集合体。

这个描述包括了 4 个方面的含义：

（1）计算机之间相互独立自治。从数据处理能力方面看，计算机既可以单机工作，也可以联网工作；从分布的地理位置来看，计算机是独立的个体，可以远在天边，也可以近在眼前。

（2）通信线路。计算机互相通信交换信息，必须有一条通道。这条通道的连接是物理的，由物理介质来实现（如双绞线、同轴电缆、光纤、无线电波等）。

计算机网络和分类

（3）网络协议。在计算机网络中，计算机之间传输信息必须遵循相应的约定和规则，这些约定和规则就是通信协议。通信协议在计算机网络中是至关重要的，而通信协议的实现通常是由硬件和软件配合完成的。

（4）资源共享。任何一台计算机可以将本身的资源共享给其他处于该网络中的计算机实体，这些被共享的资源可以是硬件，也可以是软件和信息资源等。

2. 计算机网络的功能

计算机网络建立的主要功能是数据通信和资源共享，随着计算机网络的不断发展，通过计算机网络还可以进行分布式信息处理，并能为计算机提供可靠的后备保障。

（1）数据通信。数据通信功能是计算机网络最主要的功能之一，数据通信依照一定的通信协议，利用数据传输技术，不同地方、不同部门的用户之间可以通过网络进行数据交流，网络中传输的数据包括文本、声音、图像以及视频等各种多媒体信息，可以进行科学计算、过程控制、信息检索等内容的广义的信息处理。

（2）资源共享：计算机网络中的用户可以相互共享各种硬件和软件资源。资源是指构成系统的所有要素，如大型高性能计算机、大容量存储设备、高速打印机、绘图仪、通信线路、计算处理能力、数据库、文件和其他计算机上的有关信息。

（3）分布式信息处理。随着计算机网络规模的不断扩大，越来越多的计算机接入到了网络中，这也使得计算机网络可以通过网络中的计算机实现分布式信息处理功能。所谓分布式信息处理是指将一台计算机无法独立完成的信息处理任务通过网络分配给若干台计算机处理,从而尽快完成信息处理的任务。这一功能被广泛地使用在各种计算中,比较流行的网格计算就是这一功能的发展。

(4)负载均衡:建立在现有网络结构之上,提供一种廉价有效透明的方法扩展网络设备和服务器的带宽、增加吞吐量、加强网络数据处理能力、提高网络的灵活性和可用性。其基本原理是通过运行在前面的负载均衡服务,按照指定的负载均衡算法,将流量分配到后端服务集群上,共同完成工作任务。

(5)提高计算机系统的可靠性。通过计算机网络,用户可以为接入网络的计算机提供有效的后备,一旦某台计算机出现问题可由其他的计算机替代该计算机完成相应的功能,同时如果某台计算机的处理超负荷,也可由网络中的其他计算机分担任务,这大大提高了计算机系统的可靠性。

5.1.2 计算机网络的分类

计算机网络的分类方法很多,可以按照地理覆盖范围、拓扑结构以及管理模式进行划分。按照计算机网络的地理覆盖范围,可分为局域网、城域网和广域网。按照网络服务的提供方式,可分为对等网络、服务器网络。按照网络构成的拓扑结构,可分为总线型、星型、环型和树型等。按照介质访问协议,可分为以太网、令牌环网、令牌总线网。计算机网络分类具体见表 5-1~ 表 5-4。

表 5-1 按覆盖范围

分 类	特 点	覆盖范围
局域网(LAN)	指在有限地理区域范围内构成的计算机网络;组网方便、灵活,一般采用双绞线或同轴电缆	一般不超过几十公里,比如一间办公室、一所校园等
城域网(MAN)	LAN 的延伸,通常可以覆盖一个城市或者一个地区;用于建骨干网,通常采用微波或者光纤	一般几十公里到几百公里,比如一个城市或地区
广域网(WAN)	又称远程网,跨越城市或国家;使用微波、光纤、卫星等传输介质	通常几十公里或几千公里,把众多 LAN、MAN 连接起来

表 5-2 按服务提供方式

服务提供模式	特 点
C/S 网络	即客户机/服务器网络,是由一台高性能服务器提供服务,其他计算机向它发出请求获取相关服务,此类网络结构的性能取决于服务器的性能和客户机的数量
对等网络	最简单的网络,在网络中没有专门的服务器,接入到网络中的机器没有级别区分,相互之间共享对方的资源

表 5-3 按拓扑结构

结构类型	拓 扑 图	特 点	优/缺点
总线形网络		响应速度快、共享资源能力强、设备投入量少等	优点:所有的电脑网络都连在一条线上,布线容易、可靠性高,易于扩充。 缺点:某一节点发生故障影响全网且故障发生后很难找到故障问题
星状网络		具有信号放大、存储和转发等功能,各计算机通过交换机与其他计算机通信,又称为集中式网络	优点:建网容易,扩展性大,传输时间少;网络控制简单,故障检测和隔离方便。 缺点:网络中央节点数据转发负担过重,当中心部分出现错误后,全部的网络都会瘫痪

续上表

结构类型	拓扑图	特点	优/缺点
环状网络		数据在闭环上以固定方向流动	优点：结构简单、容易实现，通信接口和管理软件都比较简单。 缺点：节点发生故障，会引起全网故障，不易扩展
树状网络		分层管理网络节点	优点：易于扩展，路径选择方便，若某一分支节点发生线路故障，易于将分支与整个系统隔离。 缺点：对树根的依赖性大，如果根节点发生故障则全网不能正常工作
网状网络		实现网络设备的全部或部分互通，也能实现通信线路的冗余和备份	优点：其容错能力最强，可靠性更高。 缺点：拓扑结构复杂，其安装和配置都比较困难；网络控制机制复杂，必须采用路由算法和流量控制机制

表 5-4 按介质访问协议

分类	技术标准	拓扑结构
以太网	带有冲突侦测的载波侦听多路访问方法（CSMA/CD）随机争用介质访问控制方法，标准是 IEEE 802.3	具有多种拓扑结构，如：星状、总线形
令牌环网	利用令牌防止冲突的发生，标准是 IEEE 802.5	结构单一，工作站以串行方式顺序相连接，形成一个封闭的环形结构
令牌总线网	在总线拓扑中利用令牌作为控制节点访问公共传输介质的访问控制方法，标准是 IEEE 802.4	从物理上来看，是一种总线结构的局域网；从逻辑上来看，是一种环状结构的局域网，接在总线上的站组成一个逻辑环，每个站被赋予一个顺序的逻辑位置

还有其他分类方法，如按通信方式可分为点对点网络和广播式网络；按传输信号形式可分为基带传输网络和宽带传输网络。

5.1.3 网络传输介质与连接设备

网络连接设备和传输介质是计算机网络中不可缺少的部分，它们是计算机网络中各类计算机互连的物理连接，也是计算机网络中通信子网的组成部分。

1. 网络传输介质

网络传输介质（Transmission Medium）是传输信息的通道，根据传输介质的特点可分为有线传输介质和无线传输介质。常用的有线传输介质主要包括同轴电缆、双绞线、光缆等，而无线电波、微波、红外线、蓝牙、可见光等则是常用的无线传输介质。不同的传输介质的传输特性也不同，成本也相差很大。

网络传输介质与连接设备

（1）同轴电缆。同轴电缆内外由相互绝缘的同轴心导体构成的电缆，中间的铜线导体通过电磁场封闭层与外部金属丝网隔绝，最外围覆盖塑料外套，因此同轴电缆对于外界的电磁场抵抗能力较好。同轴电缆根据导体直径不同可以分为粗同轴电缆和细同轴电缆两大类。细同轴电缆的传输距离在 500 m 以内，传输速率可以达到 50 Mbit/s，粗同轴电缆最大的传输距离可以达到几千米甚至几十千米。局域网中通常采用双绞线来代替同轴电缆，而同轴电缆主要用于有线电视网络的架设。同轴电缆外观和内芯如图 5-1（a）、图 5-1（b）所示。

（2）双绞线。双绞线是由两根绝缘的均匀地绞合在一起的导线组成，多组这样的绞合线捆绑在一起，再用塑料保护套包裹，就构成了目前常用的双绞线。双绞线分为有屏蔽双绞线（Shielded Tuisted Pair，STP）

和无屏蔽双绞线（Unshielded Twisted Pair，UTP）两种，前者较之后者在导线和塑料保护套之间多了一层用金属丝编织成的屏蔽层，这样可以更为有效地抵抗在传输信息过程中的电磁干扰，但是价格稍高。双绞线的缺点是容易受到外部电磁干扰的影响，误码率较高，因此传输距离较短，主要用在室内的局域网建设中。双绞线又分为多种型号，类型数字越大、版本越新，技术越先进、带宽也越宽，当然价格也越贵。目前在局域网中主要采用超五类线（CAT5e）和六类线（CAT6），超五类线传输速率可以达到 1 000 Mbit/s，通常其传输距离不超过 100 m；六类线一般指的都是非屏蔽网线，主要应用在千兆网络中，在传输性能上远远高于超五类网线标准。双绞线外观和内芯如图 5-1（c）、图 5-1（d）所示。

（3）光缆。光缆是指通过多层保护结构包裹的光导纤维，而光导纤维是利用光的全反射原理通过玻璃或塑料传导光信号的特殊材料，通常人们把光纤和光缆混用。由于光在光纤中传输时损耗非常小，因此光纤的传输速率非常高，可以达到 1 ~ 10 Gbit/s，而且适合用于远距离信息传输，目前主要用在局域网的主干线路和城域网、广域网的远程通信线路中。光纤通常可以分为单模光纤和多模光纤两大类：单模光纤的中心玻璃芯较细，只能传输单一模式的光信号，因此色散较小，传输频带宽，传输容量大，传输距离长；多模光纤的中心玻璃芯较粗，可以传输多种光信号，但是色散较大，传输距离只能在几千米。与单模光纤相比，多模光纤的传输性能较差。光缆外观多模光纤内芯如图 5-1（e）、图 5-1（f）所示。

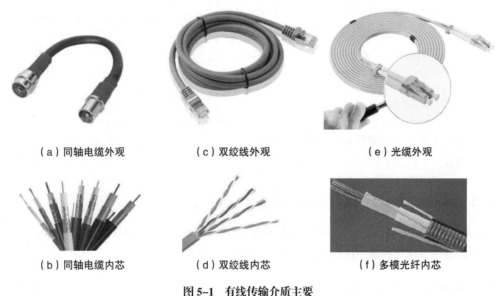

（a）同轴电缆外观　　（c）双绞线外观　　（e）光缆外观

（b）同轴电缆内芯　　（d）双绞线内芯　　（f）多模光纤内芯

图 5-1　有线传输介质主要

（4）无线电波。无线电波是一种最常用的无线传输介质，在很多有线线路架设困难的区域，利用无线电传输信息是一种非常实用的方式，并且利用无线电波组建的计算机网络允许接入网络的计算机处于移动状态，这是有线传输介质无法实现的。根据电气和电子工程师协会发布的无线局域网标准（802.11），在构建无线计算机网络时，通常采用 2.4 GHz 和 5 GHz 这两个频段进行数据通信，传输速率可达 1 000 Mbit/s。

（5）微波通信。无线电数字微波通信系统在长距离、大容量的数据通信中占有极其重要的地位，其频率范围为 300 MHz ~ 300 GHz。微波通信主要包括地面微波接力通信和卫星通信。通常讲的微波通信指的是地面微波接力通信。由于微波是直线传播，而地球表面有一定的弧度，在实现远距离微波通信时，要每隔 50 km 左右设一微波站。发射台发出信号后，经中间的微波站接收，进行放大后，再转发到下一微波站，就像接力赛跑一样。微波通信的通信容量大、建设费用低、抗灾害性强，能满足各种电信业务的传输质量要求，是一种被广泛应用、具有强大生命力的通信方式。经常作为大型会议、运动会和展览会的临时通信需求，普通应用于国家的各种专用通信网。

2. 网络连接设备

在计算机网络中，传输介质仅仅是传输信息的通路，只依靠传输介质是不能实现计算机与计算机之间的信息传输的，还必须通过一些网络连接设备来控制信息在传输介质中有效可靠的传输。常用的网络连接设备有集线器、交换机、路由器、网桥、中继器等，见表 5-5。

表 5-5 网络连接设备

设备名称	功能简介	外观
中继器（RP repeater）	工作在 OSI 体系结构中的物理层。它接收并识别网络信号，然后再生信号并将其发送到网络的其他分支上。作用是放大信号，补偿信号衰减，支持远距离的通信	
集线器（HUB）	工作在 OSI 体系结构中的物理层。将多条以太网双绞线或光纤集合连接在同一段物理介质下的设备。采用共享的方式工作，因此网络执行效率较低	
网桥（Bridge）	工作在 OSI 体系结构中的数据链路层。是一个局域网与另一个局域网之间建立连接的桥梁。作用是扩展网络和通信手段，在各种传输介质中转发数据信号，扩展网络的距离	
路由器（Router）	工作在 OSI 体系结构中的网络层，是一种根据数据包中的目的地址将数据包向目标网络转发的网络连接设备。路由器中通常存在着一张路由表，根据传送网站传送的信息的最终地址，寻找下一转发地址，判断应该是哪个网络。同时路由器还可以在不同类型网络之间转发数据，进行数据包格式的转换，因此路由器是组建大型计算机网络不可缺少的网络连接设备	
交换机（Switch）	工作在 OSI 体系结构中的数据链路层。利用各类交换技术提高网络信息传输速率的网络连接设备。相比之集线器的共享工作方式，交换机采用对所有工作端口进行独立划分，每个端口都具有桥接功能，可以连接一个局域网或一台高性能服务器或工作站。实际上，交换机有时被称为多端口网桥	
网关（Gateway）	又称网间连接器、协议转换器。网关在网络层以上实现网络互连，是复杂的网络互连设备，仅用于两个高层协议不同的网络互连。网关是一种充当转换重任的计算机系统或设备。使用在不同的通信协议、数据格式或语言，甚至体系结构完全不同的两种系统之间，网关是一个翻译器	—

网络连接设备和网络传输介质共同工作，才使得计算机网络能够有效可靠地传输数据，因此在构建一个计算机网络时，选择合适的、实用的网络连接设备和网络传输介质是非常重要的。

5.1.4 体系结构

计算机网络体系是一个功能庞大而复杂的系统，为了能说明这一点，可以设想在网络中的两台计算机之间进行文字传输的情况，通信两端都要遵守一定的规则，才能保障通信两端数据传输的可能。因此，相互通信的两个计算机系统必须高度协调工作才可以，而这种协调是非常复杂的。为了设计这样复杂的计算机网络，早在 ARPANET 设计时就提出了分层的方法。所谓"分层"，就是将庞大而复杂的问题，转化为若干较小的局部问题，而这些较小的局部问题就比较易于研究和处理。

为了减少网络系统设计的复杂性，提高网络系统的稳定性和可管理性，计算机网络按照层次结构进行组织，将计算机之间相互通信的层次以及各层中的协议和层次之间的接口的集合称为网络体系结构。

网络协议是计算机网络工作的基础，两台计算机通信时必须使用相同的网络协议。世界著名的两大网络体系结构是开放式系统互联通信（Open System Interconnection，OSI）参考模型和传输控制协议/网际协议（Transmission Control Protocol/Internet Protocol，TCP/IP）体系结构。

1. OSI 参考模型

OSI 参考模型定义了开放系统的层次结构和各层所提供的服务，分为 7 层，从下到上分别是物理层、数据链路层、网络层、传输层、会话层、表示层、应用层，如图 5-2 所示。

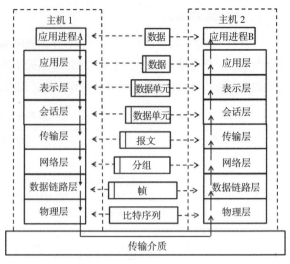

图 5-2　OSI 互联参考模型

OSI 参考模型网络中各节点都有相同的功能层次，在同一节点内相邻功能层之间通过接口通信。每一层可以使用下层提供的服务，并向其上层提供服务；不同节点的对等层依照协议实现对等层之间的通信。OSI 的一个成功之处在于，它区分开了服务、接口和协议这三个容易混淆的概念。服务描述了每一层的功能，接口定义了某层提供的服务如何被高层访问，而协议是每一层功能的实现方法。OSI 各层基本功能见表 5-6。

表 5-6　OSI 各层基本功能

层号	名称	功　　能	协议
7	应用层	为应用程序提供服务，如：文件传输、电子邮件、文件服务、虚拟终端	TFTP, HTTP, FTP, SMTP, WAIS, NFS
6	表示层	数据格式转化、代码转换，数据加密	Telnet, Rlogin, SNMP, Gopher
5	会话层	提供包括访问验证和会话管理在内的建立且维护应用之间通信的机制。如服务器验证用户登录	SMTP, DNS
4	传输层	建立、管理和维护端到端的连接，传输层传送的信息单位是报文（Message）	TCP, UDP
3	网络层	IP 选址及路由选择，包括地址解析、路由、拥塞控制、网际互连等。传送的信息单位是分组或包（Packet）	IP, ICMP, ARP, RARP, AKP, UUCP
2	数据链路层	提供介质访问和链路管理。在物理层提供比特流服务的基础上，建立相邻节点之间的数据链路，通过差错控制提供数据帧（Frame）在信道上无差错地传输，并进行各电路上的动作系列。该层的作用包括：物理地址寻址、数据的成帧、流量控制、数据的检错、重发等	FDDI, Ethernet, Arpanet, PDN, SLIP, PPP
1	物理层	最底层，处于传输介质之上，规定在一个节点内如何把计算机连接到传输介质上，规定了机械的、电气的功能。该层负责建立、保持和拆除物理链路；规定如何在此链路上传送原始比特流，比特如何编码，使用的电平、极性，连接插头、插座的插脚如何分配。物理接口标准定义了物理层与物理传输介质之间的边界与接口，常用的有 EIA-232-C、EIARS-449 和 CCITT X2.1。在物理层数据的传送单位是比特（bit）	IEEE 802.1A, IEEE 802.2 到 IEEE 802.11

2. TCP/IP 体系结构

虽然 OSI 参考模型概念清楚，理论较完整，为网络体系结构与协议的发展提供了一种国际标准，但事实上很少网络系统完全遵循它。目前，Internet 采用的网络体系结构是 TCP/IP 体系结构，TCP/IP 是一组协议集的总称，通过各层次协议之间的相互协调工作，可以完成不同类型网络、不同计算机间的数据传输。虽然 TCP/IP 没有被国际标准化组织所采纳，但是由于它的开放性以及广泛的应用，成为了一个实际上的工业标准，并以 RFC（Request For Comment）的方式进行公布。

TCP/IP 体系结构的功能层分为 4 层，从下到上依次是网络接口层、网络层、传输层和应用层。它与 OSI 参考模型在网络层次上并不完全对应，但是在概念和功能上基本相同。TCP/IP 与 OSI 的对应关系见表 5-7。

表 5-7 TCP/IP 与 OSI 的对应关系

OSI 参考模型	TCP/IP 体系结构	TCP/IP 功能特点
应用层	应用层	对应于 OSI 模型中的高三层，为用户提供网络服务，如文件传输、远程登录、域名服务等；应用层提供多种协议，主要的协议有 FTP、HTTP、Telnet、SNMP 和 DNS 等
表示层		
会话层		
传输层	传输层	负责进程到进程之间的端到端通信，为保证数据传输的可靠性，传输层协议提供了确认、差错控制和流量控制等机制；从应用层接收数据并分成较小的单元，传送给网络层，确保接收方各段信息正确无误。传输层主要提供的协议有 TCP 协议和 UDP 协议
网络层	网络层	主要处理来自传输层的分组数据报（IP 数据报），并为该数据报提供路径选择，最终将数据报发送到目的主机；主要提供的协议有 IP、ICMP、ARP、RARP 等
数据链路层	网络接口层	定义了网络接口协议，为适应各种物理网络类型提供了灵活性，使得 TCP/IP 协议可以运行在任何底层网络上，实现它们之间的相互通信
物理层		

TCP/IP 体系结构有 100 多个网络协议，其中最主要的是 TCP（Transmission Control Protocol）传输控制协议和 IP（Internet Protocol）网际协议。IP 负责将信息送达目的地，传输时为其选择最佳传输路径，但接收时不进行差错纠正，即提供的是不可靠交付服务。而 TCP 用于提供可靠通信，保证被传送信息的完整性，但传输性能较低。这样的协议组合使得连接到网络中的用户都能访问和共享互联网上的信息。

常用的应用层协议有超文本传输协议（Hyper Text Transfer Protocol，HTTP）、文件传输协议（File Transfer Protocol，FTP）、简单邮件传输协议（Simple Mail Transfer Protocol，SMTP）、远程登录协议（Telnet）、域名解析协议（Domain Name System，DNS）等。通过这些应用协议，用户使用相应的应用软件可以在 Internet 中享受相关的服务。

5.2 Internet 介绍

5.2.1 Internet 的起源与发展

Internet 即因特网，也称为国际互联网，它是世界上最大的、覆盖范围为最广的、提供服务最多的计算机网络。Internet 通过 TCP/IP 构架，将世界范围内的计算机网络互连起来，在全球网络内提供各种服务。

Internet 的前身是最早的计算机网络 ARPAnet。20 世纪 70 年代初期，随着各种不同类型网络的出现，它们之间的互连问题被提上了桌面。1973 年，科学家提出了建立 Internet 的构想并在 ARPAnet 中进行了实验，并于年底提出了 Internet 的概念。1974 年科学家们提出了 Internet 的主要协议 TCP/IP，之后很多网络均采用了这一协议作为标准协议。这是一个开放的网络协议，它为 Internet 的发展提供了可靠的基础。

Internet 的起源与发展

20 世纪 80 年代中期至 90 年代初期，Internet 逐步从军用网络转变为民用网络，更多的国家和研究机构开始使用 Internet。随着 Internet 速率的提升，各种基于 TCP/IP 的应用服务应运而生，这也为 Internet 用户提供了更为广阔的网络空间。90 年代中后期，Internet 逐步从研究性网络向商业化网络转变。

我国 Internet 最初也是由学术网络发展而来的。北京大学的钱天白教授在 1987 年 9 月 20 日发出了第一封电子邮件"越过长城，通向世界"，实现了电子邮件的存储转发功能，揭开了中国人开始使用 Internet 的序幕。1988年12月，清华大学校园网采用加拿大UBC大学（University of British Columbia）研制的采用X400协议的电子邮件软件包，通过X.25网与加拿大UBC大学相连，开通了电子邮件应用。

虽然我国Internet起步较晚，但发展迅猛，成绩显著。我国互联网的发展经历了学术牵引期、探索成长期、快速发展期、成熟繁荣期、网络强国期等几个阶段。

1. 学术牵引期（1980—1993年）

互联网从美国引入中国的阶段。在这一阶段，中国政府科研单位历经数年的努力，推动互联网从信息检索，到全功能接入，再到商业化探索。

2. 探索成长期（1994—2000年）

这一阶段，普通大众对互联网的认知度和接受度稳步成长，我国最早一批互联网公司相继成立，从四大门户到搜索，努力探索互联网的商业模式。

1994年正式接入国际互联网；1997年6月，丁磊创立网易公司；1998年张朝阳正式成立搜狐网；1998年邮箱普及&第一单网上支付完成；1998年11月腾讯成立，由马化腾、张志东等五位创始人创立；1998年12月，由王志东先生创立新浪；1999年聊天软件QQ出现，当时叫OICQ，后改名腾讯QQ风靡全国；1999年9月9日马云带领下的18位创始人在杭州正式成立了阿里巴巴集团；2000年1月1日李彦宏在中关村创建了百度公司。

3. 快速发展期（2001—2008年）

这一阶段成熟的互联网商业模式已经建立，"内容为王"的时代慢慢过去，开始转向"关系为王"的web2.0。互联网的角色关系也开始转变，内容的缔造者不再只是网站，个体用户也可以参与其中，逐步通过内容来拓展自己的关系链，也就是我们常说的SNS时代。

2001年中国互联网协会成立；2002年博客网成立；2002年个人门户兴起，互联网门户进入2.0时代；2003年淘宝网上线，后来成为全球最大C2C电商平台；下半年，阿里巴巴推出支付宝；2004年网游市场风起云涌；2005年博客元年；2006熊猫烧香病毒泛滥，名为"熊猫烧香"的计算机蠕虫病毒感染数百万台计算机；2007年电商服务业确定为国家重要新兴产业；2008年中国网民数量、宽带网民数量及中文域名数量居世界第一，首次超过美国。

4. 成熟繁荣期（2009—2014年）

这一阶段，宽带网络建设上升为国家战略，网民数量保持快速增长，网络零售与社交网络服务成为产业发展亮点，移动互联网的兴起带动互联网发展进入新阶段，互联网治理体系在探索中逐步完善。中国互联网企业也发展迅速。从微博的盛行，到2012年移动互联网的爆发，移动应用与消息流型社交网络并存，真正体现了互联网的社会价值和商业价值，呈现空前繁荣的景象。

2009年SNS社交网站活跃，人人网（校内网）、开心网、QQ等SNS平台为代表；2010年团购网站兴起，数量超过1700家，团购成为城市一族最潮的消费和生活方式；2010年中国物联网发展被正式列入国家发展战略；2011年微博迅猛发展对社会生活的渗透日益深入，政务微博、企业微博等出现井喷式发展；2012年手机网民规模首次超过台式机微信朋友圈上线；2012年3月今日头条上线；2012年淘宝商城正式更名为天猫，2012年双十一当日，阿里天猫与淘宝的总销售额达到191亿，被业内称为双十一的爆发点，其中天猫达到132亿，淘宝59亿；2013年余额宝上线；2014年打车软件烧钱发红包，滴滴快的巨资红包抢用户，"互联网+交通"出行。

5. 网络强国期（2015年至今）

2014年网络强国战略提出以来，互联网的创新成果与经济社会各领域深度融合，"互联网+"全面实施，互联网治理进入强化统筹协调的新阶段；进入创新发展阶段，竞争愈发激烈，5G开始商用，进一步推动企业在人工智能等领域技术创新。同时，国家大力支持自主创新，强调掌握区块链关键技术推动行业发展。

2015年首次提出"互联网+"概念；2016年互联网直播等热词"风靡全国"，自媒体百家争鸣（知识付费、公众号、头条号、百家号等）；2016年3月，在与韩国围棋职业九段李世石的人机大战中，一款名为AlphaGo的围棋人工智能程序以4∶1的总比分轻松获胜；2017年微信小程序上线；共享单车群雄争霸；2018年6月18日，京东全球年中购物节累计下单金额达1592亿元；2018年拼多多从电商豪强中异军突起；2019年是5G商用元年，5G与人工智能、大数据、移动互联网、工业互联网协同融合发展，"智慧"概念兴起并应用（智慧校园、智慧城市、智慧政务、交通等）；2020年新冠肺炎疫情爆发，出入公共场所需要出示健康码、大数据行程……

中国互联网络信息中心（China Internet Network Information Center，CNNIC）于2021年8月27日在北京发布了第48次《中国互联网络发展状况统计报告》，报告显示，截至2021年6月，我国网民规模达10.11亿，互联网普及率达71.6%。十亿用户接入互联网，形成了全球最为庞大、生机勃勃的数字社会。庞大的网民规模为推动我国经济高质量发展提供了强大内生动力。一是互联网基础资源加速建设，为网民增长夯实基础。截至2021年6月，我国IPv6地址数量达62 023块/32，较2020年底增长7.6%。移动电话基站总数达948万个，较2020年12月净增17万个。二是数字应用基础服务日益丰富，带动更多网民使用。互联网及科技企业不断向四五线城市及乡村下沉，带动农村地区物流和数字服务设施不断改善，推动消费流通、生活服务、文娱内容、医疗教育等领域的数字应用基础服务愈加丰富，为用户带来数字化便利。三是政务服务水平不断提升，用户习惯加速形成。全国一体化政务服务平台在新冠肺炎疫情期间推出返岗就业、在线招聘、网上办税等高频办事服务700余项，加大政务信息化建设统筹力度，不断增进人民福祉。

今天，Internet的触角已伸向了人类政治、经济、文化、军事、外交、教育、金融、医疗、娱乐等方方面面，Internet正以其跨越时间、空间限制的能力与触手可及的便捷，改变着人们的生活方式与思维方式。

5.2.2 Internet的接入方式

随着Internet的发展和普及，越来越多的单位和个人用户需要接入到Internet中，目前普遍采用的做法是由ISP（Internet服务提供商）来承担Internet用户的接入任务。城域网的核心是高速宽带主干网，通常采用光缆作为传输平台，它一方面与国家主干网络相连接，另一方面通过各个ISP用户提供Internet接入服务。不同的ISP向用户提供了多种不同的Internet接入方式，用户可以通过电话线、有线电视电缆、光缆、无线电波等传输介质接入到Internet中。常见的接入方式有ADSL、Cable Modem、光缆、局域网以及无线局域网，随着第四代（4G）、第五代（5G）移动通信网络的建立，通过移动通信网络接入到Internet已经成为一种流行的接入方式。

1. ADSL接入

ADSL是基于公众电话网提供宽带数据业务的技术，因上行和下行带宽不对称而得名。它采用频分复用技术把普通的电话线分成了电话、上行和下行三个相对独立的信道，从而避免了相互之间的干扰。目前使用的第二代的ADSL 2+技术可以提供最高24 Mbit/s的下行速率。

接入互联网时，用户需要配置一个网卡及专用的ADSL modem，根据实际情况选择采用专线入网方式（即拥有固定的静态IP）或虚拟拨号方式（不是真正的电话拨号，而是用户输入账号、密码，通过身份验证，动态获得一个IP地址）。在我国部分经济不发达地区，ADSL仍是家庭常用的接入方式。

使用 ADSL 接入到 Internet，不仅速度较为理想，而且在连接网络的同时还可以接听、拨打电话，两者互不影响。同时，虽然 ADSL 使用电话线传输数据，但是不通过电话交换机，不需要支付线路占用费，因此使用费较低。

用户在使用 ADSL 接入 Internet 时，需要配置一台 ADSL Modem，并在计算机中安装网卡，通过双绞线与 ADSL Modem 相连，再设置好相关参数后就可以建立与 Internet 的连接，如图 5-3 所示。

2. Cable Modem 接入技术

电缆调制解调器（Cable Modem）又名线缆调制解调器，利用有线电视线路接入互联网，接入速率可以高达 10 Mbit/s ~ 40 Mbit/s，可以实现视频点播、互动游戏等大容量数据的传输。它的特点是带宽高、速度快、成本低、不受连接距离的限制、不占用电话线、不影响收看电视节目，所以在有线电视网上开展网络数据业务有着广阔的前景。

3. 局域网接入

局域网接入方式主要采用了以太网技术，以信息化区域的形式为用户服务。在中心节点使用高速交换机，交换机到 ISP 的连接多采用光纤，为用户提供快速的宽带接入，目前局域网中的每个接入点能够获得的速率是 100 Mbit/s ~ 1 000 Mbit/s。通过局域网接入 Internet 非常便捷，区域内的用户只需一台计算机和一块网卡，就可连接到互联网。局域网接入 Internet 示意图如图 5-4 所示。

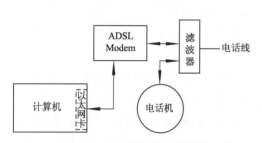

图 5-3　ADSL 工作原理示意图

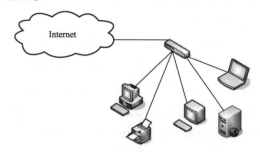

图 5-4　局域网接入 Internet 示意图

4. 无线接入

上述 Internet 接入方式需要通过有线线路与 Internet 连接，在安装和使用时并不方便，因此无线接入方式逐步成为理想的 Internet 接入方式。

目前常见的无线接入方式有两大类：无线局域网接入和移动通信网络接入。无线局域网接入是用户通过无线网卡与无线局域网建立连接，通过无线局域网访问 Internet；移动通信网络接入是用户通过相关设备途经移动通信网络，接入到 Internet，典型的方式是通过手机直接访问 Internet。无线方式接入 Internet 示意图如图 5-5 所示。

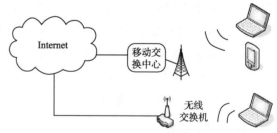

图 5-5　无线方式接入 Internet 示意图

5.2.3　MAC 地址、IP 地址和域名

1. MAC 地址

MAC 地址是计算机的物理地址（也称网卡地址），用于在网络中唯一标识一个网卡，一台设备若有两个网卡，则对应会有两个 MAC 地址。物理地址相当于网卡的身份证，全世界唯一。

查看本机物理地址的方法：右击"开始"按钮，弹出"开始"菜单，选择"运行"，在弹出的"运行"对话框的文本框中输入 cmd，单击"确定"按钮，在弹出的 cmd 窗口中输入命令：ipconfig /all 后，按回车键运行，就可以显示目前的物理地址、IP 地址、子网掩码、默认网关以及 DNS 服务器地址等信息，如图 5-6 所示。

图 5-6　查看物理地址

MAC 地址的前 24 位是生产厂商的标识符，因此可以根据前 24 位标识符判断出硬件的生产厂商和生产地址。用户可以通过 http://mac.51240.com/ 进行查询。

2. IP 地址

在 Internet 中连接了很多类型的计算机网络，接入了无数台计算机，为了让这些计算机能够进行数据通信，每一台接入到 Internet 中的计算机都必须被指定唯一编号，这个编号称为 IP 地址。IP 地址统一由 Internet 网络信息中心（InterNIC）分配，也就是在 Internet 中为每一台主机分配的唯一标识符。

接入 Internet 中的计算机拥有了 IP 地址后，就可以与 Internet 中其他计算机进行数据通信。一台接入 Internet 的计算机可以拥有多个 IP 地址，每一个被分配给计算机的 IP

IP 地址

地址在全球范围内是唯一分配的。

IP 地址是一个 32 位（4 字节）二进制数，由两大部分组成：一是地址类型号和网络号（这一部分合起来也可以称网络号），二是主机号。其中地址类型号标识了 IP 地址的类型，网络号用来标识某一个逻辑网络，主机号用来标识该网络中的主机编号。在 Internet 中连接了很多不同类型和不同规模的计算机网络，为了适用于不同的网络，在 IP 中将 IP 地址按照网络号范围的不同分为了 5 大类：A 类、B 类、C 类、D 类和 E 类。其中 A、B、C 三类地址主要用于分配给接入 Internet 的计算机或网络设备使用；D 类地址为多点广播地址，用于信息的广播或组播；E 类地址为保留地址，留待未来需要时再进行分配使用。具体结构如图 5-7 所示。

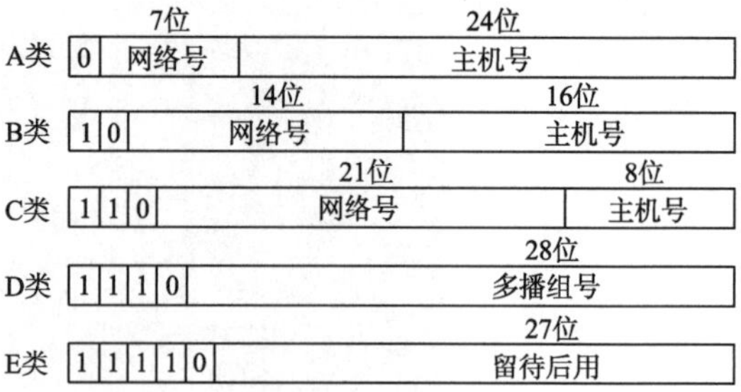

图 5-7 IP 地址结构

A 类地址：最高位为 0，向右 7 位为网络号，其余 24 位为主机号；

B 类地址：最高两位为 10，向右 14 位为网络号，其余 16 位为主机号；

C 类地址：最高三位为 110，向右 21 位为网络号，其余 8 位为主机号；

D 类地址：最高四位为 1110，此类地址不被分配给任何网络，留作网络多点广播使用；

E 类地址：最高五位为 11110，此类地址为保留使用地址，目前暂时为分配使用。

Internet 第 4 版的 IP 协议（即 IPv4）规定 IP 地址共 32 位，分为 4 字节，每字节可对应一个 0~255 的十进制整数，数之间有小数点分隔。为了使 IP 地址记忆较为方便，通常将 IP 地址的 32 个位每 8 为分成一组，之间用点来分隔，即写成 x.x.x.x 的形式，每个 x 的值在 0 ~ 255 之间，这一形式也称为点分十进制（Dotted Decimal Notation）。在点分十进制下，各类地址的范围见表 5-8。

表 5-8 IP 地址范围

IP 地址分类	地址范围
A 类地址	1.0.0.0 ~ 127.255.255.255
B 类地址	128.0.0.0 ~ 191.255.255.255
C 类地址	192.0.0.0 ~ 223.255.255.255
D 类地址	224.0.0.0 ~ 239.255.255.255
E 类地址	240.0.0.0 ~ 247.255.255.255

可以看出，一个 A 类网络可以容纳近 2^{24} 台主机，一个 B 类网络可以容纳近 2^{16} 台主机，一个 C 类网络可以容纳约 254 台主机。

在 IP 地址中有一些特殊用途的 IP 地址，这些地址不被分配给任何计算机使用。主机号全为 0 的 IP 地址称为网络地址，用来标识这个网络，不代表任何位于该网络中的主机。主机号全为 1 的 IP 地址称为直接广播地址，当向这一地址发送数据包时，该数据包将被发送给这一网络地址所在网络中的所有主机。

有一些网络也使用 TCP/IP 作为构建网络的主要协议，但是这些网络出于某些原因，不与 Internet 相连。这些网络可以使用保留地址作为每一台主机的 IP 地址，而保留地址是不能够用于访问 Internet 的。保留地址也称为私有地址，只限于局域网内部使用，常用的保留地址有以下几类：

（1）A 类：10.0.0.0 ~ 10.255.255.255

（2）B 类：172.16.0.0 ~ 172.31.255.255

（3）C 类：192.168.0.0 ~ 192.168.255.255

3. 子网及子网掩码

IP 地址由两部分组成，即网络号（Network ID）和主机号（Host ID）。网络号标识的是 Internet 上的一个网络，而主机号标识的是这个网络中的某台主机。一个网络号下的计算机之间可以"直接"互通，不同网络号的计算机要通过网关（Gateway）才能互通。如果网络号相同，表明接收方在本网络上，那么可以通过相关的协议把数据包直接发送到目标主机；如果网络号不同，表明目标主机在远程网络上，那么数据包将会发送给本网络上的网关路由器,由路由器将数据包发送到其他网络,直至到达目的地。IP 地址分解成两个域后,带来了一个重要的优点:IP 数据包从网际上的一个网络到达另一个网络时,选择路径可以基于网络而不是主机。在大型的网际中,这一点优势非常明显。

如何划分 IP 地址的网络号和主机号? 在 TCP/IP 协议中,采用的方案是设定子网掩码(Subnet Mask)。子网掩码可以屏蔽掉 IP 地址中的一部分,从而分离出 IP 地址中的网络部分与主机部分。子网掩码是一个 32 位的二进制数,其对应网络地址的所有位置为 1,对应于主机地址的为 0。对于 IP 地址标准分类来说,A 类地址的默认子网掩码是 255.0.0.0; B 类地址的默认子网掩码是 255.255.0.0; C 类地址的默认子网掩码是 255.255.255.0。

基于子网掩码,可以将网络进一步划分为若干子网,这就是子网编址技术。经过子网编址后,一个 IP 地址就可以划分为由网络号、子网号和主机号三部分组成,如图 5-8 所示。

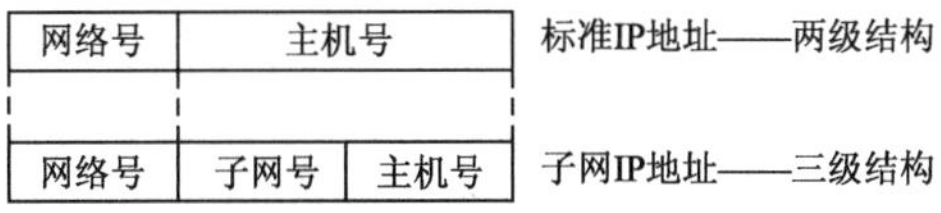

网络号	主机号		标准IP地址——两级结构
网络号	子网号	主机号	子网IP地址——三级结构

图 5-8 子网编址模型

对于两个 IP 地址 192.168.1.1 和 192.168.1.129 来说,在不同的子网掩码作用下,它们将有不同的划分:

第一种方案:子网掩码为 255.255.255.0。

IP 地址和子网掩码转换为二进制后如下:

IP 地址 A:　　　　192.168.1.1　　　　11000000 10101000 00000001 00000001

IP 地址 B:　　　　192.168.1.129　　　11000000 10101000 00000001 10000001

子网掩码:　　　　255.255.255.0　　　11111111 11111111 11111111 00000000

在这种方案中,可以看出在子网掩码的作用下,IP 地址 A 和 IP 地址 B 的网络号部分是相同的(11000000 10101000 00000001),因此 IP 地址 A 和 IP 地址 B 同属一个子网,A 和 B 可以直接进行通信。

第二种法案:子网掩码为 255.255.255.128。

IP 地址和子网掩码转换为二进制后如下:

IP 地址 A:　　　　192.168.1.1　　　　11000000 10101000 00000001 00000001

IP 地址 B:　　　　192.168.1.129　　　11000000 10101000 00000001 10000001

子网掩码:　　　　255.255.255.128　　11111111 11111111 11111111 10000000

在这种方案中,可以看出在子网掩码的作用下,IP 地址 A 和 IP 地址 B 的网络号部分是不相同的(IP 地址 A 网络号:11000000 10101000 00000001 0,IP 地址 B 网络号:11000000 10101000 00000001 1),因此 IP 地址 A 和 IP 地址 B 不属于同一个子网,A 和 B 不能直接进行通信,必须通过路由器的转发才能实现数据传送。

4. 域名

由于 IP 地址具有不方便记忆并且不能显示地址组织的名称和性质等缺点,人们设计出了域名,并通过域名系统(Domain Name System,DNS)来将域名和 IP 地址相互映射,使人更方便地访问互联网,而不用去记住能够被机器直接读取的 IP 地址数串。例如,中国教育网 WWW 服务器对应的 IP 地址是 202.112.0.36,用户在访问该中国教育网 WWW 服务器时不需要记住该 IP 地址,只要键入 www.edu.cn 即可访问该服务器。

域名采用层次结构,一般有 3 ~ 5 个字段,中间用小数点隔开。域名的层次次序从右往左分别称为顶级域名、二级域名、三级域名等。一般的域名格式为:

主机名 . 三级域名 . 二级域名 . 顶级域名

例如 cse.csu.edu.cn 表示中国(cn)教育机构(edu)中南大学(csu)计算机学院(cse)网站上的一台主机。

域名中的顶级域名分为两大类,一类是由 3 个字母组成的机构类型名,见表 5-9;另一类是由两个字母组成的区域类型名，适用于除美国以外的其他国家，见表 5-10。

表 5-9 机构类域名

顶级域名	含义
com	商业机构
edu	教育机构
gov	政府部门
int	国际机构
mil	军事机构
net	网络机构
org	非营利性组织

表 5-10 国家类域名

顶级域名	国家或地区	顶级域名	国家或地区
au	澳大利亚	at	奥地利
be	比利时	ca	加拿大
fi	芬兰	dk	丹麦
de	德国	fr	法国
ie	爱尔兰	in	印度
it	意大利	il	以色列
nl	荷兰	jp	日本
ru	俄罗斯	no	挪威
es	西班牙	se	瑞典
ch	瑞士	cn	中国
uk	英国	us	美国

5. MAC 地址、IP 地址和域名的关系

物理地址 MAC 是与网卡一一对应的，具有唯一性，每个网卡硬件出厂时候的 MAC 地址就是固定的，工作在数据链路层。IP 地址是人为规定的一串数字，它可以在网卡的属性设置中与网卡对应上，不具备唯一性，IP 地址工作在网络层及其以上各层，是一种逻辑地址。

IP 地址和 MAC 地址可以通过地址解析协议（Address Resolution Protocol，ARP）进行绑定，以此来确定网络上的唯一的一台电脑。

域名是为了解决 IP 地址不好记忆而起的别名，域名须绑定在 IP 地址上才能用。所以访问网站可以通过 IP 地址直接访问，也可以通过域名服务器 DNS 将域名转换为 IP 进行访问。

5.2.4 统一资源定位器

在 Internet 中，使用统一资源定位器（Uniform Resource Locators，URL）来唯一标识某一 Internet 资源。URL 是一种统一格式的 Internet 信息资源地址的标识方法，俗称网址。在各种浏览器窗口的地址栏中会显示出所访问资源的 URL 信息，URL 的格式为：

协议服务类型：// 主机域名 [: 端口号]/ 文件路径 / 文件名

URL 由四部分组成：第一部分指出协议服务类型，第二部分指出信息所在的服务器主机域名（或 IP 地址），第三部分指出包含文件数据所在的精确路径，第四部分指出文件名。

URL 中的域名可以唯一地确定 Internet 上的每一台计算机的地址。域名中的主机部分一般与服务类型相一致，如提供 Web 服务的 Web 服务器，其主机名往往是 www；提供 FTP 服务的 FTP 服务器，其主机名往往是 ftp。表 5-11 给出了协议服务类型对应的协议及默认端口号。

表 5-11 协议服务类型

协议名	服务	传输协议	端口号
http	WWW 服务	HTTP	80
telnet	远程登录服务	TELNET	23
ftp	文件传输服务	FTP	21
mailto	电子邮件服务	SMTP	25
news	网络新闻服务	NNTP	119

通过统一资源定位器，Internet 用户可以很方便地访问互联网中的各种资源。只要知道了某一资源的

URL，在相应的应用程序地址栏中键入该 URL，在网络畅通的情况下即可从 Internet 中获取到所需要的资源，如：http://www.baidu.com。

5.2.5 Internet 主要应用

1. WWW 服务

万维网（World Wide Web，WWW）是目前 Internet 中使用最广泛的信息服务，以至于很多人把 WWW 当成是 Internet。通过 WWW，人们可以查找资料、阅读新闻、观看视频、收听音乐，获取各种各样的信息资源，随着业务的延伸，人们还可以进行网上购物、网上转账等。

Internet 主要应用

在 WWW 中，使用客户/服务器模式向用户提供网页信息。用户使用 Web 浏览器通过应用层的 HTTP（超文本传输协议）向 Web 服务器发出网页访问请求。Web 服务器根据用户的请求及用户相关信息，对网页进行相关处理，将处理后的网页通过 HTTP 发送给用户的 Web 浏览器。用户的 Web 浏览器接收到相关信息后对网页资源进行解释，最后将解释的结果显示给用户。

所有的网页都是以超文本的形式来组织信息的，超文本是一类特殊格式的文本，它采用非线性网状结构来组织信息，通过超文本置标语言（Hyper Text Marked Language，HTML）来描述文本的结构。网页的分类有多种，通常可以将网页分为静态网页和动态网页。静态网页通常是指没有后台数据库、不包含脚本语言、不具备交互的简单网页，它是早期 WWW 中信息发布的形式，由于信息更新较为困难，并且交互能力差，逐步被动态网页所取代。动态网页是具有交互功能的网页，它通过网页中的脚本语言程序与后台数据库相连，可以根据不同用户不同的需求动态生成相应的网页发送给访问用户。动态网页以后台数据库为基础，能够完成更多的功能，因此目前大部分网站均采用动态网页作为信息发布的方式。

2. 电子邮件

电子邮件（E-Mail）服务是 Internet 最早提供的服务之一，实际上在 Internet 产生之前，很多网络中就已经提供了电子邮件服务。电子邮件服务是一种利用计算机网络发送电子文本信息和资料的通信服务，它为用户提供了一种快捷廉价的远程信息交换方式。

电子邮件服务的工作采用客户/服务器模式。某用户向其他用户发送电子邮件时，利用客户端应用程序通过 SMTP 将该邮件发送给自己的邮件服务器；邮件服务器接收到该邮件后对邮件中接收人的电子邮箱地址进行分析，按照这些地址将该邮件发送到各个接收者的电子邮件服务器；接收者的电子邮件服务器接收到电子邮件后，根据接收者的邮箱名将该电子邮件存储到相应的电子邮箱中等待接收；接收者使用电子邮件客户端程序通过 POP3 协议向自己的电子邮箱服务器发出接收请求，通过验证后从自己的邮箱中接收相应的电子邮件，过程如图 5-9 所示。

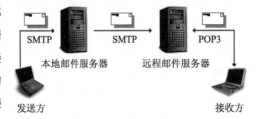

图 5-9 邮件的传输过程

常用的电子邮件客户端程序有 Outlook Express、Foxmail 等，并且大多数电子邮件服务提供商都支持网页形式的电子邮件收发，即用户可以通过登录到电子邮件服务网站来进行电子邮件的发送和接收。

3. 文件传输协议

远程文件传输服务是另一种常用的 Internet 服务，通过文件传输协议（FTP）来实现两台计算机之间的文件传输，并保证文件传输的可靠性。通过 FTP 服务，用户可以从网络上的一台计算机将文件移动或复制到另一台计算机中。服务器在进行文件传送时要求用户输入账号和密码，但 Internet 上还有许多 FTP 服务器都提供自由下载的文件信息，用户登录时不需要使用密码，这种 FTP 服务称为匿名 FTP 服务。

FTP 规定，需要进行远程文件传输的两台计算机按照客户/服务器模式工作，发出文件传输请求的计算机是客户端，运行客户端程序；参与文件传输的另一方为服务端，运行服务器程序。FTP 客户端程序通过向服务器发送命令来实现登录、文件的上传和下载以及相关的控制。

在进行文件传送时，FTP 客户机和服务器之间要建立两个连接：控制连接和数据连接。当客户端向服务器发出连接请求时，服务器端的默认端口为 21，同时将自己选择的端口告诉服务器，用于建立数据连接，控制连接在整个会话期间一直打开，FTP 客户端所发出的命令通过控制连接发送给服务器端的控制进程，控制进程在接收到客户端的请求后，创建一个数据传送进程，该进程用默认端口 20 与客户端提供的端口建立用于数据传送的 TCP 连接，数据传送完成后关闭该数据传送连接。

4. 远程登录

远程登录（Telnet）是 Internet 中的另一种常用服务，它的功能是允许用户登录到远程计算机上，然后使用远程计算机来处理相应的问题。远程登录服务在早期的计算机网络中被广泛使用，因为用户可以通过远程登录到大型计算机上，可以使用大型计算机强大的处理能力和各种资源完成在个人计算机中无法解决的问题。Telnet 服务被应用在对网络设备的远程调试和管理中，如对网络交换机、路由器等设备的调试和管理。

在 Windows 环境下，操作系统提供了一种基于 Internet 的远程控制计算机的方法，称为远程桌面连接。当某台计算机开启了远程桌面连接功能后就可以在网络的另一端控制这台计算机，通过远程桌面功能可以实时操作这台计算机，在上面安装软件，运行程序，所有的一切都好像是直接在该计算机上操作一样，这就是远程桌面的最大功能，通过该功能网络管理员可以通过 Internet 安全的控制远程的服务器，而且由于该功能是系统内置的，所以比其他第三方远程控制工具使用更方便、更灵活。

5.3 浏览器应用

5.3.1 浏览器与网页的浏览

1. Web 浏览器软件

浏览器与网页的浏览

Web 浏览器是浏览网页或其他超文本文件的软件。用户在使用浏览器浏览网页时，浏览器通过 HTTP 向 Web 服务器发出访问请求，经过 Web 服务器确认后从 Web 服务器获取相关网页，下载后显示给用户浏览。由此可见，Web 浏览器的主要功能是从 Web 服务器上获取网页及其他资源并正确的下载、显示。随着 Internet 服务的不断增多，Web 浏览器的功能也不再局限于浏览网页，很多浏览器中还集成了电子邮件、文件下载、FTP 访问等功能。

目前在常用的 Web 浏览器有 Internet Explorer、Firefox、Safari、Chrome、搜狗、360 等。Internet Explorer 是微软公司推出的网页浏览器，一般集成在 Windows 操作系统里；Firefox（非正式中文名火狐浏览器）是 Mozilla 公司与众多志愿者所开发的一款开源浏览器，其核心小而精，允许用户根据个人需要去添加各种扩展插件来完成更多的、更个性化的功能； Safari 是苹果计算机操作系统中的浏览器，使用了 KDE 的 KHTML 作为浏览器的运算核心，是 iPhone 与 iPod touch 系列产品指定的浏览器；Google Chrome 是由 Google（谷歌）公司开发的开放原始码网页浏览器；搜狗、360 浏览器是国产浏览器。

2. 浏览网页

网页是 WWW 服务向用户提供信息和资源的载体，也是用户访问 Internet 的主要对象。每一个网页中都包含有很多种不同的信息体，这些信息体可分为两大类：一种是简单的信息体，这种信息体只向用户提供信息，如单纯的文本信息、图像信息、声音或视频信息等；另一种是具有超链接的复合信息体，这种信息体不仅向用户提供信息，还为用户提供了转向相关网页或资源的超链接，即相关资源的 URL。这两类信息体组成了丰富多彩的网页，也将这些网页连接成了一张巨大的网，用户可以通过 Web 浏览器这一工具自由地在网间穿行。

通常一个 Web 浏览器由 URL 地址栏、菜单栏、工具栏、状态栏及页面显示区域等部分组成，如图 5-10 所示。

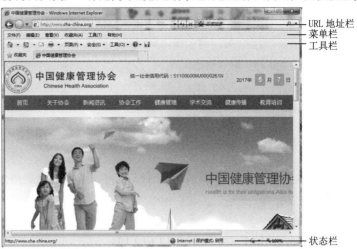

图 5-10　Web 浏览器界面示意图

（1）URL 地址栏用于输入网页的 URL 信息。

（2）菜单栏列出了 Web 浏览器的所有菜单功能。

（3）工具栏中包括一些在浏览网页中常用的功能按钮，如主页、阅读邮件、打印、工具等，这些按钮的功能在相应的菜单中都有对应的菜单项。

（4）状态栏是用来显示当前页面中的一些状态信息。

（5）页面显示区域用来向用户显示所访问网页的内容。

3. 浏览器工作原理

浏览器的主要功能是将用户选择的 Web 资源呈现出来，它需要从服务器请求资源，并将其显示在浏览器窗口中，资源的格式通常是 HTML，也包括 PDF、Image 及其他格式。用户用 URL 来指定所请求资源的位置。从服务器取回的信息是用 HTML 语言描述的文本内容，通过浏览器的解释，最终在浏览器界面上呈现出来。如图 5-11 所示，左边部分是界面中显示的内容，右边部分是其 HTML 语言的描述。浏览器的作用就是将 HTML 文本解释和渲染出来，其过程为：

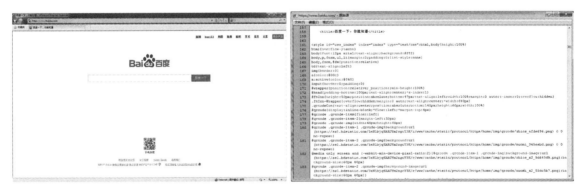

图 5-11　浏览器的工作原理

（1）执行 HTTP，向 Web 服务器请求网页。

（2）接收 Web 服务器下载的网页。

（3）解释网页（HTML 文档）的内容，并在窗口中进行展示。

（4）提供用户界面，进行人机交互。

网页下载的过程是先下载和显示网页的文字部分，再下载网页中的图片和声音部分，以及其他的脚本程序（Script）等。下载网页的所有部分均存放在浏览器的缓冲存储器之中，以便再次访问该网页时使用。网页中的声音和视频部分可以有2种下载方式：普通方式（等待全部下载完毕之后再进行播放）和流媒体方式（Streaming media，边下载边播放）。网页中包含的某些非 HTML 成分，浏览器本身无法直接播放，必须调用本机已安装的 Word、Acrobat、PowerPoint 等程序进行展示或者下载特定的 plug-in（插入式应用程序，如 Shockwave、Real Audio 等）进行展示或播放。

5.3.2 Internet 资源搜索

大数据时代，信息以爆炸式速度增长，互联网上存在海量信息，用户如何能在数以百万计的网站中找到自己需要的信息呢？据统计，几乎90%的人都在使用搜索引擎来寻找、比较、确定信息。搜索已经成为一种习惯，一种生活方式，成为很多人获取信息的最重要方式。调查表明75%的网站流量来自搜索引擎。国内常见的搜索引擎有百度、360、搜狗等，国外的有谷歌、必应等。

1. 使用搜索引擎

从用户的角度来看，网页搜索引擎是一个包含有搜索框的网页，用户可以在搜索框中输入想要搜寻网页的关键字并提交给搜索引擎。搜索引擎根据用户所输入的一个或多个关键字在其数据库中搜寻复合条件的网页，最终将结果排序后以列表的形式显示给用户。如在搜寻框中输入"医科大学"，提交后搜索引擎即将所有与"医科大学"匹配的网页以列表的形式显示出来。

由于 Internet 中的网页众多，普通的搜索往往不能满足用户的要求。此时，用户可以通过高级搜索页面来进行高级搜索，即通过输入更为精确的搜索信息来实现更为精确的搜索。

同时，搜索引擎基本上都支持附加逻辑命令查询，常用的是空格、"+"号和"-"号，或与之相对应的布尔（Boolean）逻辑命令 OR、AND 和 NOT。用好这些命令符号可以大幅提高搜索精度。

（1）空格：最基本的搜索方式。查找与该关键词有关的记录，在过去通常情况下相当于布尔逻辑命令中"OR"的关系，例如，"computer book"相当于"computer OR book"，匹配全部关键词搜索，返回所有包含关键词的记录。

（2）"+"：相当于布尔逻辑命令中的"AND"关系。例如，"+computer + book"相当于"computer AND book"，搜索结果中只列出同时包含两个关键字的记录

（3）"-"：相当于布尔逻辑命令中的"NOT"关系。例如，"+computer - book"相当于"computer NOT book"，列出所有包含 computer 的记录，但在其中排除有关 book 的记录。

表 5-12 以百度搜索引擎为例，给出了使用上述规则进行快速有效搜索的一些技巧。

表 5-12 关键词输入搜索技巧

技 巧	方 法	效 果
多查询词法	多个查询词之间必须留一个空格	如输入"内科 外科"，可搜索到既包含"内科"又包含"外科"的页面
完全匹配法	在查询词的外边加上双引号""	如输入"内科和外科"，查到的结果就是优先展示"内科和外科"的搜索结果，而不是分别展示含"内科"或含"外科"的搜索结果
限定标题法	在查询词前加上 intitle:xx	如输入 intitle: 新冠肺炎疫情，找到的就是页面标题中含有新冠肺炎疫情关键词的信息
限定网站法	在查询词后输入 site: 网站名	如输入笔记本 site:jd.com，可以在指定的网站 www.jd.com 搜索包含"笔记本"这个关键词的页面

续上表

技 巧	方 法	效 果
排除法	使用减号 –。如要搜索 a 但是要排除掉 b，则可用"a" –b 表达，注意减号 – 前有个空格，减号 – 后没有空格	如输入"选课" – 选修课，可以搜索包含"选课"关键词但不包含"选修课"关键词的页面
限定格式法	在查询词后输入 filetype: 格式。百度搜索支持的文件格式包括：pdf、doc、xls、ppt、rtf、all 等。其中"all"表示所有百度支持的文件类型	如输入搜索"filetype:pdf 新冠肺炎疫情"，返回的就是包含朋友圈这个关键词的所有 PDF 文件

2. 专业文献检索

严谨的治学与研究离不开文献检索和阅读，文献检索是根据学习和工作的需要获取文献的过程。随着现代网络技术的发展，文献检索更多是通过计算机技术来完成。国外高水平综合性和专业性学术数据库包括 Elsevier、WOS、Scifinder、IEL、Wiley、Springer、EBSCO、EI、Nature、Science、SAGE 等，国内常用学术数据库包括 CNKI、万方、维普、超星等。以 CNKI 中国知网为例，它是一个集期刊、杂志、硕博论文、会议论文、报纸、专利等资源为一体的网络出版平台，日更新文献量达 5 万篇以上。

比较著名的医学搜索引擎是由美国国立医学图书馆提供的 PubMed（http://www.pubmed.com/）。PubMed 免费提供生物医学方面的论文搜寻以及摘要，数据库来源为 MEDLINE。PubMed 是美国国家医学图书馆（The United States National Library of Medicine，NLM）下属的国家生物技术信息中心开发的，基于 WWW，查询方便快捷。PubMed 汉化检索的地址是：http://www.medlive.cn/pubmed/pubmed_search.jsp。

5.3.3 访问 FTP 服务器

访问 FTP 服务器

FTP 也是 Internet 中提供的重要服务，主要用于文件资源的共享和下载，多数 Web 浏览器也具有访问 FTP 站点的功能。

通过 Web 浏览器访问 FTP 站点时，根据 FTP 站点安全设置的不同访问方式略有不同。FTP 站点存在两种不同的登录方式，一种是匿名登录，用户不需要输入用户名和密码即可访问 FTP 站点；另一种是权限登录，用户必须输入合法的用户名和密码才能访问 FTP 站点内的信息。

对于允许匿名登录的 FTP 站点，用户只需要在 Web 浏览器 URL 地址栏中输入相应 FTP 站点的网址，然后按【Enter】键，Web 浏览器将自动匿名登录到该 FTP 站点，如图 5-12 所示。

当 FTP 站点不允许匿名登录时，用户必须向管理员申请合法的用户名和密码，通过用户名和密码登录。

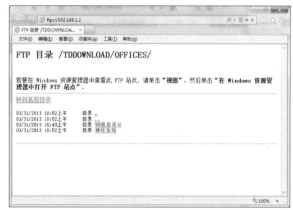
图 5-12　浏览器访问 FTP 服务器

5.4 电子邮件

电子邮件（E-mail）是一种用电子手段提供信息交换的通信方式，它是网络应用最广泛的服务之一。通过网络上的电子邮件系统，我们可以不用花费邮票，以非常快速的方式与世界各地的用户进行联系。电子邮件可以是文字、图像、声音等内容，当我们获取到电子邮件时，可以轻松实现信息传递。

5.4.1 电子邮件的申请与使用

1. 申请电子邮箱

要使用电子邮件，用户须向邮件服务器申请一个用户邮箱。一般可以通过以下两种方式来申请电子邮箱。

（1）通过申请域名空间获得的邮箱。一般用于企事业单位，由于经常需要传递一些文件或资料，因此对邮箱的数量、大小和安全性有一定的需求，这种电子邮箱的申请需要支付一定的费用。

（2）个人免费邮箱。普通用户可以通过相关网站申请免费邮箱。目前很多 ISP 都提供了免费的电子邮箱，如 hotmail、Gmail、Yahoo、126.com、163.com、qq.com 等，初次使用电子邮箱的用户可以选择其中之一。

在 Web 浏览器的 URL 地址栏中输入 ISP 的网页地址，如"mail.163.com"。单击注册按钮后，弹出注册页面，如图 5-13 所示。根据页面上的内容，填写相关的信息，并完成验证码与手机号的验证后，单击"立即注册"等字样的按钮即可完成电子邮箱的注册。一旦注册完成，用户拥有一个电子邮箱，它的地址为"用户名@163.com"，其中的用户名是在注册时所输入的名称。以上示例中即申请了一个地址为"studentofcsu@163.com"的电子邮箱，邮箱 studentofcsu@163.com，表示用户登录名为 studentofcsu，邮件服务器域名为 163.com，其中，符号 @ 读作"at"，表示"在"的意思，如图 5-14 所示。

在图 5-14 中，单击"进入邮箱"链接直接进入刚刚注册的电子邮箱，以后要进入电子邮箱可以在"mail.163.com"的主页上输入用户名和密码单击"登录"按钮即可。

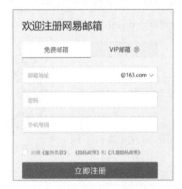

图 5-13　163 免费电子邮件注册页面

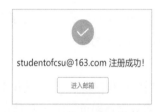

图 5-14　申请电子邮箱成功

同样方法，我们可以通过 mail.qq.com 申请一个"studentofcsu@qq.com"的电子邮箱，这里不再赘述。

2. 阅读电子邮件

当用户注册完电子邮箱后，即可进入电子邮箱阅读、收发或撰写电子邮件。用户进入电子邮箱后，通常情况下 Web 页的左侧将显示电子邮箱中的各个目录，单击"收件箱"后，在 Web 页面的右侧将显示用户所接收到的电子邮件列表、邮件总数、未读邮件数目等信息，如图 5-15 所示。

单击邮件列表中的某一邮件标题，Web 页面右侧将显示所选择邮件的内容。如果邮件内容较多，可以通过拖动右侧滚动条来阅读邮件的内容。阅读完一封电子邮件后用户可以选择回复邮件、删除邮件、转发邮件或移动邮件。

3. 撰写电子邮件

进入电子邮箱后，用户可以单击左侧的"写信"按钮创建一封新的邮件并撰写该邮件。在撰写新邮件时必须填写收件人的电子邮箱地址，抄送人地址、主题甚至于正文可以省略，如图 5-16 所示。

第 5 章 网络应用技术基础

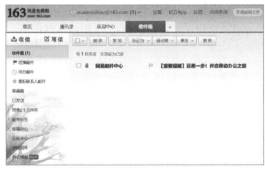

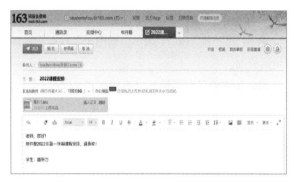

图 5-15 电子邮箱 Web 页面　　　　　　　　　图 5-16 在线撰写电子邮件

撰写完一封电子邮件后，可以为该邮件添加附件，单击"添加附件"将弹出选择文件的对话框，用户选择了相应的文件后该文件将上传至邮件服务器备用。通常 ISP 对于邮件附件的容量是有规定的，不能太大，否则将给发送和接收带来麻烦。例如"163.com"规定附件的大小不得超过 3 GB。

撰写完电子邮件后单击邮件上方的发送按钮，系统将即刻发送该邮件。如果用户并不急于发送该邮件，希望以后经过修改后在发送，可以选择单击"存草稿"按钮，将该邮件保存在草稿箱中备用。

电子邮件发送完成后系统将给出发送成功与否的提示。

在完成所有电子邮件的操作后用户应该退出电子邮箱，避免个人隐私泄露或邮箱被盗。

5.4.2 使用电子邮件客户端

用户除了通过 Web 浏览器访问电子邮箱进行电子邮件的收发外，还可以通过专门的电子邮件客户端程序来完成电子邮件的收发即阅读、撰写工作。常用的电子邮件客户端程序有 Outlook Express、Windows Live Mail、Foxmail、Thunderbird 等，这些程序的功能基本相同，用户可以选择其中任一款来使用。

下面以 Windows Live Mail 为例简要的说明电子邮件客户端的使用。

1. 建立电子邮件账户

先安装 Windows Live Mail。在 Windows 桌面上单击"开始"按钮，选择"所有程序"→"Windows Live Mail"命令启动，弹出图 5-17 所示的窗口。这是一个快速视图窗口，因为还没有设置邮箱的有关参数，所以没有收件箱等信息。

在使用 Windows Live Mail 收发电子邮件之前，必须在程序中建立所要使用的电子邮箱账户。

在图 5-17 中，单击"添加电子邮箱账户"按钮，弹出"添加电子邮箱账户"对话框，如图 5-18 所示，要求添加用户的电子邮件账户，按图 5-18 所示设置（这是前面注册申请的 QQ 邮箱）。

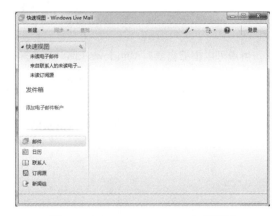

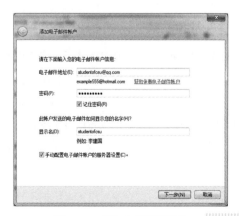

图 5-17　Windows Live Mail 初始界面　　　　　　　图 5-18　添加电子邮箱账户

在图 5-18 中，单击"下一步"按钮，弹出配置服务器设置对话框，设置如图 5-19 所示。

单击"下一步"按钮，提示完成电子邮件账户添加工作，单击"完成"按钮。图 5-17 中的界面变成图 5-20 所示的界面。

很多免费电子邮件网站在用户使用 Windows Live Mail 发送电子邮件时需要进行身份验证，因此对于添加的电子邮箱必须设置相关选项才能正常地使用 Windows Live Mail 来发送电子邮件。在图 5-19 中已设置。

值得注意的是，利用 POP3/SMTP 服务在第三方登录 QQ 邮箱，需要在 QQ 邮箱登录页面中的设置中开启 POP3/SMTP 服务。

通过上面的设置，可以使用前面的 QQ 邮箱（studentofcsu@qq.com）在 Windows Live Mail 中发送、接收邮件。

还可以添加其他邮箱到 Windows Live Mail 程序中，Windows Live Mail 支持多邮箱的邮件收发，只是要清楚每个邮箱的服务器配置设置。

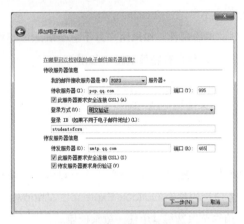

图 5-19　配置服务器设置

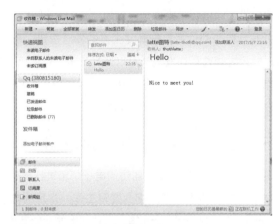

图 5-20　设置了 QQ 邮箱的 Windows Live Mail 界面

2. 发送和接收电子邮件

在图 5-20 中，单击 Windows Live Mail 工具栏中的"同步"按钮，Windows Live Mail 将从邮件服务器接收新收到的电子邮件，并通过发送服务器发送新撰写的电子邮件。

3. 撰写电子邮件

在图 5-20 中，单击 Windows Live Mail 工具栏中的"新建"下拉按钮，选择"电子邮件"命令，Windows Live Mail 将弹出图 5-21 所示的界面，要求建立一封新的电子邮件。单击工具栏中的"附加文件"按钮，将要求添加附件。

4. Windows Live Mail 相关设置

在 Windows Live Mail 中提供了对该软件的设置选项，用户可以根据需要对 Windows Live Mail 进行相应的设置。单击下拉按钮，选择"选项"命令，系统将弹出"选项"对话框，如图 5-22 所示。

在"选项"对话框中有多个选项卡，用户可以选择相应的选项卡进行详细功能的设置。如选择"签名"选项卡可以对电子邮件中的签名进行设置，等等。详细的功能用途可以通过 Windows Live Mail 的帮助文件（按【F1】键打开帮助文件）来了解，这里不再赘述。

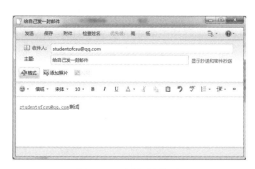

图 5-21　写邮件界面

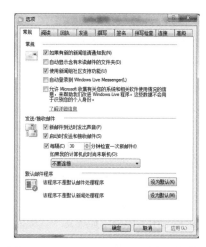

图 5-22　Windows Live Mail 设置对话框

5.5　Internet 新技术

5.5.1　IPv6

目前使用的第二代互联网 IPv4 技术的最大问题是网络地址资源有限,从理论上讲,可编址 1 600 万个网络、40 亿台主机。但采用 A、B、C 三类编址方式后,可用的网络地址和主机地址的数目大打折扣,以至 IP 地址已经分配完毕,严重制约了国家互联网的应用和发展。一方面是地址资源数量的限制,另一方面是随着电子技术及网络技术的发展,计算机网络将进入人们的日常生活,可能身边的每一样东西都需要连入全球因特网。

IPv6(Internet Protocol Version 6)是 IETF(互联网工程任务组,Internet Engineering Task Force)设计的用于替代现行版本 IP(IPv4)的下一代 IP 协议,它采用 128 位长度的 IP 地址,地址容量达到 2^{128} 个。这不但解决了网络地址资源数量的问题,同时也为除计算机外的设备连入互联网在数量限制上扫清了障碍。

1. IPv6 地址的主要特征

IPv6 的主要特征可以总结为新的协议格式、巨大的地址空间、有效的分级寻址和路由结构,地址自动配置、内置的安全机制、更好的 Qos 服务。

IPv6 地址长度规定为 128 位,因此它可以提供超过 3.4×10^{38} 个 IP 地址。这样,今后所有的移动电话、汽车、智能仪器、个人数字助理等设备都可以获得 IP 地址。接入 Internet 的设备数量将不受限制,可以适应 21 世纪,甚至更长时间的需要。同时,巨大的地址空间能够更好地将路由结构划分出层次,允许使用多级的子网划分和地址分配,层次的划分将可以覆盖从 Internet 主干网到各个部门内部子网的多级结构,更好地适应现代 Internet 的 ISP 层次结构与网络层次结构。

2. IPv6 地址的表示方法

RFC2373 对 IPv6 地址空间结构与地址基本表示方法进行了定义。IPv6 的 128 位地址按每 16 位划分为一个位段,每个位段被转换为一个 4 位的十六进制数,并用冒号":"隔开,这种表示法称为冒号十六进制表示法。例如,可以按以下步骤形成一个冒号十六进制 IPv6 地址:

(1)用二进制格式表示表示 128 位的一个 IPv6 地址:

11111110100000000000000000000000000000000000000000000000100000000001

00000000111111100000000000000000000000000000000000000000010010100001

（2）将这个128位的地址按每16位为一个位段，划分为8个位段：

1111111010000000 0000000000000000 0000000000000000 0000100000000001

0000000011111110 0000000000000000 0000000000000000 0000010010100001

（3）将每个位段转换成十六进制数，并用冒号隔开：FE80:0000:0000:0801:00FE:0000:0000:04A1。那么得到的一个冒号十六进制 IPv6 地址与最初给出的一个用 128 位二进制数表示的 IPv6 地址是等效的。一个 IPv6 地址中可能会出现多个二进制数 0，因此可以规定一种方法，通过压缩某个位段中的前导 0 来简化 IPv6 地址的表示。

（4）根据前导零压缩法，上面的地址可以进一步简化为 FE80:0:0:801:FE:0:0:4A1。

（5）有些类型的 IPv6 地址中包含了一长串 0，在一个以冒号十六进制表示法表示的 IPv6 地址中，为了进一步简化 IP 地址的表达，如果几个连续位段的值都为 0，那么这些 0 就可以简写为"::"，成为双冒号表示法。上面的地址就可以简写为 FE80::801:FE:0:0:4A1，这种双冒号表示法在地址中只能出现一次。

互联网数字分配机构（The Internet Assigned Numbers Authority，IANA）在 2016 年已向国际互联网工程任务组（The Internet Engineering Task Force，IETF）提出建议，要求新制定的国际互联网标准只支持 IPv6，不再兼容 IPv4。我国是世界上较早开展 IPv6 试验和应用的国家，在技术研发、网络建设、应用创新方面取得了重要阶段性成果，已具备大规模部署的基础和条件。2017 年印发了《推进互联网协议第六版（IPv6）规模部署行动计划》，致力于加快推进 IPv6 规模部署，构建高速率、广普及、全覆盖、智能化的下一代互联网，加快网络强国建设、加速国家信息化进程、助力经济社会发展、赢得未来国际竞争新优势。

截至 2021 年 6 月，我国 IPv6 地址数量为 62 023 块 /32。2021 年 7 月 12 日，中央网络安全和信息化委员会办公室、国家发展和改革委员会、工业和信息化部发布关于加快推进互联网协议第六版（IPv6）规模部署和应用工作的通知。

5.5.2 5G 通信技术

移动通信延续着每十年一代技术的发展规律，已历经 1G 到 4G 的发展。1G 主要解决可以语音通信的问题；2G 可解决优质通信、多人通信，安全通信，可以达到基本上网要求；3G 在 2G 的基础上，发展了多媒体通信，并提高了通话安全性，解决了高速数据传输问题，最高理论速率为 14.4 Mbit/s；4G 是专为移动互联网而设计的通信技术，从网速、容量、稳定性上相比之前的技术都有了跳跃性的提升，传输速率可达 100 Mbit/s，甚至更高。目前绝大多数手机型号都支持 4G 技术，用户通过手机 SIM 卡就可以轻松接入互联网。

5G 是面向 2020 年以后移动通信需求而发展的新一代移动通信系统。5G 将具有超高的频谱利用率和能效，其无线覆盖性能、传输时延、系统安全和用户体验也将得到显著的提高。5G 移动通信将与其他无线移动通信技术密切结合，满足未来 10 年移动互联网流量增加 1000 倍的发展需求；对海量传感设备及机器与机器通信的支撑能力将成为系统设计的重要指标之一，未来 5G 系统还将具备充分的灵活性，具有网络自感知、自调整等智能化能力，以应对未来移动信息社会难以预计的快速变化。

1. 5G 技术发展状况

4G 网络造就了繁荣的互联网经济，解决了人与人随时随地通信的问题。随着移动互联网快速发展，新服务、新业务不断涌现，移动数据业务流量爆炸式增长，4G 移动通信系统难以满足未来移动数据流量暴涨的需求，5G 移动通信系统应运而生。5G 技术的发展见表 5–13。

表 5-13　5G 技术发展状况

时间	发展状况
2014 年	5 月，日本电信营运商 NTT DoCoMo 正式宣布将与 Ericsson、Nokia、Samsung 等六家厂商共同合作，开始测试超越现有 4G 网络 1 000 倍网络承载能力的高速 5G 网络，传输速率可望提升至 10 Gbit/s
2016 年	1 月，中国 5G 技术研发试验正式启动。 5 月 31 日，第一届全球 5G 大会在北京举行，发展 5G 已成为国际社会的战略共识
2017 年	11 月 15 日，工信部发布《关于第五代移动通信系统使用 3 300～3 600 MHz 和 4 800～5 000MHz 频段相关事宜的通知》，确定 5G 中频频谱，能够兼顾系统覆盖和大容量的基本需求。 12 月 21 日，在国际电信标准组织 3GPP RAN 第 78 次全体会议上，5G NR 首发版本正式冻结并发布
2018 年	2 月 27 日，华为在 MWC 2018 大展上发布了首款 3GPP 标准 5G 商用芯片巴龙 5G01 和 5G 商用终端，支持全球主流 5G 频段，包括 Sub 6 GHz（低频）、mmWave（高频），理论上可实现最高 2.3 Gbit/s 的数据下载速率。 6 月 13 日，3GPP 5G NR 标准 SA（Standalone，独立组网）方案在 3GPP 第 80 次 TSG RAN 全会正式完成并发布，这标志着首个真正完整意义的国际 5G 标准正式出炉。 12 月 1 日，韩国三大运营商 SK、KT 与 LG U+ 同步在韩国部分地区推出 5G 服务，这也是新一代移动通信服务在全球首次实现商用。 12 月 10 日，工信部正式向中国电信、中国移动、中国联通发放了 5G 系统中低频段试验频率使用许可
2019 年	4 月 3 日，韩国电信公司（KT）、SK 电讯株式会社以及 LG U+ 三大韩国电信运营商正式向普通民众开启第五代移动通信（5G）入网服务；美国最大电信运营商 Verizon 宣布，即日起在芝加哥和明尼阿波利斯的城市核心地区部署 "5G 超宽带网络"。 6 月 6 日，工信部正式向中国电信、中国移动、中国联通、中国广电发放 5G 商用牌照，中国正式进入 5G 商用元年。 10 月 31 日，三大运营商公布 5G 商用套餐，并于 11 月 1 日正式上线 5G 商用套餐
2020 年	12 月 22 日，在此前试验频率基础上，工信部向中国电信、中国移动、中国联通三家基础电信运营企业颁发 5G 中低频段频率使用许可证。同时许可部分现有 4G 频率资源重耕后用于 5G，加快推动 5G 网络规模部署。截至 2020 年底，我国已累计建成 5G 基站 71.8 万个
2021 年	截至 2021 年 9 月底，北京市已建成 5G 基站 4.7 万个，基本实现全市 5G 网络覆盖

2. 5G 关键技术

5G 的关键技术包括：基于正交频分复用（Orthogonal Frequency Division Multiplexing，OFDM）技术优化的波形和多址接入、实现可扩展的 OFDM 间隔参数配置、OFDM 加窗提高多路传输速率、灵活的框架设计、超密集异构网络、网络的自组织、网络切片、内容分发网络、设备到设备通信、边缘计算、软件定义网络和网络虚拟化。5G 关键技术框架如图 5-23 所示。

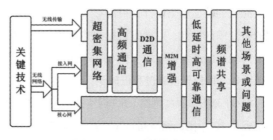

图 5-23　5G 关键技术框架

（1）基于 OFDM 优化的波形和多址接入。5G 采用基于 OFDM 化的波形和多址接入技术，OFDM 技术家族可实现多种增强功能，例如通过加窗或滤波增强频率本地化、在不同用户与服务间提高多路传输速率，以及创建单载波 OFDM 波形，实现高能效上行链路传输。

（2）实现可扩展的 OFDM 间隔参数配置。通过 OFDM 子载波之间的 15 kHz 间隔（固定的 OFDM 参数配置），LTE 最高可支持 20 MHz 的载波带宽。为了支持更丰富的频谱类型/带（为了连接尽可能丰富的设备，5G 将利用所有能利用的频谱，如毫米微波、非授权频段）和部署方式。5G NR 将引入可扩展的 OFDM 间隔参数配置。这一点至关重要，因为当快速傅里叶变换（Fast Fourier Transform，FFT）为更大带宽扩展尺寸时，必须保证不会增加处理的复杂性。而为了支持多种部署模式的不同信道宽度，5G NR 必须适应同一部署下不同的参数配置，在统一的框架下提高多路传输速率。另外，5G NR 也能跨参数实现载波聚合，比如聚合毫米波和 6GHz 以下频段的载波。

（3）OFDM加窗提高多路传输效率。5G将被应用于大规模物联网，这意味着会有数十亿设备在相互连接，5G势必要提高多路传输的效率，以应对大规模物联网的挑战。为了相邻频带不相互干扰，频带内和频带外信号辐射必须尽可能小。OFDM能实现波形后处理（Post-processing），如时域加窗或频域滤波，来提升频率局域化。

（4）灵活的框架设计。设计5G NR的同时，采用灵活的5G网络架构，进一步提高5G服务多路传输的效率。这种灵活性既体现在频域，更体现在时域上，5G NR的框架能充分满足5G的不同服务和应用场景。这包括可扩展的时间间隔（Scalable Transmission Time Interval，STTI），自包含集成子帧（Self-contained integrated subframe）。

（5）先进的新型无线技术。5G演进的同时，LTE本身也还在不断进化（比如最近实现的千兆级4G+），5G不可避免地要利用目前用在4G LTE上的先进技术，如载波聚合、MIMO（Multiple-Input Multiple-Out-put）、非共享频谱等。这包括众多成熟的通信技术：

大规模MIMO：从2×2提高到了4×4 MIMO。更多的天线也意味着占用更多的空间，要在空间有限的设备中容纳进更多天线显然不现实，只能在基站端叠加更多MIMO。从目前的理论来看，5G NR可以在基站端使用最多256根天线，而通过天线的二维排布，可以实现3D波束成型，从而提高信道容量和覆盖。

毫米波：全新5G技术正首次将频率大于24 GHz以上频段（通常称为毫米波）应用于移动宽带通信。大量可用的高频段频谱可提供极致数据传输速率和容量，这将重塑移动体验。但毫米波的利用并非易事，使用毫米波频段传输更容易造成路径受阻与损耗（信号衍射能力有限）。通常情况下，毫米波频段传输的信号甚至无法穿透墙体，此外，它还面临着波形和能量消耗等问题。

频谱共享：用共享频谱和非授权频谱，可将5G扩展到多个维度，实现更大容量、使用更多频谱、支持新的部署场景。这不仅将使拥有授权频谱的移动运营商受益，而且会为没有授权频谱的厂商创造机会，如有线运营商、企业和物联网垂直行业，使他们能够充分利用5G NR技术。5G NR原生地支持所有频谱类型，并通过前向兼容灵活地利用全新的频谱共享模式。

先进的信道编码设计：目前LTE网络的编码还不足以应对未来的数据传输需求，因此迫切需要一种更高效的信道编码设计，以提高数据传输速率，并利用更大的编码信息块契合移动宽带流量配置，同时，还要继续提高现有信道编码技术（如LTE Turbo）的性能极限。LDPC的传输速率远超LTE Turbo，且易平行化的解码设计，能以低复杂度和低时延，扩展达到更高的传输速率。

（6）超密集异构网络。5G网络是一个超复杂的网络，在2G时代，几万个基站就可以做全国的网络覆盖，但是到了4G中国的网络超过500万个。而5G需要做到每平方公里支持100万个设备，这个网络必须非常密集，需要大量的小基站来进行支撑。同样一个网络中，不同的终端需要不同的速率、功耗，也会使用不同的频率，对于QoS的要求也不同。这样的情况下，网络很容易造成相互之间的干扰。5G网络需要采用一系列措施来保障系统性能：不同业务在网络中的实现、各种节点间的协调方案、网络的选择以及节能配置方法等。

在超密集网络中，密集地部署使得小区边界数量剧增，小区形状也不规则，用户可能会频繁而复杂地切换。为了满足移动性需求，这就需要新的切换算法。

总之，一个复杂的、密集的、异构的、大容量的、多用户的网络，需要平衡、保持稳定、减少干扰，这需要不断完善算法来解决这些问题。

网络的自组织：自组织的网络是5G的重要技术，这就是网络部署阶段的自规划和自配置；网络维护阶段的自优化和自愈合。自配置即新增网络节点的配置可实现即插即用，具有低成本、安装简易等优点。自规划的目的是动态进行网络规划并执行，同时满足系统的容量扩展、业务监测或优化结果等方面的需求。自愈合指系统能自动检测问题、定位问题和排除故障，大大减少维护成本并避免对网络质量和用户体验的影响。

自组织网络（Self-Organizing Network，SON）技术应用于移动通信网络时，其优势体现在网络效率和维护方面，同时减少了运营商的支出和运营成本投入。由于现有的 SON 技术都是从各自网络的角度出发，自部署、自配置、自优化和自愈合等操作具有独立性和封闭性，在多网络之间缺乏协作。

（7）网络切片。网络切片就是把运营商的物理网络切分成多个虚拟网络，每个网络适应不同的服务需求，这可以通过时延、带宽、安全性、可靠性来划分不同的网络，以适应不同的场景。通过网络切片技术在一个独立的物理网络上切分出多个逻辑网络，从而避免了为每一个服务建设一个专用的物理网络，这样可以大大节省部署的成本。

在同一个 5G 网络上，通过技术电信运营商会把网络切片为智能交通、无人机、智慧医疗、智能家居以及工业控制等多个不同的网络，将其开放给不同的运营者，这样一个切片的网络在带宽、可靠性能力上也有不同的保证，计费体系、管理体系也不同。在切片的网络中，各个业务提供商，不是如 4G 一样，都使用一样的网络、一样的服务。很多能力变得不可控。5G 切片网络，可以向用户提供不一样的网络、不同的管理、不同的服务、不同的计费，让业务提供者更好地使用 5G 网络。

（8）内容分发网络。在 5G 网络中，会存在大量复杂业务，尤其是一些音频、视频业务大量出现，某些业务会出现瞬时爆炸性的增长，这会影响用户的体验与感受。这就需要对网络进行改造，让网络适应内容爆发性增长的需要。

内容分发网络是在传统网络中添加新的层次，即智能虚拟网络。CDN 系统综合考虑各节点连接状态、负载情况以及用户距离等信息，通过将相关内容分发至靠近用户的 CDN 代理服务器上、实现用户就近获取所需的信息，使得网络拥塞状况得以缓解，缩短响应时间，提高响应速度。

源服务器只需要将内容发给各个代理服务器，便于用户从就近的带宽充足的代理服务器上获取内容，降低网络时延并提高用户体验。CDN 技术的优势正是为用户快速地提供信息服务，同时有助于解决网络拥塞问题。CDN 技术成为 5G 必备的关键技术之一。

（9）设备到设备通信。这是一种基于蜂窝系统的近距离数据直接传输技术。设备到设备通信(D2D)会话的数据直接在终端之间进行传输，不需要通过基站转发，而相关的控制信令，如会话的建立、维持、无线资源分配以及计费、鉴权、识别、移动性管理等仍由蜂窝网络负责。蜂窝网络引入 D2D 通信，可以减轻基站负担，降低端到端的传输时延，提升频谱效率，降低终端发射功率。当无线通信基础设施损坏，或者在无线网络的覆盖盲区，终端可借助 D2D 实现端到端通信甚至接入蜂窝网络。在 5G 网络中，既可以在授权频段部署 D2D 通信，也可在非授权频段部署。

（10）边缘计算。在靠近物或数据源头的一侧，采用网络、计算、存储、应用核心能力为一体的开放平台，就近提供最近端服务。其应用程序在边缘侧发起，产生更快的网络服务响应，满足行业在

实时业务、应用智能、安全与隐私保护等方面的基本需求。5G 要实现低时延，如果数据都是要到云端和服务器中进行计算机和存储，再把指令发给终端，就无法实现低时延。边缘计算是要在基站上即建立计算和存储能力，在最短时间完成计算，发出指令。

（11）软件定义网络和网络虚拟化。SDN 架构的核心特点是开放性、灵活性和可编程性。它主要分为三层：基础设施层位于网络最底层，包括大量基础网络设备，该层根据控制层下发的规则处理和转发数据；中间层为控制层，该层主要负责对数据转发面的资源进行编排，控制网络拓扑、收集全局状态信息等；最上层为应用层，该层包括大量的应用服务，通过开放的北向 API 对网络资源进行调用。NFV 作为一种新型的网络架构与构建技术，其倡导的控制与数据分离、软件化、虚拟化思想，为突破现有网络的困境带来了希望。

3. 5G 应用前景

2020 年 12 月 4 日，新华网联合中国电子信息产业发展研究院在 2020 中国企业家博鳌论坛"创新合作 5G 赋能产业高峰论坛"发布《5G 融合应用发展白皮书（2020）》（下称《白皮书》），为行业数字化转型和共筑 5G 产业合作新生态提供借鉴和参考。

《白皮书》显示全球 5G 应用整体处于初期阶段。根据中国信息通信研究院监测，截至 2020 年 9 月 30 日，全球 135 家运营商共进行或即将进行的应用试验达到 391 项。AR/VR、超高清视频传输（4K 或 8K）、固定无线接入是试验最多的三类应用。在行业应用中，车联网、物联网、工业互联网受到广泛关注。整体来看，全球 5G 应用整体处于初期阶段，主要应用场景是增强型移动宽带业务，行业融合应用仍在验证和示范中。

作为通用网络技术，5G 将全面构筑经济社会数字化转型的关键基础设施，5G 与垂直行业的融合应用将孕育新兴信息产品和服务，改变人们的生活方式，促进信息消费，并逐步渗透到经济社会各行业各领域，重塑传统产业发展模式，并拓展创新创业空间。

一是 5G 应用能够显著促进信息消费。5G 将实现人与人、人与物、物与物的广泛连接，不仅直接推动 5G 手机、智能家居、可穿戴设备等产品消费，还可培育诸如超高清视频、下一代社交网络、VR/AR 浸入式游戏等新型服务消费。根据中国信息通信研究院测算，预计到 2025 年，带动新型信息产品和服务消费超过 8 万亿元。

二是 5G 应用能够有效带动产业发展。5G 与云计算、大数据、人工智能等技术深度融合，将支撑传统产业研发设计、生产制造、管理服务等生产流程的全面深刻变革，助力传统产业优化结构、提质增效。通过产业间的关联效应和波及效应，将放大 5G 对经济社会发展的贡献，带动国民经济各行业、各领域实现高质量发展。预计 2020-2025 年期间，我国 5G 商用间接拉动的经济总产出约 24.8 万亿元，间接带动的经济增加值达 8.4 万亿元。

三是 5G 应用将拓展创新创业新空间。5G 促进应用场景从个人消费领域拓展至行业生产服务领域，除带动信息产业就业机会以外，还将创造大量具有高知识含量的就业机会，比如，5G 将催生工业数据分析、智能算法开发、行业应用解决方案等新型信息服务岗位，并培育基于在线平台的灵活就业模式。据测算，到 2025 年，5G 将直接创造就业岗位超过 300 万个。

4G 改变生活，5G 改变社会。5G 将会是社会进步、产业推动、经济发展的重要推进器。

5.6 网络安全与管理

本小节请扫描二维码进行学习。

网络安全与管理

5.7 组建小型局域网实例

本小节请扫描二维码进行学习。

组建小型局域网实例

第 6 章 医学动画设计技术基础

动画是一系列设计出来的图像,每个图像都好像前一图像的延续。与描述真实物体运动的视频画面相比,动画是由模拟仿真运动画面组成,展示了人工创造的物体运动。动画可以显示时空物体的改变,促进对复杂概念的理解。在基础医学教育中动画大多应用于组织胚胎学、细胞和分子生物学、人体解剖学、皮肤病学和生理学等课程教学;在临床教学中主要应用于体格检查、外科技术、麻醉和心肺复苏等;在流行病学和生物统计学领域,动画用来促进理解抽象的概念和复杂的数学应用。

从视觉的角度划分,二维动画(平面动画)是从纵、横两个方向控制图像而产生动画效果,常用的软件有 Flash。它采用了矢量作图技术,各个元素均为矢量,因此只用少量的数据就可以描述一个复杂的对象,从而大大减少动画文件的大小。Flash 动画具有交互性,播放时采用流控制技术,该软件被广泛应用于动画制作、网页制作、多媒体演示等领域,成为当今最流行的动画设计软件之一。本章以 Flash 为背景介绍动画制作方法与技术,通过本章的学习,能够掌握医学动画设计的思维方法与设计技巧,并在医学实际应用中有所作为。

医学动画技术基础

6.1 动画工作环境

Flash 的基本操作主要包括启动 Flash 窗口、保存动画文件、退出应用程序、设置文件属性及动画的播放。

1. 启动 Flash

单击"开始"按钮,选择"程序"→"Adobe"→"Flash"命令,即可打开 Flash 界面。再选择初始界面中"新建"下的 Action Script 3.0 选项,可以新建一个影片文档,标题为"未命名 –1"。其工作环境包括场景、舞台、时间轴、工具箱和各种面板,如图 6–1 所示。

（1）场景:用来组织不同主题的动画。

（2）舞台:也称为"编辑区",是进行绘图和编辑动画的地方。

（3）时间轴:是进行 Flash 动画创作和编辑的重要工具。

（4）工具箱:用来进行图形设计。

（5）库面板:用来存放和组织可反复使用的动画元件。

（6）其他面板:面板提供大量的有关 Flash 对象的各种信息,如帧的状态、实例的属性、颜色板等。

2. 退出 Flash

退出 Flash 的常用方法有 3 种:

（1）单击窗口右上角的"关闭"按钮。

（2）选择"文件"→"退出"命令。

（3）按快捷键【Alt+F4】。

3. 保存文件

常用的保存文件的方法有 3 种:

（1）选择"文件"→"保存"命令,可以将文件保存为扩展名为 .fla 的文件。

（2）单击工具栏中的"保存"按钮。

（3）使用快捷键【Ctrl+S】。

4. 设置文件的属性

每次启动 Flash 都会自动新建一个空白文件。利用"文档属性"对话框可以设置文档的尺寸、帧频、背景颜色及其他动画属性。

选择"修改"→"文档"命令，弹出"文档设置"对话框，如图 6-2 所示，参数设置如下：

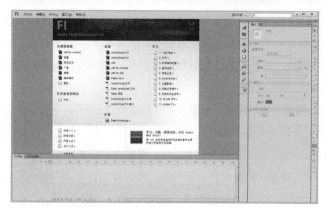

图 6-1　Flash 的窗口界面

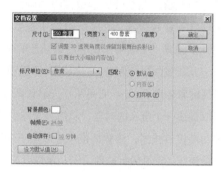

图 6-2　"文档设置"对话框

（1）无论影片有多少个场景，当设置了舞台的尺寸后，每个场景的舞台尺寸都是一样的。舞台设定的范围最小为 1×1 像素，最大不能超过 8 192×8 192 像素。"匹配"栏中的"默认"单选按钮可以将舞台尺寸还原为 550 ×400 像素。

（2）单击"背景颜色"色块，可以在弹出的菜单中选择一种舞台的背景色。

（3）在"帧频"文本框中输入每秒将要播放的动画帧数。在 Flash 中允许的最大帧频为 120 帧 / 秒，最小帧频为 0.01 帧 / 秒。对于大多数在计算机上显示的动画，帧频设在 8 ～ 12 帧 / 秒。

（4）文档属性的设置可以通过"设为默认值"按钮进行保存，直到下一次的修改。

5. 预览和播放动画文件

制作 Flash 动画时，需要对所做的动画及其交互功能进行预览和播放。操作的方法通常有两种：

方法一：选择"窗口"→"工具栏"→"控制器"命令，打开"控制器"工具栏，通过工具栏中的"播放""停止"等按钮对动画播放进行控制。直接使用【Enter】键也可以在动画编辑的状态下预览动画。

方法二：选择"控制"→"测试影片"→"测试"命令，动画将在播放器窗口中进行播放。此操作还可以通过快捷键【Ctrl+Enter】来实现。

两种操作方法的区别在于：第一种方法只能用来预览动画，对于动画中所包含的帧动作或者按钮动作等必须通过"控制"→"启用简单帧动作"→"启用简单按钮"命令来实现，用此方法预览动画中插入的"影片剪辑"动画是不能播放的；要预览和测试所有动画及其交互功能，要使用第二种方法。方法二播放动画的同时系统自动生成一个 .swf 文件，并在 Flash 播放器窗口中播放。fla 文件与 swf 文件存放在同一个文件夹中。

6.2　动画基础知识

要学习 Flash 动画制作，首先要熟悉 Flash 工具箱、场景、面板、对象的各种操作及帧、图层、元件的概念及操作。

6.2.1 工具面板

工具面板（或称工具箱）中提供了常用到的基本工具。工具面板位于工作界面的最右侧，可分为工具、查看、颜色、选项 4 个不同功能的区域，如图 6-3 所示。选择"窗口"→"工具"命令或者按【Ctrl+F2】组合键，可以打开或关闭工具面板，可以利用鼠标拖动改变其位置。

1. 工具区域中的工具按钮

（1）"选择工具"：选择和移动舞台中的对象，改变对象的大小和形状。

（2）"部分选取工具"：从选中对象中再选择部分内容。

（3）"任意变形工具"：对图形进行缩放、扭曲和旋转变形。

（4）"3D 旋转工具"：对影片剪辑实例添加的 3D 透视效果进行编辑。

（5）"套索工具"：用于在舞台中选择不规则区域或多个对象。

（6）"钢笔工具"：绘制更加精确、光滑的曲线，调整曲线曲率等。

（7）"文本工具"：用于创建和编辑字符对象和文本表单。

（8）"线条工具"：用于绘制各种长度和角度的直线段。

（9）"矩形工具"：绘制矩形的矢量色块或图形。

（10）"铅笔工具"：绘制任意形状的曲线矢量图形。

（11）"刷子工具"：绘制任意形状的色块矢量图形。

（12）"Deco 工具"：可以将创建的图形形状转换为复杂的几何图案。

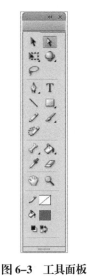

图 6-3 工具面板

面板场景对象和帧

（13）"骨骼工具"：骨骼工具就像 3D 软件一样，可为动画角色添加骨骼，可以很轻松地制作出各种动作的动画。

（14）"颜料桶工具"：改变填充色块的色彩属性。

（15）"滴管工具"：将舞台中已有对象的一些属性赋予当前绘图工具。

（16）"橡皮擦工具"：擦除工作区中正在编辑的对象。

2. 查看区域中的工具按钮

（1）"手形工具"：通过鼠标拖动移动舞台画面，以便更好地观察。

（2）"缩放工具"：可以改变舞台画面的显示比例。

3. 颜色区域中的工具按钮

（1）"笔触颜色工具"：选择图形边框和线条的颜色。

（2）"填充颜色工具"：选择图形中要填充的颜色。

6.2.2 场景

场景是各种对象进行动画演示的舞台或工作区。一个动画可以包括多个场景。使用场景可以组织不同主题的动画，在播放时，场景与场景之间可以通过交互进行切换。如果没有切换，动画播放的顺序将按照场景的排列顺序依次播放。

1. 插入场景

新建的 Flash 文件默认包含一个场景，可以在这个场景中进行动画制作，但对于比较复杂的动画制作时，通常要进行多个场景的设计，需要进行场景的添加，插入场景的方法是：

（1）选择"插入"→"场景"命令可插入场景。

（2）使用"场景"面板插入场景。打开"场景"面板的方法，一是选择"窗口"→"其他面板"→"场景"命令；二是按快捷键【Shift+F2】，打开"场景"面板，如图6-4所示。

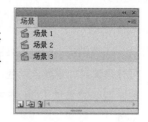

图6-4　"场景"面板

2. 使用"场景"面板

在"场景"面板中，用户可以对场景进行插入、复制、删除、改变顺序和重命名等操作。

（1）复制场景。单击"场景"面板左下角的按钮，将复制一个与当前选择场景一模一样的场景。

（2）插入场景。单击"场景"面板左下角的按钮，可生成一个空白的场景。

（3）删除场景。单击"场景"面板左下角的按钮可将当前选择的场景删除。提示：这种删除是不可恢复的。

（4）改变场景顺序。Flash 动画播放按照场景的排列顺序进行，如果要改变场景的顺序，可以在"场景"面板中使用鼠标直接拖动场景行到合适的位置行上。

（5）重命名场景。使用鼠标在场景的名字上双击，激活场景名，可以对场景名进行修改。

6.2.3　面板及其基本操作

Flash 有多个"面板"，常用有的"动作"面板、"属性"面板、"颜色"面板、"库"面板等。面板是 Flash 工作窗口中重要的操作对象。面板包含了一些常用的编辑功能，并能够实现各种属性的设置、各种 Flash 元素的状态显示等。

打开/关闭常用面板的快捷键见表6-1。

表6-1　打开/关闭常用面板的快捷键

面板	快捷键	面板	快捷键
工具	Ctrl+F2	颜色样本	Ctrl+F9
时间轴	Ctrl+Alt+T	场景	Shift+F2
属性	Ctrl+F3	变形	Ctrl+T
对齐	Ctrl+K	动作	F9
颜色	Alt+Shift+F9	库	F11

6.2.4　对象操作

在 Flash 的编辑舞台上，可能编辑的对象有矢量图形、字符、原件实例，以及位图图形对象或对象组。对于这些对象的操作包括选取、复制、移动、组合与分离和变形等。

1. 选取对象

"选择工具"和"套索工具"是主要的选取工具，但两者的区别很大。

1）选择工具

（1）形状的选取。形状的线条和填充颜色是分离的，所以单击可以选取形状上的线条部分或填充颜色部分，双击可以选取形状上的全部线条或填充颜色。

（2）实例或者组合的选取。单击可以选取整个对象。单击的同时按【Shift】键可选择多个对象。也可以使用鼠标拖出一个矩形区域，将要选择的对象包含在内。

使用快捷键【Ctrl+A】可以选择全部画板上的对象。在选区外单击或按【Esc】键可以取消选取。

2）套索工具

选择"套索工具"，在画板上拖动鼠标，用手绘出选区边界，松开鼠标结束选择。选择套索工具后，在工具箱的选项区会出现3个按钮：

（1）魔术棒工具：可在分离位图（不是分离矢量图）上选取色块。

（2）设置魔术棒属性：设置选取范围内邻近像素颜色的相近程度和选取边缘的平滑程度。

（3）多边形套索工具：可在画板上勾出多边形选区，双击结束选择。

2. 分离与组合

分离和组合是 Flash 中经常使用的两个重要操作。可以把一些相关的图形组成一个整体。也可以将对象分离，如文字分离成图形等。

（1）组合对象。在制作动画过程中，画板上存在大量的图形和元件对象，组合起来的对象作为一个整体，操作起来更简便。

选择要组合的全部对象，再选择"修改"→"组合"命令，或按快捷键【Ctrl+G】可以将对象组合。组合的对象可以是单独的图形、元件、文本等。对象被组合后，可以整体进行移动。

（2）分离对象。选中对象后，选择"修改"→"分离"命令，或者按快捷键【Ctrl+B】可以分离对象。

一般元件、文本、导入的图片等默认为组合的对象。当分离对象后，如果对象内部有一系列白点，则认为是分离的对象，如图6-5所示。如果选中的对象四周出现一方框，那么该对象为组合对象，如图6-6所示。许多动画操作需要将对象先打散（即分离），然后才可制作成动画。

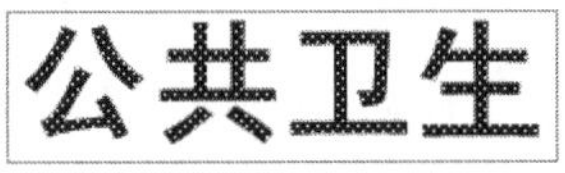

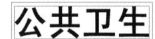

图 6-5　分离对象　　　　　　图 6-6　组合对象

两者的区别在于：组合后的对象以注册点（注册点通常在对象的中心，当使用变形工具时，显示为空心圆标志的为注册点位置，它可以用鼠标进行移动。注册点是进行变形设置时的中心点）为中心进行移动。而分离的对象没有注册点。

> **注　意**
> 组合的对象不能进行形状渐变，只能进行运动渐变；而分离的对象正好相反，只能进行形状渐变。

3. 图形的变形

变形是指对象整体形状的改变，如尺寸的缩放，旋转和扭曲等。操作的方法通常有3种：

（1）选择"变形工具"，进行变形操作。

（2）右击需要变形的对象，在弹出的快捷菜单中选择变形的方法，Flash提供了任意变形、扭曲、封套等变形方法，其中分离的对象可以进行上述3种变形操作，而组合的对象只能进行任意变形操作。

（3）使用快捷键【Ctrl+T】打开"变形"面板，进行变形操作。

【例6-1】图形的任意变形与旋转。

操作步骤：

（1）启动 Flash，新建一个空白文件。

（2）选择"矩形工具"，设置"笔触颜色"为红色，设置"填充色"也为红色。

（3）在舞台的画板上拖动鼠标，绘制一个矩形。

（4）使用"选择工具"拖出一个选区，包括整个矩形，此时进行复制、粘贴的操作，对复制出来的矩形使用任意变形工具。

（5）使用任意变形操作后的对象，四周出现8个控制句柄，鼠标指针显示箭头形状时，拖动鼠标用于变形操作，如图6-7所示。其中4个角上的控制句柄用于进行二维缩放和旋转，按【Shift】键，可以等比例进行缩放；4个中间的控制句柄用来进行一维缩放或者倾斜。

（6）当鼠标指针离4个角上的控制句柄一些距离时，鼠标指针变成圆形箭头，这时按住鼠标移动可进行旋转，如图6-8所示。这里的旋转角度是任意的，如果要进行精确角度的旋转，可使用快捷键【Ctrl+T】打开"变形"面板进行操作。

（7）旋转90°后形成了两个红色矩形十字交叉的形状，中心对齐，完成了红十字的制作，如图6-9所示。

4．对齐

按【Ctrl+K】组合键打开"对齐"面板，如图6-10所示。使用面板中的按钮可以快速排列画板中所选择的对象。

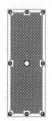
图6-7　使用变形工具的矩形

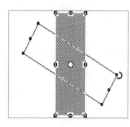
图6-8　旋转

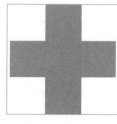
图6-9　红十字

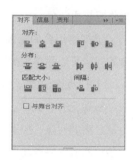
图6-10　"对齐"面板

操作的方法是使用"选择工具"选择多个对象，再单击"对齐"面板中对应的按钮即可。

6.2.5　帧

时间轴中每一个小方格在动画中都表示一个帧。在Flash中，帧有好几种存在的形式，有控制动画的开始或结束的关键帧，它决定动作的关键画面；有没有任何内容的空白关键帧，还有贯穿于开始和结束关键帧之间的过渡关键帧。两个关键帧的中间可以没有过渡帧（如逐帧动画），但过渡帧前后肯定有关键帧；空白帧、关键帧、静止帧和插值帧，如图6-11所示。静止帧，其实严格来说也算是关键帧的一种，

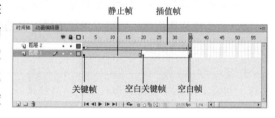
图6-11　帧的类型

但它有与关键帧不一样的地方，静止帧是指一连串的帧，这些帧的内容都是一样的；插值帧是当对关键帧进行"补间"操作时，Flash自动完成动画过渡的一系列帧。

空白帧在时间轴上是一个白色块，静止帧是灰色块或者浅绿色块，关键帧上有一个黑点，如果关键帧中不包含任何对象，那么此关键帧为空白关键帧，以空心圆表示。插值帧上有一个长箭头。

1．插入帧

如果该层没有任何对象，那么在该层任意一帧处单击后，按快捷键【F6】或者【F7】都是插入空白关键帧，如果该图层有对象，那么按快捷键【F7】插入空白关键帧，按快捷键【F6】插入关键帧。

选中关键帧后面的某个帧，按快捷键【F5】即可将当前关键帧扩展，即生成静止帧。

2．帧的标识

（1）运动渐变的关键帧是黑色的实关键帧，关键帧之间是一个浅蓝色背景的黑色箭头。

（2）形状渐变的关键帧是黑色的实关键帧，关键帧之间是一个浅绿色背景的黑色箭头。

（3）关键帧之间如果是虚线，则表示渐变模式错误。

（4）单个实关键帧的内容在其后的帧中得到保留，表现为灰色的背景。

（5）关键帧上有个小写的"a"字，表示给此帧设置了交互动作。

3. 编辑帧

（1）复制帧。复制帧的操作可以将对应舞台上的对象全部复制，再用"粘贴"命令把帧对应的对象全部复制到新帧对应的舞台上。拖动鼠标选取要复制的帧或关键帧右击，在弹出的快捷菜单中选择"复制帧"命令，在需要粘贴的地方选取一帧或多帧右击，在弹出的快捷菜单中选择"粘贴帧"命令。

（2）移动帧。选取一帧或多帧，用鼠标直接将其拖动到需要的地方。

（3）删除帧。先选取要删除的帧，然后右击，选择快捷菜单中的"删除帧"命令或按快捷键【Shift+F5】。

（4）清除帧。清除帧是指清除该帧上的所有的内容，使其变为一个空白帧，右击需要清除的帧（如果是多帧，则需要先按快捷键【Shift】选中多帧），在弹出的快捷菜单中选择"清除帧"命令。

（5）动画帧的反转。用鼠标拖动选取多个帧（首尾必须都有关键帧）右击，在弹出的快捷菜单中选择"翻转帧"命令，可将动画的播放次序颠倒。

6.2.6 图层

动画的每个场景都是由许多的帧和层组成的。在时间轴上，行就是层，列就是帧。用层将运动对象隔离开来，以免对象间相互影响。层就像一张透明的纸，透过一张纸的空白部分可以看到下面纸的内容，而纸上有内容的部分将盖住下面相同部位的内容，所以可以通过改变纸张（层）的次序来改变所看见的内容。

新建一个 Flash 动画时，只有一个层。在创作的过程中，可以增加所需要的层来组织动画。在每一层上绘制或编辑的对象不会影响到其他层上的对象。层分为 5 种类型：一般层、遮照层、被遮照层、引导层和被引导层。每一种类型层的显示是不同的，如图 6-12 所示。

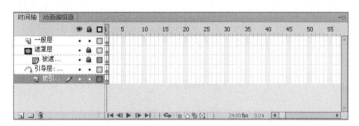

图 6-12 层的类型

图层元件和库

层控制区上有一些功能按钮可用于对层进行编辑：

（1）显示/隐藏按钮：单击该按钮将对全部层实行显示或隐藏操作，单击该按钮下方相应的层的位置可以显示或隐藏该层。

（2）锁定/解锁按钮：单击该按钮将对全部层实行锁定或解锁操作，单击该按钮下方相应的层的位置可以锁定或解锁该层，用户无法在锁定的层里进行编辑。

（3）外框按钮：单击该按钮将切换全部层是否仅显示图形外框，单击该按钮下方相应的层的位置可以切换该层是否仅显示图形外框。

（4）添加层按钮：单击该按钮将在当前层的上方增加一个层。

（5）添加图层文件夹按钮。该按钮可以让用户建立一个图层文件夹，这样用户可以把相关的层放在一块，对于层数很多的 Flash 文档管理很方便。

（6）删除层按钮：删除当前层，是可恢复的删除。

6.2.7 "颜色"面板

选择"窗口"→"颜色"命令，或者按【Alt+Shift+F9】组合键即可打开"颜色"面板，如图 6-13 所示。

使用"颜色"面板可以创建和编辑纯色以及透明度等。

1. 设置纯色

在"类型"下拉列表框中选择"纯色"选项，在 R、G、B 三个数值框中输入数值，即可设定和编辑颜色。在选择了一种基本色后，还可以调节黑色小三角形的位置进行进一步的颜色选择。

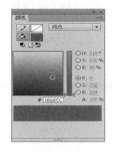

图 6-13　"颜色"面板

在 A（Alpha）数值框中可以设置对象的透明度，数值为 100% 时，对象为不透明的；数值为 0% 时，对象为完全透明的。这是一种重要的对象编辑方法，其具体的应用将在后面的内容中介绍。

2. 设置渐变

在"类型"下拉列表框中可以看到有两种渐变方式："线性渐变"和"径向渐变"。"线性渐变"的颜色变化是直线变化；"径向渐变"是从内到外的扩散式变化，并且还可以随意地改变渐变的颜色和渐变的幅度。具体的设置方法将在后面的内容中详细介绍。

3. 位图填充

在"类型"下拉列表框中选择"位图填充"选项，单击"导入"按钮，弹出"导入到库"对话框。在对话框中找到并选择要填充的位图图片，单击"打开"按钮，将其导入到"颜色"面板中，如图 6-14 所示。选择要填充的对象，导入的位图图片即成为对象填充位图。

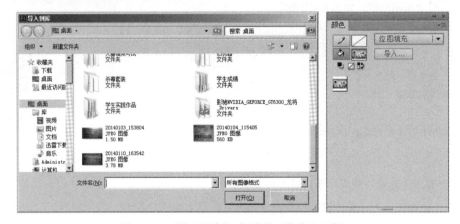

图 6-14　"导入到库"对话框和"颜色"面板

6.2.8 编辑文本

利用"文字工具"可以在画板上加入文字，并可以设置字体、颜色等属性；也可以将文字进行变形、旋转和扭曲等操作，且仍然保留文本属性；如果要对文本进行整形操作，必须将文本分离成图形，此时的文字不再具有文本属性，而是一般的图形。

在 Flash 的传统文本状态中文本可设置为"静态文本""动态文本"和"输入文本"。

1. 设置静态文本

静态文本的内容一旦创作完成，在动画播放状态下是不可修改的。

设置静态文本的步骤：

（1）选择"文字工具"。

（2）打开"属性"面板，选择"传统文本"后，选择"静态文本"，一般默认为此选项。在此可以设置文字的字体、字号和文字颜色等属性。

（3）在舞台上单击或拖动鼠标，可创建一个静态文本框，即可输入文字。

2. 设置动态文本

动态文本可以实时地反映动作或程序对变量值的修改，创建动态文本时，在面板中要为其设置一个变量进行标识，便于动画交互操作。

设置动态文本的步骤：

（1）选择"文字工具"。

（2）打开"属性"面板，选择"动态文本"，如图6-15所示。

（3）在舞台上单击或拖动鼠标，可创建一个动态文本框，然后输入文字。

（4）在面板的"变量"文本框中指定一个变量名。

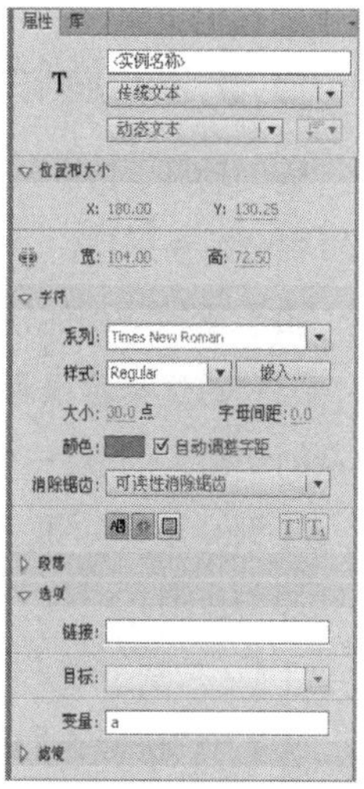

3. 设置输入文本

输入文本为用户提供了一个可以对应用程序进行修改的窗口。创建输入文本时，也要设置一个对应的变量名。

设置输入文本的步骤与动态文本相似。只是在"段落"的"行为"下拉列表中多了一项"密码"，该选项是当播放动画时，用户输入的文本内容以"*"显示，并且这些文字不能被复制或剪切。

【例6-2】制作彩虹字。

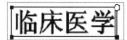

图6-15 文本"属性"面板

操作步骤：

（1）使用"文字工具"在画板上创建一个静态文本框，输入文字"临床医学"，如图6-16所示。

> 提示
>
> 修改文本也需要选择"文字工具"，然后单击要修改的文本。使用鼠标拖动文本框边线可移动文本；拖动文本框右下角的小方框，可改变文本框大小。

（2）按快捷键【Ctrl+B】将文字分离成4个独立的文字，如图6-17所示。

（3）再按快捷键【Ctrl+B】将文字分离成图形，如图6-18所示。

图6-16 输入文字 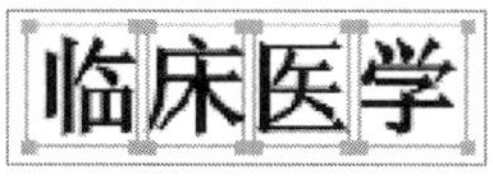 　　　图6-17 分离文字 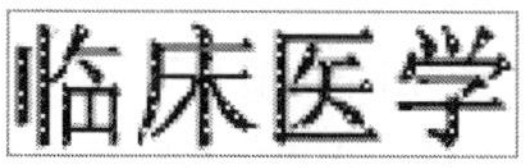 　　　图6-18 分离成图形

> 提示
>
> 直接输入的文本只可填充实色，要进行渐变颜色的填充，必须将文本分离成图形。

（4）选择"墨水瓶工具"，设置红颜色，在分离后的文字上单击，进行边线颜色的添加。

> **提 示**
> 墨水瓶只能设置连续线条颜色，所以这里需要多次单击进行设置。

（5）选择"颜料桶工具"，设置填充色为渐变彩虹色，这时每个文本独立填充彩虹色。

（6）移动颜料桶标识的鼠标在分离的文本上单击，对文本进行连续颜色的填充，效果如图 6-19 所示。

图 6-19　文本渐变色填充

6.3　医学基础动画

本节以医学案例的形式介绍 Flash 中 5 种常见的动画形式：逐帧动画、运动补间动画、形状补间动画、引导线动画、遮罩动画。

6.3.1　逐帧动画

逐帧动画（Frame By Frame）是一种常见的动画手法，它的原理是在"连续的关键帧"中分解动画动作，也就是每一帧中的内容不同，连续播放而成动画。

由于逐帧动画的帧序列内容不一样，不仅增加制作负担而且最终输出的文件量也很大，但它的优势也很明显：因为它与电影播放模式相似，很适合于表演很细腻的动画、复杂的动画，尤其是一个在每帧上图形都有变化、但又不是简单的运动变化的动画应用中。

逐帧动画

【例 6-3】头颅断层解剖。

操作步骤：

（1）按快捷键【Ctrl+N】新建一个动画。

（2）按快捷键【Ctrl+J】，弹出"文档属性"对话框，设置背景色为"黑色"。

（3）双击图层 1，修改图层名为"图片"。

（4）按快捷键【Ctrl+R】，弹出"导入"对话框，选择图片"人体.jpg"，单击"打开"按钮，将图片导入第 1 帧。

（5）使用相同方法导入图片"头.jpg"到第 1 帧。使用"选择工具"选择该对象，然后选择"修改"→"变形"→"水平翻转"命令，将图片进行水平翻转。

（6）选择"文本工具"，输入文本"头颅断层解剖"，按快捷键【Ctrl+F3】打开"属性"面板，设置文本为静态文本，字体：隶书；字号：40 号，红色，加粗。

（7）单击"图片"层的第 17 帧，按【F5】键插入帧。

（8）按快捷键【Ctrl+F8】，弹出"创建新元件"对话框，选择图形元件，命名为"直线"。单击"确定"按钮进入图形元件编辑窗口。

（9）选择"直线工具"，在画板上绘制一条红色直线，属性设置为 2 个宽度。

（10）单击"场景 1"按钮返回场景。

（11）单击时间轴面板下方的"插入图层"按钮，插入新图层，并改名为"直线"。

（12）按【F11】键打开库，将"直线"元件拖入第 1 帧。

（13）单击时间轴面板下方的"插入图层"按钮，插入新图层，并改名为"解剖图"。

（14）按快捷键【Ctrl+R】，弹出"导入"对话框，选择图片"解剖图 1.jpg"，单击"打开"按钮，将图片导入第 1 帧。3 个图层的第 1 帧对象如图 6-20 所示。

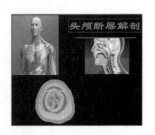

图 6-20　第 1 帧的舞台

第 6 章 医学动画设计技术基础

（15）单击"直线"层中的第 3 帧，按【F6】键插入关键帧，选择"选择工具"，向下垂直移动舞台上的对象。

（16）单击"解剖图"层中的第 3 帧，按【F6】键插入关键帧，单击舞台上的图片，按【Del】键删除，按快捷键【Ctrl+R】，导入图片"解剖图 2.jpg"。

（17）使用相同方法依次制作"直线"层和"解剖图"层中的关键帧。时间轴面板如图 6-21 所示。

（18）按快捷键【Ctrl+S】保存动画。

（19）按快捷键【Ctrl+Enter】预览动画。

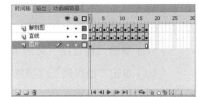

图 6-21　时间轴面板

6.3.2　运动补间动画

逐帧制作动画既费时又费力，为此 Flash 提供了补间动画这种有效产生动画的方式。在 Flash 的时间帧面板上，在一个时间点（关键帧）绘制一个形状，然后在另一个时间点（关键帧）更改该形状或绘制另一个形状，两者之间的帧值或形状由 Flash 来自动创建的动画被称为"补间动画"。

运动补间动画

Flash 的补间动画有两种，一种是运动补间，另一种是形状补间。运动渐变动画的制作要点是：运动的对象必须是元件类型，不是元件的对象需通过"修改"菜单转变成元件；在时间轴面板关键帧处的快捷菜单中选择"创建传统补间"命令。

【例 6-4】眼底检查。

操作步骤：

（1）按快捷键【Ctrl+N】新建一个动画。

（2）双击"图层 1"名称，激活名称栏，对其重命名为"背景"。

（3）使用"文本工具"在"背景"层的第 1 帧中添加文本"眼底检查"，并设置文本属性为"隶书，60 号，黑色"。

（4）单击"背景"层的第 1 帧，按快捷键【Ctrl+R】，导入图片"eye.jpg"。

（5）单击第 20 帧，按【F5】键插入帧，使第 1 帧内容延续。

（6）单击时间轴面板下方的"插入图层"按钮，插入新图层，并改名为"检查器"。选择"文件"→"导入到库"命令，打开 fdj.png，将其导入到库面板中。

（7）按快捷键【Ctrl+F8】，创建名为"检查器"的图形元件。

（8）在元件编辑窗口中，按【F11】键打开库，将 fdj.png 位图拖入第 1 帧，按快捷键【Ctrl+B】分离位图，然后鼠标在空白处单击取消选取。

（9）选择"套索工具"，在选项区中单击"魔术棒"按钮，然后单击分离后的黑色区域，选中并按【Del】键删除。

（10）单击 场景1 按钮，切换到场景 1 中。

（11）单击"检查器"层的第 1 帧，将"检查器"元件从库中拖入，选择"变形工具"，对其进行缩小。动画窗口如图 6-22 所示。

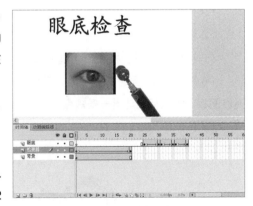

图 6-22　眼底检查

（12）单击"检查器"层的第 20 帧，按【F6】键插入关键帧，用"选择工具"拖动 20 帧上的元件到相对于"背景"层 20 帧的图片上。

（13）右击"检查器"层的第 1 帧，在快捷菜单中选择"创建传统补间"命令。

（14）增加新图层"眼底"，并单击 25 帧，按【F6】键插入关键帧，导入"图 1.jpg"，改变大小，然后选中该对象，按【F8】键将其转换为图形元件。

（15）单击"检查器"层的第 30 帧，按【F6】键插入关键帧。

（16）单击"检查器"层的第 31 帧，按【F6】键插入关键帧，并按【Del】键删除延续的对象，导入"图 7.jpg"，设置其大小和位置与图 1 相同，然后选中该对象，按【F8】键将其转换为图形元件。

（17）单击"检查器"层的第 35 帧，按【F6】键插入关键帧。

（18）单击"检查器"层的第 36 帧，按【F6】键插入关键帧，并按【Del】键删除延续的对象，导入"图 3.jpg"，在设置其大小和位置与"图 1"相同，然后选中该对象，按【F8】键将其转换为图形元件。

（19）单击"检查器"层的第 40 帧，按【F6】键插入关键帧。

（20）分别右击"检查器"层的第 25、31 和 36 帧，在快捷菜单中选择"创建传统补间"命令。

（21）单击"检查器"层的第 30 帧，使用"选择工具"选中画板中的对象，然后在"属性"面板中选择颜色为 Alpha，值为 0%。用同样的方法设置第 31 和 36 帧中的对象。

（22）按快捷键【Ctrl+S】保存动画。

（23）按快捷键【Ctrl+Enter】预览动画。

6.3.3 形状补间动画

通过形状补间可以实现由一幅图像变化为另一幅图像的效果。形状补间与运动补间的主要区别在于形状补间不能应用到元件上，必须是被打散的图形之间才能产生形状补间。选中这样的对象，外部没有一个蓝色边框，而会显示成掺杂白色小点的图形。

形状渐变动画的制作要点是：

（1）渐变的对象必须是分离的。

（2）在时间轴面板的快捷菜单中选择"创建补间形状"命令。

【例 6-5】视觉成像。

操作步骤：

（1）按快捷键【Ctrl+N】新建一个动画。

（2）双击"图层 1"名称，激活名称栏，对其重命名为"背景"。

形状补间动画

（3）选择"文本工具"，添加文字"视觉成像"。

（4）按快捷键【Ctrl+R】，导入图片"人像.jpg"和"眼睛.jpg"。

（5）单击 61 帧，按【F5】键插入帧。

（6）增加新图层，并改名为"直线 1"，选择"线条工具"，设置笔触颜色为红色，按【Shift】键，同时在画板上用鼠标拖动出一条短直线，位置如图 6-23 所示。

（7）单击"直线 1"层的 40 帧，按【F6】键插入关键帧，选择"任意变形工具"，改变短直线为长直线，如图 6-24 所示。

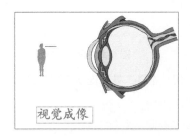

图 6-23　第 1 帧舞台

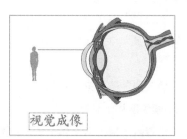

图 6-24　第 40 帧舞台

（8）右击"直线1"层的第1帧，在快捷菜单中设置补间为"创建补间形状"。

（9）单击61帧，按【F5】键插入帧。

（10）增加新图层，并改名为"直线2"。

（11）在"直线1"层的第1帧上右击，在弹出的快捷菜单中选择"复制帧"命令。

（12）在"直线2"层的第1帧上右击，在弹出的快捷菜单中选择"粘贴帧"命令。并用"选择工具"移动粘贴的对象，位置如图6-25所示。

（13）用同样方法将"直线1"层的40帧内容复制到"直线2"层的40帧上，如图6-26所示。

（14）右击"直线2"层的第1帧，在快捷菜单中设置补间为"创建补间形状"。

（15）单击61帧，按【F5】键插入帧。

（16）增加新图层，并改名为"斜线1"。

（17）单击40帧，按【F6】键插入关键帧，选择"直线工具"，设置笔触颜色为红色，在画板上用鼠标拖动出一条短斜线，位置如图6-27所示。

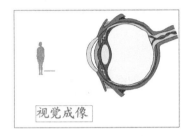
图6-25 第1帧舞台

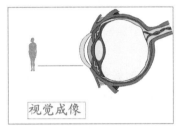
图6-26 第40帧舞台1

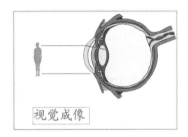
图6-27 第40帧舞台2

（18）单击"斜线1"层的第60帧，按【F6】键插入关键帧，选择任意变形工具，改变短斜线为长斜线，如图6-28所示。

（19）右击"斜线1"层的第40帧，在快捷菜单中设置补间为"创建补间形状"。

（20）增加新图层，并改名为"斜线2"。将"斜线1"层的40帧和60帧内容分别复制到对应"斜线2"层的40帧和60帧上，如图6-29和图6-30所示。

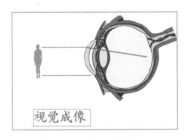
图6-28 第60帧舞台1

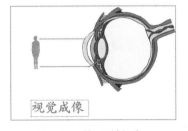
图6-29 第40帧舞台3

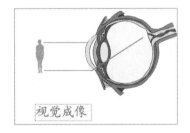
图6-30 第60帧舞台2

（21）右击"斜线2"层的第40帧，在快捷菜单中设置补间为"创建补间形状"。

（22）单击"斜线2"层的第61帧，按【F5】键插入帧。

（23）单击"斜线1"层的第61帧，按【F6】键插入关键帧。

（24）按【F11】键，打开库，拖入图片"人像.jpg"，并选择任意变形工具，将图片旋转，等比例缩小，如图6-31所示。

（25）按快捷键【Ctrl+S】保存动画，动画的时间轴显示，如图6-32所示。

（26）按快捷键【Ctrl+Enter】预览动画。

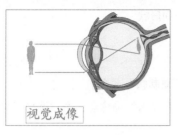

图 6-31 第 61 帧舞台

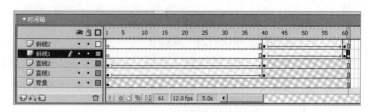

图 6-32 时间轴面板

上述的例题中所有的形状渐变方式都是系统默认的变换方式,在形状渐变时,Flash 可以通过添加形状提示来使形状渐变按照自己希望的路径进行渐变。

使用形状提示进行渐变的步骤如下:

(1)设置同一图层中的两个关键帧,其中的对象必须是分离的。

(2)右击其中的任意一帧,打开快捷菜单并选择"创建补间形状"命令。

(3)单击位置在前的一帧,选择"修改"→"形状"→"添加形状提示"命令,或者按快捷键【Ctrl+Shift+H】,此时舞台上的对象上将出现一个带有字母 a 的红色圆圈,此即为形状提示。

(4)将形状提示移动到要标记的点。

(5)再次按快捷键【Ctrl+Shift+H】,此时舞台上的对象上又出现一个字母 b 的红色圆圈,将形状提示移动到要标记的点,如图 6-33 所示。

(6)单击另一个关键帧,可以看到舞台上相应的也出现两个形状提示,将形状提示移到需要标记的点。

图 6-33 形状提示

(7)这样就完成了一个 a→a,b→b 进行形变的变化。如果要设置更多的形状提示,可以重复使用插入的方法。

6.3.4 引导线动画

单纯依靠设置关键帧,有时仍然无法实现一些复杂的动画效果,比如运动轨迹是弧线或不规则的,要做出这种效果就必须使用"引导路径动画"。

建立引导层的方法是:在某层上右击,在弹出的快捷菜单中选择"引导层"或"添加传统运动引导层"命令,就能在此图层的上面增加一个引导线图层。

引导线动画

【例 6-6】红细胞沿血管路线运动。

操作步骤:

(1)按快捷键【Ctrl+N】新建一个动画。

(2)将"图层 1"名称改为"血管",并在第 1 帧导入图片血管 .jpg。在第 25 帧处插入普通帧。

(3)在"血管"上右击,在弹出的快捷菜单中选择"添加传统运动引导层"命令,为"血管"增加引导层。

(4)单击引导层的第 1 帧,选择"铅笔工具",绘制如图 6-34 所示的路径,在第 25 帧处插入普通帧。

(5)增加图层并改名为"红细胞",图层顺序如图 6-34 所示。

(6)新建一个名为"红细胞"的图形元件,导入红细胞图片,调整到适当大小,并使图片中心点(白色圆点)与元件编辑区的中心点(一

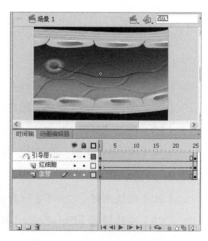

图 6-34 红细胞沿血管路线运动

个十字标志）重合。

（7）在"红细胞"图层的第 1 帧处从库中拖出元件，并使其中心点与引导线开头端点重合。

（8）单击"红细胞"图层的第 25 帧，按【F6】键插入关键帧。将第一帧处的元件向后移到与引导线结尾端点重合。

（9）创建动画补间。其中补间为"创建传统补间"。

（10）按快捷键【Ctrl+S】保存动画。按快捷键【Ctrl+Enter】预览动画。

6.3.5 遮罩动画

在 Flash 的作品中，常常看到很多炫目神奇的效果，其中不少就是用简单的"遮罩"完成的，如水波、万花筒、百页窗、放大镜、望远镜、探道灯等。

1. 遮罩动画的含义

"遮罩"，顾名思义就是遮挡住下面的对象。一个遮罩动画中，"遮罩层"只有一个，"被遮罩层"可以有任意个。"遮罩"主要有 2 种用途，一个作用是用在整个场景或一个特定区域，使场景外的对象或特定区域外的对象不可见。另一个作用是用来遮罩住某一元件的一部分，从而实现一些特殊的效果。

遮罩层动画

2. 创建遮罩的方法

遮罩层其实是由普通图层转化的，只要在某个图层上右击，在弹出菜单中选择"遮罩"命令，该图层就会变成遮罩层，"层图标"就会从普通层图标变为遮罩层图标，系统会自动把遮罩层下面的一层关联为"被遮罩层"。

3. 构成遮罩和被遮罩层的元素

遮罩层中的图形对象在播放时是看不到的，遮罩层中的内容可以是按钮、影片剪辑、图形、位图、文字等，被遮罩层中的对象只能透过遮罩层中的对象被看到。

【例 6-7】制作文字遮罩——"现代医学"。

操作步骤：

（1）按快捷键【Ctrl+N】新建一个动画。

（2）选择"文件"→"导入到库"命令，选择图片"现代医学 .jpg"，将其导入到库。

（3）按快捷键【Ctrl+F8】，创建图形元件"元件 1"，在元件编辑窗口，从库中拖入图片，并使用任意变形工具调整其大小。

（4）返回场景 1，从库中拖入元件 1 于舞台左边，单击 20 帧，按【F6】键插入关键帧，按【Shift】键同时拖动对象于舞台右边。

（5）右击第 1 帧，在快捷菜单中选择"创建传统补间"命令。

（6）增加图层 2，在第 1 帧处输入文本"现代医学"。

（7）单击 20 帧，按【F5】键插入帧。

（8）右击"图层 2"，在弹出的快捷菜单中选择"遮罩层"命令，舞台上的对象如图 6-35 所示。

（9）按快捷键【Ctrl+S】保存动画。

（10）按快捷键【Ctrl+Enter】预览动画。

图 6-35　第 1 帧舞台

6.4 医学交互动画

交互动画不同于一般的运动动画或形状动画,它是依靠"动作"面板中的语句来实现的。即常说的 Action Script 脚本语言。在动画中设置脚本语言可实现动画各部分的跳转、用键盘或鼠标控制动画中的对象、向动画中输入相应的信息并得到响应、单击按钮进行跳转等交互效果。动画的交互性体现在当某事件发生或某条件成立时,发出命令来执行设置的动作。

Flash 可以制作出具有交互性的影片,能使用户通过键盘、鼠标等工具参与其中。影片的交互性可看作是影片中的元素对用户行为的反应。一切交互性都源于动作和事件处理程序。

简言之,交互由行为和原因两部分组成。Flash 中的行为是用动作表示的。但是没有接到信号时动作就不会发生,"事件"就是触发动作执行的信号。任何导致动作执行的事情,例如来自鼠标对按钮的单击等事情,都被称为事件。创建交互性影片的关键是设置在制定的事件(Events)发生时执行的动作(Actions)。

6.4.1 "动作"面板

Action Script 的编辑环境就是"动作"面板。打开"动作"面板的方法有 3 种,分别是:

(1)任意选取一个关键帧,然后选择"窗口"→"动作"命令即可打开"动作"面板。

(2)右击按钮、任意类型的帧或影片剪辑,然后从弹出的快捷菜单中选择"动作"命令。

(3)按快捷键【F9】。

可以从面板左侧窗口的"动作列表区域"中选择动作来创建动作脚本。选定动作后,可以在右侧"动作脚本编辑区域"进行添加、删除和改变顺序等操作,还可以在"参数区域"输入必要的参数。也可以在"脚本编辑区域"直接输入动作脚本,更便于对脚本的编辑。

6.4.2 控制主动画

如果动画中包括有影片剪辑,当播放动画时,会同时播放多个动画。此时动画中包括多个时间轴,而位于主场景中的时间轴上的动画就是主动画。通过对主动画的按钮或帧设置动作,可以方便地控制主动画。控制主动画的命令如下:

1. GotoAndPlay

使用 GotoAndPlay 命令可以实现动画播放位置的跳转,当 GotoAndPlay 命令被执行后,动画立即跳转到指定的场景的指定帧并在该处开始播放。可以将 GotoAndPlay 命令附加在一个按钮上面,将这个按钮放在场景中控制动画的播放。

格式:`GotoAndPlay(scene,frame);`

scene 参数设置开始播放的场景,这个参数可以省略,如果不指明,则系统默认当前场景。

frame 参数设置开始播放的帧的位置。

2. GotoAndStop

使用 GotoAndStop 命令可以实现动画播放位置的跳转,当 GotoAndStop 命令被执行后,动画立即跳转到指定场景的指定帧并停止在该处,场景中显示跳转后目的帧的内容。可以将 GotoAndStop 命令附加在一个按钮上面,将这个按钮放在场景中作为停止动画播放的控制按钮。

格式:`GotoAndStop (scene,frame);`

scene 参数设置需要跳转的目标场景,这个参数可以省略,如果不指明,则系统默认当前场景。

frame 参数设置播放头跳转的目标帧的位置。

3. Play

使用 Play 命令开始从当前位置播放当前时间轴上的动画。当动画播放被停止以后，也需要使用 Play 命令重新开始播放。

格式：`Play();`

4. Stop

停止当前动画的播放，并且将播放头停止在 Stop 命令所在的帧上。屏幕显示的内容为停止位置所在的场景的内容。有时一个动画可能被分成几个部分，播放时将按照与用户的交互动作来决定播放哪一个部分，而不需要将动画的每个部分都依次播放。这时，就可以在每个部分的最后一帧设置 Stop 命令，当动画运行到该处时就会停止播放，等待用户的指令。

格式：`Stop();`

5. StopAllSounds

执行 StopAllSounds 命令可以停止当前播放的动画的所有声音的播放。可以将 StopAllSounds 命令附加在一个按钮上面，将这个按钮放在场景中作为控制动画播放的声音效果开关。

格式：`StopAllSounds();`

【例 6-8】消化器官从分散到组合，从第 10 帧循环播放。

操作步骤：

（1）按快捷键【Ctrl+N】新建一个动画。

（2）在第 1 帧处，导入图片消化系统 .jpg 并将各个器官分解开且打散，如图 6-36 所示。

（3）在第 20 帧处按【F6】键，插入关键帧，将分散的各个器官归位。

（4）创建形状补间动画，如图 6-37 所示。

（5）在第 25 帧处按【F6】键，插入关键帧，按【F9】键弹出"动作"面板，输入代码：gotoAndPlay(10);。

（6）按快捷键【Ctrl+S】保存动画。

（7）按快捷键【Ctrl+Enter】预览动画。

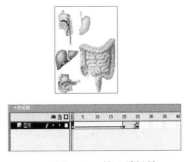

图 6-36　第 1 帧场景

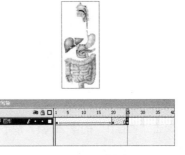

图 6-37　第 25 帧场景

6.4.3 设置按钮动作

设置按钮动作，使之具有交互性，是制作交互动画最基础、最实用的功能。按钮动作的触发事件可以是鼠标的不同状态，如单击、光标滑过和拖动等，也可以是按键操作。设置按钮动作，不会影响其他对象。按钮动作命令可在动作面板中输入。

1. On 语句设置

On 命令在 Flash 制作中是一个十分重要的命令，使用 On 命令可以由不同的鼠标事件或者键盘事件引发特别指定的操作，分别执行由不同事件指定的不同程序功能。可以将 On 事件及其处理程序附加在一个影片剪辑上或者一个按钮上，当这些指定的事件在它所附着的实例上发生时，立即调用事件处理程序。

格式：On(mouseEvent) {statement(s);}

mouseEvent 参数设置一个鼠标事件。

statement(s) 参数定义一个程序体，当设置的事件发生后就执行这个程序体中设置的事件处理程序。

2. On 事件的具体触发动作的含义

（1）Press：在按钮上按下鼠标左键时触发动作。

（2）Release：在按钮上按下鼠标左键，在不移动鼠标的情况下松开鼠标左键时触发动作。此项设置为标准的单击动作。

（3）Release Outside：在按钮上按下鼠标左键，然后拖动鼠标，将光标从按钮上移走，再松开鼠标时触发动作。

（4）Key Press：当按下键盘上相应的键时触发动作。

（5）Roll Over：光标由外向里滑过按钮时触发动作。

（6）Roll Out：光标由里向外滑过按钮时触发动作。

（7）Drag Over：在按钮上单击鼠标左键，移出，最后在移入时触发动作。

（8）Drag Out：在按钮上单击鼠标左键，然后移出时触发动作。

【例 6-9】按钮控制红细胞运动。

操作步骤：

（1）按快捷键【Ctrl+N】新建一个动画。

（2）选择"文件"→"导入到库"命令，导入图片"红细胞.jpg"。

（3）按快捷键【Ctrl+F8】创建一个影片剪辑"旋转"。在影片剪辑编辑窗口中第 1 帧，从库中拖入图片"红细胞.jpg"，并按【F8】键将图片转换为图形元件"细胞"。

（4）为"图层 1"增加引导层，在引导层的第 1 帧，使用"直线工具"绘制直线，选择"选择工具"，将鼠标移至直线上，改变直线为曲线，如图 6-38 所示。选择第 20 帧，按【F5】键插入帧。

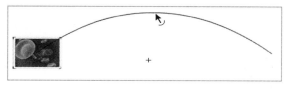

图 6-38 调整直线为曲线

（5）单击"图层 1"的第 20 帧，按【F6】键插入关键帧，分别调整两个关键帧中图形元件的位置分别位于引导层中直线的开始点和结束点。

（6）右击"图层 1"的第 1 帧，在快捷菜单中设置补间为"创建传统补间"。

（7）返回场景 1，按【F11】键打开库，将影片剪辑"旋转"拖入第 1 帧。

（8）在舞台上单击"旋转"元件，在"属性"面板中为其命名为 yd，如图 6-39 所示。

（9）按快捷键【Ctrl+F8】创建按钮元件 play。在按钮元件的编辑窗口的"弹起"帧中输入文字 play，颜色为红色，在"指针经过"帧插入关键帧，改变文字颜色为蓝色。用同样方法制作按钮元件 stop。

（10）返回场景，将两个按钮元件从库中拖入舞台，如图6-40所示。

（11）在舞台上单击play元件，按【F9】键，打开"动作"面板，输入代码：

```
on (release) {
    yd.play();
}
```

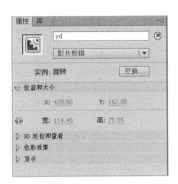

图6-39 影片剪辑命名

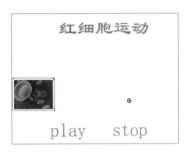

图6-40 第1帧舞台

（12）在舞台上单击stop元件，按【F9】键，打开"动作"面板，输入代码：

```
on(release) {
    yd.stop();
}
```

（13）按快捷键【Ctrl+S】保存动画。

（14）按快捷键【Ctrl+Enter】预览动画。

6.4.4 设置帧动作

给帧设置了动作后，当动画播放到此帧时会自动执行预设动作。添加帧动作命令在动作面板中输入完成。设置动作的关键帧上出现一个字母"a"标识。

【例6-10】演示DNA结构。

操作步骤：

（1）按快捷键【Ctrl+N】新建一个动画。

（2）按【Ctrl+F8】创建3个按钮元件。

（3）按【F11】键打开库，分别将3个按钮元件拖入舞台，并输入文本。

（4）按快捷键【Ctrl+R】，导入图片DNA1.jpg，舞台布局如图6-41所示。

（5）单击第1关键帧，按快捷键【F9】打开"动作"面板，输入代码Stop();。

（6）选择"插入"→"场景"命令，插入"场景2"。

（7）在场景2中，导入图片DNA2.jpg，添加按钮元件，舞台布局如图6-42所示。

（8）使用相同方法分别添加"场景3"和"场景4"，布局与场景2类似，只是变换图片分别为DNA3.jpg和DNA4.jpg。

（9）分别单击场景2、场景3、场景4的第1关键帧，按快捷键【F9】打开"动作"面板，输入代码Stop();。

（10）单击场景1中的A按钮，按快捷键【F9】打开"动作"面板，输入代码如下：

```
on(release) {
    gotoAndPlay("场景 2",1);
}
```

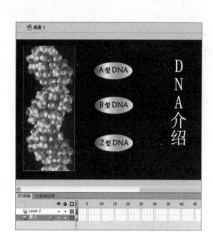
图 6-41 场景 1

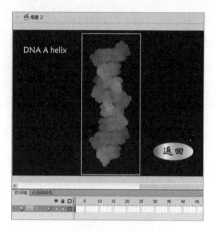
图 6-42 场景 2

（11）单击场景 1 中的 B 按钮，按快捷键【F9】打开"动作"面板，输入代码如下：

```
on(release) {
    gotoAndPlay("场景 3",1);
}
```

（12）单击场景 1 中的 Z 按钮，按快捷键【F9】打开"动作"面板，输入代码如下：

```
on(release) {
    gotoAndPlay("场景 4",1);
}
```

（13）分别单击场景 2，场景 3，场景 4 的第 1 关键帧，按快捷键【F9】打开"动作"面板，分别输入代码 Stop();。

（14）分别单击场景 2，场景 3，场景 4 的按钮元件，按快捷键【F9】打开"动作"面板，分别输入代码如下：

```
on(release) {
    gotoAndPlay("场景 1",1);
}
```

（15）按快捷键【Ctrl+S】保存动画。

（16）按快捷键【Ctrl+Enter】预览动画。

6.4.5 设置影片剪辑动作

为影片剪辑设置动作并指定触发事件后，当事件发生时会执行设置的动作，此外还可以重新指定影片剪辑的属性。

1. onClipEvent 命令

onClipEvent 命令设置的是影片剪辑事件。只能被附加在影片剪辑上面，不能直接加在帧上或者被加在按钮元件上面。

格式：

```
onClipEvent(movieEvent){
statement(s);
}
```

movieEvent 参数指示一个 movieClip 触发事件，当这个事件被触发时，onClipEvent 命令将立即执行 statement(s) 中声明的事件处理程序。

onClipEvent 事件包括：

（1）Load：影片被下载到当前场景的时间轴时触发。

（2）Unload：影片被卸载时触发。

（3）enterFrame：当影片播放到包含 enterFrame 事件的帧时触发。

（4）mouseMove：鼠标发生移动时触发。

（5）mouseDown：鼠标左键按下时触发。

（6）mouseUp：鼠标左键松开时触发。

（7）keyDown：当键盘上有键按下时触发，可用 key.getCode() 方法返回所按下的是什么键。

（8）keyUp：当键盘上有键被松开时触发，可用 key.getCode() 方法返回被使用的是什么键。

（9）Data：当使用 loadVariables 命令或 loadMovie 命令传送数据时触发。

2. startDrag 命令

设置 startDrag 命令可以使动画中指定的元件跟随鼠标的移动而移动。这样在动画播放时，用户可以通过 on 事件或者 onClickEvent 事件设置元件的鼠标跟随。可以将一个影片剪辑设置为鼠标跟随，这样该影片剪辑可以使用漂亮的鼠标指针取代默认的箭头鼠标指针。还可以将一个按钮设置为鼠标跟随，这一功能可以应用在设置的小游戏中，因为当用户单击鼠标时也同时单击了这个跟随的按钮。在同一时间内只能有一个跟随鼠标。

格式：`startDrag(target,[lock,left,top,right,bottom]);`

（1）target 参数指定目标影片剪辑，如果该影片剪辑就是添加 startDrag 命令的影片剪辑自身，target 参数的就可以设置为 this。

（2）可选参数 lock 有两个布尔值选项：true 或 false。如果 lock 参数设置为 true，那么在拖动元件时鼠标定位在拖动对象的中心位置。如果 lock 参数设置为 false，那么在拖动元件时鼠标定位在第一次单击元件的位置。

（3）可选参数 left、top、right、bottom 分别指定鼠标拖动的左边界、上边界、右边界、下边界范围。

设置鼠标跟随的要点是：

（1）替代系统鼠标的对象必须是影片剪辑元件类型。

（2）影片剪辑元件，必须在属性面板中为其命名。例如命名为 fd。

（3）为影片剪辑元件设置代码，如图 6-43 所示。

提示

代码 Mouse.hide(); 表示将系统鼠标隐藏。

【例 6-11】设置鼠标跟随。

操作步骤：

（1）按快捷键【Ctrl+N】新建一个动画。

（2）选择"文件"→"导入到库"命令，导入图片"图 1""图 2"和"图 3"。

（3）按快捷键【Ctrl+F8】，创建按钮元件"按钮 1"，将图 1 拖入弹起帧。

（4）按快捷键【Ctrl+F8】，创建按钮元件"按钮 2"，将图 2 拖入弹起帧。

（5）按快捷键【Ctrl+F8】，创建影片剪辑元件"元件 1"，将图 3 拖入舞台，按快捷键【Ctrl+B】分离对象，选择"套索工具"，单击选项区的魔术棒，单击分离后的白色区域，按【Del】键删除，再单击选项区的"魔术棒"按钮，取消设置，使用"套索工具"选取放大镜的中间区域，按【Del】键删除。

（6）返回场景 1，按【F11】键打开库，将按钮元件"按钮 1"和影片剪辑元件"元件 1"拖入舞台。在"属性"面板设置影片剪辑名为"fd"。使用"文本工具"添加文本"禽流感病毒"，如图 6-44 所示。

（7）选择"按钮1"，按【F9】键打开"动作"面板，设置代码如下：

```
on(release) {
    gotoAndStop(10);
}
```

（8）选择元件1，按【F9】键打开"动作"面板，设置代码如下：

```
onClipEvent(mouseMove) {
    startDrag(fd,true);
    Mouse.hide();
}
```

（9）单击第10帧，按【F6】键插入关键帧，选择"按钮1"元件，按【Del】键删除。将按钮元件"按钮2"从库中拖入，如图6-45所示。选择"按钮2"，按【F9】键打开"动作"面板，设置代码如下：

```
on(release) {
    gotoAndStop(1);
}
```

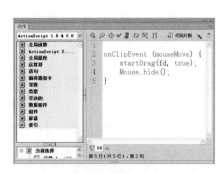

图6-43 影片剪辑动作代码

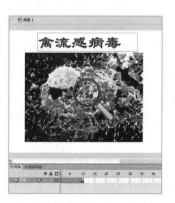

图6-44 第1帧场景

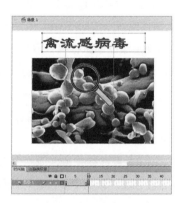

图6-45 第10帧场景

（10）单击第1帧，按快捷键【F9】打开"动作"面板，输入代码Stop();。

（11）按快捷键【Ctrl+S】保存动画。

（12）按快捷键【Ctrl+Enter】预览动画。

6.5 医学媒体动画

Flash动画中加入音乐、影像素材能够增加作品的艺术效果，给人更完美的艺术享受，本节介绍如何在Flash动画中加入声音及视频文件。

6.5.1 导入音频文件

Flash中的音乐可以分为背景音乐、主题音乐、片头曲、MTV、结束曲等。可以使声音独立于时间轴连续播放，或使动画与一个声音同步播放。还可以向按钮添加声音，使按钮具有更强的感染力。常见的音乐文件格式有波形文件（.wav）、CD音乐（.cda）、MP3音乐（.mp3）、Midi文件（.mid）、微软音乐（.wma）。CD音质最好，MP3和WMA是压缩文件，体积小。一般导入WAV和MP3音乐，其他格式的音乐文件要进行转换。

在Flash中声音作为一个元件保存到图库中，选择"文件"→"导入"命令，将AIFF、WAV、MP3格式的音频文件导入动画中，就像导入其他图形文件一样。Flash将音频与位图和元件一起存放在库中。

6.5.2 添加音频

添加音频的方法有 2 种，分别是：

（1）选择需要添加音频的帧，并插入关键帧，从符号库中将音频拖入即可。

（2）选择需要添加音频的帧，并插入关键帧，打开"属性"面板，在声音下拉列表中选取一个音频文件，如图 6-46 所示。

"属性"面板的"音效"下拉列表中可以设置如下音频效果：

（1）无：表示不使用任何效果。使用该项可删除以前所设置的效果。

（2）左 / 右声道：设置只在左声道或只在右声道播放音频。

（3）从左到右 / 从右到左：可设置播放声音时从左声道传到右声道，或从右声道传到左声道。

（4）淡入：表示随着时间的推移逐渐增加声音的播放幅度。

（5）淡出：表示随着时间的推移逐渐降低声音的播放幅度。

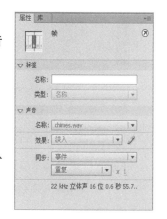

图 6-46　音频"属性"面板

（6）自定义：允许自己创建声音效果。

【例 6-12】正常心音的声像效果。

操作步骤：

（1）按快捷键【Ctrl+N】新建一个动画。

（2）选择"文件"→"导入到库"命令，导入心跳的声音。

（3）按快捷键【Ctrl+R】导入图片"media.jpg"。

（4）选择"文本工具"，添加文本"正常心音"。

（5）按快捷键【Ctrl+F8】，创建图形元件，在元件编辑窗口，使用"矩形工具"绘制无线条的矩形，填充色可在"颜色"面板中设置红、绿、蓝的值为 197。

（6）按【F11】键，打开"库"面板，将元件 1 拖入舞台，位置如图 6-47 所示。

（7）增加"图层 2"，将声音从库中拖入，单击 45 帧，按【F5】键插入帧。

（8）选择"图层 1"的第 6 帧，按【F6】键插入关键帧，使用"任意变形工具"缩小图形元件 1，使心跳的第 2 个脉冲显示。

（9）选择"图层 1"的第 14 帧，按【F6】键插入关键帧，使用"任意变形工具"缩小图形元件 1，使心跳的第 3 个脉冲显示。

（10）选择"图层 1"的第 18 帧，按【F6】键插入关键帧，使用"任意变形工具"缩小图形元件 1，使心跳的第 4 个脉冲显示。

（11）选择"图层 1"的第 26 帧，按【F6】键插入关键帧，使用"任意变形工具"缩小图形元件 1，使心跳的第 5 个脉冲显示。

（12）选择"图层 1"的第 30 帧，按【F6】键插入关键帧，使用"任意变形工具"缩小图形元件 1，使心跳的第 6 个脉冲显示。

（13）选择"图层 1"的第 38 帧，按【F6】键插入关键帧，使用"任意变形工具"缩小图形元件 1，使心跳的第 7 个脉冲显示。

（14）选择"图层 1"的第 43 帧，按【F6】键插入关键帧，按【Del】键删除图形元件 1。

（15）选择"图层 1"的第 45 帧，按【F5】键插入帧。时间轴面板如图 6-48 所示。

（16）按快捷键【Ctrl+S】保存动画。

（17）按快捷键【Ctrl+Enter】预览动画。

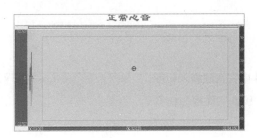

图 6-47　第 1 帧舞台

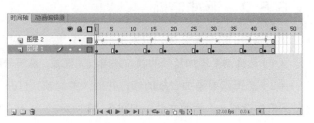

图 6-48　时间轴面板

6.5.3 导入视频文件

Flash CS6 提供了导入视频的功能，支持目前网络上流行的视频文件格式，如 FLV 和 F4V。

在 Flash 中导入视频时，用户可以嵌入一个视频片段作为动画的一部分。在导入视频时就像导入位图或矢量图一样方便。

导入视频文件的方法是：选择"文件"→"导入"→"导入视频"命令，弹出"导入视频"对话框，如图 6-49 所示。

添加视频的方法是：

当单击"导入视频"对话框中的"确定"按钮后，导入的视频自动就添加到舞台上同时也被导入到元件库中。

当视频文件导入到元件库后，选择一个关键帧，打开"库"面板，从元件库中将视频拖入舞台即可。

【例 6-13】导入"人工受精"视频的方法。

操作步骤：

（1）按快捷键【Ctrl+N】新建一个动画。

（2）选择"文件"→"导入"→"导入视频"命令，弹出"导入视频"对话框，单击"浏览"按钮，选择"人工受精 .FLV"文件，单击"下一步"按钮，按向导完成导入过程，舞台上出现导入的视频画面，如图 6-50 所示。可以自由点击播放与停止按钮观看。

（3）在"库"面板中自动存放一个 FLVPlayback 组件，该组件可以实现将组件放在舞台上并指定导入供它播放的 FLV 文件，如图 6-51 所示。

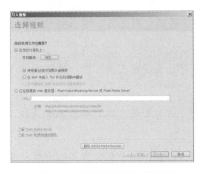

图 6-49　"导入视频"对话框

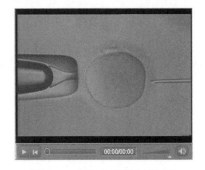

图 6-50　舞台上视频文件画面

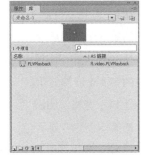

图 6-51　库面板

（4）按快捷键【Ctrl+S】保存动画。

（5）按快捷键【Ctrl+Enter】预览动画。

6.6 医学动画的导出与发布

Flash CS6 动画文件制作完成后，最后要把它制作成一个独立的动画，或者直接发布为一个 HTML 文件。

6.6.1 Flash 文件的导出

用 Flash 可以导出一个独立的 Flash 播放文件。导出的文件可以是图像、导出所选内容及导出影片，能够作为其他软件设计的素材。

导出一个 Flash 播放文件的操作步骤如下：

（1）启动 Flash，选择"文件"→"打开"命令，打开一个已经制作好的文件。选择"文件"→"导出影片"命令，弹出"导出影片"对话框，输入要导出影片的名称，选择保存的类型为 AVI，如图 6-52 所示。

（2）单击"保存"按钮，弹出如图 6-53 所示对话框，设置新类型文件的属性。

（3）单击"确定"按钮，导出的影片同该 Flash 文件在同一个位置。

6.6.2 Flash 文件的发布

利用 Flash 的发布设置、发布预览和发布命令可以设置、预览和发布动画。Flash 的发布命令不只是向网络发布动画，还可以向没有安装 Flash 插件的浏览器发布各种格式的图形文件和视频文件。同时，Flash 创建能独立运行的程序，如 .exe 格式的可执行文件，用于制作屏幕保护。

1. 发布设置

在发布动画前，可利用发布设置命令打开"发布设置"对话框，在其中进行相应的发布设置。在对话框中完成设置后，再用发布命令，就可以将动画发布为指定格式的文件。Flash 将发布属性与发布的文件保存在一起，因此每个文件都有自己的设置。发布设置的操作如下：

（1）选择"文件"→"发布设置"命令，弹出"发布设置"对话框，如图 6-54 所示。

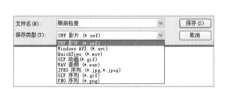
图 6-52 保存类型

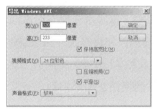
图 6-53 "导出 Flash Player"对话框

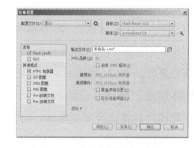
图 6-54 "发布设置"对话框

> **提示**
> 打开"发布设置"对话框可以使用快捷键【Ctrl+Shift+F12】。

（2）在窗口左侧选择要发布的文件格式，在窗口右侧就会出现与之对应的其格式属性设置。

（3）完成设置后，可以单击"发布"按钮，将动画进行发布。如果不进行发布，可以单击"确定"按钮，关闭对话框。

2. 发布预览

发布预览的操作方法如下：

选择"文件"→"发布预览"命令，在弹出的下一级菜单中选择预览文件的类型。

3. 发布

发布文件的操作方法如下：

（1）选择"文件"→"发布"命令，即可发布文件。

（2）按快捷键【Alt+Shift+F12】，可以直接进行发布。

第 7 章　Photoshop 图像处理技术

随着计算机技术的飞速发展，图形、图像素材的处理成为人们关注的焦点。本章介绍的 Adobe Photoshop 以 Adobe Photoshop CC 2021 为基础，它是 Adobe 公司旗下最为出名的图像处理软件之一，是功能十分强大的集图像扫描、编辑修改、动画制作、图像制作、广告创意，图像输入与输出于一体的图形图像处理软件，利用它可以完成图像合成、修改、调整、设计、印刷等多方面的工作。本章将介绍一些图形图像处理的基础知识，Photoshop 的基本操作方法以及医学图像处理技术的相关知识。

7.1　Photoshop 的工作环境

7.1.1　Photoshop 简介及常用工具

1. Photoshop 简介

Photoshop 是美国 Adobe 公司旗下最著名的图像处理软件之一。Photoshop 软件的版本从 3.0、5.0、7.0、CS 到 CS2、CS3、CS4、CS5、CS6，2013 年发布 Photoshop CC，以及之后 Photoshop CC2014、CC2015、CC2017、CC2018、CC2019、CC2020，直到目前的最高版本 CC2021，版本在不断升级，从形式到内容都发生了较大变化，操作更加便捷，功能更加强大，效果更加丰富。

Photoshop CC 是 Photoshop Creative Cloud 的简写。Photoshop CC 和 Dreamweaver CC、Illustrator CC 等软件代替既往的 CS 系列软件，成为 Adobe 主要软件。Photoshop 目前的最新版本为 CC2021，该版本是 Adobe 公司于 2020 年推出的最新版本，该版本在原有版本的基础上进行了改进，图标更简洁美观，识别性更强。Photoshop 2021 集成了图像扫描、编辑修改、图像制作、广告创意，图像输入与输出于一体。该版本新增了 Neural Gallery 滤镜，即神经网络 AI 滤镜，采用人工智能的神经网络的技术进行智能滤镜效果。根据图片内容进行智能修饰。包括人工智能抠图、面部识别、智能去背景、物体消失等强大新功能，体现鲜明的智能化和一键操作的特色。

2. 医学图像处理技术简介

Photoshop 在医学领域主要用于医学图像处理，目前临床上常用的医学图像主要有 B 超扫描图像、彩色多普勒超声图像、核磁共振（MRI）图像、CT 图像、PET 图像、SPECT 图像、数字 X 光机（DX）图像、X 射线透视图像、各种电子内窥镜图像、显微镜下的病理切片图像等。由于医学图像具有灰度上的含糊性、局部体效应和不确定性的特点，因此需要用 Photoshop 来对医学图像进行处理，从而更好地在医学领域完成辅助医生诊断、仿真多角度扫描、数字解剖模型、手术教学训练、制订手术规划、手术导航与术中监护、放射治疗、治疗规划、虚拟内窥镜等方面的工作。

医学图像处理的主要目的是利用图像处理技术来处理和加工医学诊断、检查、治疗中的视觉信息。主要包括各种细胞、组织与器官的图像及其处理。常见的医学图像处理技术包含图像分割、图像融合、图像重建和伪彩色处理等。

图像分割是图像处理与图像分析中的一个经典问题，是指根据区域间的相似或不同把图像分割成若干区域的过程，主要以各种细胞、组织与器官的图像作为处理对象。

图像融合是指通过对多幅图像间冗余数据的处理来提高图像的可读性；对多幅图像间的互补信息进行处

理来提高图像的清晰度。利用可视化软件对多种模态的图像进行图像融合,可以准确地确定病变体的空间位置、大小、几何形状以及它与周围组织之间的空间关系,从而及时高效地诊断疾病。目前的图像融合技术可分为以图像像素为基础的融合方法和以图像特征为基础的融合方法两类。

图像重建是指从数据到图像的处理过程,即输入的是某种数据,而经过处理后得到的结果是图像。目前,图像重建与计算机图形学相结合,把多个二维图像合成为三维图像,并加以光照模型和各种渲染技术,能生成各种具有强烈真实感的图像。

常用的医学图像如 X 光、CT、MRI、B 超图像等,大多是黑白单色图像。对于一幅单色图像来说,人眼一般只能辨别很少的灰度级别;而对于彩色图像,人眼却能辨别出上千种不同颜色。针对这一特点,可以将单色图像经过处理变为彩色图像,充分发挥人眼对彩色图像的辨别优势,从而从图像中获取更多的信息,这个过程就是伪彩色图像处理技术。

3. Photoshop 常用工具

随着版本的不断升级,Photoshop 的工作界面布局也更加具有人性化。启动 Photoshop 后,工作界面由标题栏、菜单栏、程序栏、文档窗口、工具箱、选项栏、状态栏以及各种面板组成。图 7-1 所示为其工作界面。

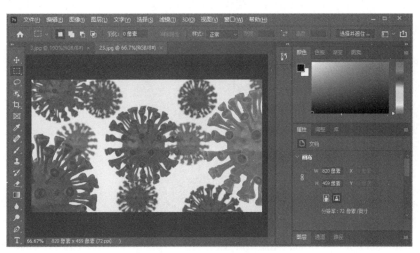

图 7-1　Photoshop 工作界面

当打开一个文件以后,Photoshop 会自动创建一个标题栏。标题栏中会显示出这个文件的名称、格式、窗口缩放比例以及颜色模式等信息。

Photoshop 的菜单栏包含 11 组主菜单,分别是文件(File)、编辑(Edit)、图像(Image)、图层(Layer)、文字(Type)、选择(Select)、滤镜(Filter)、3D、视图(View)、窗口(Window)和帮助(Help),如图 7-2 所示。单击相应的主菜单,便可打开该菜单下的命令。在菜单中使用分割线区分不同功能的命令,带有黑色三角标记的命令表示还包含扩展菜单。如果命令后带有快捷键,则按其对应的快捷键便可快速执行该命令。菜单栏中的很多命令只有在特定情况下才能使用。如果某个菜单命令显示为灰色,则代表该命令在当前状态下不可用。例如,在 CMYK 模式下的图片,很多滤镜命令显示为灰色,是不可使用的。如果某一个命令名称后面带有…符号,表示执行该命令后,将弹出相应的设置对话框。

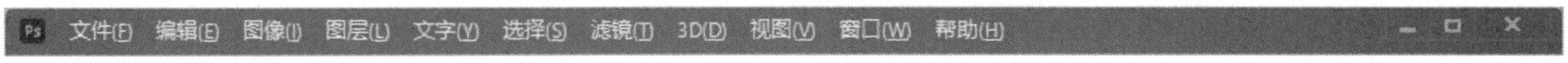

图 7-2　Photoshop 菜单栏

在 Photoshop 的程序栏中,可以快速启动 Adobe Bridge、Mini Bridge,也可以设置网格、标尺、参考线、图像显示比例、屏幕显示模式、文档排列方法等。

文档窗口是显示打开图像的区域。若只打开一张图像，则只有一个文档窗口，若打开了多张图像，则文档窗口会以选项卡的方式在标题栏中按照打开图像的先后顺序进行显示，如图7-3所示。单击其中一个文档窗口的标题栏便可以将其设置为当前工作窗口。也可以通过使用快捷键来选择文档，按【Ctrl+Tab】组合键可以按顺序切换窗口，按【Ctrl+Shift+Tab】组合键按相反的顺序切换窗口。按住鼠标左键，拖动文档的标题栏，可以调整其在选项卡中的顺序。按【Shift】键的同时单击"关闭"按钮，可以同时关闭所有的Photoshop文档。

Photoshop的工具箱默认位置在工作区的左侧，包含了大部分用于创建、编辑图像、图稿、页面元素等工具。工具箱中默认按类显示了部分工具，包括移动工具、矩形选框工具、套索工具、对象选择工具、裁剪工具、图框工具、吸管工具、画笔工具、仿制图章工具、文字工具、路径选择工具、抓手工具、前景色和背景色设置按钮等。使用鼠标单击工具箱中的一个工具按钮，便可选择该工具。右下角带有三角图标的工具，表示这是一个工具组。在该工具按钮上右击，或者在该工具按钮上按住左键（当工具组显示后即可松开左键），便可弹出隐藏的工具，例如对象选择工具如图7-4所示。将光标停留在工具图标上，即可显示关于该工具的名称及快捷键提示。通过快捷键可以快速选择工具。按【Shift+工具】快捷键，可以依次选择隐藏的工具。按住【Alt】键的同时，在有隐藏工具的按钮上单击，同样可以依次选择隐藏的工具。

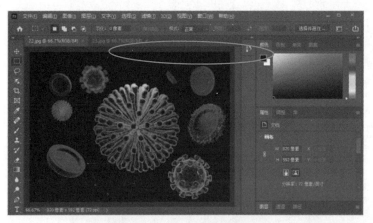

图7-3 Photoshop当前工作窗口

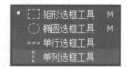

图7-4 Photoshop选择工具

Photoshop的选项栏是用来设置工具的参数选项，根据所选工具的不同，选项栏中的内容也不同。在工具选项栏中，可以在特定的文本框中选择选项，或者可以输入不同的参数值。例如，当选择"仿制图章工具"时，其选项栏如图7-5所示。默认情况下选项栏是处于显示状态，选择"窗口"→"选项"命令，便可以隐藏或者显示工具选项栏。

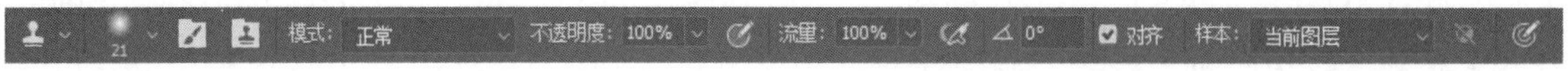

图7-5 "仿制图章工具"选项栏

Photoshop的状态栏位于工作界面的最底部，用来显示文档大小、文档缩放比例、文档尺寸、当前工具、暂存盘大小、存储进度、图层计数等信息。

Photoshop面板主要用来配合图像编辑，设置参数及对操作进行控制等。在窗口（Window）菜单中可以选择需要的面板并将其打开。默认情况下，面板以选项卡的形式成组出现，显示在窗口的右侧，可以根据需要打开、关闭或者自由组合面板。一般情况下，为了节省操作空间，常常会将多个面板组合在一起，称为面板组。在面板组中单击任意一个面板的名称即可将该面板设置为当前面板，如图7-6所示。

此外，在学习Photoshop时，可以使用"帮助（Help）"命令获得Adobe提供的各种Photoshop帮助

第 7 章 Photoshop 图像处理技术

资源和技术支持，通过选择"帮助"→"Photoshop 帮助"命令可以联机到 Adobe 网站帮助社区查看帮助文件，也可查看实训教程操作提示进行练习。

7.1.2 图像文件的操作

1. 新建图像

在通常情况下，要处理一张现有的图像，只需要将现有图像在 Photoshop 中打开即可。但若需要制作一张新图像，则需要在 Photoshop 中新建一个文件。

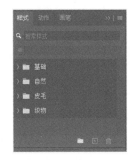

图 7-6 当前选择的"样式"面板

新建一个文件时，可以选择"文件"→"新建"命令，如图 7-7 所示。或者按【Ctrl+N】组合键，弹出"新建"对话框，如图 7-8 所示，可以选择根据最近使用项、照片、图稿和插图等新建相应文件。

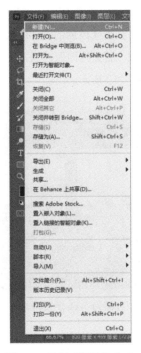

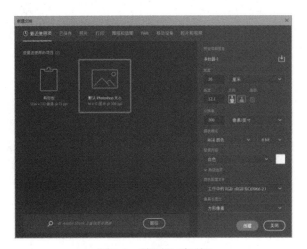

图 7-7 选择"新建"命令　　　　　　　图 7-8 "新建"对话框

在图 7-8 中，单击"创建"，文件默认为"未标题 –1"，若连续新建多个文件，则默认为"未标题 –2""未标题 –3"等。可以设定新建图像的宽度和高度，单位有像素、英寸、厘米、毫米、点、列等。

"分辨率"用于设定图像的分辨率大小。单位有"像素/英寸"和"像素/厘米"两种，一般情况下，图像分辨率越高，印刷出来的质量就越好。

2. 打开图像

在 Photoshop 中可以通过打开文件命令将外部的多种格式的图像文件打开并对其进行编辑处理。也可以将未完成的 Photoshop 文件打开，继续进行各种操作处理。

在工作界面中，选择"文件"→"打开"命令，或者按快捷键【Ctrl+O】，即可弹出"打开"对话框，在对话框中选择所需图像文件的存储路径，确认文件类型和名称，然后单击"打开"按钮，或直接双击文件，便可以打开指定的图像文件，如图 7-9 所示。此外，还有一种快捷方式打开图像文件，即在 Photoshop 工作界面的灰色工作区中双击，也可以弹出"打开"对话框。

在"打开"对话框中,可以一次同时打开多个文件,只需在文件列表中将所需的几个文件选中,并单击"打开"按钮,在"打开"对话框中选择文件时,按住【Ctrl】键的同时,用鼠标单击,可以选择不连续的多个文件;按住【Shift】键的同时,用鼠标单击,可以选择连续的多个文件。

3. 存储图像

在 Photoshop 中编辑和制作完图像后,需要将图像进行保存,以便于下次打开继续进行操作。Photoshop 的"文件"菜单中提供了 3 个命令用于存储当前的图像。

(1)存储。在工作界面中,选择"文件"→"存储"命令,或者按快捷键【Ctrl+S】,即可将图像按原来文件的格式进行保存。

如果当前处理的图像是一个新建的文件,使用"存储"命令时会出现对话框。其中可以选择文件存储的位置,文件的名称和所需的文件格式,最后单击对话框中的"保存"按钮即可按设定的参数将图像存储成磁盘文件。

如果当前处理的图像是一个已经存储过的文件,则使用"存储"命令时,会按照原先的文件名、原有的文件格式存储在同样的位置,但不会出现对话框。也就是说,原有的图像会被修改后的图像取代。

(2)存储为。"存储为"命令可以将文件保存到本地计算机或云文档。云文档即保存到 Adobe 云的文件。保存云文档之后,用户可以随时随地登录 Photoshop 访问云文档,如图 7-10 所示。

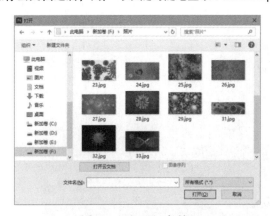

图 7-9 "打开"对话框

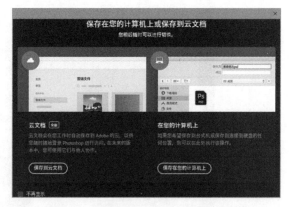

图 7-10 "存储为 Web 所用格式"对话框

在 Photoshop 中,常见的图像存储格式主要有以下几种:

(1)PSD 格式。PSD 格式是 Photoshop 软件默认的文件格式,即新建文件时默认的存储文件类型,是除 PSB 之外支持所有 Photoshop 功能的格式。此种文件格式可以将文件的图层、参考线、Alpha 通道等属性信息一起存储。但 PSD 格式包含的图像数据信息较多,因此比其他格式的图像文件要大很多。由于 PSD 格式保留文件的所有数据信息,所以修改起来比较方便。

(2)PSB 格式。PSB 格式可以支持最高达 300 000 像素的超大图像文件,可保持图像中的通道、图层样式和滤镜效果不变,但 PSB 格式的文件只能在 Photoshop 中打开。

(3)BMP 格式。BMP 取自位图 BitMaP 的缩写,也称为 DIB(与设备无关的位图)是微软视窗图形子系统内部使用的一种位图图形格式,是 DOS 和 Windows 兼容的标准 Windows 图像格式,主要用来存储位图文件。BMP 格式作为一种与硬件设备无关的图像文件格式,使用非常广。它采用位映射存储格式,除了图像深度可选以外,不采用其他任何压缩,因此,BMP 文件所占用的空间很大。BMP 文件的颜色深度有 2(1 位)、16(4 位)、256(8 位)、65 536(16 位)和 1 670 万(24 位)种颜色。8 位图像可以是索引彩色图像外,也可以是灰阶图像。图像的扫描方式是按从左到右、从下到上的顺序。

(4)GIF 格式。GIF(Graphics Interchange Format,图形交换格式)是 CompuServe 公司在 1987 年

开发的图像文件格式，以 8 位色（即 256 种颜色）重现真彩色的图像。GIF 文件的数据是经过压缩的，它采用了可变长度等压缩算法，有效地减少了图像文件在网络上传输的时间。它是目前广泛应用于网络传输的图像格式之一。GIF 格式的另一个特点是其在一个 GIF 文件中可以存多幅彩色图像，如果把存于一个文件中的多幅图像数据逐幅读出并显示到屏幕上，就可构成一种最简单的动画。由于 GIF 格式支持透明背景和动画，所以被广泛应用在因特网的 HTML 网页文档中。GIF 格式采用无损压缩方式，压缩效果较好，但只能支持 8 位的图像文件。因此 GIF 格式普遍适用于图表，按钮等只需少量颜色的图像（如黑白照片）。

（5）JPEG 格式。JPEG（Joint Photographic Experts Group，联合图像专家小组）是目前在万维网上被普遍用来储存和传输照片的格式。JPEG 格式的图像通常用于图像预览。此格式的最大特色是文件比较小，经过高位率的压缩，是目前所有格式中压缩率最高的格式。JPEG 的压缩方式通常是破坏性资料压缩（Lossy Compression），意即在压缩过程中图像的品质会遭受到可见的破坏，即失真压缩，因此保存后的图像与原图有所区别，没有原图像质量好。因此，印刷品最好不使用 JPEG 格式。

（6）DICOM 格式。DICOM 格式定义了数据集来保存信息对象定义，数据集是由多个数据元素组成。DICOM 格式通常用来保存医学图像，如超声波和扫描图像。

（7）IFF 格式。IFF 格式是一种文件交换格式，多用于 Amiga 平台，在这种平台上 IFF 几乎可以存储各种类型的数据。而在其他平台上，IFF 文件格式多用于存储图像和声音文件。

（8）PDF 格式。PDF 格式是由 Adobe 公司推出的主要用于网上出版的文件格式，可包含矢量图形、位图图像及多页信息，并支持超链接。具有良好的文件信息保存功能和传输能力，PDF 格式已成为网络传输的重要文件格式。

（9）PNG 格式。PNG（Portable Network Graphics，便携式网络图片）文件是一种非失真性压缩位图图形文件格式。由于采用无损压缩方式，所以不会损坏图像的质量。使用 256 色调色板技术以产生小体积文件，最高支持 48 位真彩色图像以及 16 位灰度图像，并支持阿尔法通道的半透明特性。能够存储附加文本信息，以保留图像名称、作者、版权、创作时间、注释等信息。渐近显示和流式读写，适合在网络传输中快速显示预览效果后再展示全貌。最新的 PNG 标准允许在一个文件内存储多幅图像。

（10）TIFF 文件。TIFF（Tag Image File Format，标签图像文件格式）文件是一种主要用来存储包括照片和艺术图在内的图像的文件格式。它最初由 Aldus 公司与微软公司一起为 PostScript 打印开发。TIFF 与 JPEG 和 PNG 一起成为流行的高位彩色图像格式。TIFF 格式在业界得到了广泛的支持，如 Adobe 公司的 Photoshop、Jasc 的 GIMP、Ulead PhotoImpact 和 Paint Shop Pro 等图像处理应用、QuarkXPress 和 Adobe InDesign 这样的桌面印刷和页面排版应用，扫描、传真、文字处理、光学字符识别和其他一些应用等都支持这种格式。TIFF 格式灵活易变，它又定义了 4 类不同的格式：TIFF–B 适用于二值图像；TIFF–G 适用于黑白灰度图像；TIFF–P 适用于带调色板的彩色图像；TIFF–R 适用于 RGB 真彩图像。TIFF 支持多种编码方法，其中包括 RGB 无压缩、RLE 压缩及 JPEG 压缩等。TIFF 是一个灵活适应性强的文件格式。通过在文件头中包含"标签"它能够在一个文件中处理多幅图像和数据，例如激光共聚焦显微镜可以把 1 分钟内扫描的几百幅图像及对应的时间信息都记录在一个 TIFF 格式的文件中。

4. 关闭图像

在 Photoshop 工作界面中，选择"文件"→"关闭"命令，或者按快捷键【Ctrl+W】，或者单击文档窗口右上角的"关闭"按钮，即可将当前文件关闭。

通过退出 Photoshop 程序也可以关闭当前文件。在工作界面中，选择"文件"→"退出"命令，或者按快捷键【Ctrl+Q】，或者单击文档窗口右上角的"关闭"按钮，均可关闭当前文件。

如果在 Photoshop 中同时打开了多个文件，选择"文件"→"关闭全部文件"命令，或者按【Shift】键的同时单击文档窗口右上角的"关闭"按钮，即可关闭全部文件。

7.1.3 显示区域的设置

使用 Photoshop 编辑和处理图像时，可通过对显示区域进行设置，来改变图像的显示比例，使得操作更高效便捷。

1. 100% 显示图像

100% 显示图像，如图 7-11 所示。在此状态下可以对文件进行精确的编辑。

2. 放大显示图像

选择"缩放工具"，在图像中变为放大图标，每单击一次鼠标，图像就会放大一倍。例如，当图像以 100% 比例显示时，用鼠标在图像窗口中单击 1 次，则图像将以 200% 的比例显示。要放大一个指定区域时，在需放大的区域按住鼠标不放，选中的区域便会放大，直到需要的大小再松开鼠标。按【Ctrl++】组合键，可逐渐放大图像，例如从 100% 放大到 200%、300%、400% 等。

3. 缩小显示图像

缩小显示图像，一方面可以利用有限的屏幕空间来显示更多的图像，另一方面可以看到一个较大图像的全貌。选择"缩放工具"，在图像中光标会变为放大工具图标，按住【Alt】键不放，则鼠标光标变为缩小工具图标。也可在缩放工具属性栏中单击缩小工具按钮，则鼠标光标显示为缩小工具图标，每单击一次鼠标，图像将缩小显示一级。

4. 全屏显示图像

若要将图像的窗口放大填满整个屏幕，可以在缩放工具的属性栏中单击"填充屏幕"按钮，再选择"调整窗口大小以满屏显示"复选框，如图 7-12 所示。单击"100%"按钮，图像将以 100% 比例显示。单击"适合屏幕"按钮，缩放图像以适合屏幕。

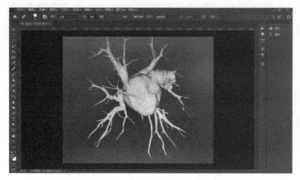
图 7-11 按 100% 比例显示图像

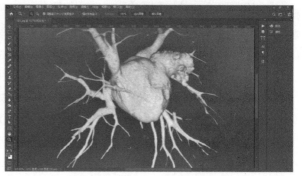
图 7-12 填充屏幕显示图像

5. 图像窗口显示

当打开多个图像文件时，会出现多个图像文件窗口，这就需要对窗口进行布置和摆放。同时打开多个图像时，按【Tab】键，可关闭操作界面中的工具箱和控制面板，选择"窗口"→"排列"→"全部水平拼贴"命令，图像的排列效果如图 7-13 所示。选择"窗口"→"排列"→"全部垂直拼贴"命令，图像的排列效果如图 7-14 所示。

第 7 章 Photoshop 图像处理技术

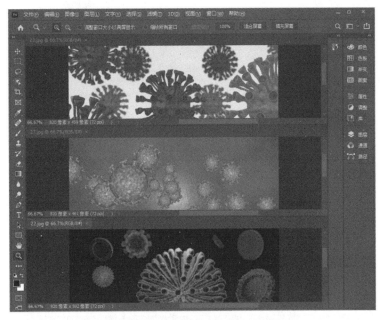

图 7-13　图像全部水平拼贴的排列效果

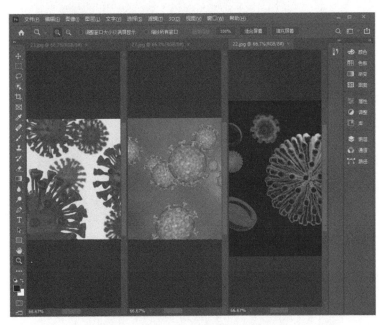

图 7-14　图像全部垂直拼贴的排列效果

　　选择"窗口"→"排列"→"三联水平"命令，图像的排列效果如图 7-15 所示。选择"窗口"→"排列"→"三联垂直"命令，图像的排列效果如图 7-16 所示。选择"窗口"→"排列"→"三联堆积"命令，图像的排列效果如图 7-17 所示。此外，"窗口"中还可以选择"双联水平""双联垂直""将所有内容合并到选项卡中""匹配缩放""匹配位置""匹配旋转"等命令，可以实现图像文件的多种不同的排列效果。

6．观察放大图像

　　选择"抓手工具"，在图像中鼠标光标变为手形，用鼠标拖动图像，可以观察图像的每一个部分，若正在使用其他工具进行操作，按住【Space】键可以快速切换到"抓手工具"。

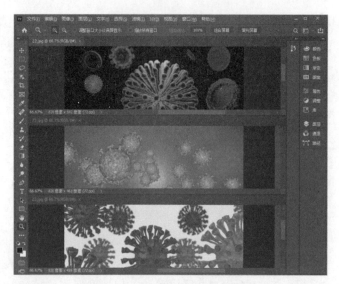

图 7-15　图像三联水平排列的效果

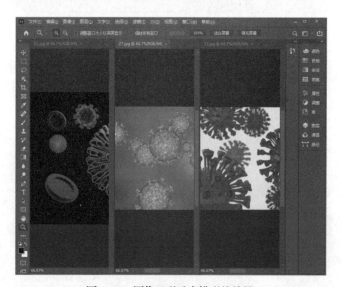

图 7-16　图像三联垂直排列的效果

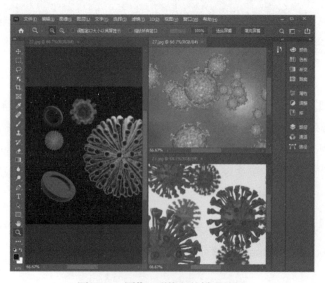

图 7-17　图像三联堆积的排列效果

第 7 章 Photoshop 图像处理技术

7.2 选择 Photoshop 的工作区

7.2.1 工作区域选择

Photoshop 工作区域包含菜单栏、文档窗口、工具箱和各种面板。Photoshop 还提供了适合不同任务的预设工作区，例如，要使用动感功能时，可切换到"动感"工作区，此时，就能显示与动感功能相关的各种面板，如图 7-18 所示。

工作区

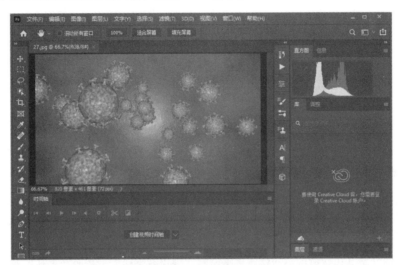

图 7-18 "动感"功能工作区

1. 基本功能工作区

基本功能工作区是 Photoshop 默认的工作区，是最基本、不含特别设计的工作区。在这个工作区中，Photoshop 包含几个常见的面板，如"图层"面板、"路径"面板、"颜色"面板和"通道"面板等。如果对工作区进行了修改，例如移动了面板的位置等，在程序栏中选择"复位基本功能"选项就可恢复到默认的工作区。

2. 自定义工作区

在 Photoshop 中对图像进行编辑和处理时，很多情况下都需要自定义一个工作区，以满足个人操作的要求和习惯。在设置自定义工作区时，要根据需要选择合适的面板，否则当操作界面中面板过多的话，容易影响操作空间，降低工作效率。相反，设置一个整洁的工作区，会让操作工作更加顺畅、高效。

在工作界面的菜单栏中，选择"窗口"→"工作区"→"新建工作区"命令，在弹出的对话框中为工作区设置一个名称，单击"存储"按钮，即可存储新建的工作区。关闭 Photoshop，然后重启 Photoshop，在菜单栏的"窗口"→"工作区"下可以选择前面已定义好的自定义工作区进行使用。若不再需要定义好的自定义工作区，则可以选择"窗口"→"工作区"→"删除工作区"命令来删除自定义工作区。

3. 辅助工具的运用

（1）标尺。选择"视图"→"标尺"命令或者按【Ctrl+R】组合键可以调出 Photoshop 的标尺，显示在图像窗口的顶部和左侧。再次使用该命令可隐藏标尺。

通过标尺，可以随时看到当前鼠标所在的位置，也可以更精确地实现图像或元素的定位，让用户更加精确地处理图像。

当鼠标指针在图像上移动时，标尺上会出现一个同步移动的游标，指示了鼠标指针当前的位置。默认情况下，标尺的原点位于窗口的左上方，用户可以修改原点的位置。将鼠标光标放置在原点上，然后用鼠标左键拖动图像窗口左上方纵横标尺交汇处的原点，画面中会显示十字线，释放鼠标左键后，释放处便是原点的新位置，此时的原点数字也会发生变化。如果要将原点复位到初始状态，即（0,0）位置，可以将光标放置在原点上，然后使用鼠标双击，就可以将原点复位到初始位置。

在定位原点的过程中，按住【Shift】键可以使标尺原点与标尺刻度对齐。在使用标尺时，为了得到最精确的数值，可以将画面缩放比例设置为100%。

（2）参考线。参考线是以浮动的状态显示在图像上方的，而且在输出和打印图像时，参考线不会被显示出来，同时，可以移动、移去和锁定参考线。

参考线在实际工作中应用广泛，特别是在平面设计中，使用参考线可以快速定位图像中的某个特定区域或某个元素的位置，以便用户在这个区域或位置内进行相应操作。此外，利用参考线可以很方便地实现在图像上绘制一系列同心圆等需要精确定位的操作。

可以直接用鼠标拖动标尺，便可拖出一条参考线，将其放在合适的位置，即可作为其他定位操作的基准线。例如，将光标放置在水平标尺上，然后使用鼠标左键向下拖动，即可拖出水平参考线；将光标放置在左侧的垂直标尺上，然后使用鼠标左键向右拖动，即可拖出垂直参考线。此外，也可以通过选择"视图"→"新建参考线"命令在打开的对话框中设置参考线的取向和位置。

如果要移动一条已经存在的参考线，则需要使用移动工具拖动参考线到新的位置，或直接将其拖出图像窗口（删除）。

此外，在"视图"菜单中还可选择"新建参考线""锁定参考线""清除参考线"等命令。锁定后的参考线不能随意移动和删除；"清除参考线"命令可将当前图像窗口中存在的所有参考线全部删除。

在创建、移动参考线时，按住【Shift】键可以使参考线与标尺刻度进行对齐；按住【Ctrl】键可以将参考线放置在工作区的任意位置，并且可以让参考线不与标尺刻度对齐。

（3）网格。网格主要用来对称排列图像。在默认情况下，网格显示为不打印出来的线条，但可以显示为点。选择"视图"→"显示"→"网格"命令，可以显示或隐藏网格。选择"视图"→"对齐到"→"网格"命令可精确定位对位置要求比较高的内容。网格的作用类似于纸笔绘制时的坐标纸（见图7-19），在绘制一些曲线或图表时非常有用。

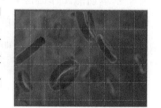

图7-19 图像网格

（4）注释工具。使用注释工具可以在图像中添加文字注释、内容等，可以用这个功能协同制作图像、备忘录等。

选择"注释工具"按钮，然后在图像上单击，此时会出现记事本图标，且系统会自动弹出注释面板，利用输入法在注释面板中输入文字便可以完成注释操作。

如果要删除注释面板中的文字，有两种常用方法。可以按【Backspace】键逐字删除文字，采用这种方法删除注释后，页面仍然存在，不会被删除。另外，可以在相应的页面下单击删除注释按钮，采用这种方法删除注释文字时，页面也会被删除。

4．基本选择工具

Photoshop提供了多种区域选择的基本工具，主要分为两类：规则选取工具和不规则选区工具。

1）规则选择工具

（1）矩形和椭圆形选框工具。选择"矩形选框工具"后，光标变成十字线形状，

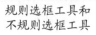

规则选框工具和
不规则选框工具

十字线的中心即为当前鼠标的位置。直接在画面上拖动，即可得到一个任意的矩形选择区域，选区的大小和位置由鼠标拖动的范围决定。

如果在拖动光标的同时按住【Shift】键，可以绘制一个正方形的选区；如果按住【Alt】键，则可实现由中心向外的矩形选区。

另外，在"矩形选框工具"的选项栏中，可以选择绘制矩形选区的3种不同样式：正常、约束长宽比和固定大小，其中约束长宽比样式可以保证绘制的矩形选区无论大小，其长宽比例都是一致的。固定大小是以像素为单位固定宽和高的大小，这种样式多用于需要多个同样大小的选区。唯一不方便的是，它是以像素为单位的，必须与分辨率计算后才能知道印刷时所能得到的实际尺寸。

"椭圆形选框工具"的基本用法与"矩形选框工具"相同，也支持【Shift】【Alt】键的使用，以及选项栏上的不同绘制样式。

（2）单行和单列选框工具。单行和单列选框工具的功能十分单一：选择一行或一列的选区。对于单行选区而言，高度只有1个像素，宽度为整幅图像的宽度；单列选区正好相反，宽度只有1个像素，高度与整幅图像相同。

2）不规则选择工具

（1）套索工具。"套索工具"可分为"普通套索工具"、"多边形套索工具"和"磁性套索工具"。

普通套索用于手动绘制不规则图形。虽然理论上普通套索工具可以制作出任何形状的选区，但是实际上没有人能如此灵活精确地使用鼠标。因此套索工具常用来配合其他选择工具的使用。一般来说是使用其他工具制作一个选区，再以选区的相加、相减或相交的方法使用套索工具，修改其中遗漏或多选的部分。

多边形套索是套索工具的一种特殊用法，可以用它来制作任意多边形选区。用鼠标在图像上单击，便确定了一个多边形的端点，再次单击，则确定了另一个端点，两点之间用直线连接，最后双击，即可完成一个任意多边形的选区。

磁性套索是一种具有可识别边缘的套索工具，可根据设定的像素宽容度自动"吸附"到图像中颜色变化的边缘。在磁性套索的工具栏中有套索宽度、频率和边对比度3个参数需要根据实际图像进行设置。

其中套索宽度是套索工具进行颜色测量的工作范围。以当前鼠标位置为原点，在其周围套索宽度以内的范围里，如果可以测量出某种颜色的变化，磁性套索便可自动"吸附"，以它作为选区的边缘。Photoshop中，套索宽度范围在0到40个像素之间。

磁性套索在制作过程中会自动生成一系列"节点"，节点间的连接就是套索的形状。频率就是磁性套索出现"节点"的速度，数值越大，出现节点的间隔时间越短。其变化范围在0到100之间。

磁性套索的具有可识别边缘功能是依靠边对比度实现的。所谓边对比度，就是Photoshop分辨两个颜色差别的灵敏度。数值较小时，即使图像中只有细小的颜色差别，Photoshop都可以区分出来；当边对比度数值较大时，只能区分非常明显的颜色边缘，就是说只能自动沿着较大差别的颜色边缘制作选区。其取值范围是1%到100%。

（2）魔棒工具。"魔棒工具"是以图像中相近的色素来建立选取范围的。使用此工具可以用来选择颜色相同或相近的整片色块所在的区域。它使用起来十分灵活，当图像的背景颜色不是十分复杂时，使用"魔棒工具"可以方便地将所需的内容从背景中选取处理。

"魔棒工具"决定相近色彩范围的能力是由魔棒的容差值参数决定的。魔棒的工作原理是：Photoshop中将颜色由小到大等分成0～255共256个等级，以魔棒在图像任意点击，这一点的颜色被定义为基准色，然后Photoshop自动以这一点周围的像素点颜色和这个基准色相比较，如果颜色差别在容差值规定的范围以内，则该像素点包括在选择区域以内，而颜色差别大于所规定的

医学图像兴趣区域提取——魔棒工具

容差值时则不选择这个像素点。Photoshop 对容差值的计算是两个方向的，例如设定的容差值是 40，用鼠标点选的基准色是 90，那么最终确定的色彩范围是 50 到 130 之间。因此，使用"魔棒工具"时所点选的基准色应当在所需颜色范围的中间。在实际操作中，魔棒容差值的确定往往需要多次尝试才能得出。

"魔棒工具"选项栏上还有一个"对所有图层取样"复选框，选择这一复选框时，"魔棒工具"可以一次选择不同图层上的内容，只要这些内容的颜色变化在魔棒的容差值之内；取消选中这一复选框时，只能选择当前图层上的内容。

选区可以说是 Photoshop 最重要的概念之一。从某种意义上说，Photoshop 就是一种选择的艺术。在完成一幅图像的制作和处理工作中，与选择区域有关的操作将占到整个处理事件的一半之上。选区也称之为图像的兴趣区域（Region of interesting，ROI），就是图像的有用信息区域。

5. 选区的基本操作

编辑图像之前需要先进行范围选取，才能对选区中的图像进行滤镜、色调和色彩等操作，而不会影响到选区外的区域。Photoshop 主要有以下几种基本选区操作：

（1）选区的相加、相减和相交。图像区域的选择，多数情况下靠一次选择是不能完成的，往往需要在现有选区的基础上添加或删除其他选区才能建立。

"基本选择工具"选项栏的左侧排列着 4 个建立选区方式的按钮，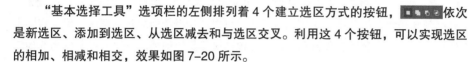依次是新选区、添加到选区、从选区减去和与选区交叉。利用这 4 个按钮，可以实现选区的相加、相减和相交，效果如图 7-20 所示。

选区操作

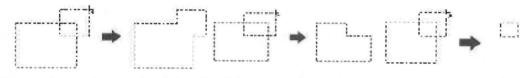

图 7-20　选区的相加（A）、相减（B）和相交（C）

（2）全选、取消、重新选择、反选、隐藏选区。"全选""取消选择""重新选择"和"反选"这几个命令都位于"选择"菜单中。

"全选"即将整幅图像全部包括在选区之内，其快捷键是【Ctrl+A】。"全选"操作后会看到图像四周边框上出现一圈高亮蚂蚁线，表示整幅图像都被选中。

"取消选择"即取消当前的选择区域，例如对当前的选区不满意时，可以使用快捷键【Ctrl+D】取消当前的选择区域。

"重新选择"是将当前图像操作过程中所制作的最后一个选择区域重新选择出来，其快捷键是【Shift+Ctrl+D】。通过这个方法不论上一个选择区域被取消后进行了多少步操作，均可方便地找回最后一个选择区域。

"反选"命令可以将当前的选择区域变成未选中的区域，而原来未选中的区域变为选择区域，其快捷键是【Shift+Ctrl+I】。通常，当需要选择的区域相对于背景区域的选择更为复杂时，可以先选择背景然后通过反选来选择所需内容。例如可以使用该功能选择放在纯色背景上的对象，即先使用魔棒工具选择背景，然后反选选区。

选择选区后，其边缘会出现闪烁的蚂蚁线，有时会给进一步的操作带来干扰，例如在两种相近颜色的交界处，由于蚂蚁线的干扰，导致很难区分出颜色的区别。这时，可以选择"视图"→"显示额外内容"命令隐藏选区，需要时再次使用该命令可以显示出选区。

（3）选区的羽化及锯齿边。在 Photoshop 中，可以通过消除锯齿或羽化来平滑硬边缘。

"羽化"的作用就是羽化选区边缘，通过建立选区和选区周围像素之间的过渡来模糊边缘。Photoshop中的羽化运算是在选择区域的两边同时进行。也就是说，如果输入的羽化值是 10 个像素，则 Photoshop 将在选区的边缘同时向内和向外柔化 10 个像素，而得到 20 个像素的羽化效果，如图 7-21 所示。通常，可以利用羽化方法使选择区域的边缘溶入另外的背景图像中，而羽化值的大小应由选择区域的尺寸和图形的分辨率共同决定。当选区的尺寸越大，图像的分辨率越高时，羽化值的设置也应适当增加。

选框工具的选项栏中还有一个"消除锯齿"复选框。由于图像是由一个个像素点组成的，如果制作的选区边缘不是水平或竖直的，会不可避免地出现锯齿形状，如图 7-22 所示。这样的锯齿形状有时会影响画面的整体效果，特别是在图像分辨率较低时，会使选区的边缘产生严重的折线感觉。因此，Photoshop 在很多地方都设置了相应的消除锯齿边的选项，通过软化边缘像素与背景像素之间的颜色转换，在选择区域的边缘自动添加一些具有透明变化的像素点，使选区的锯齿状边缘平滑，从而降低对人眼的刺激。

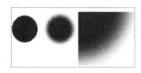

图 7-21　羽化

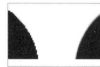

图 7-22　锯齿边

"消除锯齿"功能可用于套索工具、矩形选框工具、椭圆选框工具和魔棒工具，需要注意的是，使用这些工具之前必须选中该复选框，一旦建立了选区后，就不能为其消除锯齿。

（4）修改选区。制作好选择区域后，往往还需要在其基础上进行一些变化，包括平滑、扩展、收缩、变换选区等，这些命令都位于"选择"菜单下。

① 平滑："平滑"命令可以使选择区域的尖角变成圆角。在"平滑"对话框中给定的数值（1～16）即为圆角的半径。

② 扩展：扩展选择区域就是将当前选区的外轮廓向外扩展，得到一个更大的选择区域。扩展的范围在 1～16 个像素之间，而且现有选区的尖角会因为扩张命令的使用变成圆角。

③ 收缩："收缩"命令与"扩展"命令相反，会使原选择区域的外轮廓向内收缩，得到一个相对小的选择区域，收缩的范围也在 1～16 个像素之间。

④ 变换选区："变换选区"命令可以任意改变当前选择区域的形状。"编辑"菜单中的"变换"命令是对选择区域中的图像内容进行变换。

对选区使用"变换选区"命令时，当前的选择区域会被一个矩形框圈起来。矩形框的边线上有 8 个控制点。此时可以任意改变选区的形状、角度和位置。调整完成后，单击工具选项栏上的"确定"按钮就可以将选区的形状变化保存下来。

（5）扩大选取和选取相似。在一个颜色区内制作一个选区后，选择"选择"→"扩大选取"命令，可以使选择区域向外扩张，找到这个颜色区域的边缘轮廓，形成一个新的选择区域。"选取相似"命令也是一样，可以找到图像中所有相似的颜色区域。两者的区别在于"扩大选取"命令只能在相邻的颜色区内进行扩张，而"选区相似"命令却可以将图像中所有相似的颜色变化区域都选择到新的选区中，不管它们是否相邻。

"扩大选取"和"选取相似"所能作用的色彩范围，是由魔棒的容差值规定的。当容差值设置较大时，所能扩张的范围就越大，反之越小。

（6）填充与描边。选择区域的形状确定以后，可以为选区内部设置一种色彩，也可以为选区边缘加上边框，这就是选区的"填充"与"描边"功能。

① 填充命令。选择"编辑"→"填充"命令，可以将所确定的颜色均匀地填充在当前的选择区域或整幅图像（没有选择区域时）之中。

在"填充"对话框中（见图 7-23），可以设置各种填充内容和混合方法。

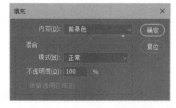

图 7-23　"填充"对话框

如以前景色、背景色、颜色、内容、识别、图案、历史记录、黑色、白色或50%灰色或白色进行填充；填充的不透明度可以通过数值直接定义。如果为选区定义了羽化或消除锯齿边，在填充的结果中可以明显地表现出相关的变化。

② 油漆桶工具和渐变填充工具。使用"油漆桶工具"可以在指定的选择区域或整幅图像中填充选定的颜色或图案。使用"渐变工具"可以在指定的选择区域或整幅图像中填充颜色逐渐变化的效果。"渐变填充"工具选项栏中可设定不同形式的渐变，包括线性渐变、径向渐变、角度渐变、对称渐变和菱形渐变。

用"渐变工具"在图像中画出一条线段，Photoshop会以这条线段为基准作出各种效果的渐变。以线性渐变为例，线段的方向确定了渐变的方向，而线段的起点与终点即为渐变的起点和终点。渐变的颜色可以通过在渐变工具的选项栏中选择，也可单击该区域打开渐变编辑器工具栏修改渐变和建立新渐变。

③ 描边。选择"编辑"→"描边"命令可以用来给确定的选区边缘添加边框线。在"描边"对话框（见图7-24）中，可以设定边线的宽度、颜色、边线相对于选区边缘的位置，以及采取的混合模式和不透明度的变化等。

如果选区具有一定的羽化值，使用"描边"命令时会产生一种物体边缘的辉光效果；若以一定的不透明度使用溶解模式进行描边操作，也可得到一些特殊的效果。

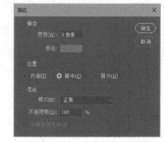

图7-24 "描边"对话框

（7）保存和读取选区。默认情况下，某个选区一旦被新建立的选区取代后，就无法再恢复。如果需要，可以通过"选择"→"存储选区"命令将当前的选择区域保存下来，需要使用时再通过"选择"→"载入选区"命令读取该选区。

7.2.2 调整选择区域与图像的裁剪

1. 画布大小的修改

在Photoshop中画布是指整个文档的工作区域，也就是图像的显示区域。在处理图像时，可以根据需要来增加或者减小画布，还可以旋转画布。画布大小和图像大小是有本质区别的，画布大小是指工作区域的大小，包含图像和空白区域；图像大小则是指图像的像素大小。选择"图像"→"画布大小"命令，可以打开"画布大小"对话框，如图7-25所示。在该对话框中可以对画布的宽度、高度、定位和扩展背景颜色进行调整和设置。

在图7-25中，"当前大小"显示的是文档的实际大小，以及图像的宽度和高度的实际尺寸。"调整为"是指修改画布尺寸后的大小。当输入的宽度和高度的值大于原始画布尺寸时，画布大小会增加；当输入的宽度和高度的值小于原始画布尺寸时，画布大小会减小，此时，Photoshop会裁切超出画布区域的图像。当选中"相对"复选框时，宽度和高度选项中的数值将代表实际增加或者减少的区域的大小，而不再代表整个文档的大小。输入正值表示增加画布大小，例如，设置宽度为20 cm，则画布会在宽度方向上增加20 cm；输入负值表示减小画布大小，例如，设置高度为-20 cm，则画布会在高度方向上减小20 cm。"定位"用来设置当前图像在新画布上的位置，单击不同的方格，可以指示当前图像在新画布上的位置。"画布扩展颜色"是指填充新画布的颜色，可以在下拉列表中选择填充新画布的颜色。如果图像的背景是透明的，则"画布扩展颜色"选项将不可用，此时新增加的画布也是透明的。

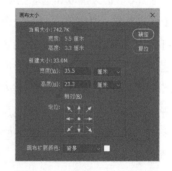

图7-25 "画布大小"对话框

2. 画布的旋转

选择"图像"→"图像旋转"命令，可以对画布进行旋转或者翻转。"图像旋转"和"变换"是不同的，"图像旋转"菜单下的命令针对的是整个画布，而"变换"菜单下的命令则是针对单个对象，也就是针对的是图层中的图像。在"图像"→"图像旋转"菜单下提供了一系列旋转画布的命令，包括180°、90°顺时针、逆时针90°、任意角度、水平翻转画布、垂直翻转画布等。图7-26所示为原图，图7-27所示为执行"水平翻转画布"操作后的效果。

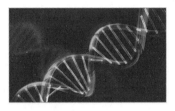
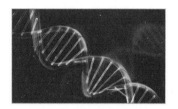

图 7-26　原图　　　　　　　　　　图 7-27　水平翻转效果

选择"图像"→"图像旋转"→"任意角度"命令，可以任意角度旋转画布，此时将弹出"旋转画布"对话框，如图7-28所示。在该对话框中可以设置图像旋转的角度和方式（顺时针或逆时针），让图像按指定的角度和方式精确旋转画布。图7-29所示为将图像顺时针旋转45°后的效果图。

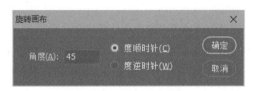
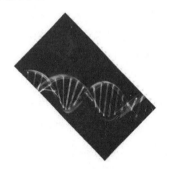

图 7-28　"旋转画布"对话框　　　　图 7-29　顺时针翻转 45°的效果

3. 图像的裁剪

裁剪图像是指使用裁剪工具将部分图像裁切掉，从而实现图像尺寸的改变。通过裁剪图像可以调整图像的大小，获得更好的构图。例如，当使用数码照相机拍摄照片或将老照片进行扫描时，可以使用裁剪工具裁剪掉多余的内容，使画面的构图更加完美。裁剪图像主要使用裁剪工具（Crop Tool）、裁剪（Crop）命令和裁切（Trim）命令来完成。

（1）裁剪工具。选择"裁剪工具"，调出其选项栏，将光标移至图像中，单击并按住鼠标左键并拖动，将在画面中绘制出一个矩形控制框，通过拖动控制框四周的控制柄调整裁剪控制框的大小和位置，此时可看到裁剪控制框外部的图像变暗显示。选择好要保留的部分后，按【Enter】键或双击即可完成裁剪。

（2）"裁剪"命令。在创建选区或者激活"裁剪工具"的前提下，选择"图像"→"裁剪"命令，将在图像周围出现裁剪框，拖动裁剪框可以完成对图像的裁剪操作。

（3）"裁切"命令。"裁切"是Photoshop另外一种特殊的裁剪方法，是指裁剪图像的空白边缘。当图像四周出现空白内容时，可以通过"裁切"命令将其去除，而不必使用"裁剪工具"经过选取裁剪范围才能裁剪。选择"图像"→"裁切"命令，弹出"裁切"对话框，在当中可以对要裁切的具体内容进行设置。

可见，"裁剪工具"或"裁剪"命令在原理上都是把图像沿着已经绘制好的选区作为新图像的边缘进行剪切，而"裁切"命令则不需要预先绘制好选区，可通过裁切周围的透明像素或指定颜色的背景像素来裁剪图像。例如，拍摄出来的照片往往有一定的留白，使用"裁切"命令切掉留白区域可以让照片更加美观。

7.3 Photoshop 图像绘制与编辑

在绘制图像的过程中，经常会发现导入的素材图像不能完全满足用户的需求，此时就需要对图像进行绘制和修饰。Photoshop 为用户提供了强大的绘制工具和修饰工具，让使用者能够制作出完美的图像效果。

7.3.1 选取绘图颜色

在计算机绘图中要使图像画面更加完美，颜色的选取是关键。Photoshop 为了能够更完善地对图像的色彩进行处理，对点阵式图像定义了多种不同的颜色模式，包括 RGB、CMYK、位图模式、灰度模式、Lab 颜色模式、"多通道"模式、HSB 模式、"双色调"模式等。

不同的颜色模式定义的颜色范围不同，其通道数目和文件大小也不同，每种模式的图像描述和重现色彩的原理及所能显示的颜色数量是不同的。下面介绍几种常用的颜色模式，以便用户更好地处理色彩。

绘制和编辑

1. 颜色模式

颜色模式决定了用来显示和打印图像的颜色表示方法，通过将自然界中的颜色信息描述成数值数据，从而使颜色信息能够在不同的媒介（如显示器、打印机）中都能够得到正确的还原。

颜色模式的设置

人们在描述颜色时往往用"中国红""海军蓝"等感性的称呼，但是在计算机中必须使用客观的数据加以实现，例如中国红就被定义成 CMYK: C0, M100, Y100, K10，这组数据表示使用 0% 的青色、100% 的洋红色、100% 黄色和 10% 的黑色可还原出中国红的颜色。CMYK 就是一种常用的表示颜色的模式。

（1）RGB 模式。RGB 模式被称为"真彩色"，是 Photoshop 中默认使用的颜色，也是比较常见的颜色模式，为编辑高质量的彩色图像提供了必不可少的手段，无论是扫描输入的图像，还是绘制的图像，一般都采用 RGB 模式存储。因为在 RGB 模式中，用户可以使用 Photoshop 中所有的命令和滤镜，而且 RGB 模式的图像文件比 CMYK 模式的图像文件要小很多，可以有效节省所占用的存储空间。如图 7-30 所示，RGB 模式是基于自然界中 3 种基色光的混合原理，将红（R）、绿（G）和蓝（B）3 种基色划分成 0（黑色）到 255（白色）的 256 个强度值。当不同强度值的基色混合后，在 8 位/通道的图像中，便会产生出 256×256×256 种颜色，约为 1 670 万种。例如，海军蓝（Navy）的 RGB 颜色模式定义为：R 值为 65，G 值为 105，B 值为 225。当 3 种基色的亮度值相等时，产生灰色；当 3 种亮度值都是 255 时，产生纯白色；而当所有亮度值都是 0 时，产生纯黑色。对于 48 位（16 位/通道）和 96 位（32 位/通道）图像，甚至可重现更多的颜色。

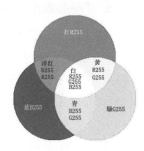

图 7-30 RGB 颜色模式

根据三基色原理，任何一种色光都可由 R、G、B 三基色按不同的比例相加混合而成。用基色光单位表示光的量，则在 RGB 色彩空间，任意色光 F 都可以用 R、G、B 三色不同分量的相加混合而成：F=r[R]+g[G]+b[B]。所以 RGB 模式产生颜色的方法又称色光加色法。

（2）CMYK 模式。CMYK 颜色模式（见图 7-31）是一种印刷模式。由分

图 7-31 CMYK 颜色模式

色印刷的 4 种颜色组成，其中 4 个字母分别指青（Cyan）、洋红（Magenta）、黄（Yellow）、黑（Black），在印刷中代表 4 种颜色的油墨。

在 CMYK 模式下，可以为每个像素的每种印刷油墨指定一个百分比值。为最亮（高光）颜色指定的印刷油墨颜色百分比较低；而为较暗（阴影）颜色指定的百分比较高。例如，"中国红"色包含 0% 青色、100% 洋红、100% 黄色和 10% 黑色。在 CMYK 图像中，当 4 种分量的值均为 0% 时，就会产生纯白色。

CMYK 模式在本质上与 RGB 模式没有什么区别，只是产生色彩的原理不同，在 RGB 模式中由光源发出的色光混合生成颜色，RGB 模式产生颜色的方法称为色光加色法，而在 CMYK 模式中由光线照到有不同比例 C、M、Y、K 油墨的纸上，部分光谱被吸收后，反射到人眼的光产生颜色。由于 C、M、Y、K 在混合成色时，随着 C、M、Y、K 4 种成分的增多，反射到人眼的光会越来越少，光线的亮度会越来越低，所以 CMYK 模式产生颜色的方法又被称为色光减色法。

由于 CMYK 模式的图像文件不仅占用的存储空间较大，且很多滤镜都不能使用，所以在处理图像时一般不采用 CMYK 模式，而只有在印刷时才将图像转换成 CMYK 模式的图像。

（3）位图（Bitmap）模式。位图模式只用黑和白两种颜色来表示图像中的像素，位图模式的图像又称黑白图像。每个像素只包含 1 位数据，占用的存储空间较小。因为其深度为 1，也称为一位图像。由于位图模式只用黑白色来表示图像的像素，在将图像转换为位图模式时会丢失大量细节。

（4）灰度（Grayscale）模式。灰度模式可以表现出更丰富的色调，但也只能表现黑白图像。灰度模式在图像中使用不同的灰度级。在 8 位图像中，最多有 256 级灰度，从而使黑白图像表现得更完美。灰度图像中的每个像素都有一个 0（黑色）到 255（白色）之间的亮度值。在 16 和 32 位图像中，图像中的级数比 8 位图像要大得多。灰度值也可以用黑色油墨覆盖的百分比来度量（0% 等于白色，100% 等于黑色）。使用黑白或灰度扫描仪生成的图像通常以灰度模式显示。

（5）Lab 模式。Lab 颜色模式是 Photoshop 内部的颜色模式，用于不同颜色模式之间的转换。它以一个亮度分量 L 及两个颜色分量 a 与 b 来表示颜色。其中，L 的取值范围为 0 ~ 100，a 分量代表由绿色到红色的光谱变化，b 分量代表由蓝色到黄色的光谱变化，并且 a 和 b 分量的取值范围均为 −128 ~ 127。

Lab 颜色模式的图像由 3 个通道组成，每个像素有 24 位的分辨率，所以，Lab 模式是目前所有模式中包含色彩范围（称为色域）最广的颜色模式，能毫无偏差地在不同系统和平台之间进行交换。

2. 设置绘图颜色

在绘图之前，首先要做的就是选取绘图颜色，也称设置绘图颜色。只有先选取一种绘图颜色后，才能制作出用户想要的效果。Photoshop 有多种方法设置绘图颜色，包括工具箱、吸管工具、"拾色器"、"颜色"面板和"色板"面板等。

（1）使用"拾色器"设置前景色和背景色。前景色是用于显示当前绘图工具的颜色，而背景色则是用于显示图像的底色。默认情况下，前景色是黑色，背景色是白色。在工具箱下端有两个叠放在一起的颜色色块，这是一个颜色工具，叠放在上一层的称为"前景色"，下一层的称为"背景色"。用户可以通过该工具设置当前使用图像的前景色和背景色、切换前景色和背景色以及恢复默认的颜色设置。

单击前景色或背景色图标，在弹出的"拾色器"对话框（见图 7-32）中可以将前景色和背景色设置为其他的颜色。

在图 7-32 中，单击"颜色库"按钮，即可打开"颜色库"对话框，其中显示了所选颜色对应的色标。单击"添加到色板"按钮则可打开"色板名称"对话框，在"名称"文本框中输入新色板的名称，完成后单击"确定"按钮，便可将选择的颜色添加到"色板"面板中。

（2）使用"颜色面板"设置颜色。使用"颜色"面板可以方便地设置当前使用的前景色和背景色。选择"窗口"→"颜色"命令即可弹出"颜色"面板,如图7-33所示。

此时,"颜色"面板中默认显示当前选择的前景色和背景色,若要选择其他颜色,可以分别拖动R、G、B滑块来改变颜色,在图7-33中此时前景色色块的边缘出现黑色线框,所以表示当前选择的是前景色,若要调整背景色则在"颜色"面板中单击左上角的背景色色块,使其边缘出现黑色线框,再拖动滑块调整颜色。

(3)使用"色板"面板设置颜色。使用"色板"面板可以更快速地选取颜色,在"色板"面板中,颜色都是预先设置好的,用户只能从中选取颜色而不能自己调配颜色。选择"窗口"→"色板"命令即可打开"色板"面板,如图7-34所示。此外,用户也可以先打开"颜色"面板,然后通过切换上方的选项卡而打开"色板"面板。单击"色板"面板右下方的"新建"按钮,在弹出的"色板名称"对话框中输入名称,然后单击"确定"按钮,就可以将当前使用的颜色进行保存。

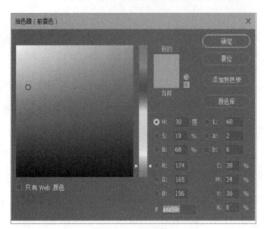
图7-32 "拾色器"对话框

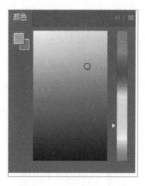
图7-33 "颜色"面板

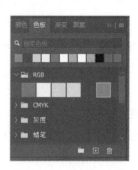
图7-34 "色板"面板

(4)使用"吸管工具"选择颜色。利用"吸管工具"可以从图像中的任意位置直接选取颜色。使用"吸管工具"选择颜色时,选择"吸管工具",然后将光标移动到图像中,在需要的颜色上单击即可选择图像中该取色位置的颜色作为新的前景色,若要将"吸管工具"选取的颜色作为背景色,可在单击的同时按住【Ctrl】键来实现。利用"吸管工具"的工具属性栏还可以设置取样大小等取色方式,以方便用户更精确地选取颜色。

7.3.2 设置工具选项

Photoshop的基本绘图工具能够完成图像的自由绘制,每一种绘图工具都有自己的参数,但是在众多的绘图工具中,大部分参数的特性都类似,如"模式""不透明度"和"流量"等参数。下面将介绍常用的几种绘图工具的参数设置方法。

1. 模式

模式是通过颜色的混合从而获得一些特殊的效果。色彩混合模式是将当前绘制的颜色与图像原有的底色以某种模式进行混合,从而产生一种新的颜色效果。不同的色彩混合模式可以产生不同的色彩效果。

绘图工具中的色彩混合模式和"图层"面板中的色彩混合模式基本相同,下面主要介绍画笔色彩混合模式。

画笔色彩混合模式包含"正常"模式、"溶解"模式、"背后"模式、"变暗"模式、"颜色加深"模式、"深色"模式、"颜色"模式和"明度"模式等多种不同的模式。

打开"模式"选项的操作方法主要有以下两种:

第一种,打开绘图工具中的"模式"选项,单击"模式"右侧的下三角按钮,便可以弹出"模式"下拉菜单,如图 7-35 所示。

第二种，打开"图层"面板中的"模式"选项，单击"图层"面板中模式右侧的下三角按钮，弹出"模式"下拉列表，如图 7-36 所示。

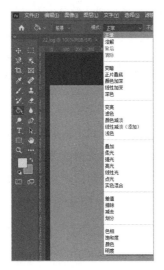
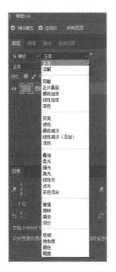

图 7-35　"绘画工具"中的"模式"选项　　　图 7-36　"图层"面板中的"模式"选项

2．不透明度

在绘画工具的属性栏中有一个"不透明度"参数，在其文本框中可以输入 0%～100% 的整数数值调整"不透明度"，输入的数值越小，其透明度越大。也可以单击其文本框后面的下三角按钮，通过拖动滑块对该参数进行调整。

3．流量

在"画笔工具""历史记录画笔工具""橡皮擦工具"等绘图工具的属性栏中都有"流量"参数，利用该参数可以调整选定颜色的流量比例。设置该参数时，可以在文本框中输入数值，也可以拖动滑块进行调整，其取值范围为 1%～100%。"流量"值越小，所绘制的颜色越浅。

4．杂色

"杂色"选项可以使绘制后的图像产生粗糙的小颗粒，利用此功能可以制作出特殊的艺术效果。

5．湿边

"湿边"选项可以使绘制出的图像像水彩画一样，产生湿边线条效果。此参数在"画笔工具""历史记录画笔工具"和"减淡工具"中提供。该参数只需在"画笔"面板中选中"湿边"复选框即可。

7.3.3　使用绘画工具

Photoshop 的基本绘图工具能够完成图像的自由绘制，在很大程度上拓宽了图像处理的空间，增加了软件使用的灵活性。绘图类工具包括"铅笔工具""画笔工具""颜色替换工具""历史记录画笔工具"和"橡皮擦工具"等。

1．铅笔工具

"铅笔工具"用来绘制边缘很硬的线条,它绘制出的是硬边画笔的笔触,所画出的曲线是硬直的,有棱角的。

对于像素点而言，铅笔线条只存在有和没有两种情况，所以铅笔画的斜线条边缘一定存在明显的锯齿。

在"铅笔工具"选项栏（见图7-37）中可以设置画笔的直径，即粗细；设置画笔的模式和不透明度。其中不透明度表示颜色的遮盖程度。以100%的不透明度绘制的线条为纯色线条，将完全遮挡下面的图像。画笔的模式用来绘制各种各样的变化效果。实际上模式的作用就是由当前画笔使用的前景色（混合色）与图像本身颜色（基色）之间的相互作用而产生的不同效果变化（结果色）。这些变化分别代表了颜色间的不同合成效果。

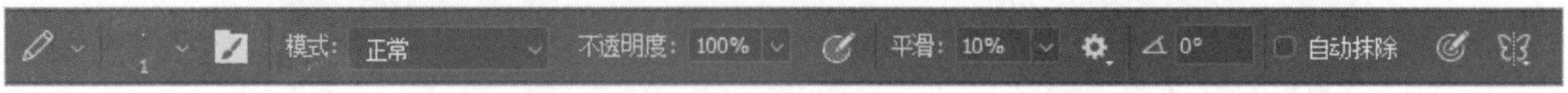

图7-37 "铅笔工具"/"画笔工具"选项栏

例如正常模式下混合色正常地绘制每个像素，使之成为结果色；溶解模式下结果色根据不透明度设置，用基色或混合色随机替换像素，成为结果色。不透明度为100%时，效果和正常模式相同；背后模式下仅以混合色在透明像素上绘制；清除模式下沿线条清除相应色素的内容，使之透明；颜色模式下用基色的光度和混合色的色相、饱和度创建结果色。这种模式对灰度图像上色非常有用。效果如图7-38所示。

2. 画笔工具

"画笔工具"的使用方法和铅笔工具相同，但"画笔工具"提供了比"铅笔工具"更多的选择，可以绘制出更多较为标准的笔触效果，绘制出更多效果的线条。除了可以和"铅笔工具"一样利用工具选项栏进行画笔宽度（直径）、硬度（所画线条边缘的柔滑程度）、模式和不透明度设置外，Photoshop还提供了"画笔"面板（见图7-39），在其中可以对画笔样式进行多方位的设置。如画笔的动态形状、散布和纹理等。也可以通过画笔面板右侧的弹出菜单选择除了标准的圆形画笔外的多重样式画笔。

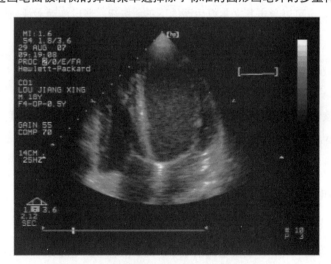

图7-38 利用铅笔/画笔的颜色模式为图像上色

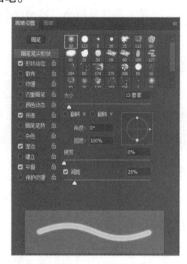

图7-39 "画笔"面板

3. 橡皮擦工具

"橡皮擦工具"的作用是擦去图像原有的颜色，如果在背景层上操作，将代之以背景色颜色；如果在非背景层上操作，将代之以透明色。

从"橡皮擦工具"选项栏中可以看到，"橡皮擦工具"共有4种不同的工作模式：画笔、铅笔、块和喷枪。除块模式外，其他3种模式的用法与各种笔的用法几乎一致：都需要选择相应的画笔，可以控制不透明度等。不同的是各种笔工具是用前景色来绘图，而"橡皮擦工具"是以背景色或透明色来绘图。另外，"橡皮擦工具"选项栏中，还有一个"抹到历史记录"的开关选项，可以用来将图像的某一部分擦回到指定的历史记录步骤。

除了橡皮擦工具外，Photoshop 还提供了背景色橡皮擦工具以及魔术橡皮擦工具，它们的用法和橡皮擦工具基本类似。背景色橡皮擦工具可以背景色作为取样颜色，擦除图像中与之相近的颜色。魔术橡皮擦的功能类似于"魔棒工具"加"橡皮擦工具"的效果，可以擦出指定容差范围内的颜色。

4. 混合器画笔工具

使用"混合器画笔工具"可以使没有绘画基础的用户轻松绘制出具有水粉画或者油画风格的图像，而对于有一定美术功底的用户来说，则可以如虎添翼。"混合器画笔工具"在画笔工具组中，右击"画笔工具"，在弹出的列表中选择"混合器画笔工具"，属性栏会自动切换到相应的状态。

5. 历史记录画笔工具

"历史记录画笔工具"通过重新创建指定的源数据来绘制图像，从而恢复图像效果。"历史记录画笔工具"如同一个还原器，可以将图像恢复到某个历史状态下的效果。选择"历史记录画笔工具"，在属性栏中设置画笔大小、模式等参数后，按住鼠标左键不放，在图像中需要恢复的位置拖动，鼠标光标经过的地方即可恢复为图像的原貌，而图像中未被修改过的区域将保持不变。

7.3.4 调整图像色彩和色调

图像色彩和色调的控制是处理图像的关键。色彩和色调的调整主要是对图像的明暗度、对比度、饱和度及色相等进行调整。只有有效控制图像的色彩和色调，才能绘制出高品质的作品。

在 Photoshop 中将色彩和色调的主要调整命令以图标按钮的形式集合到一个面板中，当单击某个调整按钮时，系统会在"图层"面板中自动添加对应的调整图层，并可以实时和动态地调整面板进行相关参数的选择和设置。Photoshop 还增加了新的调整命令和

调整图像色彩

很多图像调整预设选项，用户可以轻松使用相关图标按钮和预设选项快速调整出需要的图像效果，能大大简化图像调整的过程。

1. 调整色彩平衡

调整色彩平衡以移去不需要的色痕（指图像中由于出现的明显的不需要的色彩，而导致的偏色）或者校正过度饱和或不饱和的颜色。

调整色彩平衡的方法包括："自动颜色"命令，它能快速校正图像中的色彩平衡；"匹配颜色"命令，它能将一张照片中的颜色与另一张照片相匹配，将一个图层中的颜色与另一个图层相匹配，将一个图像中选区的颜色与同一个图像或其他图像中的另一个选区相匹配，该命令还可调整亮度和颜色范围并中和图像中的色痕；"色彩平衡"命令，用来更改图像中所有的颜色混合；"色相/饱和度"命令，用来调整整个图像或单个颜色分量的色相、饱和度和亮度值。"替换颜色"命令，用来将图像中的指定颜色替换为新颜色值。"可选颜色"命令，用来调整单个颜色分量的印刷色数量。"通道混合器"命令，用来修改颜色通道并进行使用其他颜色调整工具不易实现的色彩调整。"色阶"命令，通过为单个颜色通道设置像素分布来调整色彩平衡。"曲线"命令，它对于单个通道，为高光、中间调和暗调调整最多提供 14 个点的控制。"照片滤镜"命令，通过模拟在照相机镜头前安装 Kodak Wratten 滤镜时所达到的摄影效果来调整颜色。

2. 常用的图像色彩调整命令

（1）自动色阶、自动对比度、自动颜色和色调均化。在进行图像调整工作时，可以首先利用 Photoshop

提供的在总体上对图像进行快速调整的命令，对图像的颜色和色调进行快速而又简单的总体调整。包括自动色阶、自动对比度、自动颜色和色调均化命令。

其中自动色阶命令自动调整图像中的黑场和白场。它剪切每个通道中的暗调和高光部分，默认情况下，它剪切白色和黑色像素的 0.5%，即在标识图像中的最亮和最暗像素时忽略两个极端像素值的前 0.5%，并将每个颜色通道中最亮和最暗的像素映射到纯白（色阶为 255）和纯黑（色阶为 0），中间像素值按比例重新分布。因此，使用"自动色阶"会增加图像的对比度，因为像素值会扩展，而不是像在对比度较小的图像中那样被压缩。在像素值平均分布并且需要以简单的方式增加对比度的特定图像中，自动色阶命令可以提供较好的结果。但需要注意的是，因为自动色阶命令单独调整每个颜色通道，所以可能会移去颜色或产生色痕。

"自动对比度"命令自动调整 RGB 图像中颜色的总体对比度和混合。因为自动对比度不单独调整通道，所以不会引入或消除色痕。和"自动色阶"命令类似，它剪切图像中的暗调和高光值，然后将图像剩余部分的最亮和最暗像素映射到纯白（色阶为 255）和纯黑（色阶为 0）。这会使高光看上去更亮，暗调看上去更暗。"自动对比度"命令可以改进许多摄影或连续色调图像的外观，但不能改进单色图像。

"自动颜色"命令通过搜索实际图像来标识暗调、中间调和高光，以调整图像的对比度和颜色。默认情况下，"自动颜色"命令使用 RGB 128 灰色这一目标颜色来中和中间调，并将暗调和高光像素剪切 0.5%。

"色调均化"命令可重新分布图像中像素的亮度值，以便它们更均匀地呈现所有范围的亮度级。在应用此命令时，Photoshop 查找图像中最亮和最暗的值并重新映射这些值，以使最亮的值表示白色，最暗的值表示黑色。之后 Photoshop 尝试对亮度进行色调均化处理，即在整个灰度范围内均匀分布中间像素值。例如当扫描的图像显得比原稿暗，可以使用"色调均化"命令来平衡这些值以产生较亮的图像。

（2）色彩平衡。

"色彩平衡"命令用来更改图像的总体颜色混合。色彩平衡命令的对话框由两部分组成："色彩平衡"和"色调平衡"。其中"色彩平衡"指图像的颜色变化，"色调平衡"指图像的明暗变化。

色彩平衡的原理非常简单，滑条两侧的颜色互为互补色，当一种颜色过多或过少时，可以通过减少或增加这种颜色达到色彩平衡，也可以通过增加或减少这种颜色的互补色实现平衡。色调平衡中的暗调、中间调、高光用来确定更改的色调范围，保持亮度用来防止图像的亮度值随颜色的更改而改变。

调整色彩平衡可以通过"图像"菜单中"调整"下的"色彩平衡"命令，弹出"色彩平衡"对话框，如图 7-40 所示。

首先选择图像中要调整的对象是阴影、中间调或高光，即指定要调整阴影区域、中间区域还是亮区域。也可以设置红色、绿色、蓝色所占比重，勾选预览可以查看效果。

（3）色阶。"色阶"对话框（见图 7-41）就是通过调整图像的暗调、中间调和高光等强度级别，校正图像的色调范围和色彩平衡。"色阶"直方图用作调整图像基本色调的直观参考。

对话框中直方图外面的两个"输入色阶"滑块将黑场和白场映射到"输出"滑块的设置。默认情况下，"输出"滑块位于色阶 0（像素为全黑）和色阶 255（像素为全白）。因此，在"输出"滑块的默认位置，移动黑场滑块会将像素值映射到色阶 0，移动白场滑块会将像素值映射到色阶 255。剪切像素会导致其余色阶在色阶 0 和 255 之间自行重新分布，从而增加了图像的总体对比度。中间的"输入"滑块可用于调整图像的灰度系数。它会移动中间调（色阶 128），并更改灰色调的强度值，但不会明显改变高光和暗调。向左移动可使整个图像变亮，它将较低（较暗）色阶向上映射到"输出"滑块之间的中点色阶；向右移动会产生相反的效果，使图像变暗。

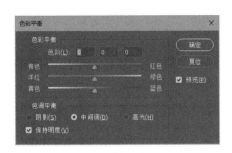 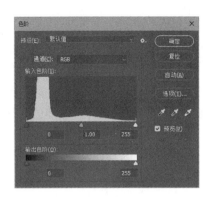

图 7-40 "色彩平衡"对话框　　　　图 7-41 "色阶"对话框

对话框右下角有 3 个吸管,用于在图像中设置黑场、灰场和白场。当用吸管工具将某个像素的色调值转换到黑场(0)或白场(255)时,像素值的转换量会应用于图像中的所有像素,即所有的像素值都会以相同的量向上或向下转换,因此使用吸管工具可以方便地校正图像偏色。

在调整的过程中可利用"直方图"调板查看调整前后的直方图。需要注意的是,结果色阶调整的像素常会出现颜色饱和度的变化,通常是饱和度降低,色阶调整后往往需要使用"色相/饱和度"命令增加饱和度、降低明度。

(4)曲线。曲线调整就是使用标准的、非线性的伽玛曲线来修正图像。伽玛值为 1,则伽玛曲线为恒等曲线,它对图像没有影响。增加伽玛值(大于 1),通常会使图像整体变亮,并会增强该图像较暗区域的对比度。降低伽玛值(小于 1)通常会使图像整体变暗,并会增强该图像较亮区域的对比度。

(5)暗调/高光。"暗调/高光"命令主要用于调整由于强逆光而形成剪影的逆光照片、校正由于太接近照相机闪光灯而有些发白的局部过曝照片和高反差照片。这类照片共同的特点是大量的像素集中于高光或暗调区域,或者两者兼而有之,最能体现图像细节的中间调区域像素严重不足。

(6)亮度/对比度。对比度是一个用来标识图像中最亮和最暗部分之间差异程度的术语。如果图像所包含的像素强度值只分布在一个狭小的区间内(如 100 ~ 150),那么该图像的对比度就较差。相反,如果分布在一个较宽的范围内,那么该图像的对比度就比较好。

在对比度调整操作中,每个像素强度由对比度值来衡量,通过更改该值把强度值在一个更宽或更窄的范围内重新分配。增加对比度将使像素强度值扩展到一个更宽的范围,而减少对比度将使像素强度值压缩到一个更窄的范围。

"亮度/对比度"命令一般用于调整低反差图像,即像素色阶集中在直方图中部。

虽然"亮度/对比度"命令简单直观,但是使用不当,很容易造成色阶溢出,使图像在高光和暗调区域丢失细节。

(7)色相/饱和度。选择"图像"→"调整"→"色相/饱和度"命令,可以调整图像中特定颜色分量的色相、饱和度和亮度,或者同时调整图像中的所有颜色。"色相/饱和度"对话框如图 7-42 所示。

在"编辑"下拉列表选取要调整的颜色,或选取"全图"可以一次调整所有颜色。

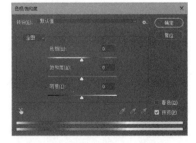

图 7-42 "色相/饱和度"对话框

在"色相/饱和度"对话框中显示有两个颜色条,每个颜色条实际上是首尾衔接的圆环,它们以各自的顺序表示色轮中的颜色。上面的颜色条显示调整前的颜色,下面的颜色条显示调整如何以全饱和状态影响所有色相。调整之后,下面圆环的颜色将取代上面圆环对应位置的颜色。

在"色相"文本框中输入一个值,或拖移色相滑块,直至出现需要的颜色。文本框中显示的值反映像素原来的颜色在色轮中旋转的度数。正值表示顺时针旋转，负值表示逆时针旋转。数值的范围可以从 –180 到 +180。

在"饱和度"文本框中输入一个值，或将饱和度滑块向右拖移增加饱和度，向左拖移减少饱和度。值的范围可以是 –100（饱和度减少的百分比，使颜色变暗）到 +100（饱和度增加的百分比）。

在"明度"文本框中输入一个值，或者向右拖移亮度滑块以增加亮度（向颜色中增加白色）或向左拖移以降低亮度（向颜色中增加黑色）。值的范围可以是 –100（黑色的百分比）到 +100（白色的百分比）。明度在全图调整状态下，用于消除图像像素之间的反差，并在 +100 和 –100 这两个极端处成为白色或黑色，彻底消除像素间的差别。在分色调整状态下，明度滑块用于减少颜色差别。但是引起相关颜色的饱和度减少，因此利用明度加亮或变暗某种颜色时，应该随时增加饱和度以保证颜色饱和度不变。

当在"编辑"下拉列表中选取个别颜色进行调整时，对话框中会在上面一个颜色条上显示 4 个色轮值（用度数表示）。它们与出现在这些颜色条之间的调整滑块相对应。两个内部的垂直滑块定义颜色范围。两个外部的三角形滑块显示了调整颜色时的羽化范围，可以使调整后的颜色平稳地融合到图像中。默认情况下，在选取颜色成分时所选的颜色范围是 30°宽，即两头都有 30°的羽化。羽化设置得太低会在图像中产生带宽。

使用对话框右下角的"吸管工具" 在图像中单击或拖移可以选择要调整的颜色范围。使用"添加到取样""吸管工具" 在图像中单击或拖移可扩展颜色范围。使用"从取样中减去"吸管工具 缩小颜色范围在图像中单击或拖移。

利用"色相/饱和度"调整还可以实现对灰度图像着色或创建单色调效果。如果要对灰度图像着色，首先要通过"图像"→"模式"→"RGB 颜色"命令，将图像转换为 RGB 模式。然后打开"色相/饱和度"对话框，选择对话框中的"着色"选项。使用"色相"滑块选择一种新的颜色，使用"饱和度"和"明度"滑块，调整颜色的饱和度和明度。

（8）匹配颜色。"匹配颜色"命令可以将一个图像（源图像）的颜色与另一个图像（目标图像）的特定元素的颜色相匹配，例如一个图像中人物的肤色必须与另一个图像中人物的肤色相匹配才能制作出合影的效果。

（9）替换颜色。使用"替换颜色"命令，可以选择图像中的特定颜色区域，然后用其他颜色替换。

（10）混合颜色通道。使用"通道混合器"命令，可以通过从每个颜色通道中选取它所占的百分比来创建高品质的灰度图像或高品质的棕褐色调或其他彩色图像，还可以进行用其他色彩调整工具不易实现的创意色彩调整。

"通道混合器"使用图像中现有（源）颜色通道的混合来修改目标（输出）颜色通道。颜色通道是代表图像（RGB 或 CMYK）中颜色分量的色调值的灰度图像，使用"通道混合器"，可以通过源通道向目标通道加减灰度数据。选择"图像"→"调整"→"通道混合器"命令，可以打开"通道混合器"对话框。

（11）渐变映射。"渐变映射"命令将相等的图像灰度范围映射到指定的渐变填充色，其原理是先将彩色图像的颜色去除，变成灰度图像，然后根据色阶与渐变条上颜色的对应关系，为每个色阶的像素赋予渐变条上相应的颜色。

例如，如果指定双色渐变填充，图像中的暗调映射到渐变填充的一个端点颜色，高光映射到另一个端点颜色，中间调映射到两个端点间的层次。

选择"图像"→"调整"→"渐变映射"命令，弹出"渐变映射"对话框，如图 7–43 所示。

单击"渐变映射"对话框中的渐变填充右边的三角形，选择所需的渐变填充方式。若要编辑当前显示在"渐变映射"对话框中的渐变填充，单击该渐变填充后就可在渐变编辑器中修改

默认情况下，图像的暗调、中间调和高光分别映射到渐变填充的起始（左端）颜色、中点和结束（右端）颜色。

选择对话框下方的"仿色"选项将在图像中添加随机杂色以平滑渐变填充的外观并减少带宽效果。选择"反向"选项可切换渐变填充的方向以反向渐变映射。

图 7-44 显示了原始的灰度图像和应用了"蓝、红、黄"方式的渐变映射后的效果图。

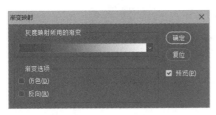
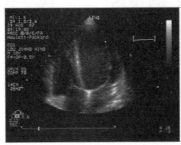
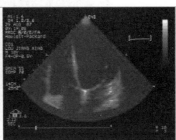

图 7-43　渐变映射调整对话框　　　　图 7-44　灰度图像和应用渐变映射后的效果图

（12）去色和反相。"去色"命令将彩色图像转换为相同颜色模式下的灰度图像。例如，它给 RGB 图像中的每个像素指定相等的红色、绿色和蓝色值，使图像表现为灰度。每个像素的明度值不改变。

"反相"命令反转图像中的颜色。在对图像进行反相时，通道中每个像素的亮度值都会转换为 256 级颜色值刻度上相反的值。例如，值为 255 的正片图像中的像素转换为 0，值为 5 的像素转换为 250。

（13）阈值。"阈值"命令可通过指定某个色阶作为阈值将灰度或彩色图像转换为高对比度的黑白图像，所有比阈值亮的像素转换为白色，而所有比阈值暗的像素转换为黑色。

选择"图像"→"调整"→"阈值"命令，打开"阈值"对话框，显示当前选区中像素亮度级的直方图。拖移直方图下面的滑块改变阈值色阶，图像将更改以反映新的阈值设置后的黑白图像效果。

阈值命令对确定图像的最亮和最暗区域也很有用，如果要识别代表性高光，可将滑块向最右端拖移直至图像变成纯黑色后，将滑块缓慢向中心拖移至一些纯白色区域出现在图像中，然后将颜色取样器置于其中一个区域上，利用信息调板读数就可确定高光的值。识别暗调方法类似，不同的是先将滑块向最左端拖移直至图像变成纯白色，再将滑块缓慢向中心拖移直至一些纯黑色区域出现在图像中，然后将颜色取样器置于其中一个区域上进行读数。

3. 图像色调调整

图像色调调整是指对图像明暗度的调整，调整图像的色调可以使用"色阶""自动色调""自动对比度""自动颜色"和"曲线"等命令。

（1）色阶。使用"色阶"命令可以通过调整图像的明暗度来加强图像的反差效果，调整图像的色调范围和色彩平衡。该命令可以作用于整幅图像，也可以作用于图像的某一个选取范围、某一个图层或者某一个颜色通道。

调整图像色调

像素点是图像组成的最基本单位，每个像素点具有唯一的颜色。根据色彩模型理论（如灰度模型、RGB 模型、CMYK 模型），色彩是由颜色组成分量的亮度值描述的。例如灰度模型中使用不同的灰度级来表示颜色，当色彩深度为 8 位时，将亮度划分成 0 到 255 的 256 种梯度，也称为色阶。其中 0 表示黑色，255 表示白色，128 表示中间灰色。每个像素点具有唯一的灰度级，也称色阶、亮度或强度。

打开一个图像文件，打开"通道"面板，选择"图像"→"调整"→"色阶"命令，或按【Ctrl+L】组合键，可以打开"色阶"对话框，如图 7-45 所示。

（2）"直方图"面板。如果用 X 轴表示强度标定（0～255），Y 轴表示图像中拥有某一特定强度值的像素个数，就形成了度量和说明图像的亮度特性的图表形式，即直方图。利用直方图可以进行图像分析和针对性的图像调整操作。Photoshop 中提供了专门的"直方图"调板（见图 7-46），用于显示图像的直方图信息。

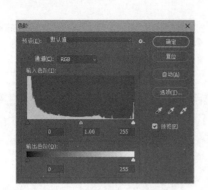

图 7-45 "色阶"对话框

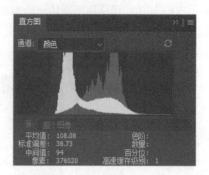

图 7-46 "直方图"面板

"直方图"面板上方显示了直方图的图形，下方为平均值等参数，其中平均值显示了当前直方图的平均值；标准偏差显示了层次值的变换幅度，该值越小，所有像素的层次分布越靠近平均值；中间值显示了层次值的中间值；像素显示了像素的总数目；色阶显示了当前光标处的强度值；数量显示了对应于当前光标色阶层次的像素数目；百分比显示了低于当前光标或选区色调的像素的累计数目，该值是以在整幅图像的总像素中所占的比例来表示的；高速缓存级别显示了图像高速缓存的设置。

直方图中的尖峰表示在某个色阶区域范围内堆积了大量的像素，预示着此区域像素反差极小，可能失去细节。调整的方法的是拓展其色阶，使反差增大，从而达到增加细节的目的。

（3）"曲线"命令。"曲线"命令可以调整图像的整个色调范围，此命令和"色阶"命令相似，但是却比"色阶"命令更精密，可以调整灰阶曲线中的任意一点。选择"图像"→"调整"→"曲线"命令，或者按【Ctrl+M】组合键，可以打开"曲线"对话框，如图 7-47 所示。

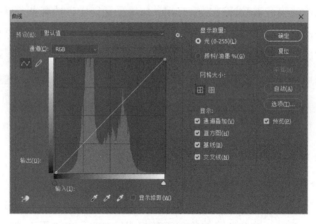

图 7-47 "曲线"对话框

（4）调整图像的色调。不是所有的图像都包括全部色调。比如有些图像特别亮，有些图像特别暗，还有一些图像中间调占主导地位。判断和控制图像的色调范围是调整图像的关键。根据图像的色调特征可将图像分为三类。

① 亮调图像。图像中亮调或 1/4 色调占较大比例。以亮调为主的图像，其中间调及暗调几乎不会被视觉所注意。为了强调这类图像的细微层次使之感觉不会过轻，通常可以把中间调及 3/4 色调压缩变暗，亮调图像及其调整如图 7-48 所示。

② 暗调图像。暗调图像是图像中最重要的层次，集中在较暗的区域。如果将 1/4 色调、中间调及 3/4 色调变量，可以达到改善图像暗调层次的目的，暗调图像及其调整如图 7-49 所示。

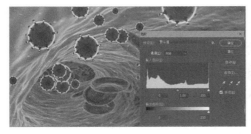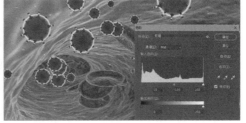

图 7-48 亮调图像及其调整

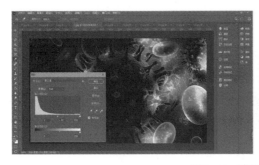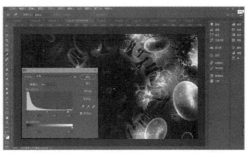

图 7-49 暗调图像及其调整

③ 中间调图像。中间调图像是指图像的色调有序地分布在从亮调到暗调的区域。如果将暗调层次略微压缩变暗，使亮调微变亮，有利于表现中间调的层次，选择"图像"→"调整"→"色阶"命令，可以打开"色阶"对话框，在"预设"下拉菜单中可以选择相应的中间调图像调整命令，如图 7-50 所示。

（5）其他特殊色调调整。"特殊色调控制"命令可以改变图像的颜色和亮度值，还可以增强颜色和产生特殊效果。包括反相、色调均化、阈值、色调分离、去色、渐变映射等命令。这些命令通常只用于增强颜色和产生特殊效果，而不用于校正颜色。

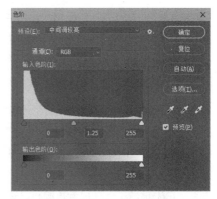

图 7-50 "色阶"对话框

4．调整图像的注意事项

在利用 Photoshop 功能强大的工具进行增强、修复和校正图像中的颜色和色调时，需要注意以下一些事项：

（1）复制原始图像文件，应使用图像的备份进行工作，以便保留原件，以防万一需要使用原始状态的图像。

（2）在调整颜色和色调之前，使用仿制图章工具、图案图章工具、修复画笔工具和修补工具来仿制像素移去图像中的任何缺陷，如尘斑、污点和划痕。

（3）在扩展视图中打开"信息"或"直方图"面板，在评估和校正图像时，这两个面板上都会针对当前的调整显示重要的反馈信息。

（4）通过建立选区或者使用蒙版将颜色和色调调整限制在图像的一部分。

（5）使用调整图层来调整图像的色调范围和色彩平衡，而不是对图像的图层本身直接应用调整。

（6）当调整图像的颜色或色调时，某些图像信息会被扔掉，在考虑应用于图像的校正量时最好要谨慎。

（7）使用经过校准和配置的显示器。对于编辑关键图像，这是绝对必需的，否则显示器上看到的图像将与印刷时看到的有所不同。

7.3.5 修饰图像

图像的修饰与润色,是指对图像瑕疵部分的修复以及对图像局部颜色的调整,是对图像从整体到细节的艺术加工。图像的修饰包括图像的细节修饰、图像的修复、擦除以及图像的切片与变换等。Photoshop 提供了多种绘图效果的修饰工具,如模糊工具、锐化工具、图章工具等,使用这些工具可以实现许多传统绘画无法做到的修饰工作。

修饰图像

1. 模糊/锐化工具

"模糊工具"作用到图像时,可以减小作用区域像素间的颜色反差,使图像变得朦胧和柔和,起到凸显图像主体部分的作用。"模糊工具"选项栏中的"强度"数值框中的值越大,模糊效果越明显。"锐化工具"则正好相反,它通过增大相邻像素间的颜色反差来提高图像的清晰程度或聚焦程度,使图像产生清晰的效果。"锐化工具"选项栏中的"强度"数值框中的值越大,锐化效果越明显。

需要注意的是,使用"锐化工具"时,如果参数设置过大,很容易造成作用区域像素的颜色分离现象。此外,如果需要对较大范围的图像使用模糊和锐化效果时,滤镜菜单下的模糊和锐化滤镜会比这两个工具更加方便。

2. 涂抹工具

"涂抹工具"的作用是模拟手指进行涂抹绘制的效果。例如,在一幅没有干透的油画上用手指涂抹,则会在画面中沿手指运动的方向产生拖痕,这和"涂抹工具"的效果类似。"涂抹工具"的原理是提取最先单击处的颜色与鼠标拖动经过的颜色,将其融合挤压,以产生模糊的效果。使用"涂抹工具"可以沿鼠标拖动的方向涂抹图像中的像素,使图像呈现一种扭曲的效果。在 Photoshop 中,以"涂抹工具"在颜色的交接处作用,会有一种由于相邻颜色互相挤入而产生的模糊感。

"涂抹工具"选项栏与"模糊工具"和"锐化工具"选项栏类似。强度参数控制了"涂抹工具"作用在画面上的工作力度。强度越大,拖出的线条就越长,如果强度设置为100%,则可以拖出无限长的线条,直至松开鼠标。选项栏中的"手指绘画"复选框用来控制涂抹工具所使用的颜色。选中该复选框,其作用效果相当于用手指蘸了一些前景色颜料,然后在画面上进行涂抹。

3. 仿制图章工具

"仿制图章工具"的功能是"克隆"图像中的内容到其他区域,使用"仿制图章工具"来修复照片构图时,它可以保留照片原有的边缘,不会损失部分图像。使用"仿制图章工具"时,先要按下【Alt】键,并用鼠标在图像中要复制的位置单击,然后松开【Alt】键,将光标移动到目标区域,拖动鼠标,便可以将前面用【Alt】+单击所定义的源内容复制到新的区域。

图像修复

在"图章工具"选项栏中,有一个"对齐的"复选框。选中这个复选框时,如果在复制的过程中松开鼠标,进行停顿,再次拖动复制时,复制的内容仍会与前面复制的内容保持相对的位置关系。如果取消选中,则停顿后复制的内容都将是用【Alt】键所定义的区域。

4. 图案图章工具

"图案图章工具"与"仿制图章工具"有相似之处,区别是"图案图章工具"不仅可以在图像中进行取样,还可以将 Photoshop 中自带的图案或者用户自定义的图案填充到图像中。在使用"图案图章工具"前,首先需要定义一个图案。这就需要用矩形选择工具在图像中制作一个矩形的没有羽化值的选择区域,然后选择"编辑"→"定义图案"命令将其确定为一个图案。定义好图案后,就可以用"图案图章工具"在图像内直接绘制(无须用【Alt】键定义复制内容），即可将图案一个挨一个整齐排列在图像当中。"图案图章工具"选项栏中同样有一个"对齐的"复选框，选择该选项时，无论复制过程中停顿多少次，最终的图案位置都会非常真切。而不选择该复选框时，一旦"图案图章工具"使用过程中发生停顿，再次开始时图案无法以原先的规则排列。

5. 减淡 / 加深 / 海绵工具

"减淡工具""加深工具"和"海绵工具"的作用是调节图像中的局部色调变化，调整图像色彩的明暗度和饱和度，从而对局部图像进行适当润色，使得图像效果更加完美。

"减淡工具"能表现图像中的高亮度效果，常用于调整图像特定区域的曝光度，使得区域色调协调性变亮。它类似于画素描时使用的小掸子，如果画得颜色过重，可以用它将多余的色粉掸掉，使色彩变得清亮一些。

"加深工具"的作用和"减淡工具"正好相反，使用"加深工具"可以改变图像特定区域的阴影效果，从而使得图像呈加深或者变暗显示，它会使某一部分的色彩加重。"加深工具"选项栏与"减淡工具"选项栏相同。

"海绵工具"主要用于精确地增加或减少图像的饱和度，使用它在特定的区域内涂抹，会自动根据不同图像的特点改变图像的颜色饱和度和亮度，利用"海绵工具"可以自如地调节图像的色彩效果。"海绵工具"有两种不同的工作方式，一种为加色，即增加图像的饱和度，使色彩变得更加鲜艳；另一种为去色，可以减小图像的饱和度，使画面显得暗淡一些。如果反复使用海绵的去色效果，可以使图像变成灰度。"海绵工具"的使用方法与"加深工具"和"减淡工具"类似，选择"海绵工具"，在选项栏中设置好相关参数后，按住鼠标左键进行涂抹即可。

6. 修复画笔 / 修补 / 红眼工具

"修复画笔工具"与"仿制图章工具"有相同之处，都需要在进行操作前从图像中取样。该工具可消除图像中的划痕及褶皱等瑕疵，所以常用"修复画笔工具"来校正瑕疵，使瑕疵消失在周围的图像中。与"仿制图章工具"一样，使用"修复画笔工具"可以利用图像或图案中的样本像素来绘画，使用时也先需要按【Alt】定义源区域。但是，"修复画笔工具"还可将样本像素的纹理、光照、透明度和阴影与源像素进行匹配，从而使修复后的像素不留痕迹地融入图像的其余部分。

通过使用修补工具，可以用其他区域或图案中的像素来修复选中的区域。像"修复画笔工具"一样，"修补工具"会将样本像素的纹理、光照和阴影与源像素进行匹配。选择"修补工具"后，先在图像中拖移以选择想要修复的区域，并在选项栏中选择"源"或"目标"单选按钮，然后拖移选区进行修复。如果在选项栏中选中了"源"单选按钮，则将选区边框拖移到想要从中进行取样的区域，松开鼠标按钮时，原来选中的区域被使用样本像素进行修补；如果在选项栏中选中了"目标"单选按钮，将选区边框拖移到要修补的区域，松开鼠标按钮时，新选中的区域被用样本像素进行修补。"修补工具"一般用于修复人物脸部的雀斑、痘痕等。

在用数码照相机拍摄人像时，有时会出现红眼现象，这是因为在光线较暗的环境中拍摄时，闪光灯闪光会使人眼的瞳孔瞬时放大，视网膜上的血管被反射到底片上，从而产生红眼现象。使用 Photoshop 提供的"红眼工具"可以快速地去除红眼，使用方法也非常简单，用"红眼工具"单击图像中的红眼区域即可。

7. 污点修复画笔工具

"污点修复画笔工具"的原理是将图像的纹理、光照和阴影等与所修复图像进行自动匹配。使用"污点修复画笔工具"不需要进行取样定义样本，只要确定需要修补的图像位置，然后在需要修补的位置单击并拖动鼠标，释放鼠标左键即可修复图像中的污点，这是它与"修复画笔工具"最根本的区别。"污点修复画笔工具"中具有智能化因素。使用智能化的内容识别功能可以使图像的修复更真实完美。

7.4 图层的应用

7.4.1 图层概述

图层处理功能是 Photoshop 系列软件的特色，使用图层可以创建各种图层特效，制作充满创意的作品。Photoshop 可以在一幅图像中建立多个图层，每个图层可以理解为一张透明的纸。若干图层放在一起，就像一层一层叠起来的透明的纸，每层透明的纸上都有不同的画面，在某一层纸上描画或修改时，不会影响和改变其他层纸上的图像。但是，由于图层是一层一层叠放的，当上面一层填充颜色或绘制图像时，会遮盖住它下面一层中的图像。可以通过交换图层的顺序来显示被遮盖住的图像。通过对图层的操作，可以方便快捷地修改图像，使图像编辑具有更大的灵活性。使用图层的特殊功能，可以创建很多复杂的图像效果。

默认情况下，图层中灰白相间的方格表示该区域是透明的。将图像中某部分内容删除后，该部分将变成透明，而不是显示背景色。

Photoshop 提供了"图层"面板（见图 7–51）用于图层的管理。

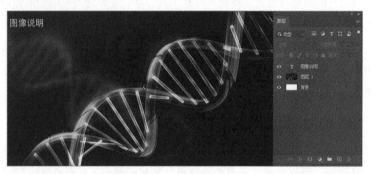

图 7–51 "图层"面板

7.4.2 图层的基本操作

1. 图层的创建、复制、删除、移动和隐藏

在"图层"面板的下方有一个"创建新图层"按钮（ ），是用来建立新图层的。单击该图标，在"图层"面板中就会出现一个名为"图层 X"的空图层。

将要复制的图层拖动到"图层"面板下方的"创建新图层"按钮上，就可以复制此图层，在"图层"面板上就会出现一个名为"副本"的新图层。

将图层拖动到"图层"面板下方的"垃圾桶"按钮上，可将此图层删除。

在"图层"面板中，将图层向上或向下拖移。当突出显示的线条出现在要放置图层的位置时，松开鼠标按钮，就可以实现图层顺序的调整。

图层的基本操作

在"图层"面板中，单击某个图层左侧的眼睛图标 ，就可以隐藏该图层中的内容，再次单击就可以恢复显示。

2. 图层的混合

在"图层"面板以及和图层有关的对话框中都有关于图层混合模式的设定。这和绘图工具的模式相同，都是用来控制当前图层和它下面的图层之间的像素的作用模式，即混合模式决定了如何根据上层和下层像素的值显示结果像素的值。

Photoshop 提供了多种图层混合模式，分成独立组（正常、溶解）、变暗组、变亮组、增强组、比较组和成分组等。每种混合模式都是基于一定的数学公式对上层像素的标准色彩值和下层像素的标准色彩值进行比较运算后得到结果像素的标准色彩值。其中标准色彩值是基于 0 到 1 之间的数。

1）独立组

（1）正常（Normal）：以实际值完全显示上层像素。

（2）溶解（Dissolve）：以实际值部分显示上层像素。从上层中随机抽取一些像素作为透明，使其可以看到下层，随着上层透明度越低，可看到的下层区域越多。如果上层完全不透明，则效果和正常不会有任何不同。

2）变暗组

（1）变暗（Darken）：B<=A: C=B；B>=A: C=A。

A 代表了上面图层像素的色彩值，B 代表下面图层像素的色彩值。该模式通过比较上下层像素后取相对较暗的像素作为输出。注意，每个不同的颜色通道的像素都是独立进行比较，色彩值相对较小的作为输出结果。

（2）正片叠底（Multiply）：C=A*B。

该效果将两层像素的标准色彩值相乘后输出；其效果可以形容成：两个幻灯片叠加在一起然后放映，透射光需要分别通过这两个幻灯片，从而被削弱了两次。

（3）颜色加深（Color Burn）：C=1−(1−B)/A。

如果上层越暗，则下层获取的光越少；如果上层为全黑色，则下层越黑；如果上层为全白色，则根本不会影响下层。结果最亮的地方不会高于下层的像素值。

（4）线形加深（Linear Burn）：C=A+B−1。

如果上下层的像素值之和小于 255，输出结果将会是纯黑色。

3）变亮组

（1）变亮（Lighten）：B<=A: C=A；B>A: C=B。

取色彩值较大的，也就是较亮的值作为输出结果。

（2）滤色（Screen）：C=1−(1−A)*(1−B)。

将上下层像素的标准色彩值反相后相乘输出，输出结果比两者的像素值都要亮。其效果就如同两台投影机分别对其中一个图层进行投影后，然后投射到同一个屏幕上。

（3）颜色减淡（Color Dodge）：C=B/(1−A)。

该模式下，上层的亮度决定了下层的暴露程度。如果上层越亮，下层获取的光越多，也就是越亮。如果上层是纯黑色，也就是没有亮度，则根本不会影响下层。如果上层是纯白色，则下层全部为白色。

（4）线形减淡（Linear Dodge）：C=A+B。

将上下层的色彩值相加，结果将更亮。

4）增强组

（1）叠加（Overlay）：B<=0.5: C=2*A*B；B>0.5: C=1−2*(1−A)*(1−B)。

依据下层色彩值的不同，该模式可能是正片叠底，也可能是滤色模式。上层决定了下层中间色调偏移的强度。上层比 50% 灰暗，下层的中间色调将向暗调方向偏移，上层比 50% 灰亮，则下层的中间色调将向亮调方向偏移。

（2）强光（Hard Light）：A<=0.5: C=2*A*B；A>0.5: C=1−2*(1−A)*(1−B)。

如过上层的颜色高于 50% 灰，则下层越亮，反之越暗。

（3）柔光（Soft Light）：A<=0.5: C=(2*A−1)*(B−B*B)+B；A>0.5: C=(2*A−1)*(sqrt(B)−B)+B。

结果将是一个非常柔和的组合。

（4）亮光（Vivid Light）：A<=0.5: C=1−(1−B)/2*A；A>0.5: C=B/(2*(1−A))。

在高亮和阴暗处增加了对比度。可认为阴暗处应用 Color Burn 和高亮处应用 Color Dodge。

（5）线形光（Linear Light）：C=B+2*A−1。

相对于前一种模式而言，该模式增加的对比度要弱些。其类似于 Linear Burn，只不过是加深了上层的影响力。

（6）点光（Pin Light）：B<2*A−1: C=2*A−1；2*A−1<B<2*A: C=B；B>2*A: C=2*A。

中间调几乎是不变，两边是 Darken 和 Lighten 模式的组合。

（7）实色混合（Hard Mix）：A<1−B: C=0；A>1−B: C=1。

该模式导致了最终结果仅包含 6 种基本颜色，每个通道值为 0 或 255。

5）比较组

（1）差值（Difference）：C=|A−B|。

上下层色调的绝对值。该模式主要用于比较两个不同版本的图片。如果两者完全一样，则结果为全黑。

（2）排除（Exclusion）：C=A+B−2*A*B。

亮的图片区域将导致另一层的反相，很暗的区域则将导致另一层完全没有改变。

6）成分组

（1）色相（Hue）：HcScYc =HASBYB。

输出图像的色调为上层，饱和度和亮度保持为下层。对于灰色上层，结果为去色的下层。

（2）饱和度（Saturation）：HcScYc =HBSAYB。

输出图像的饱和度为上层，色调和亮度保持为下层。

（3）颜色（Color）：HcScYc =HASAYB。

输出图像的亮度为下层，色调和饱和度保持为上层。

（4）亮度（Luminosity）：HcScYc =HBSBYA。

输出图像的亮度为上层，色调和饱和度保持为下层。

3. 图层混合示例

图 7-52（a）所示为细胞的光学显微镜图像，图 7-52（b）所示为利用荧光标记的图像，为了查看荧光标记部分在细胞图像上的位置，将两张图像分别放置在"图层 0"和"图层 1"（见图 7-53）。由于变亮模式是通过比较上下层像素后取相对较亮的像素作为结果色，因此使用变亮组中的任意一个混合模式都可以得到两幅图像叠加的效果。

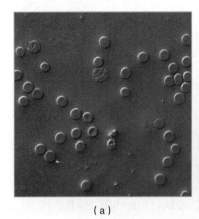

(a)   (b)

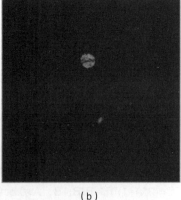

图 7-52　图层混合模式示例文件　　　　　　　图 7-53　图层混合模式效果图

7.4.3 变换图层

1. 图层样式

Photoshop 的"图层"菜单下的"图层样式"提供了多种图层效果,包括投影、内阴影、外发光、内发光、斜面和浮雕、光泽、颜色叠加、渐变叠加、图案叠加和描边等效果。在"图层样式"对话框(见图 7-54)中可以对这些效果进行调整,以达到所需的效果。在图层样式对话框的左侧列表中列出了各种特殊的图层效果,选中效果名称前面的复选框表示选择了该图层效果,如果需要进一步编辑该效果,可单击该名称使之黑体显示,在对话框右侧就会显示出相应的设置参数。

Photoshop 用"样式"面板(见图 7-55)来管理一些常用的图层效果的组合,单击画板中的某个样式就可以使当前图层显示出样式所包含的多重效果。

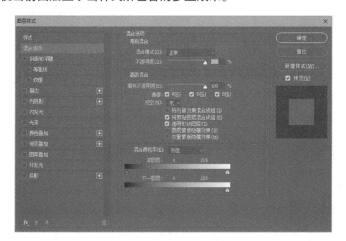
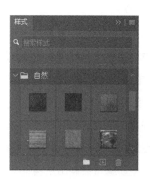

图 7-54 "图层样式"对话框　　　　图 7-55 "样式"面板

2. 文字图层

选择"文字工具",在图像上单击就可以直接输入位置。当输入位置后,在"图层"面板可以看到新生成了一个位置图层,在图层上由一个 T 字母,表示当前的图层是文字图层。这样的文字图层是随时可以编辑的。直接用"文字工具"单击图像上的文字,或双击"图层"面板中的文字图层,当文字处于选中状态时就可以通过"文字工具"选项栏进行修改。

此时的文字图层是以矢量图形的方式保留文字的轮廓,可以通过"缩放"按钮产生清晰的不依赖于图像分辨率的边缘效果。

如果选择"图层"→"栅格化文字"命令,可以看到"图层"面板上的文字图层上的 T 字母消失,也就是说文字图层变成了普通的像素图层,此时图层上的文字就变成了像素信息,不能再进行文字的编辑,但可以执行所有图像可执行的命令。

(1)输入文字。文字图层有两种输入文字的方式。一种是输入少量文字,称为单行文字;另一种是输入大段的文字需要自动换行,称为段落文字。单行文字是不会自动换行的,必须按【Enter】键手动换行。段落文字具备自动换行的功能,使用"文字工具"拖拉出一个适当大小的文字框,或按住【Alt】键的同时拖拉鼠标,会弹出"段落文字框大小"对话框,从而可以精确地控制文字框的大小。

(2)设置文字属性。文字输入完成后或是在文字编辑的过程中都可以设置文字的属性。文字的属性包括字符属性和段落属性。利用"字符"面板可以设定文字的字体、大小、字间距以及极限移动等。利用"段落"面板可以设置段落的排列方式,包括左对齐、由对齐、居中对齐等。

（3）变形文字。通过变形文字可以对文字进行一种弯曲变形的效果，例如扇形、拱形等。变形作用于文字图层上的所有字符，不能只作用于选中的字符。单击"文字工具"选项栏上的"创建文字变形"按钮，可以弹出"变形文字"对话框，在该对话框中可以进行样式、水平或垂直弯曲、弯曲程度以及水平或垂直扭曲变形的程度。

（4）路径文字。在 Photoshop 中还可以输入沿着用钢笔或形状工具创建的工作路径的边缘排列的文字（见图 7-56）。当沿着路径输入文字时，文字沿着锚点添加到路径的方向排列。在路径上输入横排文字会导致字母与基线垂直。在路径上输入直排文字会导致文字方向与基线平行。

选择"直接选择工具"或"路径选择工具"，并将它定位在文字上时，指针会变为带箭头的 I 形光标，此时可以按下鼠标沿着路径拖移文字。如果拖移时跨越到路径的另一侧就会将文字翻转到路径的另一侧。

如果移动了路径或更改了路径的形状，文字将会顺应新的路径位置或形状。

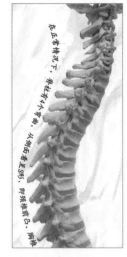

图 7-56　路径文字示例

3. 形状图层

Photoshop 中使用绘图工具绘制的形状是矢量图形，即用数学方式定义的直线和曲线，与分辨率无关。因此它们在调整大小会保持清晰的边缘。在 Photoshop 中，形状是在形状图层上绘制的。绘制的形状会自动填充当前的前景色，形状的轮廓存储在链接到图层的矢量蒙版中。

1）绘制形状

要创建新形状，首先需要选择一个形状工具，并确保在工具选项栏中单击了"形状图层"按钮 。如果需要，在选项栏中单击色板，然后从"拾色器"中选取一种颜色，从而确定要绘制形状的颜色，然后用鼠标在图层上拖动就可绘制出所需的图形。

2）设置形状选项

每个形状工具都提供了特定的选项，可用选项因形状而异。单击选项栏上的下拉列表箭头可显示所选形状的选项。

（1）矩形工具的选项

① 不受限制：允许通过拖移设置矩形的宽度和高度。

② 方形：将矩形约束为正方形。

③ 固定大小：按照指定的宽（W）高（H）大小绘制固定形状。

④ 比例：按照指定的宽（W）高（H）比例绘制形状。

⑤ 从中心：从中心开始绘制形状。

⑥ 对齐像素（Photoshop）：将矩形边缘对齐像素边界。

（2）"圆角矩形工具"的选项。"圆角矩形工具"的选项和"矩形工具"的选项相同，但是多了半径的选项，该选项用于指定圆角的半径值。

（3）"椭圆形工具"的选项。"椭圆形工具"的选项和"矩形工具"的选项相同，只是方形选项变成了圆形选项，即将椭圆形状约束成圆形。

（4）多边形工具的选项：

① 边数。指定多边形的边数。

② 平滑拐角或平滑缩进。用平滑拐角或缩进渲染多边形。

③ 星形。将多边形绘制成星形。

④ 缩进边依据。该选项用于将多边形绘制为星形时，指定星形半径中被点占据的部分。如果设置为

50%，则所创建的点占据星形半径总长度的一半；如果设置大于 50%，则创建的点更尖、更稀疏；如果小于 50%，则创建更圆的点。

（5）"直线工具"的选项：

① 粗细。以像素为单位确定直线的宽度。

② 箭头。该选项用于为直线添加箭头。选择起点，可在直线的起点添加一个箭头；选择终点可在直线的末尾添加一个箭头。同时选择这两个选项，可在两端添加箭头。箭头的宽度值和长度值是以直线宽度的百分比指定箭头的比例，其中宽度值从 10% 到 1 000%，长度值从 10% 到 5 000%。箭头的凹度值从 –50% 到 +50%，是指箭头和直线相接处的曲率。

（6）"自定义形状工具" 的选项。"自定义形状工具"的选项和"矩形工具"的选项相同，但是多了形状选项。利用形状选项可以绘制各种预设形状。

3）在图层中绘制多个形状

在 Photoshop 中，可以在一个图层上绘制多个形状。首先选择要添加形状的图层，然后选择某种图形工具，在选项栏中单击"添加到形状区域"按钮，可为现有形状或路径添加新区域；单击"从形状区域减去"按钮，可从现有形状或路径中删除重叠区域；单击"交叉形状区域"按钮，可将区域限制为新区域与现有形状或路径的交叉区域；单击"重叠形状区域除外"按钮，可从新区域和现有区域的合并区域中排除重叠区域。

4）编辑形状

形状是链接到矢量蒙版的填充图层。通过编辑形状的填充图层，可以将填充更改为其他颜色、渐变或图案。通过编辑形状的矢量蒙版可以修改形状轮廓，并对图层应用样式。

（1）改变形状的颜色。双击"图层"面板中形状图层的缩览图，然后用"拾色器"选取一种不同的颜色，即可改变形状的填充颜色。

通过"图层"→"更改图层内容组"→"渐变"命令或"图案"命令可以用图案或渐变填充形状。

（2）修改形状轮廓。在"图层"面板单击形状图层的矢量蒙版缩览图，然后使用"形状工具"更改形状。

5）使用形状建立选区

要创建新形状，首先需要选择一个形状工具，并确保在工具选项栏中单击"路径"按钮，在这种状态下绘制的形状是一个形状路径，在"路径"面板中可以看到增加了一个工作路径，利用该路径就可以建立形状选区。

7.5 通道和蒙版

7.5.1 通道与蒙版技术

通道与蒙版在 Photoshop 中具有重要的作用，通道可以用来存储不同信息类型的灰度图像，还可以用来存储选区和蒙版。蒙版则用来保存图像中的指定区域，利用通道和蒙版可以在图像中制作出多种效果，还可以制作出高品质的图像合成作品。下面将分别对通道和蒙版技术进行介绍。

蒙版技术和应用

1. 通道

通道的主要功能是保存图像的颜色数据，包括颜色信息和选区信息等。从概念上来讲，通道与图层类似，用户可以通过调整通道中的颜色信息来改变图像的色彩，或者可以对通道进行相应的编辑操作以调整图像或者选区信息。

1）通道的类型

通道与图像的格式和图像颜色的模式相关，颜色模式的不同决定了通道的模式和数量。下面对通道进行分类介绍。

（1）原色通道。Photoshop 中的图像都是依靠一定的颜色模式，如 RGB、CMYK 等来描述像素点的颜色。也就是说，每个像素点的颜色是由某种颜色模式中的原色信息来描述的。图像中所有像素点所包含的某一种原色信息便构成了一个原色通道。例如，RGB 图像中的红通道是图像中所有像素点的红色信息所组成的。同样，绿通道或蓝通道则是由所有像素点的绿色信息或蓝色信息组成的。

红通道、绿通道和蓝通道又称原色通道，每个原色通道只代表一种颜色的明暗变化，其色阶分布从 0 到 255。色阶值大的对应通道中较亮的部分，表示相应原色的含量高；色阶值小的对于通道中较暗的部分，表示相应原色的含量低。所有原色通道中的不同信息配比构成了图像的不同颜色变化。由此可以看出通道是记录颜色信息的灰度图像。

例如，打开一幅 RGB 模式的彩色图像，使用"颜色取样器工具"（见图 7-57）在图像上单击确定一个取样点，在"信息"面板可以看到 #1 取样点的一组数据，如图 7-58 所示。

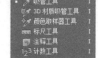

图 7-57　选择"颜色取样器工具"

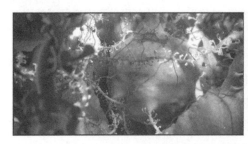 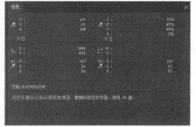

图 7-58　颜色取样点和"信息"面板

这说明一个像素点的颜色需要 3 个不同的数据来记录。一幅图像所有像素点的 RGB 这 3 种数据分别记录在名为 R、G、B 的 3 个灰度图像上，分别称为 R、G、B 色彩通道。

利用 Photoshop 的"通道"面板可以观察这 3 个色彩通道，如图 7-59 所示。

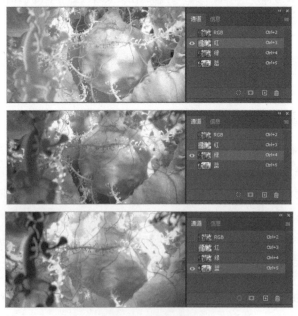

图 7-59　原色通道

对于有多个颜色通道的图像（如 RGB 颜色模式），利用"通道"面板菜单中的"分离通道"命令可将颜色通道拆分成单个的灰度模式图像。对于拆分得到的灰度图像还可以按照一定的规则将其组合起来。

（2）选区通道。除了原色通道外，在"通道"面板中还存在一种称之为 Alpha 的通道。Alpha 通道相当于一个 8 位的灰阶图，它使用 256 级灰度来记录图像中的透明度信息，可用于定义透明、半透明和不透明的区域。Alpha 通道主要用于将选区存储起来，以便在后期随时调出使用，如图 7-60 所示。建立选区后，选择"选择"→"存储选区"命令，可以将选区保存成 Alpha 通道，如图 7-61 所示。

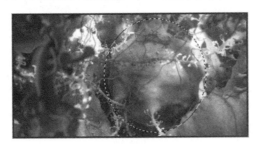

图 7-60 建立选区

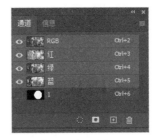

图 7-61 选区通道

选区通道中保留的就是相应选区的信息，白色代表选择，黑色代表不选择，灰色代表羽化或部分选择。对 Alpha 通道的修改就是对相应选区的修改，操作方式和蒙版的修改类似。

2）通道的作用

用户可以通过调整通道中的颜色信息来改变图像的色彩，或者可以对通道进行相应的编辑操作以调整图像或者选区信息，下面对通道的作用介绍如下。

（1）颜色调整。由于每个原色通道中分别保留着组成图像的颜色的明暗变化。例如对于 RGB 图像来说，原色通道中较亮的部分表示这种原色含量大，较暗部分表示该原色含量少。所以，当图像中存在整体的颜色偏差时，可以选择图像中相应的原色通道，并对其进行相应的校正。

（2）建立选区。通过观察各个颜色通道，使用能将兴趣区域和图像其他部分区分开来的颜色通道，右击，复制该通道，注意不要直接在颜色通道上进行修改，否则将导致图像颜色的改变。

对于产生的副本通道使用色阶命令，通过设置黑场的方式将背景变为黑色而保留兴趣区域的内容，然后拖动通道到"通道"面板下方的"载入选区"按钮，可以根据通道中灰度变化制作选区。也可以拖动原色通道和选区通道到"通道"面板下方的"载入选区"按钮，建立相应的选区。

某些情况下，用这种方法建立选区时会出现一个"选区边不可见"的警告对话框。这是因为在 Photoshop 中存在两种选区，一种就是利用蚂蚁线反映选区的范围，称为轮廓选区。另一种是由黑、灰、白连续色阶组成的选区，色阶的大小代表选择的多少，称为范围选区。对于范围选区来说，蚂蚁线将指示一条 50% 灰度区域的分界线，当选择区域中没有一个像素的色阶大于 50% 灰（128 色阶）时，就会产生以上警告对话框。但是选区边不可见并不代表没有选择。

2. 蒙版

Photoshop 中的蒙版（Mask）是一种特殊的图像处理方式。它的功能如同面具一样。只能通过面具中的镂空部分看到人脸，类似地，在 Photoshop 中可以使用蒙版来控制图像内容的选择和显示。

蒙版可以对不需要编辑的部分图像进行保护，起到隔离的作用。蒙版中白色区域的图像被完全保留，黑色区域中的图像不可见，灰色区域的图像呈半透明效果。蒙版可分为快速蒙版、图层蒙版、矢量蒙版和剪贴蒙版。下面对快速蒙版和图层蒙版进行介绍。

（1）快速蒙版。快速蒙版（Quick Mask）可以说是选择区域的另外一种表示形式。一般情况下，选择区域是以一圈闪动的虚线（蚂蚁线）来表示的。单击"快速蒙版"按钮，便可将图像由标准编辑状态转换为快速蒙版的编辑状态。

在快速蒙版编辑状态下，原先表示选择的蚂蚁线消失，图像的选中与未选中用遮罩的方式加以区分：选中部分维持原样，未选中部分被某种半透明颜色遮盖，默认为半透明红色，如图7-62所示。

在快速蒙版编辑状态下，能够利用各种绘图工具修改蒙版，但是只能使用黑、白、灰系列的颜色。其中黑色和白色的工具用来修改蒙版的形状，灰色系列的工具用来修改蒙版的透明度。对蒙版的修改就相对于对选区的修改。

单击"标准编辑状态"按钮，可退出快速蒙版编辑，切换为标准编辑状态。此时，Photoshop又恢复到用蚂蚁线表示选区的方式，并把修改后的蒙版作为选区。

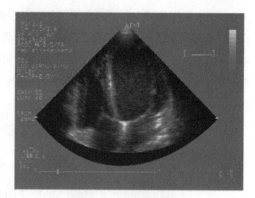

图7-62 快速蒙版示例

（2）图层蒙版。图层蒙版用来直接控制对应图层各个区域的不透明度，决定显示图像的哪些区域。图层蒙版中的黑色区域表示不透明，完全蒙住图像中的相应区域；白色区域表示透明，完全显示图像中的相应区域；灰色区域表示有一定的透明度，可以以相应的透明度显示图像中的相应区域。

7.5.2 通道与蒙版的基本操作

1. 通道的计算

通道计算是指将两个来自同一源图像或者多个源图像的通道以一定的模式进行混合，实质是合并通道的升级。对图像进行通道运算能得到较为特殊的选区，也可以通过调整混合模式的方法将一幅图像融合到另一幅图像中。

选择"图像"→"运算"命令，可以直接以不同的通道进行运算，从而生成一些新的选区通道，得到新的选择区域。

通道的操作和作用

在如图7-63所示的"计算"对话框中，选择进行运算的通道，运算使用的混合方式以及运算结果的存储位置。其中，运算通道可以是原色通道，也可以是选区通道，还可以是图像中所有像素点折算出的灰度值；混合方式和图层混合模式基本一致。单击"好"按钮后，运算结果会以一个新的选区通道的形式出现在"通道"面板中。

（1）图像高光区域的选择。要计算出图像的高光区域，在"计算"对话框中，源1与源2通道都选择"灰色"通道，混合模式选择"正片叠底"，单击"好"按钮，产生Alpha1通道。

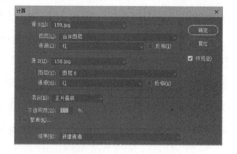

图7-63 "计算"对话框

再次执行"计算"命令，源1与源2通道都选择Alpha1通道，混合模式选择"正片叠底"，单击"好"按钮，产生Alpha2通道，该通道中保存的就是图像的高光区域。

（2）图像暗调区域的选择。要计算出图像的暗调区域，在"计算"对话框中，源1与源2通道都选择"灰色"通道，混合模式选择"滤色"，单击"好"按钮，产生Alpha1通道。选择Alpha1通道，执行反相操作后，该通道中保存的就是图像的暗调区域。

（3）图像中间调区域的选择。要计算出图像中间调区域，在"计算"对话框中，源1选择"灰色"通道，源2选择"灰色"通道（反相），混合模式选择"正片叠底"，单击"好"按钮，产生Alpha1通道。选择 Alpha1 通道，调整色阶使对比度增加，该通道中保存的就是图像的中间调区域。

（4）图像变化区域选择。要计算出图像调整前后的变化区域，在"计算"对话框中，源 1 选择"背景"通道，源 2 选择"合并"通道，混合模式选择"差值"，单击"好"按钮，产生 Alpha1 通道，该通道中保存的就是图像调整前后的变化区域。

2. 蒙版操作

（1）建立图层蒙版。单击"图层"面板上的"添加图层蒙版"按钮，可以为工作图层添加蒙版，如果当前没有任何选区，则蒙版颜色为白色，完全显示图层内容；如果当前存在选区，则添加的蒙版中选区对应的区域是白色，其他部分为黑色；如果当前存在的选区有羽化边缘，则添加蒙版中羽化区域是灰色的。

也可以通过"图层"→"添加图层蒙版"命令为当前图层添加"显示全部""隐藏全部""显示选区"和"隐藏选区"4 种方式的蒙版。

（2）编辑图层蒙版。和快速蒙版的编辑一样，可以使用黑色、白色、灰色系列颜色，利用各种绘图工具来修改蒙版形状、透明度。需要注意的是区分当前修改的是图层蒙版还是图层内容。在"图层"面板中可以编辑图层的属性，如图 7-64 所示。例如，单击"图层蒙版"按钮，图层前方会显示图层蒙版的标记，表示当前修改的是图层蒙版；单击图层缩略图图标，图层前方会显示笔的标记，表示当前修改的图层内容。

（3）蒙版与图层的链接。默认情况下，图层缩略图和"图层蒙版"图标间有一个链接图标，表明两者具有链接关系，即移动和变形命令是同时作用于图层和蒙版的。

图 7-64 "图层"面板

单击"链接"图标，可以解除图层与蒙版之间的链接关系，这样就可以分别对图层和蒙版进行编辑。要恢复两者的链接关系，只要再次单击图层与图层蒙版之间的位置，链接图标会再次出现。

（4）蒙版的停用与删除。如果需要暂时关闭蒙版，可以按住【Shift】键的同时单击"图层蒙版"图标，图层蒙版上出现一个红色的叉，表示图层蒙版被暂时停用。此时图层上的所有内容都将被显示出来。

拖动蒙版图标到"图层"面板的垃圾筒中可以删除蒙版，Photoshop 会询问"要在移去之前将蒙版应用到图层吗？"选择"应用"将按照蒙版的内容对图层图像做相应的显示和透明度处理，选择"不应用"则对图层内容不产生任何影响。

7.6 路径的使用

7.6.1 建立路径

路径是 Photoshop 中的重要工具，使用路径除了可以轻松创建矢量形状，还具有很多辅助功能。路径可以转换为选区或者使用颜色填充和描边的轮廓。路径主要用于感兴趣区域的选择、绘制轨迹的定义以及与选择区域之间的转换。

路径在屏幕上表现为不活动的线条或矢量形状，主要用来帮助用户进行精确定位和调整，也可以配合创建不规则或者复杂的图像区域。在路径作为选区的存储工具时，先创建路径，然后将其转化为选区并进行存储，使用"钢笔工具"和"自由钢笔工具"均能创建路径，使用"钢笔工具"组中的其他工具可以对路径进行修改和调整，使其更符合用户的要求。

路径的使用

路径由锚点和连接锚点的线段或曲线构成，每个锚点包括两个控制手柄，用于精确调整锚点及线段的曲度，从而获得需要的边界。选择"窗口"→"路径"命令可打开"路径"面板，路径的建立、保存、复制、填充等操作，都在"路径"面板中进行。

1. 路径锚点

Photoshop 中，路径的绘制是由"钢笔工具"完成的。使用"钢笔工具"在图像窗口中单击，便可建立一个锚点，将光标移动到另一位置再次单击，生成第二个锚点，Photoshop 便会在这两个锚点间建立一条连线。根据绘制的不同方法，所建立的连线可以是直线，也可以是曲线。路径便是由锚点间的一个或多个直线段或曲线段组成。

锚点是标记路径片段的端点。在曲线段上，每个选中的锚点显示一条或两条方向线，也称控制手柄，方向线以方向点结束。方向线和方向点的位置决定曲线段的大小和形状。通过控制手柄可以改变路径中曲线的形状。根据锚点上控制手柄数目与方向的不同，可以简单地将锚点分为折线点、曲线点、拐点和连接点四类，如图 7-65 所示。

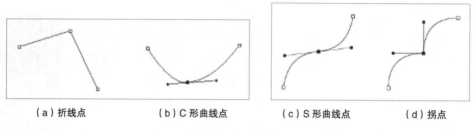

（a）折线点　　　（b）C 形曲线点　　　（c）S 形曲线点　　　（d）拐点

图 7-65　锚点的类型

（1）折线点。使用"钢笔工具"在图像窗口中单击，即可建立一个锚点，将光标移动到另一位置再次单击，生成第二个锚点与第一个锚点间便会建立一条连线，可以再建立第三个锚点、第四个锚点……，这些锚点间都会以一种折线的形式连接起来。此时所建立的锚点称为折线点，它的两边没有任何控制手柄。折线点可以起到线段的转折作用。

当建立折线点的同时，按住【Shift】键，所生成的折线将被限制在水平、竖直或 45° 角方向。当鼠标指针指向路径的起始点时，光标下方会出现一个小圆圈，表示回到了起点，在此单击就可完成一条闭合的折线路径。

（2）曲线点。如果在建立锚点时，按下鼠标左键并继续拖动，就可以在新建锚点两端拖出互相对称的两个控制手柄，并形成一段曲线路径。这时所建立的路径锚点即为曲线点，曲线点具有两个控制手柄，并且这两个控制手柄在同一条直线上，这样可以从数学上保证锚点两边的路径曲线为一条连续的光滑曲线。也就是说，路径曲线不会在锚点处出现凹凸现象。当在曲线点上移动某个手柄的方向线时，将同时调整曲线点两侧的曲线段。

（3）拐点。绘制一个曲线点后，以锚点转换工具拖动它的一个控制手柄的端点，即可将这个曲线点转变为一个拐点。拐点同样有两个控制手柄，只是两个控制手柄不在同一直线上，所以拐点两边的曲线在锚点处会出现一个转折，它所建立的连接是两端曲线的连接。当在拐点上移动方向线时，只调整与方向线同侧的曲线段。

（4）连接点。如果先绘制一个折线点，然后用鼠标再次指向这个折线点，此时光标下会出现一个斜线，按下左键并且拖动，即可拖出一个单向的控制手柄。这种只有一个控制手柄的锚点即为连接点。连接点控制手柄的方向及长度决定了下一段路径曲线的弧度变化。它通常起到折线与曲线间的连接作用，并在锚点处出现一个转折变化。

2. 路径绘制与修改

1）用"钢笔工具"绘图

（1）选择"钢笔工具"，并设置工具选项栏：要在单击线段时添加锚点或删除锚点，需选择"自动添加

第 7 章 Photoshop 图像处理技术

/删除"复选框;要在绘图时预览路径,需选择形状按钮旁边的反向箭头和"橡皮带"复选框。

(2)将钢笔指针定位在绘图起点处并单击,以定义第一个锚点,然后再次单击或拖移鼠标,为其他的路径段设置锚点。

(3)完成路径:要结束开放路径,按住【Ctrl】键在路径外单击;要闭合路径,将钢笔指针定位在第一个锚点上。如果放置的位置正确,光标旁将出现一个小圈。单击可闭合路径。

2)用"钢笔工具"绘制直线段

(1)将钢笔指针定位在直线段的起点并单击,定义第一个锚点。

(2)在直线段的终点再次单击,或按住【Shift】键单击将该线段的角度限制为 45°角的倍数。然后继续单击,为其他线段设置锚点。最后一个锚点总是实心方形,表示处于选中状态。当继续添加锚点时,以前定义的锚点会变成空心方形。

3)用"钢笔工具"绘制曲线

通过沿曲线伸展的方向拖移"钢笔工具"可以创建曲线。在绘制曲线时,需遵循以下原则:

(1)在创建曲线时,总是向曲线的隆起方向拖移第一个方向点,并向相反的方向拖移第二个方向点。同时向一个方向拖移两个方向点将创建 S 形曲线。

(2)在绘制一系列平滑曲线时,一次绘制一条曲线,并将锚点置于每条曲线的起点和终点而不是曲线的顶点。

(3)要减小文件的大小并减少可能出现的打印错误,需尽可能使用较少的锚点,并尽可能将它们分开放置。

3. 保存路径

新建立的路径称之为工作路径,它只是一个临时性的路径曲线,如果不及时保存,随时都有可能消失。例如取消了工作路径的选中状态后,再绘制新的路径曲线时,原先的工作路径便会丢失。

通过在"路径"面板中双击工作路径的图标,或选择"路径"面板菜单上的"存储路径"命令,均可实现对路径的存储。需要注意的是,路径的存储必须依附于图像的存储,一幅图像的路径只能在本图像中使用。即表明路径是存储在图像内部的信息,是不能单独存储在硬盘上的。

4. 复制和删除路径

使用"路径"面板菜单中的"复制路径"命令,或直接将路径曲线拖到面板下方的路径复制图标上,均可复制当前选中的路径曲线。

要删除一条路径,只需在"路径"面板上将该路径的图标拖到右下角的垃圾桶中,或使用面板菜单中的"删除路径"命令。

7.6.2 编辑路径

绘制好的路径通常不是特别精确,此时就需要对其进行编辑和调整,以达到理想的效果。 要编辑路径,首先要选择路径段或者锚点,使用"路径选择工具"或者"直接选择工具"均可以进行路径选择。

1. 路径选择工具

Photoshop 软件中提供了 3 组用于绘制、编辑、设置路径的工具组,位于 Photoshop 的工具箱中。

选择"路径选择工具",系统将会弹出隐藏的工具组,其中包含了"路径选择工具"和"直接选择工具"。

单击钢笔图标,弹出隐藏的工具组,包括了 5 个工具,从上到下分别是"钢笔工具""自由钢笔工具""添加锚点工具""删除锚点工具"和"转换点工具"。其中"钢笔工具"是最常用的路径节点定义工具,一般情况下,手工定义节点均使用此工具。"路径选择工具"和"钢笔工具"分别如图7-66和图7-67所示。

单击"矩形工具",弹出隐藏的形状工具组,包含了6个工具,从上到下分别是"矩形工具""圆角矩形工具""椭圆工具""多边形工具""直线工具"和"自定形状工具",如图7-68所示。

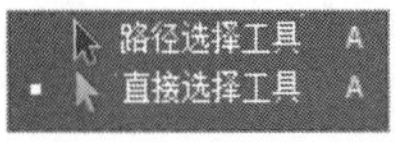

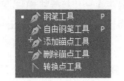

图7-66 选择"路径选择工具"　　图7-67 选择"钢笔工具"　　图7-68 选择"矩形工具"

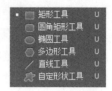

在Photoshop中使用形状或钢笔工具时,可以使用3种不同的模式进行绘制。在选定形状或钢笔工具时,可通过选择选项栏中的图标来选取一种模式。

形状模式:在单独的图层中创建形状。可以使用"形状工具"或"钢笔工具"来创建形状图层。因为可以方便地移动、对齐、分布形状图层以及调整其大小,所以形状图层非常适合为Web页创建图形。在Photoshop中,可以选择在图层中绘制多个形状。形状图层包含定义形状颜色的填充图层以及定义形状轮廓的链接矢量蒙版。形状轮廓是路径,它出现在"路径"面板中。

路径模式:在当前图层中绘制一个工作路径,可使用它来创建选区、创建矢量蒙版,或者使用颜色填充和描边以创建位图图形(与使用绘画工具非常类似)。除非存储工作路径,否则它是一个临时路径。路径出现在"路径"面板中。

填充模式:直接在图层中绘制,与绘画工具的功能非常类似。在此模式下,不会创建矢量图形。就像处理任何位图图像一样来处理绘制的形状。在此模式下不能使用钢笔工具。

2. 直接选择工具

前面提到,路径由锚点和连接锚点的线段或曲线构成,每个锚点包括两个控制手柄,用于精确调整锚点及线段的曲度,在创建路径后,这些绘制选区时的锚点和控制手柄被隐藏,不能直接看到,即使使用路径选择工具也只能在路径上看到锚点的位置。而通过"直接选择工具"可以选择路径中的锚点,并可以通过拖动这些锚点来改变路径的形状。在使用"直接选择工具"选择路径时,必须将鼠标指针放在路径线上并单击才能选中路径,此时,路径上的锚点以空心的方式显示。拖动锚点或者路径线可以重新定义路径的形状。使用"直接选择工具"在部分线段上拖动选框,被选中的锚点显示为实心,拖动路径时,只有被选中的路径会发生变化。

3. 路径与选区

路径与选区的关系密不可分。绘制的路径可以方便地转换成为选区;而选区也可以很快地转换为路径曲线,并以路径的形式保存下来。因此路径是制作复杂选区的首选工具。

(1)根据路径建立选区。在"路径"面板中,选中路径曲线图标后,使用面板菜单中的"建立选区"命令可根据该路径建立相应的选区。在弹出的"建立选区"对话框中,可以指定选区的羽化数值,选择"消除锯齿"复选框;当图像窗口中已经存在一个选择区域时,还可以制定由路径建立的选区与原有选择区域间的相加、相减或相交关系。

此外,在"路径"面板中直接拖动某个路径图标到面板下方的第三个图标处,即可将绘制的路径曲线转化为一个新的选区。

(2)根据选区建立工作路径。对于制作好的选择区域,Photoshop也可以将其转换为路径曲线,方法是使用"路径"面板菜单中的"建立工作路径"命令,弹出的对话框中只有一个关于路径平滑容差的设定,该容差的取值范围在0.5到10个像素之间,可以以0.1像素递增。给定的容差值越小,则生成的路径曲线中的锚点数目越多，路径上的拐点越多，曲线形状也越接近原有的选择区域；而容差越大，新生成的路径曲线中的锚点数目越少，路径越平滑，曲线形状与原选区的差别越大。

由选择区域生成的路径曲线，会以"工作路径"的名称出现在"路径"面板上，在面板上双击该图标可以存储该路径，否则在绘制新路径曲线时，这一工作路径便会被替换。

4．路径的选中与隐藏

一幅图像中可以包含多条路径曲线。如果需要对其中的某条路径做进一步的修改或操作，则必须首先选中这条路径曲线。选择一条路径的操作非常简单，只需要在路径面板中单击这一路径所对应的图标即可。此时，路径面板上的相应图标会以颜色标识，在图像窗口中则会显示出这条路径曲线的形状。

在"路径"面板上的空白区域单击可以取消对路径曲线的选择。使用"路径"面板菜单中的"关闭路径"命令，或选择"显示"→"隐藏路径"命令，也可取消路径的选取，图像中相应的路径曲线形状也被隐藏。

5．路径的填充

路径可以使用颜色或者图案进行填充，具体操作步骤是：在"路径"面板上选中一个路径曲线的图标，然后使用"路径"面板菜单中的"填充路径"命令，便可在所选路径曲线的内部填上颜色。

对于由多个子路径组成的路径曲线，如果使用"直接选择工具"选择其中一个子路径（这段子路径曲线上显示出控制锚点），则"填充路径"命令会变为"填充子路径"命令，填充结果也只出现在子路径上。

路径的填充实际上综合了将路径转化为选区与填充命令的两步操作，其效果也与两步操作分开执行的效果完全相同。所以在"填充路径"对话框中，即可设置选区的羽化值，又可选定填充的内容、不透明度以及填充的不同模式等。

6．路径的描边

路径可以像选区一样进行描边，相对于选区描边来说，路径描边可实现的效果要丰富得多。在"路径"面板中选择一条路径曲线，使用面板菜单中的"描边路径"命令，即可完成路径的描边操作。同样，对于由多个子路径组成的路径曲线中的子路径进行描边时，"路径描边"命令会变为"描边子路径"命令。

在弹出的对话框中，可以任意选择一个绘图工具，Photoshop会用这个选定的工具沿路径的边缘均匀地绘制一条边线。对于铅笔、画笔、喷笔、橡皮等绘图工具来说，边线的颜色由当前的前景色或背景色来确定；而图章、模糊、清晰等工具则会以它们的不同作用体现在图像上。各工具的具体使用参数需事先在工具选项栏中进行设定。

第 8 章　网 页 制 作

本章以 Adobe 公司的网页制作工具 Dreamweaver 2021 为环境介绍了网页制作的基础知识以及动态网页设计的基本方法和步骤。

8.1　网页设计基础

网站是由若干网页通过联接集合而成的，因此通过浏览器看到的画面就是使用各种网页制作工具设计出来的网页，网页最终展现给用户的是存在于 HTML 页面中的内容，浏览器是用来解读这份具有一定组织格式的内容的程序。

8.1.1　HTML 语言

HTML（Hyper Text Markup Language，超文本置标语言）是一种用来表示网上信息的符号标记语言。HTML 语言内容丰富，从功能上大体可包括文本设置、列表建立、文本属性设定、超链接、图片等多媒体信息的插入、其他对象、表格、表单的操作等。

网页设计基础

1. HTML 语言的基本语法规则

```
<HTML>
<HEAD>
    <TITLE> 标题部分 </TITLE>
</HEAD>
<BODY>
    正文部分
</BODY>
</HTML>
```

以上是 HTML 文档的基本结构，HTML 文档整体由 <HTML> 和 </HTML> 标记组成，它主要包括 HEAD、BODY 两部分。<HEAD> 和 </HEAD> 标记之间的是文档的头部；<BODY> 和 </BODY> 标记之间的是文档的主体部分。<HEAD> 头部标记下面的 <TITLE> 和 </TITLE> 标记之间的文本在网页被浏览时将显示在浏览器窗口的标题栏。头部代码主要用来为网页浏览以及网页中程序代码的执行提供准备。主体部分主要被用来在浏览器窗口的工作区显示网页内容。

HTML 语言是一种描述性语言，它使用注释标记"<!-- 注释内容 -->"来注释内容。HTML 语言忽略"空格"字符，忽略大小写。

HTML 语言就是由这样的主要标记构成的，标记的功能可以叠加，标记是一些字母或单词，并被放在尖括号内，一般是成对出现。HTML 语言标记的书写规则如下：

```
< 标记名    属性 1    属性 2    属性 3    … >         标记的开始和一些属性
</ 标记名 >                                         标记关闭（个别标记无）
```

2. HTML 的常用标记和属性

（1）<BODY> 标记。对 <BODY> 和 </BODY> 标记之间内容的设计是网页制作的主要工作。该标记也有一些常用属性：

Background：用来设置网页背景图案，其值是背景图像的 URL 地址，可以是相对地址，如

background="1.jpg"，也可以是绝对地址，如 background="http://go.top.net/2.jpg"。

Bgcolor：设置网页背景色彩。

Text：设置非可链接文字的色彩。

link：没有访问过的可链接文字的色彩，如 link="#0000ff"。

Alink：访问中的可链接文字的色彩。

Vlink：访问过的可链接文字的色彩。

Leftmargin：页面内容与浏览器左边的距离，单位为像素，如 Leftmargin ="100"。

Topmargin：页面内容到浏览器顶部的距离。

Bgproperties：只有一个参数 fixed，背景图像固定不动而呈现水印效果。

Onload：文档装载时的内部事件触发器，在有脚本语言时使用。

Onunload：文档卸载时的内部事件触发器，在有脚本语言时使用。

（2）<Hn> 标记。<Hn> 标记（n 可选范围：1～7）规定在网页的主体部分显示的标题文本。例如，<H1> 和 </H1> 表示最大号标题，<H2> 和 </H2> 次之，<H7> 和 </H7> 表示最小号标题。

（3）<OL>、<UL> 和 <DL> 标记。<OL> 标记规定在网页中显示有序列表，<UL> 标记规定在网页中显示无序列表，<OL> 和 <UL> 标记通常与 <LI> 标记配合使用。<DL> 标记规定在网页中显示自定义列表，跟 <DT>、<DD> 标记配合使用。

（4）<FONT> 字体设置标记。在 HTML 语言中，<FONT> 标记被用来说明文本显示的各种特征（如大小、字体、色彩等）。<FONT> 标记的常用的属性如下：

size：文字的大小。

color：文本的色彩。

font-family：文本字体。

（5）<B>、<U>、<I>、<S> 标记。<B> 标记规定文本加粗显示，<U> 标记规定文本加下画线显示，<I> 标记规定文本倾斜显示，<S> 在字符上加横线，表示删除。

（6）其他标记。HTML 语言中的标记很多，这里就不一一列出。例如，<HR> 标记可以使网页在被浏览时产生一条水平线（无关闭）；<P> 是设置段落的标记；<DIV> 是分层显示标记；
 是强制进行换行标记；<PRE> 是预定格式标记，在浏览器中浏览时，按照文档中预先排好的形式显示内容。

3. 表格

创建表格是规划页面最常用的方法，事实上使用表格是对复杂页面进行布局的有效手段。网页设计中应全面了解并掌握其使用。HTML 语言的 <TABLE> 和 </TABLE> 标记可以在网页上构造表格，在浏览器中显示时，表格的整体外观由 <TABLE> 标记的属性决定。

表格由若干行构成，而行内又由若干列组成。<tr> 和 </tr> 标记构造表格的一行，<td> 和 </td> 标记嵌套在 <tr> 和 </tr> 标记之间，构造表格对应行上的一个列，也称为单元格。

4. 图片

图像在网页设计中是必不可少的，所以网页设计师应掌握在网页中操作图像的基本方法。HTML 语言的 <img> 标记可以在网页中指定显示一幅图像。图像的大小由"width"和"heigth"属性决定。通过 URL 给出图像来源的位置，不可省略。图像在页面中的对齐方式由"align"属性决定。

5. 超链接

HTML 语言的 <a> 和 </a> 标记可以在网页中建立超链接，链接 URL 由"href"属性决定。

6. 表单与表单元素

表单标记可以与服务器端的动态程序（如 ASP、ASP.NET 等）进行数据交换，也可以在客户端进行数据交互。HTML 语言的 <form> 和 </form> 标记可以在网页中创建表单。<form> 标记常用属性如下：

<select> 属性：定义选择栏。

action 属性：规定传递数据后，服务器向客户端传送的网页。

method 属性：规定传递数据的方式：POST 或 GET 方式，POST 适合传送大量数据，GET 适合传送少量数据。

name 属性：设置表单的名称。

表单中的表单元素由 <input> 标记创建，表单元素的类型由 <input> 标记的 type 属性决定。常见的 type 属性及取值如下：

text：表单元素是普通文本框。

password：表单元素是密码文本框。

checkbox：表单元素是多选项（复选框）。

radio：表单元素是单选项（单选按钮）。

submit：表单元素是提交按钮。

reset：表单元素是重置按钮。

7. 网页元素的表现形式

网页元素包括文字、图片、音频、动画、视频。要将文字、图片、音频、动画、视频等合理地表现在网页中，就须用上面介绍的各种标记将网页元素在网页中表现出来。

8.1.2 网页制作工具简介

从原理上来讲，HTML 网页文档是纯文本文件，可以在任何操作系统下面直接用文本编辑器（例如 Windows 的记事本）进行编写，也能写出网页内容；但是对网页制作必须具有一定的 HTML 基础，不适合于初学者，而且效率很低。因此选择一个好的网页制作工具能加快网页设计的速度，更是制作精美网页的关键。随着技术的发展，各种"所见即所得"的网页编辑器应运而生，通过这些工具，可以更方便、更轻松地制作出漂亮的网页。

网页制作工具

1. 网页编辑器

常用的网页编辑器有 FrontPage、Dreamweaver 等都是比较知名的网页设计软件，可称得上是网页设计中的佼佼者。用它们就可以像使用 Word 一样简单地编制出网页的框架内容。

FrontPage 是微软公司推出的面向 21 世纪网络办公自动化时代的大型套装软件 Office 中的一个重要组件，也是 Office 注重网络与 Internet 应用的一个重要体现。FrontPage 与其他办公软件组合在一起，操作方法类似，简单易学，其地位犹如字处理软件中的 Word，比较重视网页的开发效率、易学易用的引导过程。

Dreamweaver 是在多媒体方面颇有建树的 Adobe 公司推出的可视化网页制作工具，它与 Flash、Fireworks 合称为网页制作三剑客，这三个软件相辅相成，是制作网页的最佳选择。其中 Dreamweaver 主要用来制作网页文件，制作出来的网页兼容性比较好，制作效率也很高。Dreamweaver 字面意思为"梦幻编织"，亦即能充分发挥设计者的设计思维，展现设计者的创意。Dreamweaver 主攻的是网页高级设计市场，所强调的是更强大的网页控制、设计能力及创意的完全发挥；Dreamweaver 在功能的完善、使用的便捷上比 FrontPage 更强；囊括了 FrontPage 的所有基本操作，并开发了许多独具特色的设计新概念，诸如行为（Behaviors）、时间线（Timeline）、资源库（Library）等，还支持层叠式样表（CSS）和动态网页效果（DHTML）。

2. 静态图片处理软件

常用的制作和处理静态图片的软件有 Photoshop、Fireworks、CorelDraw 等。

Photoshop 在第 7 章中进行了详尽的介绍。Photoshop 是平面图像设计与处理软件中的佼佼者，是迄今为止世界上最流行的图像编辑软件，它已成为许多涉及图像处理行业的标准。

Fireworks 是 Adobe 公司推出的专门针对网络图形设计的工具软件，它既可以编辑 Web 图像，又可以编辑 Web 动画，制作按钮的导航条、菜单等，甚至能直接制作网页。同时具有多种传统图形制作软件的功能，而且能把位图处理和矢量处理完美结合在一起，使得网页图形设计人员再也不必在多种图形设计软件之间频繁切换。Fireworks 的实质是通过最少的步骤创建最小、质量最高的 JPEG 和 GIF 图像，是创建和生成网页图形的完全解决方案。

3. 动态图片制作软件

制作动态图片的软件有 Flash、Imageready、Gif Animator 等。

其中 Flash 是 Adobe 公司推出的动态界面制作工具。它出色的界面动画制作能力和较小的文件容量，加上对一些脚本语言（如 JavaScript）和强大的 XML 语言的支持，使其更加适合于网络应用。Flash 以操作简单，功能强大，适于网络应用等众多优点，被广泛地用于因特网上。同时，Flash 在制作高质量的网络动画方面独树一帜，Flash 结合图片、声音、动画和先进的交互性来制作生动逼真而且有效率的网站。使设计师可以方便地集成现有网络产品，为专业设计人士提供了可充分发挥设计、排版和场景布局能力的工具。

Imageready 是 Adobe 公司在 Photoshop 中集成的一个网页图像处理软件，它最大的特点是用 Photoshop 图像文件的图层生成 GIF 动画，动画各帧的原图保存在 psd 图像文件中，具有方便修改、生成网页背景、对图像进行优化减肥等多种功能。

8.2 Dreamweaver 创建简单页面

在前一节中介绍了 HTML 语言的基础知识，下面通过可视化网页制作工具 Dreamweaver 来介绍创建简单页面的基本过程。

8.2.1 Dreamweaver 2021 工作界面

本书所使用的 Dreamweaver 版本为 Dreamweaver 2021（v21.1 中文）。软件安装完成后启动 Dreamweaver 2021，如果是首次启动会出现如图 8-1 所示的初始界面（注意：界面的颜色主题默认是暗黑的 Dark，为了便于清晰标识界面内容，改用了 Light 的主题设置）。

选择菜单"文件"→"新建"命令，将打开"新建文档"对话框，如图 8-2 所示。

在 Dreamweaver 2021 中，可以使用预定义的页面布局和代码模板，快速创建预设风格的网页，并且还提供了 Bootstrap 框架，它是当前基于 HTML、CSS、JavaScript 的最受欢迎的 Web 前端框架，它简洁灵活，使得 Web 开发更加快捷，拥有时尚的版式、表单、按钮、表格和网格系统。

在"新建文档"对话框中的"文档类型"列表里选择"HTML5"，框架选择"无"，然后单击"创建"按钮即可进入 Dreamweaver 2021 的工作界面，如图 8-3 所示。

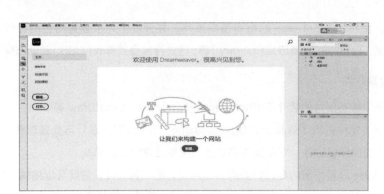

图 8-1　Dreamweaver 2021 初始界面

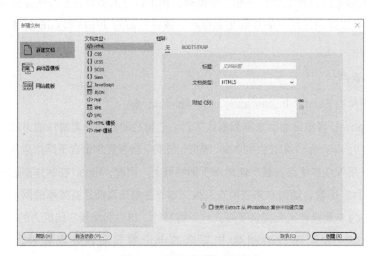

图 8-2　"新建文档"对话框

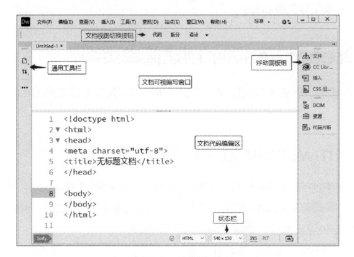

图 8-3　工作界面

1. 文档视图切换工具栏

Dreamweaver 2021 的工作界面中，网页文档编辑的视图方式有三种：设计视图、代码编写视图以及设计与代码编写拆分视图。一般用户通常选用设计视图。

2. 通用工具栏

界面左侧的"通用工具栏"主要集中了一些与文档查看、在本地与远程站点之间传输文档以及代码编辑有关的常用命令和选项。不同的视图和工作区模式下，显示的通用工具栏内的图标会有所不同，可以单击自定义工具栏图标"---"进入"自定义工具栏"对话框进行重新定义或恢复默认定义。

3. "插入"面板

默认停靠在主界面右侧的"浮动面板组"中有用于"插入"网页元素的"插入"面板，只要单击浮动面板组中的"插入"按钮即可弹出该面板，如图 8-4（左）所示。关于浮动面板组中其他面板的使用请读者自行了解。

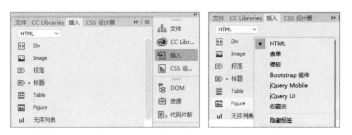

图 8-4 工作界面

"插入"面板的初始状态为"HTML"视图，单击下拉列表在弹出的面板内可以选择需要的面板，如图 8-4（右）所示，这样就可打开和选择不同的网页元素面板，包括了 HTML 基本元素、表单元素、面板、Bootstrap 组件等等。

4. 文档窗口

文档窗口是 Dreamweaver 的主要窗口，用于显示当前创建或编辑的文档，包含了所编辑的文档的所有 HTML 代码。不管是利用工具或命令编写，还是直接在"代码"视图中编写，所完成的内容都会显示在文档窗口中。

在图 8-3 中单击视图切换按钮组中的"设计"视图，文档窗口显示的内容与浏览器中显示的内容相同，如图 8-5（左）所示。使用 Dreamweaver 的工具和命令，可以进行创建、编辑文档的各类工作，即使完全不了解 HTML 的标签也可以制作出网页。

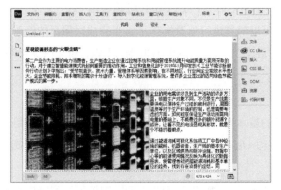 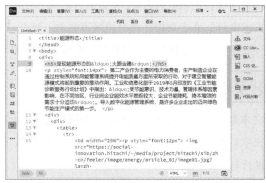

图 8-5 文档编辑的"设计"视图和"代码"视图

将视图切换到"代码"视图，则在文档窗口中显示的就是当前文档相应的代码，如图 8-5（右）所示。网页设计过程中，绝大部分工作可以在设计视图完成，但有些工作必须使用代码方式进行编辑，例如要插入网页脚本、对脚本进行调试等。

如需兼顾以上两种视图方式，那就可以切换到"拆分"视图，此时文档窗口在默认方式下会一分为二上下两部分（可以改变为左右两部分），上面显示设计视图的内容，下面显示代码视图的内容，设计者即可对比进行编辑。

5. 属性面板

在 Dreamweaver 2021 版本中主窗口没有默认打开"属性"面板，可以执行"窗口"→"属性"菜单（或按【Ctrl+F3】组合键）打开"属性"面板。属性面板可以显示被选中网页元素的属性。如图 8-6 所示，当用户选中页面文字"呈现能源形态的'火眼金睛'"时，属性面板中同步显示对应文本的主要属性，用户也可直接在属性面板内修改该元素的各项属性值。

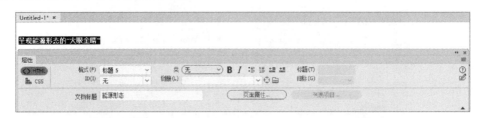

图 8-6 "属性"面板中显示被选中文本"呈现能源…"的属性

8.2.2 网页创建、修改与保存

在做网页之前应先建好文件夹及子文件夹，以便分类存放网页中使用到的各种文件，如网页本身、网页脚本、式样表、图片等素材。文件夹名一般采用英文的与网页主题相符合的名字。

1. 创建网页

我们已经学习了新建文档的操作，所以只要选择"文件"→"新建"命令，就会弹出如图 8-2 所示的"新建文档"对话框（或按【Ctrl+N】组合键），选择想要创建的网页种类，即可创建一个网页。

创建网页文件时，默认文档类型是 HTML5，可以在"文档类型"列表中选择需要的类型，也可以选择创建基于 Bootstrap 框架的网页文档，或者创建基于模板的文档。

2. 修改、保存网页

如果要修改已创建的网页，可以通过选择"文件"→"打开"命令（或【Ctrl+O】组合键）或"文件"→"打开最近的文件"命令来打开创建的网页文件，打开后就可以对其进行修改操作了。当完成对网页的修改后，选择"文件"→"保存"或"另存为"命令，保存即可（或【Ctrl+S】/【Ctrl+Shift+S】组合键）来保存网页。

8.2.3 文本

文本是网页的基本元素，对文本的编辑是制作网页的基本操作，可采用键盘、剪贴板和插入文件等方法录入文字。在 HTML 代码中，段落换行对应标记为 <p> 和 </p>，而换行标记为
，需要注意直接使用回车键换行与
 换行是不一样的。

属性面板上的"ID"为所选内容分配一个网页唯一性 ID 名，如果已声明过 ID，则该下拉列表中将列出文档的所有未使用的已声明 ID。

文本的大部分格式设置都可以通过"属性"设置面板完成，如图 8-6 所示，可以应用"HTML"格式和层叠样式表"CSS"格式进行设置。应用"HTML"格式时，Dreamweaver 会将属性添加到页面正文的 HTML 代码内，例如：给文字"呈现"设置 HTML 格式为粗体，并定义一个名为"i-show"的 ID 值，则其在 HTML 代码内的内容会变为："<strong id="i-show"> 呈现 </strong>"；应用"CSS"格式时，会依据"目标规则"的类型将属性写入 HTML 代码内或文档头（<style> 标记组）和单独的样式表 .css 文件中。

1. 格式

将光标移至需设置段落样式的段落中，然后在"属性"面板的"格式"框选定所需要的段落样式。标题 1 ~ 6 对应的字体为"默认字体"，字号为 6 ~ 1，字形为加粗。

2. 字体、大小

首先将需要改变的文字选中，然后在"属性"面板上从左边的"HTML"方式切换到"CSS"方式，再在"字体"或"大小"框中的设置。其中，"字体"框中显示的是字体组合。字体组合是由一种或多种字体组合而成的，中间用逗号分隔。浏览器解析时，先按组合的第一种字体显示。如果系统中没有该字体，则按第二种字体显示，并依此类推。

3. 颜色

改变整个页面的文本颜色的方法：在"属性"面板上单击"页面属性"按钮后，在"页面属性"对话框上，更改"文本颜色"旁的颜色框中的颜色。

改变局部文本的颜色的方法：在设计视图中，选中需改变颜色的文字，在"属性"面板上更改"文本颜色"框中的颜色，如图 8-7 所示。

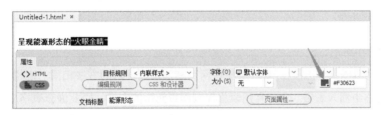

图 8-7　局部文本颜色设置

4. 对齐、加粗、斜体

将光标移至需设置段落样式的段落中，然后根据需要单击"属性"面板中的"左对齐""居中对齐""右对齐""两端对齐""加粗"和"斜体"按钮。

对文本的其他操作，将在后续内容中进一步讲解。

8.2.4　表格

页面布局是进行网页设计最基本最重要的工作，用于网页布局设计的常用工具是表格。合理布局表格，会使网页更具个性特点，更能精准控制页面元素的位置。使用表格可以导入表格化数据，设计页面分栏，定位页面上的文本和图像等。

1. 创建表格和单元格

① 在图 8-4 所示的"插入"面板顶部的下拉菜单中单击"HTML"标签，切换到"HTML"插入面板。

② 单击表格图标"Table"按钮；或执行主菜单"插入"→"表格"命令，弹出"表格"对话框，如图 8-8 所示。在对话框中进行具体设置。

③ 在行数和列数域，输入表格的行数和列数。

④ 在表格宽度域，以像素数或浏览器窗口的百分数指定表格的宽度。

⑤ 在边框粗细域，输入表格线的像素宽度。如不需显示表格线，即输入 0。

⑥ 在单元格边距和间距域，输入表格与边框和表格单元之间的像素数。

⑦ 单击"确定"按钮，即可插入如图 8-9 所示的三行三列的表格，可以看出，整个表格由三行组成，每行上有三个单元格。

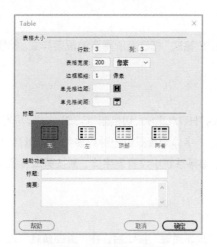

图 8-8 "表格"对话框

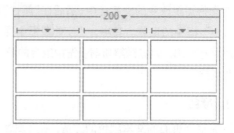

图 8-9 三行三列的表格

将鼠标指针移动到建立的表格上,选择表格后可以在"属性"面板中修改表格的属性,也可在表格上右击,在弹出菜单中选择"表格"→"选择表格"命令,接下来就可以对表格进行插入行、插入列、删除行等操作。下面为表格的一些常用操作。

2. 在表格内添加元素

在表格中,可以添加文本和图像,其方法与在网页其他位置插入的方法相同。表格中还可以嵌套表格,嵌套表格就是在单元格中插入表格。由于常用表格控制网页元素的布局,因此嵌套表格应用很普遍。

3. 增、删行列

增加行、列:光标移入表格后,右击弹出快捷菜单,选择"表格"→"插入行"命令,则在光标所在单元格的上方插入一行;如选择"插入列"命令,则在光标所在单元格的左侧插入一列;如选择"插入行或列"命令,则弹出"插入行或列"对话框,设定需插入的行或列数,以及插入的位置后,单击"确定"按钮,即可插入所需的行或列。

删除行、列:将光标移入需删除的行或列中,或者选定需删除的行或列,然后右击弹出快捷菜单,选择"表格"→"删除行"(或"删除列")命令即可。

4. 拆分、合并单元格

合并单元格:将需合并的单元格选定,然后右击弹出快捷菜单,选择"表格"→"合并单元格"命令,或者单击"属性"面板下部的"合并单元格"按钮 ,即可合并所选的单元格。

拆分单元格:将光标移入需拆分的单元格中,右击弹出快捷菜单,选择"表格"→"拆分单元格"命令(或单击"属性"面板下部的"拆分单元格为行或列"按钮),在"拆分单元格"对话框上设定拆分的要求,然后单击"确定"按钮即可。

5. 利用表格布局页面

利用表格组织网页的内容,可以使网页更整洁美观。对于图文混排的网页,利用表格可以大大提高网页制作的效率。在隐藏表格框线后,浏览者几乎感受不到表格的存在。

例如,针对如图 8-10 所示的一副主页效果图,页面自上而下由页眉、导航栏、主内容区几部分组成,需要使用 3 个外表格来合理地进行网页布局。其中:第 1 个表格,可以包括页眉和导航栏板块(上下 2 行单元格;上行单元格可以简单地导入一张图片,下行单元格对应导航栏部分,可以分割为 10 个水平单元格,包括最左最右的空白部分）；第 2 个表格用于定位主内容区左边的"用户登录"和右边的"公告通知"板块；第 3 个表格用于定位主内容区中的"热门话题"和主要栏目简介。当然 3 个表格可通过 1 个大表格再进行拆分，也能达到同样的效果。

8.2.5 图像

如果在文档的适当位置上放置一些图像，配合文本进行说明，达到图文并茂的效果，不仅可以使文本清晰易读，而且使得文档更加具有吸引力。

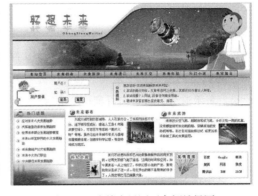

图 8-10　表格布局网页案例效果图

用于存储图像的通用图形文件格式有几十种，如 GIF、JPG、PNG、BMP 等。在网页中插入何种格式的图像，应该根据需要选择，但为了减少流量，一般选用压缩型的图像格式。

1. 在网页中插入图像的具体步骤

① 插入点置于要插入图像的位置，然后选择主菜单的"插入"→"Image"命令，或单击"插入"面板中的"HTML"子面板上的"图像"按钮。

② 在弹出的对话框中选择一个图像文件，最后单击"确定"按钮。

当把一幅图像插入 Dreamweaver 文档时，Dreamweaver 在 HTML 中自动产生对该图像文件的引用而不是嵌入。所以为了确保这种引用的路径正确，图像文件必须位于当前站点（站点管理见 8.2.8）文件夹中，否则 Dreamweaver 会询问是否要把该文件复制到当前站点内的文件夹中。

2. 设置图像属性

插入的图像会自动按原始大小显示在页面上。鼠标选中图像后可以在"属性"面板中调整图像的属性，对应的属性面板如图 8-11 所示。

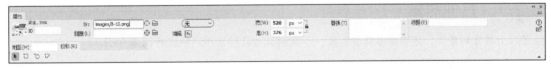

图 8-11　设置图像属性

下面介绍属性面板中的主要参数设置：

① ID：可以使用脚本语言（JavaScript、VBScript 等）引用的唯一标识。

② 图像源文件 Src：图像文件引用的路径。

③ 宽、高：设置图像大小，设置宽或高后，右侧会出现 ◎ 按钮，用于重置原始大小。

④ 替换：用于设置说明性文字，当网页中的图片不显示时，将显示这里指定的文字。

⑤ 创建图像地图：选择"热点工具 □ ○ ▽"中的任何一种方式，用"热点工具"在图片中画出热点区域，在属性面板中输入链接地址，选择目标窗口打开方式。这样，当浏览网页时，单击一个图像的不同部分，即可以链接到一个新的网页，也可以在当前窗口打开。

8.2.6 超链接

超链接作为网页的一部分，它是一种允许同其他网页或站点之间进行链接的元素。各个网页链接在一起后，才能真正构成一个网站。用户才能访问到自己喜好的相关资料、电影、游戏、新闻等等。所谓的超链接是指从一个网页指向一个目标的连接关系，这个目标可以是另一个网页，也可以是相同网页上的不同位置，还可以是一个图片，一个电子邮件地址，一个文件等。

网页上的超链接一般有 4 种：一是绝对网址形式的超链接，例如链接到一个站点：http://www.baidu.com，表示这个链接指向百度；二是相对网址的超链接，例如将主页上的某文字链接到本站点的其他页面；三是页面的锚链接；四是专用的邮件链接。

1. 文本、图像超链接

选中作为超级链接源的文本或图像，在属性面板的"链接"框中填入超链接目标的 URL 网址或通过"浏览"按钮选择，可以指定绝对网址或相对网址。

2. 电子邮件超链接

选取需要创建链接的文本或图像，在属性面板中的链接栏中输入 mailto: 邮件地址。

3. 锚点（Anchor）超链接

在网页中，需要跳转到某一位置时，就需要在这个位置建立一个标记，单击链接到这个位置标记的元素时，页面即可跳转到设定的位置。给该位置标记一个名称，这个标记就是锚点。通过创建锚点，可以使链接指向当前页面或者不同页面文档中的指定位置。在 Dreamweaver 2021 中，创建锚点链接的步骤：

① 创建锚点：将光标移至需插入锚点处的左侧，切换到代码视图，输入 "<a id="mj"></a>" 定义一个锚点，这里的 "mj" 是锚点名称。

② 创建超链接：选中超链接源，在属性面板的"链接"框中输入锚点名（前面加 " # " 号），对应的 HTML 代码为：<a href="#mj">…超链接源…</a>

在设计视图中，锚记的位置显示图标是 ，如果看不到锚记标记，可执行"查看"→"设计视图选项"→"可视化助理"下面勾选上"不可见元素"选项。

8.2.7 其他对象

除了以上基本对象外，还有很多其他对象，下面对其他几种常用对象进行简单介绍。

1. 插入网页修改日期

将光标移至需插入网页修改日期处，选择主菜单"插入"→"HTML"→"日期"命令，或者在"插入"面板的 HTML 子面板内选择日期按钮 日期。弹出"插入日期"对话框，如图 8-12 所示，然后选择或设定以下各项，单击"确定"按钮，所需的日期即插入网页中。

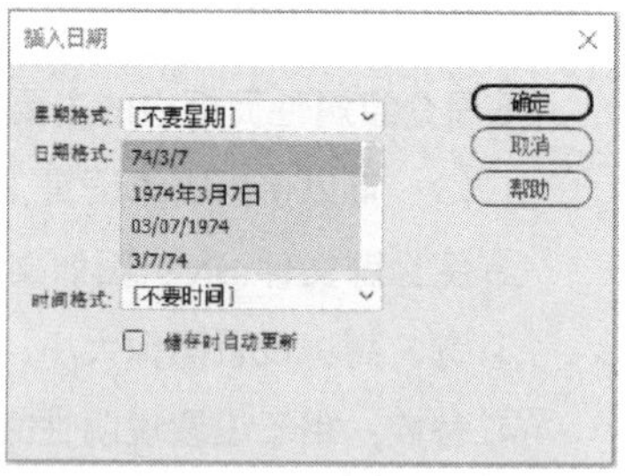

① 星期格式：选定所需的星期格式，可不插入星期。

② 日期格式：选定所需的日期格式。

③ 时间格式：选定所需的时间格式，可不插入时间。

图 8-12　"插入日期"对话框

④ "保存时自动更新"复选框：选中，则每次保存网页时，自动更新日期。

2. 插入水平条

将光标移至需插入水平线处，选择主菜单"插入"→"HTML"→"水平线"命令，或者在"插入"面板的 HTML 子面板内选择水平线 水平线 按钮，水平线即插入网页中。可以选中水平线，在属性面板上设置其属性。

3. 插入符号

将光标移至需插入符号处，选择主菜单"插入"→"HTML"→"字符"中的相应字符命令，可以插入一些特殊符号。

4. 插入 HTML5 媒体、Canvas、Flash 等多媒体元素

将光标移至需插入多媒体处，选择主菜单"插入"→"HTML"，从图 8-13 所示菜单中选择需要的"媒体"项，或者在"插入"面板的 HTML 子面板内进行同样的"媒体"选择，就可以在相应处插入需要的多媒体元素。

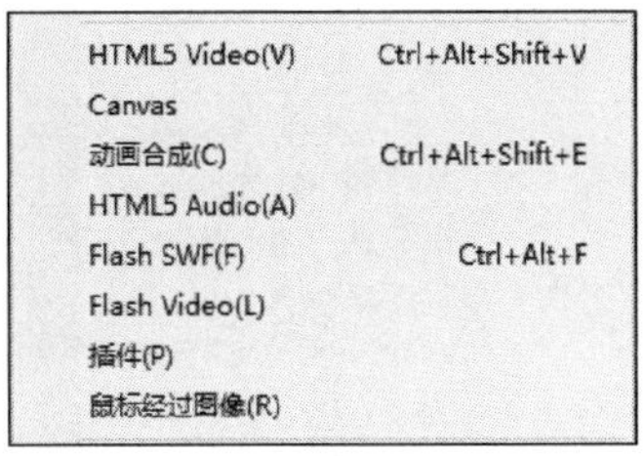

图 8-13 插入媒体

8.3 站点管理

通过前面的介绍，读者使用 Dreamweaver 可以轻松地创建单个网页。但大多数情况下，可能希望将这些单独的网页整合为一个站点。Dreamweaver 不仅提供网页编辑功能，而且具有强大的站点管理功能。

通俗来说，站点就是一个文件夹，存放网页设计时用到的所有文件和文件夹，包括主页、子页、图片、声音、视频等。站点分为本地站点和远程站点。本节介绍在 Dreamweaver 中进行站点创建、站点管理的基本方法。

8.3.1 创建本地站点

本地站点就是存放在自己计算机里的文件夹，而远程站点就是上传后存在远程服务器上的文件夹。一般来说，应该首先在本地计算机上构建本地站点，在一切都准备好（文档结构组织、页面设计、测试等工作）之后，再将站点上传到远程服务器，对外提供浏览服务。

1. 创建新站点

在 Dreamweaver 中可以有效的建立并管理多个站点，新建站点的基本操作如下：

① 执行主菜单"站点"→"新建站点"命令，弹出新建站点对话框，如图 8-14 所示。

② 在"站点名称"框内输入站点名称，本例输入"myhome"，该名称仅为标识，并不显示在浏览器中；在"本地站点文件夹"内输入本地的文件夹路径作为整个站点的根文件夹，也可单击右侧的"浏览文件夹"按钮打开文件夹选择对话框进行选择。

③ "将 Git 存储库与此站点关联"表示使用 Git 客户端软件对站点文件夹进行版本控制。

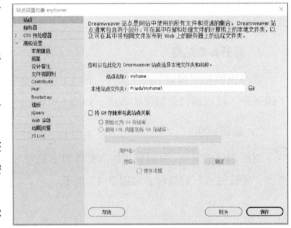

图 8-14 新建站点对话框

④ "高级设置"可以对站点进行更多的设置，如默认图像文件夹、WebURL、启用缓存等。

⑤ "服务器"针对创建动态网站而言，用于指定远程服务器和测试服务器，使用 + - / 按钮组中的图标对服务器进行添加、删除、修改和复制操作。服务器参数需要指定服务器名称、连接服务器的方式（如 FTP 文件传输连接，进一步指定服务器地址和端口、FTP 用户名和密码）、根目录（远程服务器存储网页的根文件夹）等，然后单击"保存"按钮即可保存。

⑥ 最后单击"保存"按钮，将会出现如图 8-15（左）所示的站点面板。

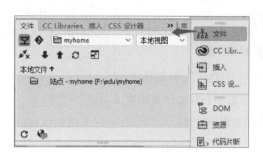
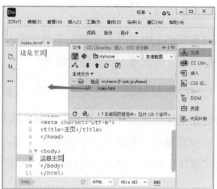

图 8-15　最后完成的新建站点

⑦ 可以在图 8-15（左）上右击，弹出快捷菜单，实现对新建站点的网页新建、文件夹新建以及编辑、修改等工作，例如图 8-15（右）所示建立了站点的主页文件：index.html。

2. 将已有网页文档生成站点

若现有网页文档集合需要统一由 Dreamweaver 组织和管理，也可作为本地站点打开。这只需要在图 8-14 中的"本地站点文件夹"文本框内填入相应的磁盘上的根文件夹，然后给站点命名，单击"保存"按钮，就会显示一个进度条正在归集该文件夹下的所有文件和子文件夹。

例如，本地计算机 E:\cuproj\web\ 文件夹下有一些网页，通过 Dreamweaver 的这个特性就可以将这些网页生成一个站点，便于以后统一管理。

8.3.2　管理站点

通过 8.3.1 节所创建或归集的所有站点，都可以在 Dreamweaver 中进行全面管理，如打开、编辑、删除、复制等管理操作。

1. 打开本地站点

选择主菜单"窗口"→"文件"命令，打开右侧的"文件"面板，如图 8-15（右）所示，再单击上方的下拉列表，可以选择已创建的站点，如图 8-16 所示，选择并打开了一个 demo 站点。

2. 编辑站点

对所创建的站点，可以利用站点管理对话框对站点属性进行修改。选择主菜单"站点"→"管理站点"命令，弹出"管理站点"对话框，如图 8-17 所示。

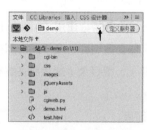

图 8-16　打开站点

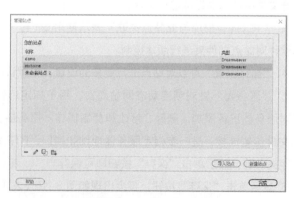

图 8-17　管理站点对话框

在对话框中可以利用左下角的一组按钮 完成站点删除、修改、复制和导出功能。

（1）删除当前选定的站点：选中站点后按此按钮，则删除 Dreamweaver 与该站点之间的联系（注意不是删除实际的本地站点内容），用户还可以按照 8.3.1 中的方法将已有网页文档生成站点，重新创建指向该位置的站点进行管理。

（2）编辑当前选定的站点：对选中的站点进行属性再修改，操作方式与图 8-14 相同。

（3）复制当前选定的站点：利用站点的复制功能可以创建一个与该站点结构相同的新站点，然后再根据实际需要对新站点进行修改，提高工作效率。

（4）导出当前选定的站点：可以将站点进行备份或与其他用户进行共享。

8.4 高级页面元素的使用

在设计网页时，要想使页面能进行数据交互、布局整齐、美观，就必须掌握高级页面元素的使用。本节主要讲述表单、行为、CSS 样式表等几个方面的相关知识。

8.4.1 表单

使用表单可以收集来自用户的信息，进而将信息保存到后台数据库中，是网站管理者与浏览者之间沟通的桥梁，是交互式网站的基础，在网页中得到广泛应用。表单中可以包含各种对象，例如文本域、按钮、列表等。表单有两个重要组成部分：其一是描述表单的 HTML 源代码，其二是处理表单域中信息的服务器端应用程序，如 CGI、ASP、JSP 等。

1. 创建表单

在网页中要添加表单对象，首先必须创建表单。表单在浏览网页中属于不可见元素。当页面处于"设计"视图时，用红色的虚轮廓线指示表单。如果没有看到此轮廓线，请检查是否选中了主菜单"查看"→"设计视图选项"→"可视化助理"→"隐藏所有"命令。

将插入点放在希望表单出现的位置，选择主菜单"插入"→"表单"→"表单"命令，或从"插入"面板的下拉列表中选择"表单"再单击表单图标" 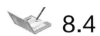 "。

2. 表单属性

表单产生后，对应在代码视图中的 HTML 初始代码为：

<form id="form1" name="form1" method="post"></form>

用鼠标选中表单，在"属性"面板上可以设置表单的各项属性，如图 8-18 所示。

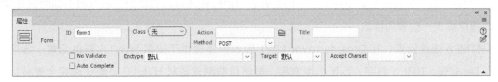

图 8-18 表单属性

（1）ID：第一个表单默认"form1"，可以用脚本语言对其进行控制。

（2）Action：指定处理表单信息的服务器端应用程序，输入 URL 或单击文件夹图标，找到应用程序（或直接输入应用程序路径）。

（3）Method：表单数据传输到服务器的方法，有 POST 和 GET 方法：

POST 方法：在 HTTP 请求中嵌入表单数据，以消息方式发送给服务器。

GET 方法：把表单值附加在 URL 上，并向服务器发送 HTTP 请求。因为 URL 被限定在 8192 个字符之内，所以要尽量避免对数据字段多的表单使用 GET 方法。

（4）Target：信息处理服务器端返回的页面内容，如果页面对应的窗口尚未打开，则打开一个具有该名称的新窗口。目标值有：

_blank：在新窗口中打开。

_parent：在父框架集中打开。

_self：默认，在表单提交的当前窗口中打开。

_top：在最顶层框架中打开（将清除所有当前框架）。

3. 表单对象

表单输入类型称为表单对象或表单控件，使用 Dreamweaver 2021 可以创建隐藏域、文本域、密码域、单选按钮、复选框、弹出式菜单、按钮等表单对象的表单，可以使用前端脚本来验证用户输入信息的正确性。此外，Dreamweaver 2021 集成了轻量级的 JQuery 框架，利用它的一系列预制的表单组件，可以轻松快捷地进行可视设计、开发和部署动态用户界面，在减少页面刷新的同时，提高交互性和速度。

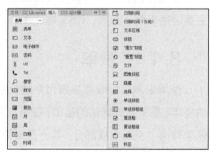

图 8-19　表单对象

Dreamweaver 表单可以包含标准对象，如文本域、按钮、图像域、复选框、单选按钮组、列表 / 菜单、文件域及隐藏域等。可以通过主菜单"插入"→"表单"命令来插入表单对象，或者通过图 8-19 中的"表单"对象按钮来插入表单对象。

这些对象按钮说明如下：

（1）文本域、文本区域、密码域：接受任何类型的文本、字母或数字。输入文本可以为单行（文本域）、多行（文本区域）、黑点或星号（密码保护）。例如输入用户名、密码等。

（2）单选按钮、单选按钮组：单个选项按钮或在一组选项中一次只能选择一项的选项。

（3）复选框、复选框组：在一组选项中可以选择多个选项。

（4）文件域：允许用户在自己的计算机上浏览文件，并作为表单数据上传。

（5）按钮：提交或重设表单。

（6）图像按钮：可以替代提交按钮执行将表单数据提交到服务器的功能。

（7）选择框：在表单中以列表的形式提供一组预设的选择项。例如课程类型有选修、必修，可用选择框。

（8）隐藏域：是一种在浏览器中并不显示的控件，利用隐藏域可以实现浏览器与服务端隐蔽地交换信息，为表单处理程序提供一些有用参数。

（9）HTML5 表单元素：在 Dreamweaver 2021 版本中还提供了很多 HTML5 表单元素：日期、时间、电子邮件、Tel 号码、URL、数字、范围、搜索等，虽然目前浏览器对 HTML5 类型还未完全支持，但在主流浏览器中基本能使用了，即使在不支持的浏览器，仍然可以显示为常规的文本域。

4. 表单处理

创建表单及表单对象后，还必须使用脚本或应用程序来处理相应的信息，这样才能完成信息的前后端交互。常用的脚本语言有 C、Java、VBScript、Perl、PHP、JavaScript 等。具体的处理细节请读者参见实验教材的相应部分。

8.4.2 行为

行为是用来动态响应用户操作、改变当前页面效果或是执行特定任务的一种方法。行为可以附加到整个文档，还可以附加到链接、图像、表单元素或其他 HTML 元素中的任何一种，用户可以为每个事件指定多个动作。

行为由对象、事件和动作构成，对象是产生行为的主体，事件是触发动态效果的条件，动作是最终产生的动态效果。

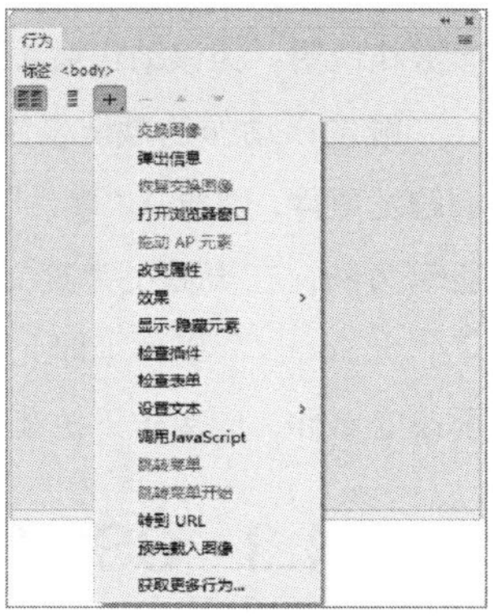

1. 内置行为

选择主菜单"窗口"→"行为"命令即可打开"行为"面板，Dreamweaver 内置的基本行为如图 8-20 所示。

① 交换图像：通过更改 img 标签的 src 属性，将一个图像和另一个图像进行交换。

图 8-20　基本行为

② 恢复交换图像：将最后一组交换的图像恢复为它们以前的源文件。

③ 弹出信息：显示一个带有指定消息的 JavaScript 对话框，对话框内只有一个"确定"按钮用于关闭对话框。

④ 打开浏览器窗口：在一个新的窗口中打开 URL，可以指定新窗口的属性。

⑤ 拖动 AP 元素：可允许访问者拖动绝对定位 (AP) 的元素。

⑥ 效果：即 JQuery 效果，用于修改元素的不透明度、缩放比、位置、式样属性等，可直接应用于页面上几乎所有元素，轻松地向页面元素添加视觉过渡。内置的 12 种效果是：Blind（遮帘）、Bounce（弹跳）、Clip（剪辑）、Drop（降落）、Fade（淡入/淡出）、Fold（折叠）、Highlight（高亮）、Puff（膨胀）、Pulsate（跳动）、Scale（缩放）、Shake（晃动）、Slide（滑动）。

⑦ 改变属性：允许动态地改变指定对象的属性值，如图像的大小等。

⑧ 显示 – 隐藏元素：显示、隐藏或恢复一个或多个已命名网页元素的默认可见性。

⑨ 检查插件：检查网页是否安装了某个必需的插件，如 Flash 网页。

⑩ 检查表单：检查指定文本域的内容以确保用户输入了正确的数据类型。

⑪ 设置文本：设置容器、状态栏、文本域中的内容，在适当的事件触发后显示其内容。

⑫ 调用 JavaScript：允许调用相应的 JavaScript 脚本，以实现相应的动作。

⑬ 跳转菜单：主要用于编辑跳转菜单，跳转菜单是文档中的弹出菜单。

⑭ 跳转菜单开始：根据菜单所选择的索引转到 URL。

⑮ 转到 URL：可以指定当前浏览器窗口或者指定的框架窗口载入指定的页面。

⑯ 预先载入图像：使图像载入浏览器缓存，防止当图像出现时由于下载导致延迟。

2. 行为面板

设置行为面板选项如图 8-21 所示。从左到右依次为：显示设置事件、显示所有事件、添加行为、删除事件、增加事件值、降低事件值。

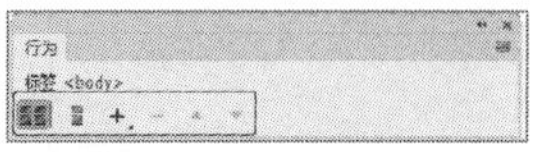

若要为某一元素附加行为，执行以下操作：

图 8-21　设置行为面板

① 在页面上选择一个元素，例如一个图像或一个链接。若要将行为附加到整个页面，则在"文档"窗口底部左侧的标签选择器中单击 <body> 标签。

② 选择"窗口"→"行为"命令，打开"行为"面板。

③ 单击加号（+）按钮并从"行为"弹出菜单中选择一个行为动作，菜单中灰色显示的动作不可选择，

原因可能是当前文档中缺少某个所需的对象。

④ 当选择某个行为动作时，将出现一个对话框，显示该动作的参数和说明，为该动作输入参数，然后单击"确定"按钮。

触发该动作的默认事件显示在"事件"栏中。如果这不是需要的触发事件，则要从"事件"弹出菜单中选择另一个事件。如图 8-22 所示为例，在页面上为某文字设置了"改变属性"行为，并附加到了"onFocus"事件（即元素获得焦点时触发的事件）上，如果需要改变事件，则单击下拉箭头后在弹出菜单中进行选择和改变。

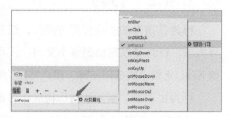

图 8-22 事件选择

8.4.3 CSS 样式表

CSS 是 Cascading Style Sheets，即层叠样式表单的简称。网页制作一般离不开 CSS 技术，采用 CSS 可以有效地对页面的布局、字体、颜色、背景和其他效果实现更加精确的控制。使用 CSS 不仅可以做出美观工整的网页，还能给网页添加许多神奇的效果。为了统一万维网上各网站和网页中的样式，方便各种浏览器解释样式，万维网标准委员会（W3C）把样式表分为外部样式表（独立的 .css 文件）、嵌入样式表（在页面 <style></style> 标记内）和内联样式表（在元素上直接以属性方式出现）3 种。在 Dreamweaver2021 中，当以可视化方式设置网页元素后，会自动生成相应的 CSS 样式。

在 Dreamweaver 2021 中，全部 CSS 的功能合并在一个面板中，可以通过选项卡式协助用户以简便直观的方式设置 CSS 属性。

选择菜单"窗口"→"CSS 设计器"命令，打开"CSS 设计器"面板，如图 8-23 所示。面板中的几个主要组成说明如下：

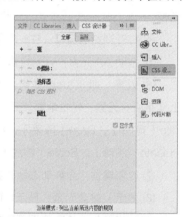

（1）"全部"模式：此模式列出当前文档中的所有 CSS、媒体查询和 CSS 选择器。

（2）"当前"模式：此模式列出当前文档中所有选定元素的已计算样式，通常使用此模式来编辑与文档中所选定元素关联的选择器的属性。

图 8-23 "CSS 设计器"面板

（3）"源"：列出与文档相关的所有 CSS 样式表。

（4）"媒体"：列出所选源中的全部媒体查询。

（5）"选择器"：列出所选源中的全部选择器。

创建和附加新的 CSS 样式的操作是：

（1）在"CSS 设计器"的"源"区域上单击"添加 CSS 源"按钮+，弹出下拉菜单选择：

① 创建新的 CSS 文件：创建新的外部 CSS 文件并将其附加到文档，将弹出"创建新的 CSS 文件"对话框，如图 8-24 所示。

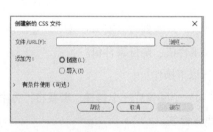

图 8-24 "创建新的 CSS 文件"对话框

② 附加现有的 CSS 文件：将现有 CSS 文件附加到文档，将弹出"使用现有的 CSS 文件"对话框，如图 8-25 所示。

③ 在页面中定义：直接在文档内定义 CSS。

（2）如果选择方式是①或②，则要单击"浏览"按钮，指定 CSS 文件的名称或保存 CSS 文件的路径，然后指定 CSS 文件与当前文档的联系方式：链接或导入。最后单击"确定"按钮关闭对话框。

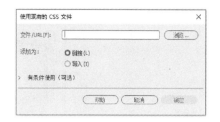

图 8-25 "使用现有的 CSS 文件"对话框

（3）如果选择方式是③，则继续在"选择器"区域上单击"添加选择器"按钮+，然后在下面的文本框内输入选择器的名称（就是给样式的命名），命名可以使用页面本身的元素名称，如 a、div、img 等，那么定义好的样式自动附加到对应的网页元素上；也可使用附加到指定 ID 名称的元素上，但需要在名称前加"#"符号（例如 #main，这里的"main"是元素的 ID）；另外就是直接给样式命名的名称，如"left""right""div-area"等，这样的样式名称就必须在前面加"."符号，如果使用同种 CSS 格式的复合样式项，则必须","隔开，如图 8-26 所示，分别定义了 5 个选择器：#main、.left、.right、.title 和 a.link（表示指向 <a> 标记的单击链接的样式）。

（4）在（3）的基础上，继续定义对应选择器的属性，也就是具体的样式外观了。在"选择器"区域列表中单击一个选择器，例如".title"，在"属性"区域中单击"添加 CSS 属性"按钮+。

CSS 属性分为布局、文本、边框、背景和更多等几个类别，并在"属性"区域顶部以直观的图标表示，如图 8-27 中的"   "所示，如果没有出现全部，可勾选右边的"显示集"。最后就可以按照实际的需求依次选择属性类别来定义各自的属性了，如图 8-27 所示，对".title"选择器定义了文本前景颜色（color）、字体大小（font-size）以及文本水平居中方式（text-align）等 3 个属性，这样在 HTML 文档中对应的源码（为了减少行数，缩写为一行代码）就是：

.title { color: #FF0000; font-size: 18px; text-align: center; }

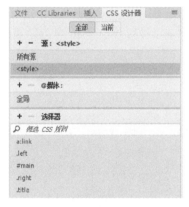

图 8-26 选择器的定义举例

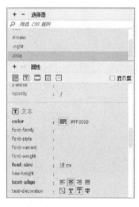

图 8-27 对选择器的"属性"进行定义

最后一步操作就是选中需要改变样式的页面元素，例如一段文本的标题文字，打开对应的"属性"面板，如图 8-6 所示，从"类"列表中选择"title"选择器，"设计"视图中该元素就会出现指定的红色、18 像素大小的水平居中的文本。

以上不论哪种方式建立的 CSS 样式完成后，就可以利用页面元素的"属性"面板将相应的样式赋予对应页面元素。

其实，创建 CSS 样式表的过程，就是对各种 CSS 属性的设置过程，所以了解和掌握属性设置非常重要。在 Dreamweaver 的 CSS 样式里包含了 W3C 规范定义的所有 CSS 的属性。这些属性分为类型、背景、区块、方框、边框、列表、定位、扩展 8 个部分，如图 8-28 所示。

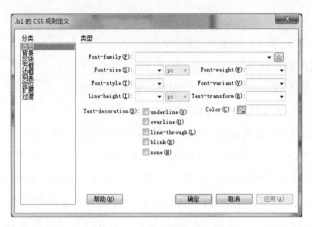

图 8-28 式样定义属性对话框

8.5 动态网页技术与设计基础

本小节请扫描二维码进行学习。

动态网页技术与设计基础

第 9 章 医学信息系统基础

在一个完全数字化的医院里,医生对病人了解的程度可能是空前的,这种了解必须依赖于基于医学的各种信息系统。因此用信息论的观点去认识医学科学,利用信息系统辅助医疗行为和开展医学研究有其独特的意义。本章将围绕医学信息系统,介绍相关信息技术知识以及在医学方面的主要应用。

9.1 医学信息系统概述

医学信息系统是以健康医药卫生系统为对象,以信息管理为主线,是信息管理与计算机技术在医疗卫生领域的具体应用。目前医学信息系统在健康医药卫生领域应用非常广泛,如医院信息系统、医学影像信息系统、智慧医院、互联网医院、社区卫生信息系统等。

医学信息系统的建设与应用综合反映了一个国家医疗卫生工作状况和医疗服务水平,也是计算机网络通信技术、信息处理技术和现代企业管理等综合能力的反映。我国已经建设了中央、省、市地三级公共卫生信息系统,许多大中型医院已经建设了全院的医院管理信息系统,这些都有助于全面提升公共卫生信息处理能力和医疗卫生服务水平。

9.1.1 信息系统相关技术

信息系统(Information System,IS)是由计算机硬件、网络和通信设备、计算机软件、信息资源、信息用户和规章制度组成的以处理信息流为目的的人机一体化系统。简单地说,信息系统就是输入数据,通过加工处理产生信息的系统。信息系统应用范围遍及社会的各个领域,主要包含五大基本功能:信息的输入、存储、处理、输出和控制。

1. 体系结构

信息系统的体系结构是信息系统内部各个组成部分所构成的框架结构,它是实现信息系统的整体性、科学性和安全性的重要基础。常用的体系结构有 2 种。

(1)集中式体系结构。这种结构是大型机的整体式体系结构,有极高的信息处理整体能力。该结构把系统的逻辑模块以子程序形式组合在单一系统主程序中,因此它的系统安全性、效率和稳定性都很好,但系统的灵活性和可扩充性比较差。

(2)分布式体系结构。随着数据库技术与网络技术的发展,分布式结构的信息系统开始产生,分布式系统是指通过计算机网络把不同地点的计算机硬件、软件、数据等资源联系在一起,实现不同地点的资源共享。各地的计算机系统既可以在网络系统的统一管理下工作,也可以脱离网络环境利用本地资源独立运作。

现代医学信息系统体系结构基本上采用这种结构。目前大型综合医院的医院信息系统的体系结构都支持 Internet/Intranet 网络环境下的分布式应用;采用客户/中间件/服务器(Client/Middleware/Server)体系结构与浏览器/服务器(Browser/Server)体系结构相结合的分布式计算模式。

2. 通信和网络基础

数据通信技术和计算机网络技术是构筑信息系统底层硬件平台和网络管理平台的技术基础。光纤宽带网成为医学信息系统的网络主干,数字交换技术是医学信息系统局域网的基础,卫星、无线通信是远程医疗的主要通信方式,移动通信技术则成为床前医生工作站的首选。

局域网的组网选型，网络管理和网络安全平台的选择将在通信技术的支持下保证医学信息系统的规模、数据处理能力、数据交换能力、数据安全性等性能指标。图9-1展现了医院信息系统典型网络结构，这是以星形拓扑为基础的分层复合型结构。它是一个企业级的Intranet，通过防火墙外连城域网（或Internet）。在局域网中，可选择千兆光纤为主干，用千兆交换机和百兆交换机分别做主交换机和部门级交换机。在Intranet企业级局域网上采用TCP/IP的网络协议，从而使得局域网也具有互联网的通信能力；此外还采用了WWW服务器、Web浏览器、标准TCP/IP网络和HTML等多种互联网技术实现和互联网无缝连接，使之可运行WWW软件、远程医疗等应用。

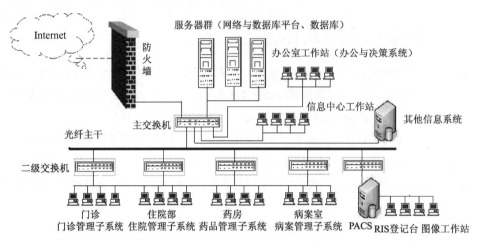

图9-1 医学信息系统网络示意图

3. 数据库技术

医学信息系统一般涉及人类健康相关的某个领域，会产生大量的业务数据，所以医学信息系统大多选择大型、分布式数据库管理系统，如Oracle、SQL Server等著名的关系数据库管理系统。在数据仓库技术支撑下的医学信息系统中，数据挖掘和联机分析处理技术实现了门诊、住院、急诊等主题，以及库房、核算、财务、人事等领域的数据分析、趋势预测应用。

（1）数据仓库（Data Warehouse, DW）。数据仓库把整个组织的各种数据（地理位置、格式和通信要求）全部集成在一起，并把当前使用的业务信息分离出来，保证关键任务的OLTP应用的安全性和完整性，同时可以访问各种各样的数据库。数据仓库是由软、硬件技术组成的环境，它把各种数据库（源数据库）集成为一个统一的数据仓库（目标数据库），并且把各种数据转换成面向主题的格式，能从异构的数据源中定期抽取、转换和集成所需的数据，便于最终用户访问并能从历史的角度进行分析，最后做出决策。

数据仓库从历史的角度组织和存储数据，能集成地进行数据分析，用于支持经营管理和临床的决策支持过程。并且克服了传统数据库的数据组织性差，利用率低的缺点。另一方面，在数据仓库基础上挖掘的知识通常以图表、可视化、类自然语言等形式表示出来，并通过评价、筛选和验证，把有意义的知识放到知识库中，随着时间的推移将积累更多的知识。

（2）数据挖掘（Data Mining, DM）。数据挖掘是从大型数据库或数据仓库中发现并提取隐藏在其中的信息的一种技术。数据挖掘是知识发现研究在数据库系统中的延伸，它涉及数据库、人工智能、机器学习和统计分析等多种技术。

（3）数据库联机事务分析（On-Line Analytical Processing, OLAP）。联机分析处理技术是以超大规模数据库或数据仓库为基础对数据进行多维化和预测综合分析，构建面向分析的多维数据模型，再使用多维分析方法从多个不同的角度对多维数据进行分析、比较，找出它们之间的内在联系。

（4）SQL、NoSQL 和 NewSQL

随着时代发展，信息化的应用场景不断变化，伴随而来的大数据时代对数据库技术产生了巨大挑战，数据库也从传统的关系型数据库的一统江湖到如今的群雄逐鹿，数据库类型也越来越多。一般将数据库技术分为：SQL、NoSQL 和 NewSQL 三类。

① SQL（Structured Query Language）：这里指传统的关系型数据库。主要代表产品有：Oracle、SQL Server 和 MySQL 等。

传统的关系型数据库遵守 ACID 准则：Atomicity（原子性）、Consistency（一致性）、Isolation（隔离性）和 Durability（持久性）。这些准则保证了关系型数据库尤其是每个事务的稳定性，安全性和可预测性。

② NoSQL（Not Only SQL，不仅仅是 SQL）：泛指非关系型数据库，它是在大数据的时代背景下产生的，它可以处理分布式、规模庞大、类型不确定、完整性没有保证的"杂乱"数据。该技术的出现弥补了传统关系型数据库的技术缺陷，尤其是在异构数据、高效存储访问及可伸缩性方面。目前已公布的 NoSQL 数据库已经达到 15 类 225 种。

NoSQL 数据库没有一个统一的模型，根据所采用的数据存储模型，NoSQL 数据库可分为四类（见表 9-1）。

表 9-1 NoSQL 数据库的分类

类别	代表产品	应用场景	数据模型	优点	缺点
键值对数据库（key-value）	Redis、BerkeleyDB、MemcacheDB	内容缓存，主要用于处理大量数据的高访问负载，也用于一些日志系统等。	可以通过 key 快速查询到 value	扩展性好，灵活性好，大量操作时性能高	数据无结构化，通常只被当作字符串或者二进制数据，只能通过键来查询值
列存储数据库	Cassandra、HBase、Riak	分布式数据存储与管理	以列族式存储，将同一列数据存在一起	可扩展性强，查找速度快，复杂性低	功能局限，不支持事务的强一致性
文档型数据库	MongoDB、CouchDB	Web 应用，存储面向文档或类似半结构化的数据	<key, value>value 是 JSON 结构的文档	数据结构灵活，可根据 value 构建索引	缺乏统一查询语法
图形数据库	Neo4J、InfoGrid	社会关系，公共交通网络，地图及网络拓扑	图结构	支持复杂的图形算法	复杂性高，只能支持一定的数据规模

③ NewSQL：对各种新的可扩展、高性能数据库的简称。NewSQL 提供了与 NoSQL 相同的可扩展性，而且仍基于关系模型，还保留了极其成熟的 SQL 作为查询语言，保证了 ACID 事务特性。简单来讲，NewSQL 就是在传统关系型数据库上集成了 NoSQL 强大的可扩展性。主要代表产品有：Clustrix、GenieDB。

SQL、NoSQL 和 NewSQL 三种数据库技术的主要区别见表 9-2。

表 9-2 SQL、NoSQL 和 NewSQL 的主要区别

	SQL	NoSQL	NewSQL
关系模型	是	否	是
SQL 语句	是	否	是
结构化	是	否	是
ACID	是	否	是
水平扩展	否	是	是
大数据	否	是	是

4. 系统安全

国际标准化组织将计算机安全定义为："为数据处理系统建立和采取的技术和管理的安全保护。保护计

算机硬件、软件数据不因偶然和恶意的原因而遭到破坏、更改和泄露"。

我国国家标准《信息安全技术 网络安全等级保护基本要求》（GB/T 22239—2019）将"网络安全"定义为：通过采取必要措施，防范对网络的攻击、侵入、干扰、破坏和非法使用以及意外事故，使网络处于稳定可靠运行的状态，以及保障网络数据的完整性、保密性、可用性的能力。安全要求细分为安全技术要求和安全管理要求，合计共分为 10 大类，见表 9-3。

表 9-3 网络安全要求

要 求	分 类	安全控制点
安全技术要求	安全物理环境	物理位置选择、物理访问控制、防盗窃和防破坏、防雷击、防火、防水和防潮、防静电、温湿度控制、电力供应、电磁防护
	安全通信网络	网络架构、通信传输、可信验证
	安全区域边界	边界防护、访问控制、入侵防范、可信验证、恶意代码防范、安全审计
	安全计算环境	身份鉴别、访问控制、安全审计、可信验证、入侵防范、恶意代码防范、数据完整性、数据保密性、数据备份恢复、剩余信息保护、个人信息保护
	安全管理中心	系统管理、审计管理、安全管理、集中管理
安全管理要求	安全管理制度	安全策略、管理制度、制定和发布、评审和修订
	安全管理机构	岗位设置、人员配备、授权和审批、沟通和合作、审核和检查
	安全管理人员	人员录用、人员离岗、安全意识教育和培训、外部人员访问管理
	安全建设管理	定级和备案、安全方案设计、产品采购和使用、自行软件开发、外包软件开发、工程实施、测试验收、系统交付、等级测评、服务供应商管理
	安全运维管理	环境管理、资产管理、介质管理、设备维护管理、漏洞和风险管理、网络与系统安全管理、恶意代码防范管理、配置管理、密码管理、变更管理、备份与恢复管理、安全事件处置、应急预案管理、外包运维管理

该标准根据网络、信息系统、网络上的数据和信息的重要性划分为了五个安全保护等级，从一级到五级，逐级增强。不同级别的网络、信息系统、网络上的数据应具备不同的安全保护措施。在开展网络安全等级保护工作中应首先明确等级保护对象，包括通信网络设施、信息系统（包含采用移动互联等技术的系统）、云计算平台/系统、大数据平台/系统、物联网、工业控制系统等。确定了等级保护对象的安全保护等级后，应根据不同对象的安全保护等级完成安全建设或安全整改工作；应针对等级保护对象特点建立安全技术体系和安全管理体系，构建具备相应等级安全保护能力的网络安全综合防御体系。应依据国家网络安全等级保护政策和标准，开展组织管理、机制建设、安全规划、安全监测、通报预警、应急处置、态势感知、能力建设、监督检查、技术检测、安全可控、队伍建设、教育培训和经费保障等工作。等级保护安全框架如图 9-2 所示。

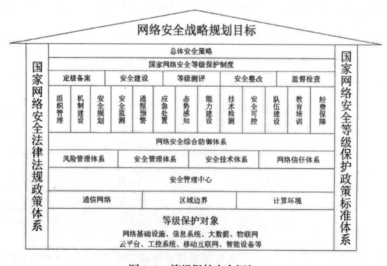

图 9-2 等级保护安全框架

9.1.2 医学信息相关标准

以互联网为依托的健康教育、电子健康档案、电子病历、远程医疗等多种形式的卫生健康服务改变着传统医疗服务模式。为解决不同系统之间、不同部门之间的信息交换与共享，发挥互联互通的效力，就需要统一的标准。医学信息的标准化对于医学信息化发展是至关重要的。我国以电子健康档案、电子病历、卫生信息平台以及主要业务系统为重点，以规范信息互联互通为目标，正式发布信息标准两百多项，采用的卫生信息标准体系基本框架如图 9-3 所示和医疗信息基本标准如图 9-4 所示。

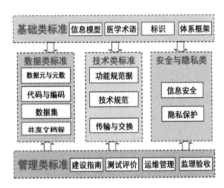

图 9-3 我国卫生信息标准体系基本框架

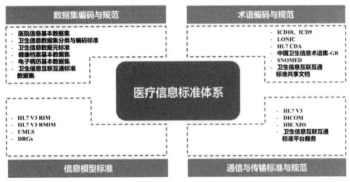

图 9-4 我国医疗信息基本标准

美国医疗卫生信息技术标准委员会（Healthcare Information Technology Standards Panel，HITSP）将医疗信息技术标准分为：数据、信息内容、信息交换、标识、隐私与安全、功能及其他七大类，见表 9-4。

表 9-4 HITSP 医学信息标准分类

标 准 分 类	主 要 标 准	标 准 分 类	主 要 标 准
数据	ICD、SNOMED、LOINC、UMLS	隐私与安全	HIPAA
信息内容	HL7 CDA、CCD	功能	HER-S FM
信息交换	HL7 V3、DICOM 3.0	其他	IHE、XML
标识	HIPAA、CMS		

1. HL7

HL7（Health Level Seven，健康信息交换第七层协议）组织成立于 1987 年，是一家非营利性质的医疗卫生信息领域的国际性标准组织，拥有 50 多个工作组和 20 多个地区性分会，主要从事卫生保健环境临床和管理电子数据交换的标准开发，其任务是"为临床医疗护理数据的交换、管理、整合提供标准，特别是创造灵活且高效的方法、标准、指导原则和相关的服务，以实现在不同的卫生信息系统之间的互操作。"

HL7 标准是一个基于国际标准化组织 ISO 的网络开放系统互连模型 OSI 第七层（应用层）的医学信息交换协议，并获得美国国家标准局 ANSI 批准，HLT 标准应用于医院社区医疗、保险公司等医疗领域及医用仪器设备间电子数据信息的传输。

2. DICOM

在医学影像信息学的发展中，由于医疗设备生产厂商的不同，造成与各种设备有关的医学图像存储格式、传输方式千差万别，使得医学影像及其相关信息在不同系统、不同应用之间的信息交换受到严重阻碍。为此，美国放射学会（American College of Radiology，ACR）和全美电子厂商联合会（National Electrical Manufactures Association，NEMA）于 1985 年制定了 ACR-NEMA1.0 标准，以规范医学图像及其相关信息的交换，并于 1993 年推出 DICOM 3.0。医院把 DICOM 3.0 作为其医学图像设备的标准配置和选购设备时的必要条件。DICOM标准解决了不同的地点、不同设备制造商、不同国家等复杂的网络环境下的医学图像存储和传输的问题。目前国际上普遍采用DICOM与HL7相关的方式进行集成。

DICOM（Digital Imaging Communications in Medical，医学数字成像和通信）标准中涵盖了医学数字图像的采集、归档、通信、显示及查询等几乎所有信息交换的协议，解决了不同地点、不同设备制造商、不同国家等复杂网络环境下的医学图像存储和传输的问题，推动了远程放射学系统、图像管理与通信系统（PACS）的研究与发展，并且由于DICOM的开放性与互联性，使得与其他医学应用系统的集成成为可能。

3. IHE

1998年，北美放射学会与医疗保健保障信息管理系统学会联合发起IHE（Integrating the Healthcare Enterprise，医疗保健信息集成）项目，旨在通过规范HL7与DICOM等标准，来解决医院医疗环境中信息化建设各子系统间的无缝集成，从而实现完全无障碍的数据信息交流共享。IHE框架是一个执行框架，它定义的是已有标准的使用，从而使医疗信息系统、放射信息系统和医学图像管理系统等不同系统之间进行无缝的连接。

图9-5是某医院信息系统框架，它是以电子病历系统为核心构建的以临床信息化为中心，以财务、管理为导向的数字化医院系统架构设计。

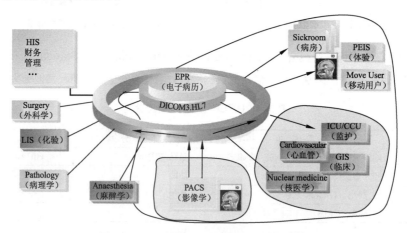

图9-5　IHE标准下的某医院信息系统框架

9.2　医学信息系统

随着医学科学和信息技术的快速发展，围绕卫生健康服务的各类信息系统也就应运而生。医学信息系统是进行与医学相关业务的信息系统。当今医疗卫生活动不仅仅局限于医院，医疗活动的概念已经从医院延伸拓展到社区卫生保健。区域卫生信息化系统连接着上至国家卫生健康委员会下至社区卫生服务中心、社会保障数据中心、各个医院的医院信息系统；构成了庞大的、全民的医疗卫生计算机网络体系。

因此，医学信息系统从广义上来讲，应该包含公共卫生、医疗服务和卫生管理三大类信息系统，而每大类系统在其应用领域内又可分为若干相关子信息系统，如图9-6所示。本节主要介绍医院信息系统、医学影像信息系统和公共卫生信息系统。

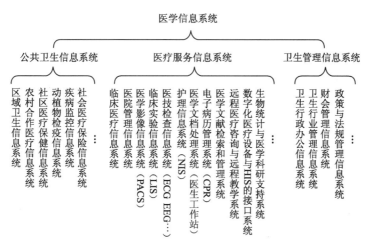

图 9-6 医学信息系统分类示意图

9.2.1 医院信息系统

一个完整的数字化医院一般都拥有许多与医疗相关的信息系统，其中医院信息系统（Hospital Information System，HIS）是其他医学信息系统的基础，它作为其他医学信息系统的重要资料源，给予了医疗活动的服务支持和目标实施。我国逐步在县市级以上城市的大中型医院建设了以电子病历为核心的医院信息系统。

1. 电子病历

2009 年 12 月由原中华人民共和国卫生部和国家中医药管理局共同颁布的《电子病历基本架构与数据标准（试行）》对电子病历（Electronic Medical Record，EMR）做了如下定义：电子病历是由医疗机构以电子化方式创建、保存和使用的，重点针对门诊、住院患者（或保健对象）临床诊疗和指导干预信息的数据集成系统。是居民个人在医疗机构历次就诊过程中产生和被记录的完整、详细的临床信息资源。

电子病历以居民个人为主线，将居民个人在医疗机构中的历次就诊时间、疾病或健康问题、针对性的医疗服务活动以及所记录的相关信息有机地关联起来，并对所记录的海量信息进行科学分类和抽象描述，使之系统化、条理化和结构化。

根据电子病历的基本概念和系统架构，结合原卫生部、国家中医药管理局关于《病历书写基本规范（试行）》和《中医、中西医结合病历书写基本规范（试行）》相关要求，电子病历的基本内容由：病历概要、门（急）诊诊疗记录、住院诊疗记录、健康体检记录、转诊（院）记录、法定医学证明及报告、医疗机构信息等 7 个业务域的临床信息记录构成。

电子病历信息化建设对建立健全现代医院管理制度，保障医疗质量和安全，提高医疗服务效率，改善群众就医体验，加强医疗服务监管，促进智慧医院发展具有重要意义；是实施健康中国战略，全面建立优质高效医疗卫生服务体系的重要举措。

以电子病历为核心的医院信息化建设是医改的重要内容之一。2018 年，国家卫生健康委办公厅发布了《关于印发电子病历系统应用水平分级评价管理办法（试行）及评价标准（试行）的通知》，电子病历应用水平评价是评价医院信息化水平的重要指标之一。电子病历系统应用水平划分为最低 0 级~最高 8 级，每一等级的标准包括电子病历各个局部系统的要求和对医疗机构整体电子病历系统的要求，见表 9-5。

表 9-5 电子病历系统整体应用水平分级评价基本要求

等级	内容	基本项目数（项）	选择项目数（项）	最低总评分（分）
0 级	未形成电子病历系统	—	—	—
1 级	独立医疗信息系统建立	5	20/32	28
2 级	医疗信息部门内部交换	10	15/27	55
3 级	部门间数据交换	14	12/25	85
4 级	全院信息共享，初级医疗决策支持	16	10/23	110
5 级	统一数据管理，中级医疗决策支持	20	6/19	140
6 级	全流程医疗数据闭环管理，高级医疗决策支持	21	5/18	170
7 级	医疗安全质量管控，区域医疗信息共享	22	4/17	190
8 级	健康信息整合，医疗安全质量持续提升	22	4/17	220

注：选择项目中"20/32"表示 32 个选择项目中需要至少 20 个项目达标。

2. 医院信息系统的定义

按照 2002 年我国原卫生部公布的《医院信息系统基本功能规范》，医院信息系统是指利用计算机软硬件技术和网络通信技术等现代化手段，对医院及其所属各部门的人流、物流、财流进行综合管理，对在医疗活动各阶段产生的数据进行采集、存储、处理、提取、传输、汇总，加工形成各种信息，从而为医院的整体运行提供全面的自动化管理及各种服务的信息系统。基本医院信息系统架构如图 9-7 所示。

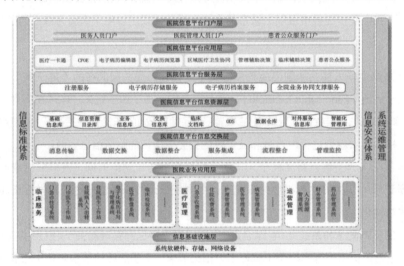

图 9-7 具备医院信息系统架构

以电子病历为核心的医院信息系统是医院信息管理的技术平台和数据集中管理者，它把医院业务流程和管理产生的信息，以数据的方式提炼集中到计算机系统之中，真正实现了信息的共享和实时性。因此，基于计算机网络的医院信息系统可以实现以病人为中心的临床信息管理和应用以及医院管理信息的分析和应用。基于医院业务和管理的特殊性，它又分为"医院管理信息系统"和"临床信息系统"。

（1）医院管理信息系统（Hospital Management Information System，HMIS）。管理信息系统（Management Information System，MIS）是特指用于管理目的，由计算机网络及数据库系统支撑的人机系统。医院管理信息系统的主要目标是支持医院的行政管理与事务处理业务，减轻事务处理人员的劳动强度，辅助医院管理，辅助高层领导决策，提高医院的工作效率，使医院能够以少的投入获得更好的社会效益与经济效益，如财务系统、人事系统、住院病人管理系统、药品库存管理系统等都属于 HMIS 的范围。

（2）临床信息系统（Clinical Information System，CIS）。医疗是医院的基本任务，临床的诊断过程实质上也是信息的收集、加工与决策的过程。医生经过直接的问诊、观察与检查，利用仪器设备从病人身上获取检验信息，而后综合分析，得出疾病诊断的结论。临床信息系统的主要目标是支持医院医护人员的临床活动，收集和处理病人的临床医疗信息，丰富和积累临床医学知识，并提供临床咨询、辅助诊疗、辅助临床决策，提高医护人员的工作效率，为病人提供更多、更快、更好的服务。因此，医嘱处理系统、病人床边系统、医生工作站系统、护士工作站系统、实验室系统、药物咨询系统等都属于 CIS 范围。

此外，一些为专科部门开发的信息管理系统，如图像存储及传输系统（Picture Archiving and Communication System，PACS）、实验室信息系统（Laboratory Information System，LIS）和临床医疗服务密切相关，是数字化医院的基础设施与支持环境的重要环节。

现代医院规模庞大、关系复杂、对临床信息和管理信息的高度共享和响应时间要求高，因此，以计算机网络为基础的医院信息系统具有以下特点：

① 技术支持：计算机、计算机网络（与通信）技术是 HIS 的硬件支撑；网络管理系统、数据库系统是 HIS 的软件环境。

② 支持联机事务处理：医院中的信息流是伴随着各式各样窗口业务处理过程发生的，这些窗口业务处理可能是医院人、财、物的行政管理业务，也可能是有关门、急诊病人、住院病人的医疗事务；而 HIS 的分系统、子系统的划分和设计要支持这些日常的、大量的前台事务处理。

③ 支持管理部门的信息汇总与分析：医院的科室担负着繁重的管理任务，随着科室管理工作的日趋科学化，会越来越多地依赖于它们从基层收集来的基本数据进行汇总、统计与分析，用来评价他们所管理的基层部门与个人的工作情况，据此做出计划，督促执行，产生报告和做出决定。计算机化的信息系统要支持中层科室的数据收集、综合、汇总、分析报告与存储的工作。

④ 医疗信息的复杂性与标准化：病人的信息是以多种数据类型表达的，不仅有文字与数据，还需要图形、图表、影像等；它处理的数据对象既有结构化数据，也有半结构化或非结构化数据；甚至有些数据及结构会较多地受到人工干预和社会因素的影响。解决医疗信息复杂问题的关键是实现医疗信息标准化。

⑤ 信息的安全性与保密性：病人医疗记录是一种拥有法律效力的文件，它不仅在医疗纠纷案件中，而且在许多其他的法律程序中均会发挥重要作用，同时还经常涉及病人的隐私。有关人事的、财务的，乃至病人的医疗信息均有严格的保密性要求。

3. 医院信息系统的数据流

以计算机网络为基础的 HIS 把医院业务流程和管理产生的信息，以数据的方式提炼集中到计算机系统之中，真正实现信息的共享和实时性，并实现以病人为中心的临床信息管理和应用、医院管理信息的分析和应用。图 9-8 是 HIS 的数据流图，它展现了医院的业务部门和管理部门是如何产生信息，并在医疗、物资、财务三大数据流中实现交互。

医院信息系统由医院管理信息系统和临床医疗信息系统两大系统交合组成，按照双塔模型（见图 9-9），医院的业务系统产生的大量数据既面向临床业务部门，也面向管理业务部门。这些数据在基础数据源中交织依存；在业务系统层和知识管理层中，为两类部门交叉调用和共享，按需要归类；在决策支持层，从这两类数据中提取信息和提升知识就各为其主。医院信息层次结构图也是医院信息系统设计的概念模型。

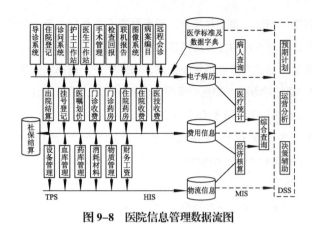

图 9-8 医院信息管理数据流图

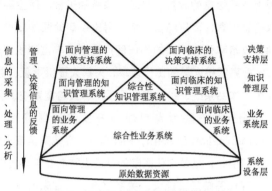

图 9-9 医院信息系统信息的双塔结构

4. 医院信息系统的组成

根据《医院信息系统基本功能规范》，医院系统整体一般可以划分为五大部分的分系统，每一分系统又可分成若干子系统，子系统还可划分成若干功能模块。HIS 的总体结构如图 9-10 所示。HIS 是一个非常庞大、复杂的信息系统；它以数据库为核心，通过网络，连接医院所有业务部门和管理部门，完成了对病人个体诊治过程的数据采集、处理、传输和存储的工作；实现对医护人员的临床决策支持和临床管理决策支持；实现了管理部门的数据采集、分析、归档和报表。下面介绍涉及门急诊管理系统中部分子系统的部分功能。

医院信息系统的组成

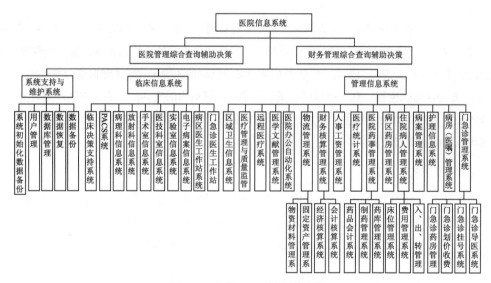

图 9-10 医院 HIS 总体结构图

（1）临床诊疗部分。

临床诊疗部分主要以病人信息为核心，将整个病人诊疗过程作为主线，医院中所有科室沿此主线展开工作。随着病人每一步的诊疗活动，信息系统采集并处理与病人诊疗有关的各种诊疗数据与信息。整个诊疗活动主要由各种与诊疗有关的工作站来完成，并将这部分临床信息进行整理、处理、汇总、统计、分析等。此部分包括：门诊医生工作站、住院医生工作站、护士工作站、临床检验系统、输血管理系统、医学影像系统、手术室麻醉系统等。

① 医生工作站。医生工作站是辅助医生诊治工作的信息平台。门诊医生工作站（见图 9-11）主要功能是：

提供病人基本信息、诊疗信息（病史、症状、体征、检查、诊断、治疗等）和费用信息；辅助医生开医嘱、处方、技诊申请的处理，支持完成各项医疗记录的录入、审核、确认、打印、签字生效；可自动划价收费，支持对医保、公费、自费等费用管理；自动向各有关部门传送检查、处方、手术、转诊、出院等相关信息，并自动接收各有关部门传来的检查结果和反馈信息；提供对药品字典、诊疗项目、既往病历的查询。

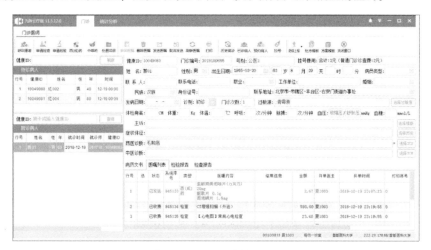

图 9-11　医生工作站示意图

对门诊医生工作站，要求能迅速、准确完成上述功能，对住院医生工作站，还要求对床位、出入院、转科、费用等信息予以管理。

② 护士工作站。护士工作站分系统是协助病房护士对住院患者完成日常的护理工作的计算机应用程序。其主要任务是协助护士核对并处理医生下达的长期和临时医嘱，对医嘱执行情况进行管理，同时协助护士完成护理及病区床位管理等日常工作。其基本功能有：分配病床、登记打印资料、报领耗材；医嘱处理，核对医嘱、打印执行医嘱；护理管理，护理计划、护理记录、护士排班、质量控制；费用管理，住院费用清单、退费、催费通知；病人资料及医学、护理知识查询。

③ 临床检验系统。临床检验系统是用于检验相关信息处理过程和结果的计算机系统，其主要功能有：预约检查时间，打印预约单，提供预约查询；接收检验申请，包括患者信息、检验信息、医生信息、送检日期，确保检验单号的唯一性，避免差错。同时提供手工录入功能；标本检验查核；检验结果处理，检验结果可由仪器数据接口自动输出或手工录入，提示正常值和既往结果对比，核查后打印，可通过网络及时反馈到临床医生工作站；支持定期审查检验质量，生成质量控制报表，提示质量控制问题；统计查询功能，支持检验报告、数量、费用的各种统计功能，支持对单个病人、单项检查等多种查询功能。

（2）药品管理部分。

药品管理部分主要包括药品的管理与临床使用。在医院中药品从入库到出库，直到病人的使用，是一个比较复杂的流程，它贯穿于病人的整个诊疗活动中。这部分主要处理的是与药品有关的所有数据与信息。其中一部分是基本部分，包括药库、药房及发药管理；而另一部分是临床部分，包括合理用药的各种审核及用药咨询与服务。例如，门诊药房发药与配药模块，它主要完成对处方的配药、发药、退药等业务操作及对工作量统计的处理，如图 9-12 所示。

（3）经济管理部分。

经济管理部分属于医院信息系统中的最基本部分，它与医院中所有发生费用的部门有关，处理整个医院各有关部门产生的费用数据，并将这些数据整理、汇总、传输到各自的相关部门，供各级部门分析、使用，并为医院的财务与经济收支情况服务。包括门急诊挂号，门急诊划价收费，住院病人入、出、转、住院收费，物资、设备，财务与经济核算等。如图 9-13 所示，门急诊挂号子系统的主要功能是完成门诊患者挂号信息的登记以及相关的报表统计与查询的工作。它包括预约挂号、现场挂号和分诊等流程。

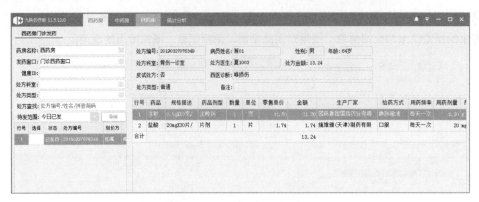

图 9-12　配药窗口工作界面

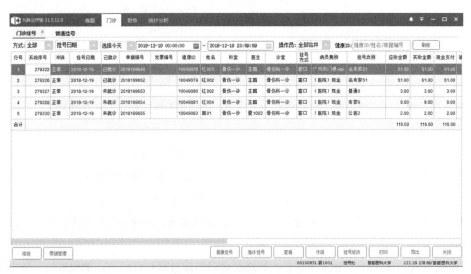

图 9-13　门诊挂号系统工作界面

（4）综合管理与统计分析部分。

综合管理与统计分析部分主要包括病案的统计分析、管理，并将医院中的所有数据汇总、分析、综合处理供领导决策使用，包括：病案管理、医疗统计、院长综合查询与分析、病人咨询服务。

（5）外部接口部分。

随着社会的发展及各项改革的进行，医院信息系统已不是一个独立存在的系统，它必须考虑与社会上相关系统互连问题。因此，这部分提供了医院信息系统与医疗保险系统、社区医疗系统、远程医疗咨询系统等接口。

9.2.2　医学影像信息系统

医学影像信息系统（Medical Imaging Information System，MIIS）主要由各影像业务科室的放射信息系统（Radiology Information System，RIS）和医学影像存储与传输系统（Picture Archiving and Communication System，PACS）组成的医学影像信息子系统，以及影像后处理系统、计算机辅助诊断系统，以及辅助医学影像业务运行的系统如融合、集成组成医学影像信息系统，并与医院信息系统 HIS 实现系统集成、信息交换以及流程整合。

1. 医学影像存储与传输系统 PACS 概述

PACS 是利用计算机和网络技术对医学影像进行数字化处理的系统。它主要解决医学影像的采集和数字化，图像的存储和管理，数字化医学图像的高速传输，图像的数字化处理和重现，图像信息与其他信息的集成 5 个方面的问题。

在传统的模拟医学影像体系中，由于采用传统的胶片图像管理模式，保存胶片需要很大的存放空间，常规的 X 射线摄影照片需要暗室冲洗、显影、定影等一系列操作环节耗时、耗财、耗人力资源，而且不便于存储和传输，无法实现实时异地会诊，无法有效利用影像资源来辅助临床医生进行诊断。20 世纪 80 年代初，欧美等国家在完成医院管理信息系统的建设的同时提出了 PACS 概念，于 80 年代中期逐步转向医疗服务系统的建设研究。进入 20 世纪 90 年代后，开始实施临床信息系统、PACS 系统的建设和应用。我国的 PACS 系统是在 90 年代中期开始进行研究和小规模投入使用，之后经历了单机工作站、单一科室网络系统、全院企业级应用到面向区域的集成系统发展过程；从简单实现手工操作的计算机化同步，演变为追求不同功能或部门业务流程之间的无缝集成和实时互操作，从单纯数据采集显示，转向综合信息应用。

PACS 的前身是远程放射医学（Teleradiology）。最简单的远程放射医学系统包括图像传送工作站，传输网和图像接收工作站。病人的各种医学图像数据经压缩数据、网络传送，被图像接收工作站接收并保存起来，由异地医学专家利用其进行远程诊断。但由于以往各个厂商生产的医学影像设备没有统一的通信标准、存储格式，导致医学图像设备之间的互连过程复杂，严重制约了资源共享和有效利用。

医疗仪器公司生产的大型影像检查设备都配有支持 DICOM 标准的通信模块或工作站，而各类 IT 公司开发的影像系统都生产支持 DICOM 标准的影像处理、显示、存储系统。现阶段除了医疗影像设备的接口标准统一之外，在硬件设备方面，图像显示设备向高、精、尖专业化方向发展；存储技术与存储设备容量向着超大容量发展，从磁带发展为光盘塔、光盘库，并加入磁盘阵列；随着网络通信带宽的增加，多媒体等新技术将融入 PACS 系统，利用声音，视频等多媒体手段记录诊断数据及增强医生之间的沟通。经过几十年的发展，PACS 已经从简单的几台放射影像设备之间的图像存储与通信，扩展至医院所有影像设备乃至不同医院影像之间的相互操作。

PACS 的主要作用有：连接不同的影像设备（CT、MR、X 射线、超声、核医学等）；存储与管理图像；图像的调用与后处理。虽然不同的 PACS 在组织与结构上可以有很大的差别，但都必须具有上述 3 种的功能作用。无论是大型、中型或小型 PACS，都是由医学图像获取、大容量数据存储及数据库管理、图像显示和处理以及影像传输等多个部分组成。

按应用范围，PACS 的可分为以下三类（见图 9-14）：

（1）科室 PACS：局限于单一医学影像部门或影像子专业单元范围内，在医学影像学科内部分地实现影像的数字化传输、存储和图像显示功能。

（2）全院 PACS：医学影像服务能够涵盖全放射科、医技科及所有医学影像学科范围，包括所有医学成像设备，独立的影像存储及管理模块，支持各种软拷贝显示和硬拷贝输出设备，具有临床影像浏览，多媒体会诊及远程诊断功能，完整整合医院现有的各类诊断及软件管理。

（3）区域 PACS：以区域内代表性医院为核心，关联区域内有影像设备的医疗单位，通过构造区域内部的医学影像信息交换平台，把区域内相关的医学影像数据（如 CT、MR、DR、DSA、超声、内窥镜等）统一在专网内，形成区域影像大数据，以实现区域内医院的医学影像资源的共享与整合。

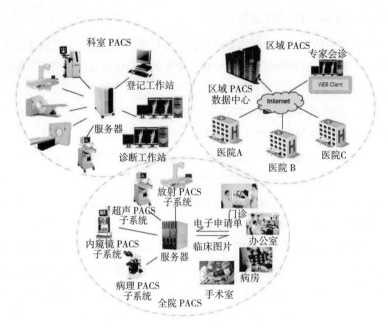

图 9-14 PACS 系统按应用范围的分类

2. PACS 系统的组成

一个 PACS 系统主要包括有图像采集、传输存储、处理、显示以及打印的功能。其硬件主要有接口设备、存储设备、主机、网络设备和显示系统。软件的功能包括通信、数据库管理、存储管理、任务调度、错误处理和网络监控等，如图 9-15 所示。

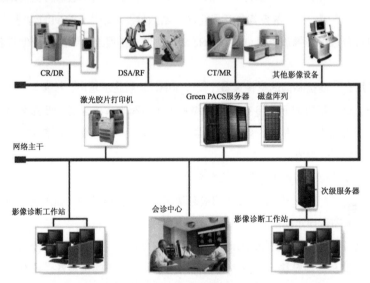

图 9-15 PACS 系统构成示意图

（1）图像的采集系统。

图像采集设备是 PACS 系统的前级设备，采集的图像质量决定了 PACS 系统实际使用的价值。临床采集的图像有两种类型：一种是静态图像，如胸部的 X 光照片；二是动态图像，为一段或多段连续的图像序列，如心脏超声可以采集一个或多个心动周期的图像。对于不同的医学影像源，使用不同的成像设备和成像技术。实际应用的一些医学影像设备有：

① X 射线摄像系统。医学 X 射线摄像系统是采用 X 射线源获取医学影像的设备，主要有胶片 X 射光机、

计算机成像X射线机（CR）、数字X射线机（DR）、断层扫描X射线机（CT）和血管数字减影（DSA）设备。这些设备在临床医学中获取的一些医学影像如图9-16所示。

② 核磁共振摄像系统。医学核磁共振摄像系统是利用核磁共振技术成像的设备。这种设备产生的强磁场与人体成像部位集体组织的原子核相互作用，机体组织的原子核及其所处的生理条件在磁场的作用下产生共振，改变所在位置的磁场强度而生成图像。核磁共振成像技术减少了CT机对人体组织细胞的损害，但又可以测出机体病变前的微小生理变化。由核磁共振影像设备获取的医学图像如图9-17所示。

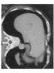 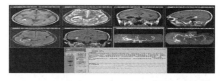

图9-16　X光片、DSA影像、CT影像　　　图9-17　核磁共振成像技术获取脑部的影像

③ 超声成像设备。医学超声成像系统是利用超声波技术成像的设备。这种成像技术应用了超声波的反射、折射、衰减等物理特性。设备将超声波发射到体内并在组织中传播，当病理组织的声抗与正常组织有差异时，产生回声信号，被设备接收并构成一幅二维切面声像图。临床中应用的常用设备有A型、M型、B型和C型超声诊断设备。图9-18是B型超声诊断仪获取的医学影像。

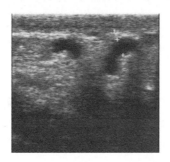 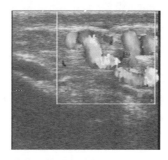

图9-18　超声成像技术获取的前列腺影像

④ 正电子发射计算机断层成像设备（Positron Emission Computed Tomography，PET）。正电子发射计算机断层成像是现代核素脏器显影检查技术的一种新型仪器设备。用于检查人体组织器官功能性的改变。它的显像技术分别采用了医用回旋加速器、热室和PET扫描仪等。它将极其微量的正电子核素示踪剂注射到人体内，然后采用特殊的体外测量装置探测这些正电子核素在体内的分布情况，通过计算机断层显像方法显示人的大脑、心脏及人体其他主要器官的结构和代谢功能状况。PET是目前唯一可在活体上显示生物分子代谢、受体及神经介质活动的新型影像技术，是一种代谢功能显像，能在分子水平上反映人体的生理或病理变化。现已广泛用于多种疾病的诊断与鉴别诊断、病情判断、疗效评价、脏器功能研究和新药开发等方面。

（2）影像传输存储管理系统。

图像的传输存储过程是将采集到的图像按一定的格式、一定的组织原则存储到物理存储介质上，然后按需求通过网络传输到各影像工作站或其他用户系统。图像传输存储管理系统就是实现对这一过程的操作。通常图像可以使用的存储格式为TIF、TGA、GIF、PCX、BMP、AVI、MPEG、JPEG、DICOM。为了保证医学图像能完全还原为原图式样，同时又有较高速的传输速率，对图像必须采用无失真压缩。目前几种实用压缩标准为ISO（国际标准化组织）和ITU（国际电信联盟）制定的JPEG、H.261以及MPEG等。

常用的存储介质有：①硬磁盘——用于临时存储采集的图像或显示的图像，在图像采集工作站上或者专门的图像服务器上皆配备该设备。②光盘存储器——即CD-R盘片，一张盘片存储量可达到650 MB或更大，多张光盘可组成光盘塔、光盘阵，以实现大量数据的存储。③流磁带（库）。

(3)影像工作站。

影像工作站主要完成的功能有病案准备、病案选择、图像的处理、文件编制、病案介绍。根据实际应用需求出发,影像工作站可分为影像诊断工作站、影像后处理工作站和影像浏览工作站。为了保证影像诊断的视觉效果,要求影像工作站的显示分辨率为 1 024×1 024 的 1 KB 视窗或 4 096×4 096 的 4 KB 视窗。影像工作站上的图像后处理主要包括图像放大缩小、灰度增强、锐度调整、开窗以及漫游等,图像面积、周长、灰度等的测量,如图 9-19 所示。

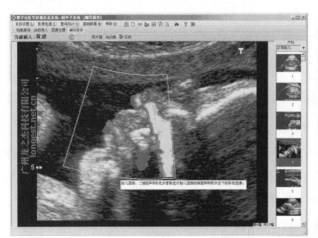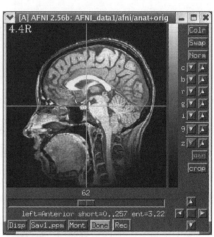

图 9-19　影像工作站的浏览与测量处理图示

(4)影像拷贝输出系统。

影像拷贝输出系统主要是生成规范的、包括图像的诊断报告单。图像打印时用户可以选择 1～4 幅图像,呈方阵排列,如果配备彩色激光或喷墨打印机则可打印基本满足医学需要的报告单。同时影像硬拷贝输出实现将各种医学图像文件通过 DICOM 网络打印输出到医用胶片或医用打印纸。

3. 放射信息系统

放射科信息系统(Radiology Information System,RIS)是管理放射科内所有患者资料和科室日常工作的综合管理信息系统。RIS 系统的建立,对现代医院的放射检查过程实现了规范管理,从而提高放射检查工作的效率,充分发挥设备作用,以利于提高经济效益;而且还可以提高放射医生的工作质量,提高检查的准确性,对提高医院整体的医疗质量和效益有着非常重要的作用。

(1)放射科的工作流程。

放射科的医疗诊断工作过程分为拍片获得图像和通过医生读片并做出诊断的两个阶段。拍片阶段包括了病人的检查预约、检查流程的登记与管理、各种操作记录的生成、检查费用的记录与审核、图像的洗印与登记。医生读片阶段包括阅片分析、书写初步报告、病例讨论、报告审核、报告归档、随诊过程等。这个过程主要是放射科影像医生判断疾病的过程。

围绕这一诊断过程,放射科产生了一系列的管理过程以协助放射科医生完成医疗诊断。这些管理过程包括检查科室的管理、经济管理、检查报告处理、检查工作数、工作质量管理。因此,放射科室 RIS 系统的主要作用就是帮助放射科的技术人员和医生处理在医疗诊断的两个阶段中所需要的大量信息,以提高检查的工作效率、减少差错、方便医生获得信息。

(2)RIS 的组成。

根据放射科的工作流程及内容,RIS 系统应具有预约、登录、检查安排、诊断报告、查询检索、统计分析、系统管理等功能。因此,RIS 系统应包含以下几部分模块,如图 9-20 所示。而系统的逻辑功能归类组合为申请预约与登记、检查报告处理两大子功能。对应形成两大子系统。

① 申请预约与登记子系统。该部分的主要功能是提供申请的录入与预约，检查登记与确认，计价等功能。系统可以接受病房或门诊送来的检查申请，也可以支持直接录入的功能，系统根据这些申请和实现准备好的安排表做出检查日程安排并通知申请病房。当病人来做检查时，系统对检查的项目内容进行确认登记。这些登记数据是以后医生书写报告、

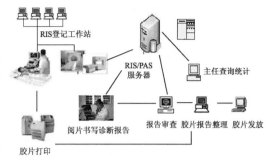

图 9-20 RIS 系统结构图示

进行计价的基础。系统利用每天登记数据生成检查登记单，完成放射检查数量的统计。

② 检查报告处理子系统。提供报告的书写、修改、打印和浏览等功能。系统提供了各种检查模板、词库以提高医生书写报告的效率和质量。放射科的随诊工作是提高医生诊断水平的一种重要手段。每过一段时间，放射科将先前做过的诊断的病历进行回顾，将放射科的诊断和手术诊断、病理诊断和出院诊断进行对比，同时结合读片，使医生能够更加全面地掌握影像和疾病的联系。随诊工作的主要作用就是提供病历及其他检查报告的阅读工具。

RIS 系统不仅仅可以采集病人信息和形成诊断报告，而且可以把这些信息充分利用分析并加以深化。使病人信息、疾病诊断、图像信息、教学、科研等资源得到积淀和升华。通过科室 RIS 系统的建立，提升科室的管理水平，培养有素质的技术队伍，优化工作流程和方便病人，有利于医、教、研的综合发展。

4. HIS、RIS 和 PACS 之间的关系

按照目前放射科实际的临床工作过程，可以形成"检查申请、检查科室预约与安排、检查与诊断、书写报告、报告传送归档"的 RIS 工作流程，如图 9-21 所示。

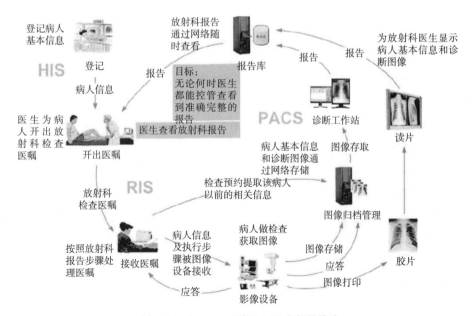

图 9-21 HIS、RIS 和 PACS 之间的关系

医生在医生工作站上根据病人情况填写检查申请，然后由病人通过计算机网络在 RIS 系统预约或直接在报到登记处进行检查预约。在指定的预约时间，RIS 系统自动将病人基本信息以及历史影像资料预存到检验设备的联网工作站，病人进入拍片检查。检查完毕，所有检查信息将反馈给 RIS 系统，影像文件自动存储在 PACS 系统内，可根据需要为病人打印影像胶片；同时病人影像信息传输到影像诊断工作站，放射科医生开

始读片并在计算机系统中书写检查报告。对于一些特殊的病例，还需要进行讨论以形成书写报告。最后形成可发送给临床医生的最终报告，并将诊断报告存储于 RIS 系统的数据库中。门诊与住院部的医生工作站可以通过计算机网络调阅病人的检查影像与诊断报告。

9.2.3 公共卫生信息系统

随着卫生信息化的发展，公共卫生与医疗服务二者之间的联系越来越紧密。疾病监测工作，需要从医院信息系统中自动获取数据；而临床医生也需要掌握公共卫生事态变化情况和使用流行病学方法，研究临床治疗和疾病预防的业务。

公共卫生信息系统

我国卫生信息化工作划分为公共卫生和医疗服务两个领域的信息化。医疗服务信息化是以患者信息为中心的信息化。公共卫生信息化所关注的是整体人群的信息、人群健康状态变化、健康相关行为、健康影响因素以及措施干预效果等信息，需要研究的是如何发现影响健康的危害因素以及居民行为对健康的影响等问题。

随着社会经济的发展和生活水平的提高，人们期望高质量的生活和健康长寿，越来越关注绿色环境、卫生保健和疾病预防的问题。为了建立健全的突发公共卫生事件应急机制、疾病预防控制体系、医疗救治体系和卫生执法监督体系，就必须在全国范围内建立完备无阻隔的公共卫生信息平台，因此，公共卫生信息系统的建设与应用必然成为国家公共卫生建设的重要关键环节。本节将介绍公共卫生信息系统以及一些相关的外延信息系统，如社会医疗保险系统、社区卫生服务系统。

1. 公共卫生信息系统概述

公共卫生是组织社会共同努力改善环境卫生条件，控制传染病和其他疾病流行，培养良好的卫生习惯和文明的生活方式，提供医疗卫生服务，达到预防疾病、促进大众身体健康的一门科学。它涵盖了疾病预防、健康促进、提高生命质量等所有和公共健康有关的内容。它是以群体为中心的社区医学，具有以人为本，以全体人群为对象，以社区为基础，以政策为手段，以健康促进为先导的特点，进而演变为一种社会管理职能。而公共卫生信息系统则是服务于公共卫生系统的信息平台。

中国公共卫生系统主要由各级医疗行政部门、医院、疾病预防与控制机构、卫生监督机构组成。相对应的，国家公共卫生信息系统主要实现对这些机构所涉及的各种信息进行规划和管理。由于公共卫生服务面向对象的群体性与覆盖涉及领域的广泛性，所以，我国公共卫生信息系统的层次管理特征必然是面向社会的以国家、省地市、县医疗卫生行政部门系统逐级归属为主纵向脉络，各级横向包括疾病监测、卫生监督、医疗救治 3 大主要子系统。

国家公共卫生信息系统建设的总体目标是综合运用计算机技术、网络技术和通信技术，构建覆盖各级卫生行政部门、疾病预防控制中心、卫生监督中心、各级各类医疗卫生机构的高效、快捷、通畅的信息网络系统，网络触角延伸到城市社区和农村卫生室；加强法制和标准化建设，规范和完善公共卫生信息的收集、整理、分析，提高信息质量；建立中央、省、市三级疫情和突发公共卫生事件预警应急指挥系统平台，提高公共卫生管理、医疗救治、科学决策以及突发公共卫生事件的应急指挥能力。

2014 年，原国家卫计委提出"以信息化推动医疗卫生现代化，逐步建立统一高效、资源整合、互联互通、信息共享、透明公开、使用便捷、实时监管的卫生信息系统"的战略目标，提出了"4631-2 工程"，如图 9-22 所示。其中：

"4" 代表 4 级卫生信息平台，分别是：国家级人口健康管理平台，省级人口健康信息平台、地市级人口健康区域信息平台及县县级人口健康区域信息平台。

"6" 代表 6 项业务应用，分别是：公共卫生、医疗服务、医疗保障、药品管理、计划生育、综合管理。

"3" 代表 3 个基础数据库，分别是：电子健康档案数据库、电子病历数据库和全员人口个案数据库。

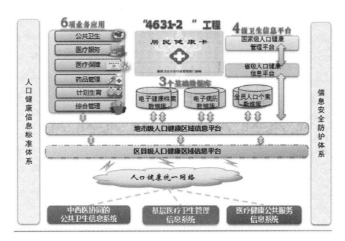

图 9-22　4631-2 工程

"1"代表 1 个融合网络,即人口健康统一网络。

"2"代表人口健康信息标准体系和信息安全防护体系。依托中西医协同公共卫生信息系统、基层医疗卫生管理信息系统、医疗健康公共服务系统打造全方位、立体化的国家卫生计生资源体系。

2. 公共卫生信息系统结构

围绕国家公共卫生信息系统建设的总体目标,公共卫生信息系统建设的目标是在国家卫生信息网建设项目基础上,进一步拓展网络覆盖面。依托国家公用数据网,完善预防、保健机构的网络功能。在有条件的农村地区,逐步将网络延伸到乡镇,在城市地区,实现预防、保健机构之间和与卫生行政、医疗机构之间互联互通,资源共享。加强公共卫生领域信息资源的收集、开发和利用。制定公共卫生信息收集、传输和利用的标准和规范,建立和完善国家和地区公共卫生资源、健康与疾病、预防服务、妇幼保健数据库,通过公共卫生信息网站,向社会和居民提供信息咨询、健康教育等服务,不断扩大信息资源利用程度,充分发挥公共卫生信息资源的价值。

（1）国家公共卫生信息系统的总体架构。

根据国家公共卫生信息系统建设的总目标,国家公共卫生信息系统纵向网络建设是形成"五级网络、三级平台"。五级网络就是依托国家公用数据网,综合运用计算机技术、网络技术和通信技术,建立连接乡镇、县（区）、地（市）、省、国家五级卫生行政部门和医疗卫生机构的双向信息传输网络,形成国家公共卫生信息虚拟专网;三级平台就是在地（市）、省、国家建立三级公共卫生信息网络平台实现纵向到底。其总体架构如图 9-23 所示。

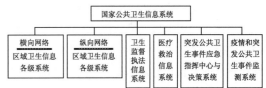

图 9-23　国家公共卫生信息系统结构图示

（2）一般公共卫生信息系统的结构。

任何一级的公共卫生信息系统都是面向其各级卫生行政部门、专业服务机构,以管理、分析、决策、应急指挥为主的系统,公共卫生信息包括的内容如图 9-24 所示,它囊括了疾病监测的信息、卫生监督的信息,以及响应事件产生的相关决策控制及处理信息。因此,公共卫生信息系统必须具备管理公共卫生信息资源、管理公共卫生服务、实施卫生监督和疾病预防控制管理、处理突发公共事件、进行公共卫生决策分析和发布公共卫生信息等功能。它的系统结构如图 9-25 所示。

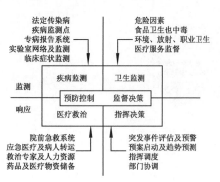
图 9-24 公共卫生信息包含内容

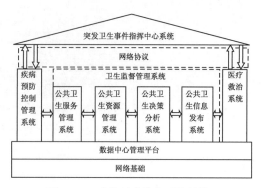
图 9-25 公共卫生信息系统结构

其中,每个子系统按照业务需求,实现不同的功能。

① 公共卫生资源管理系统。采集区内各种卫生资源的信息,并形成动态维护机制,建立公共卫生资源信息库,为公共卫生管理和突发事件应急处置提供基础数据。本系统需要从各方面采集数据,形成如下几个方面的资源信息:财务统计信息、医疗机构信息、医务人员信息、医疗设备信息、床位分布信息、手术室分布信息、药品储备信息、采供血信息等。需要建立动态的信息报送或数据采集机制,保证公共卫生资源信息的及时性和准确性。

② 数据中心管理平台系统。建立一个统一的数据管理平台来完成公共卫生数据的采集、交换、存储、加工。把分散在各基层医疗机构应用系统里的数据,按需集中到区卫生局,对其进行统一的数据处理、信息整合和管理,以满足不同层次的应用系统的需要。数据中心管理平台应当包括如下功能:数据采集、数据处理、数据服务、数据中心控制。

③ 公共卫生信息发布系统。通过建立公共卫生信息发布系统,做到公共卫生信息公开、透明。

④ 公共卫生决策分析系统。完成卫生信息的统计分析,生成决策支持方案,辅助决策部门领导最终形成指导政策等。

系统通过数据中心管理平台,从各相关数据源系统采集数据,同时实现这些系统之间的数据交换,主要数据源是分布在相关机构的业务系统,包括:疾控中心、卫生监督所、所属层级的各级医院、各社区卫生服务中心和服务站、预防中心、妇幼保健所、牙防所、血站、医疗救护站等单位,同时还需要和本层级卫生系统以外的单位交换数据,包括:上级卫生局及相关上级卫生机构、人口与计生委、公安局(人口与户籍信息)、建委系统(地理信息)等。利用上述采集得到的数据,建立本层级公共卫生数据中心,由数据中心管理平台统一管理,实现统一的数据存储和管理、数据处理和加工以及对外的数据服务。数据中心内部按照业务分类,需建立类别不同的集成数据库,即公共卫生资源数据库、居民健康档案库、疾病控制数据库、卫生监督数据库、医疗业务数据库和卫生服务数据库。基于本层级公共卫生数据中心,建立面向本层级公共卫生监督管理的应用系统,包括公共卫生资源管理系统、公共卫生服务管理系统、卫生监督管理系统、疾病预防控制管理系统、应急处置及指挥系统、医疗救治系统、公共卫生决策分析系统和公共卫生信息发布系统。

3. 公共卫生与医疗保障体系

(1)医疗保障体系与社会医疗保险。

医疗保障体系就是国家和社会针对国家现今的状况,依法制定的有关疾病的防治、治疗等保护公民生命和权利不受侵犯的各项的总和,它包括的内容涉及医疗设施、医保人才、医保资金、疫病控制、妇幼保健、健康教育、卫生监督方面。尤其当国家经济增长速度减慢,人口老龄化,疾病谱的改变和高新医药技术涌现,就可能使得医疗费用不断增长。为了遏制增长过快的医疗开支,政府需要完善的社会医疗保险政策来处理和平衡医疗费用的开支计划，以保障人们能享受到公平合理的医疗与健康保健服务。

社会医疗保险（Social Medical Insurance）是指根据法律、法规向法定范围内的劳动者及其供养的亲属提供预防和治疗疾病的全部或部分费用，保障其基本医疗需求的社会保险项目。社会医疗保险是一种社会经济行为，由特定的组织机构（如医疗社会保险局）通过某种带强制性的规范或自愿缔结的契约，制定一系列政策、规定，在一定区域的社会群体中筹集医疗、保健资金，并为该群体的每一成员在发生医疗风险时，提供医疗服务，并公平分担因疾病而招致的经济风险。

我国目前的医疗保障制度架构是以城镇职工基本医疗保险制度模式为社会医疗保险的主体，同时针对基本医疗保险的制度缺陷，发展了各种形式的补充医疗保险和商业医疗保险，并针对弱势群体建立了相应的医疗救助制度。

（2）医疗保险信息管理系统。

医疗保险信息管理系统（Medical Insurance of Management Information System，MIMIS）是指利用计算机、网络通信技术对医疗保险信息进行采集、传输、存储、处理，从而为医疗保险提供全面的、自动化管理的信息系统。其宗旨是建立在国家劳动部开发的核心平台基础之上，系统代码及数据库指标、社会保障卡严格按照劳动部的统一规定执行。

医疗保险信息管理系统主要由单位申报子系统、医保业务子系统、医保结算子系统、医保财务子系统、统计监测子系统、用户查询子系统、定点医院管理子系统、定点药店管理子系统等组成。

9.3 医学大数据与数据挖掘

随着信息技术的快速发展，强大的数据存储、计算平台、物联网及移动互联网技术在生物医学领域中的广泛应用，数据的扩展速度和覆盖范围是前所未有的，但数据的格式种类繁多，数据的来源也纷繁复杂。通过对医学各种信息的分析和深入应用，势将对提高医疗质量，强化患者安全，降低风险，降低医疗成本等方面发挥巨大的作用。

9.3.1 医学大数据

健康医疗大数据涵盖人的全生命周期，既包括个人健康，又涉及医药服务、疾病防控、健康保障和食品安全、养生保健等多方面数据的汇聚和聚合。生物医学大数据广泛涉及人类健康相关的各个领域：临床医疗、公共卫生、医药研发、医疗市场与费用、个体行为与情绪、人类遗传学与组学、社会人口学、环境、健康网络与媒体数据（见表9-6）。

大数据具有4V特点：数据量大（Volume）、产生速度快（Velocity）、数据多样性（Variety）和价值密度低（Value）。

2015年国务院发布《促进大数据发展行动纲要》，指出"构建电子健康档案、电子病历数据库，建设覆盖公共卫生、医疗服务、医疗保障、药品供应、计划生育和综合管理业务的医疗健康管理和服务大数据应用体系"。2016年国务院办公厅发布的《关于促进和规范健康医疗大数据应用发展的指导意见》明确指出，"到2020年，健康医疗大数据相关政策法规、安全防护、应用标准体系不断完善，适应国情的健康医疗大数据应用发展模式基本建立"。2016年10月25日中共中央、国务院颁布的《"健康中国2030"规划纲要》明确提出"推进健康医疗大数据应用"。

表 9-6 生物医学大数据的主要来源

数据来源	具体类型
临床医疗	电子病历、医学影像、医疗设备监测等
公共卫生	疾病与死亡登记、公共卫生监测、电子健康档案、食品销售、营养标签等
医药研发	临床试验、药物研发、医疗设备研发等
医疗市场与费用	医疗服务费用、医疗设备销售记录、药店销售记录、医疗保险等
个体行为与情绪	实时视频、个体行为、健身记录、体力活动记录、缺勤记录、传感器等
人类遗传学与组学	基因组学、转录组学、蛋白质组学、代谢组学等
社会人口学	性别、年龄、婚姻状况、经济收入等
环境	环境、污染、犯罪、交通等
健康网络与媒体	健康网站、通信运营商、微博、微信、论坛等

1. 医学大数据的应用

医学大数据的应用经历着"数据→信息→知识→行动"的过程。医学大数据技术在医疗卫生行业发挥着巨大的作用，正快速有效地提升医疗效率和医疗效果。

采集、分析并挖掘医学大数据中的高价值信息对于利用信息技术开展医学研究、提升临床医疗诊断水平、发现新药物、开展基因分析与各类生物实验等具有重要的意义。医学大数据的主要应用领域如图 9-26 所示。

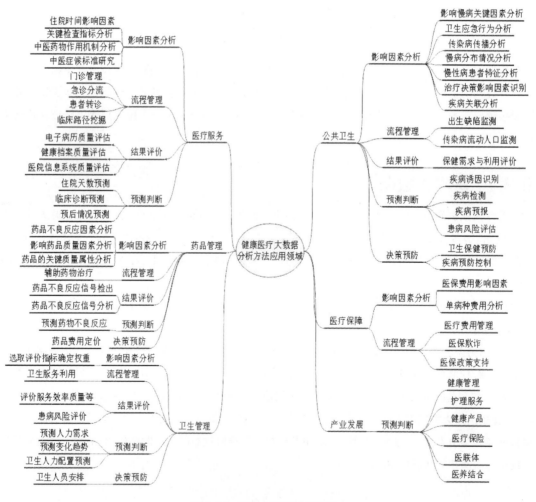

图 9-26 医学大数据应用领域

（1）在医疗服务中的应用。随着大数据技术的发展，医学研究由抽样的小样本研究进入到超大样本、甚至全样本研究时代，多学科、多维度数据是患者健康信息的主要特点，将离散的数据进行整合与规范化，对大量、关联性的疾病数据进行分析整理，建立疾病、症状、诊断、用药、手术、检查、检验之间的相关关系，形成知识图谱，可以探索疾病的关联关系，进行诊疗效果比较、合并用药研究、疾病特征和患者分析，有利于加深对疾病的了解，拓展科研发现，辅助临床诊断。

医学大数据可用于临床决策，精准地分析患者的体征、治疗费用和疗效数据，可避免过度治疗、避免副作用较为明显的治疗。通过进一步比较各种治疗措施的效果，医生可更好地确定最具效价比的治疗措施，可提醒医生避免出错，如药品不良反应、过度使用抗生素等，帮助医生降低医疗风险。

（2）在药品管理中的应用。在药品研究方面，可以避免临床试验法、药物副作用报告分析法等传统方法存在的样本数小、采样分布有限等问题，可以从海量的患者数据中挖掘到与某种药物相关的不良反应，由于样本数大，采样分布广，故其所获得结果更具有说服力。此外，医药公司能够通过用药大数据分析公众疾病药品需求趋势，确定更为有效率的投入产出比，从而合理配置有限研发资源。

（3）在卫生管理中的应用。自新医改以来，卫生事业管理者们在保基本、强基层、建机制等方面进行着不懈的探索。落实基本药物目录，药品流通体制改革，试行医保总额预付制，强化基层医疗机构收支两条线，重新合理布局综合医院，进一步解决目前居民"看病难、看病贵"的难题，开展医联体和集团医院建设，提高新农合的支付金额，医疗改革受到全社会的广泛关注。在医疗改革中，大数据扮演了重要的角色。

卫生事业管理机构以精准的医疗大数据为依据，扩大数据采集范围、精准帮扶、稳步推进分级诊疗，有助于卫生事业管理的科学决策；通过对各个地区医疗大数据的收集和分析，实时跟进医疗改革的效果，及时针对出现的问题进行解决和决策修正，有助于促进卫生事业管理的效率决策，实现医疗资源的高效配置等。

（4）在公共卫生中的应用。利用覆盖全国的电子病历数据及社区居民的医疗数据进行分析，可用于流行病、慢性病调查、趋势分析和预警，可以为进一步制定防治、干预计划提供有力的参考依据。通过提供准确、及时的公众健康咨询，提高公众健康风险意识、降低疾病风险。

目前，借助医学大数据的研究已经有很多重要成果，包括群体层面的疾病预防及诊疗体系的评价、特定疾病的机制阐释以及个体患者的疾病诊疗决策支持。未来，疾病预防及诊疗的新模式中涵盖临床数据、多种组学数据、环境暴露、日常生活习惯、地理位置信息、社交媒体及其他多种与个体健康和疾病状态相关的多维度数据，为大家提供高度个体化的预防及诊疗方案。

（5）在医疗保障中的应用。利用医疗大数据，进行大量样本的数据分析，可以对各类病症的用药及治疗方案进行监督，加强对医疗质量检查，有效提高医院整体临床医疗。还可以对医保费用进行影响因素分析、对单病种的费用等进行分析，从而可以有效地控制医疗服务过程中的违规现象，规范医保基金支出行为，提高医院医保管理水平，推动医疗行业的进一步发展。

（6）产业发展。医学大数据对健康管理、护理服务、健康产品、医养结合等产业发展也有着重要的作用。如，随着传感器科技的快速发展，许多糖尿病、心脏病等慢性病患者在家中测量的血压、血糖、体重、心律与心电图等数据都可以传回医院或健康管理中心，提供医疗人员作为诊断参考，从而为居民提供个性化健康事务管理服务。

2. 医学大数据与精准医学

随着二代、三代测序技术的突飞猛进，人类对于基础的分子生物学规律的认识日渐加深，对于人类疾病与健康的认识也逐步产生革命性的变化。全基因组、全外显子组、转录组、蛋白质组、DNA甲基化、微生物组等一系列组学数据即将成为临床诊断与治疗的重要依据。这些组学数据的基本特点是数据量庞大、结构复杂、分析难度大。这些生物医学大数据的广泛应用是实现传统医学模式向"精准医学"转变的必要前提和核心动力。

精准医学（Precision Medicine）就是以医学大数据为基础，应用现代遗传技术、分子影像技术、生物信息技术，结合患者生活环境和临床数据，实现精准的疾病分类和诊断，制定具有个性化的疾病预防和诊疗方案，包括对风险的精确预测，疾病精确诊断，疾病精确分类，药物精确应用，疗效精确评估，疗后精确预测等，如图9-27所示。

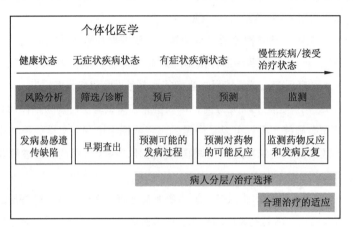

图9-27　基于医学大数据的精准医学

2015年2月，习近平总书记批示科技部和国家卫生计生委，要求成立中国精准医疗战略专家组。2016年3月17日发布的《中华人民共和国国民经济和社会发展第十三个五年规划纲要》全文，在第二十三章支持战略性新兴产业发展规划中，生物技术、精准医疗名列其中。

中国科学院2016年启动重点部署项目"中国人群精准医学研究计划"，将针对一些重要的慢性病的遗传信号开展疾病风险和药物反应的预警和干预研究，也将为今后全民普惠精准医疗奠定基础。

该计划将在大规模人群的数据基础上针对大量临床表型进行长期动态检测和分析，从而更好地揭示个体疾病与基因组和基因组修饰变异之间的相互关系，以真正实现精准医疗。

9.3.2　数据挖掘

数据挖掘又称知识发现（Knowledge Discovery in Database，KDD），即"从数据中挖掘知识"，是指从大量的数据中通过算法搜索隐藏于其中信息的过程。

数据挖掘是一种决策支持过程，它主要基于人工智能、机器学习、模式识别、统计学、数据库、可视化技术等，高度自动化地分析数据，做出归纳性的推理，从中挖掘出潜在的模式，帮助决策者调整策略，减少风险，做出正确的决策。数据挖掘包含了统计学、机器学习、模式识别、数据库和数据仓库、信息检索、可视化、算法、高性能计算等大量技术。

数据挖掘分为有指导的数据挖掘和无指导的数据挖掘。有指导的数据挖掘是利用可用的数据建立一个模型，这个模型是对一个特定属性的描述。无指导的数据挖掘是在所有的属性中寻找某种关系。

1. 数据挖掘过程

数据挖掘过程主要包括：定义问题、数据准备、数据预处理、建立模型、评价模型和知识应用。

（1）定义问题。在开始知识发现之前最先的也是最重要的要求就是了解数据和业务问题。必须要对目标有一个清晰明确的定义，即数据挖掘的目的什么。

（2）数据准备。定义所需要的数据，对收集的数据做初步分析，包括识别数据的质量问题、对数据做基本观察、除去噪声或不完整的数据，可提升数据预处理的效率，接着设立假设前提。

收集完整数据，建立数据挖掘库。如：数据描述，选择，数据质量评估和数据清理，合并与整合，构建元数据，创建数据挖掘库，维护数据挖掘库。

（3）数据预处理。因为数据源不同，常会有格式不一致等问题。因此在建立模型之前必须进行多次的检查修正，以确保数据完整并得到净化。

（4）建立模型。根据数据形式，选择最适合的数据挖掘技术并利用不同的数据进行模型测试，以优化预测模型，模型越精准，有效性及可靠度越高，对决策者做出正确的决策越有利。

建立模型是一个反复的过程。需要仔细考察不同的模型以判断哪个模型对研究问题最有用。可以先用一部分数据建立模型，然后再用剩下的数据来测试和验证这个模型。

（5）评价模型。模型建立好之后，必须评价得到的结果、解释模型的价值。从测试集中得到的准确率只对用于建立模型的数据有意义。经验证明，有效的模型并不一定是正确的模型。造成这一点的直接原因就是模型建立中隐含的各种假定，因此，直接在现实世界中测试模型很重要。

（6）知识应用。模型建立并经验证之后，将该模型应用于研究业务中或集成到业务信息系统中。

2. 数据挖掘方法

医学数据挖掘的常用方法有：回归分析、分类分析、聚类分析、关联分析、网络 Meta 分析和网络药理学等。

（1）回归分析。在统计学中，回归分析（Regression Analysis）指的是确定两种或两种以上变量间相互依赖的定量关系的一种统计分析方法。回归分析按照涉及的变量的多少，分为一元回归和多元回归分析；按照因变量的多少，可分为简单回归分析和多重回归分析；按照自变量和因变量之间的关系类型，可分为线性回归分析和非线性回归分析。

在实际研究中，一个因变量往往会受到其他多个自变量的影响，如糖尿病人的血糖可能与胆固醇、糖化血红蛋白和甘油三酯等多种指标相关。由多个自变量的最优组合共同来预测或估计因变量，比只用一个自变量进行预测或估计更有效，更符合实际。

（2）分类分析（Categorization or Classification）：是找出数据库中一组数据对象的共同特点并按照分类模式将其划分为不同的类，其目的是通过分类模型，将数据库中的数据项映射到某个给定的类别。分类方法主要有：决策树、朴素贝叶斯，神经网络等。

分类是根据以往的数据和结果对一部分数据进行结果的预测，是有监督的学习。分类预测主要有学习和分类两个阶段：利用数据进行模型参数的调节过程称为训练和学习，训练的结果是产生一个分类器或者分类模型，进而可以根据这个模型对测试数据进行预测，得到相应的类标签结果。

（3）聚类分析。

聚类分析（Cluster Analysis）是将观察单位分为若干类，满足同一类内的差别较小，而类与类之间的差别较大，如图 9-28 所示。

根据测量指标对各观察单位聚类，称为 Q 型分析；根据观察单位的测量值对指标进行聚类，称为 R 型分析。聚类分析常用的统计量为距离和相似系数。聚类分析的方法主要有 K 均值聚类法和系统聚类法。

聚类与分类的区别是：进行聚类前并不知道将要划分的组的个数和类型，没有定义标签或者目标值，聚类归于无监督学习。

（4）关联分析：又称关联挖掘，就是在交易数据、关系数据或其他信息载体中，查找存在于项目集合或对象集合之间的频繁模式、关联、相关性或因果结构。或者说，关联分析是发现数据库中不同项之间的联系，如图 9-29 所示。

在生物医学领域，很多现象之间都可能存在关联现象。某种疾病可能同时呈现不同的症状，而这些症状之间存在相互关联；不同的疾病之间可能也会存在关联。如有研究者已发现 PTPN22 和 HLA 是一型糖尿病和类风湿性关节炎的共同风险基因，患一型糖尿病会增加患类风湿性关节炎的风险。

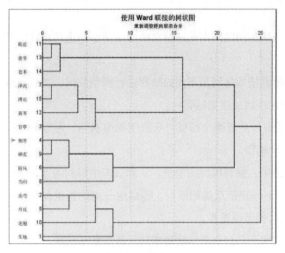

图 9-28 聚类分析

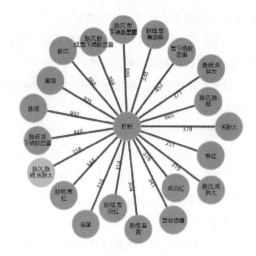

图 9-29 关联分析

（5）网络 Meta 分析。

网络 Meta 分析（Network Meta-Analysis，NMA）指利用包含 3 种及以上干预措施构成的证据体里的所有研究，结合直接比较和间接比较，基于 Meta 分析技术进行加权合并分析。其通过构造一个等级模型，处理抽样变异、干预措施异质性及研究比较间的不一致性，提供模型的最大似然比。

该方法可同时比较证据体中多个干预措施之间治疗效果差异，并按效果大小进行排序，从而为决策者制定临床指南提供重要参考依据，如图 9-30 所示。

Meta 分析是用于比较和综合针对同一科学问题研究结果的统计学方法，其已成为临床医生与科研工作者用于临床决策的一门不可或缺的技术。网络 Meta 分析作为传统 Meta 分析方法的拓展，将仅能处理两种干预措施的经典 Meta 分析扩展为同时处理多个干预措施的 Meta 分析方法，其最大优势在于可以对治疗同类疾病的不同干预措施之间的效果进行量化，并按照某一结局指标效果优劣进行排序，进而帮助决策者选择最优的治疗方案。

（6）网络药理学。

网络药理学是基于系统生物学的理论，对生物系统的网络分析，选取特定信号节点进行多靶点药物分子设计的新学科，如图 9-31 所示。

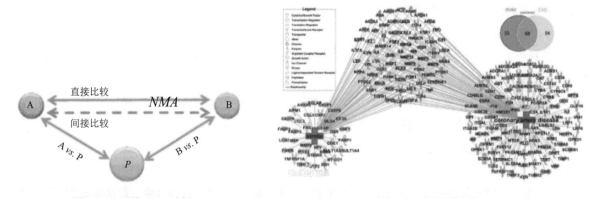

图 9-30 网络 Meta 分析　　　　　　　　　图 9-31 网络药理学

网络药理学强调从系统层次和生物网络的整体角度出发，解析药物及治疗对象之间的分子关联规律，其研究理念与中医药学的整体论思想不谋而合，被广泛应用于药物和中药活性化合物发现、整体作用机制阐释、药物组合和方剂配伍规律解析等方面，为中药复杂体系研究提供了新思路，为临床合理用药、新药研发等提供了新的科技支撑。

第 10 章　程序设计基础

在前面章节中，学习了计算机硬件的组成、学习了各种软件的设计思想、原理和使用方法，也认识到在计算机上进行的任何工作都是由程序完成的。

在多数院校，会有一门继"大学计算机基础"后称为"程序设计"的课程，这门课程会引导学生学习程序设计的方法。在本章中，我们要介绍程序设计的概念、程序是如何在计算机上运行的；设计程序时会要用到算法，什么是算法？算法在程序设计中有什么作用？还要介绍常用的程序设计语言和方法。这样做的目的是让学生理解、掌握用计算机解决实际问题的思路，培养包括计算思维思想在内的多元思维方式、动手解决问题的能力。

这是为展开后续课程"程序设计"开启入门思想。

10.1　程序设计的概念

从一般意义来说，程序（Program）是完成某项任务的一系列步骤的总和，通常是用某种程序设计语言编写出来的动作序列，它表达了人的系统性思维，它是一系列逐一执行的操作。打个比方，一台晚会的节目单（按某种语言书写）就是一个程序，用于（能读懂此种语言的人）使用节目单指导整台晚会每个节目的出场顺序，顾名思义，节目是按照事先确定好的顺序进行演出的。计算机听不懂人类的自然语言，所以需要用特定的语言与人交流，即平时说的 C/Java/Delphi/ 汇编等都是计算机的编程语言。因此程序是

程序与程序设计

用某种计算机能理解并执行的计算机语言来描述解决某一问题的方法和步骤，是一系列指令（Instruction）的集合，是计算机所能够执行的最基本的操作的集合。

计算机能直接执行的语言称机器语言，机器语言就是机器指令形成的语言，是用二进制编码，机器可直接执行。人类编写的程序（不管是用高级语言还是用汇编语言编写的）最终都会生成计算机能识别的二进制数据，这样计算机就能完成程序中的指令。

软件和程序并不是同一个概念。程序随计算机而产生，自从有计算机就有程序。而软件则相当于程序和程序相关的文档资料的总和，它是程序变为独立商品（产品）后的产物，通俗地说，软件 = 程序 + 文档。而描述（编制）程序的工作就是程序设计，同程序和软件的关系一样，程序设计（Programming）和软件开发（Software Development）也是两个意义相近，但又有区别的概念。软件开发包括需求文档、设计概要、详细设计、编码、测试、发布，而程序设计则主要是指程序代码的编写，是软件开发的一部分。但从程序设计教学来说，主张更广义地去理解程序设计，也就是说理解"程序设计"的概念时，要站在"软件开发"的角度做事。

广义上的程序设计并不是简单的编写程序代码，而是反映了利用计算机解决问题的全过程。使用计算机解决实际问题，通常是先要对问题进行分析并建立数学模型或提出对数据处理的需求，然后进行算法设计，并用某一种程序设计语言编写程序，最后调试程序，使之运行后能产生预期的结果，这个过程称为程序设计。通俗地说，程序设计 = 算法 + 数据结构（用什么样的数据类型表达问题）+ 方法 + 工具。

在整个程序设计的过程中，要涉及算法的设计、数据结构的设计、方法的设计和设计工具的选择。具体要经过以下 4 个基本步骤：

（1）分析问题，确定数学模型或方法。要用计算机解决实际问题，首先要对解决的问题进行详细分析，弄清楚问题的要求，包括需要输入什么数据、要得到什么结果、最后应输出什么。即弄清要计算机"做什么"。然后把实际问题简化，用数学语言来描述它，这称为建立数学模型。建立数学模型后，需选择计算方法，即选择用计算机求解该数学模型的近似方法。不同的数学模型,往往要进行一定的近似处理。对于非数值计算则要考虑对数据处理的需求和方法等问题。

(2)设计算法,画出流程图。弄清楚要计算机"做什么"后,就要明确要计算机"怎么做",即设计算法(Algorithm)。也就是把问题的数学模型或处理需求转化为计算机解题的步骤。解决一个问题,可能有多种算法(就是解题思路)。这时,应该通过分析、比较,挑选一种最优的算法。算法设计后,要用流程图把算法形象地表示出来。

(3)选择编程工具,按算法编写程序。当确定了解决问题的算法后,还必须将该算法用某种程序设计语言编写成程序,这个过程称为编码(Coding)。最初的计算机是直接使用二进制机器指令代码来编写程序,后来出现了汇编语言,现在一般采用高级语言编写程序。但无论程序是用什么语言开发的,最终被计算机执行前都必须被翻译为机器指令形式,计算机只能够执行二进制指令。

(4)调试程序,分析输出结果。编写完成的程序,不一定完全符合实际问题的要求,还必须在计算机上运行这个程序,排除程序中可能的错误,才能得到结果。这个过程称为调试(Debugging)。即使是经过调试的程序,在使用一段时间后,仍然会被发现尚有错误或不足之处。这就需要对程序做进一步的修改,使之更加完善。

在以上解题步骤中,第(2)步是核心。在程序设计或软件开发中,关键是如何设计出一个解决问题的算法。因此在编写程序之前,首先要分析问题,形成自己的算法。对程序设计的初学者来说,可以先借鉴别人设计好的算法来解决问题,多思考,多实践,编程多了,自然会自己设计算法。

算法的优劣直接反映出解题思想和方法的好坏。一个好的算法可以很快(在很短的时间)解决问题,而一个一般的算法可能需要很长时间才能解决问题,甚至不能或不能按期解决问题。所以算法是程序设计中的核心。解决问题的算法不是仅从程序设计课程中学习到,它是一种方法、或是一种思想,需要从各个知识领域中学习,从已经具备的知识中总结。

10.2 算法

由于程序的动作序列包含了对数据的存取访问和运算,对数据合理描述、组织、存放和读取,关系到程序的正确和高效运行。

算法是求解特定问题的一组有限的操作序列,为解决问题而采用的方法和步骤,是解题方案的准确而完善的描述。它定义了良好的计算过程,它取一个或一组值作为输入,并产生出一个或一组值作为输出。算法在描述中,无论是形成解题思路还是编写程序,都是在实施某种算法,不同的是,解题思路是推理的实现,编写程序是操作的实现。在计算机科学中,算法要用程序设计语言实现。算法的质量直接影响程序运行的效率,算法是程序设计的基础。

算法

10.2.1 算法的概念

算法的概念由来已久。计算机诞生之前,算法一直是属于数学的范畴,主要就是寻找解决特定问题所需要的一组操作序列。一个著名的例子就是古希腊数学家欧几里得(Euclid)所发现的求两个正整数 m 和 n 的最大公约数问题。根据欧几里得提供的方法,问题可以通过反复执行以下3步操作来求解。

第1步:比较 m 和 n 这两个数,将 m 设置为较大的数,n 为较小的数。

第2步:m 除以 n,得到余数 r。

第3步:若 r 等于0,则 n 就是最大公约数,否则将 n 赋值给 m,r 赋值给 n,返回到第2步。

这就是算法，在小学算术中称为辗转相除法。

还可以将算法看作是一种工具，用来解决一个具有良好规格说明的计算问题。有关该问题的表述可以用通用的语言，来规定所需的输入/输出关系。

例如，假设需要将一列数按非降序进行排序。

输入：由 n 个数构成的一个序列 $<a_1, a_2, \cdots, a_n>$。
输出：对输入序列的一个排列（重排）$<a_1, a_2, \cdots, a_n>$，使得 $a_1 \leq a_2 \leq \cdots \leq a_n$。

自古以来，人们为解决各种数学问题创造过许多算法。我国古代数学中蕴涵着更为丰富的算法内容和思想，割圆术、秦九韶算法等都是很典型的算法。计算机的诞生，使古老的算法又重新充满了活力。多次重复执行简单的预定操作，刚好能够发挥计算机的特长。随着计算机应用的扩大，算法的应用早已超出了数学的范畴，成为解决数值计算问题和非数值计算问题的普遍方法。

下面再看一个非数值计算方面的例子。有 9 枚铜币，其中有 1 枚略轻的是假币，用一台没有砝码的天平将假币找出来，应如何找？

第 1 步：将 9 枚铜币平均分成 3 组，将其中两组放在天平的两边。如果天平平衡，则假币必定在另外一组。如果天平不平衡，则假币必定在较轻的一组。

第 2 步：将有假币的一组金币中，取出两枚铜币，分别放在天平的两边。如果天平平衡，则假币必定是剩余的。如果天平不平衡，则假币必定在较轻的一边。

这一算法的特点是，称重一次去掉一半铜币，把搜索范围缩小一半。当然，本例还有多种解法。

10.2.2 算法的特性

算法具有 5 个基本特性：输入、输出、有穷性、确定性和有效性。

（1）输入和输出（Input and Output）。算法具有零个或多个输入。输入是指在执行算法时从外界获得数据，如在判断某数是否为素数的算法中，必须要先获得被判断的数，输入参数是必要的。而计算 5! 的算法，或输出一个随机数序列，这样的算法不需要任何参数，因此算法的输入可以是零个。算法至少有一个或多个输出，算法一定需要输出，设计算法的目的是解决问题，要看到问题是否被解决，总要得到有关信息，故没有输出的算法是没有意义的。输出的形式可以是返回一个或多个值，通过计算机屏幕显示，也可以把计算结果写入到文件中。例如，判断一个数是否为素数的算法中，总要得到最后的判断结果。

算法的特性与评价

（2）有穷性（Finiteness）。根据图灵理论，只要能够被分解为有限步骤的问题就可以被计算机执行。这里有两层意思，一是算法必须是有限步骤，第二是能够将这些步骤设计为计算机所执行的程序。反过来，如果一个问题不能被有效地分解为有限的步骤，那就是说问题的解决方案是计算机所不能实现的。因此算法中执行的步骤总是有限次数的，不能无止境地执行下去，不能出现无限循环，并且每一个步骤在可接受的时间内完成。例如，计算圆周率 π 的值，可用如下公式：

$$\frac{\pi}{4} = 1 - \frac{1}{3} + \frac{1}{5} - \frac{1}{7} + \cdots$$

这个多项式的项数是无穷的，因此，它是一个计算方法，不是算法。要计算 π 的值，只能取有限个项数。例如精确到第 5 位，那么，这个计算就是有限次的，因而才能称得上算法。如果有某个算法，计算机需要算上若干年才会结束，虽然在数学上是有穷的，但在实际中也没有任何意义。

（3）确定性（Definiteness）。算法中的每一步操作都必须具有确切的含义，不能有二义性。算法在一定条件下只有一条执行路径，相同的输入只能有唯一的输出结果。例如，算法中如此描述"把 m 乘以一个数，将结果放入 sum 中",这是不确定的,不知道将 m 与哪个数相乘。

（4）有效性（Effectiveness）。算法中的每一步操作必须是可执行的,每一步能够通过有限次执行完成,并应能得到一个明确的结果。例如,在算法中有 m 除以 n 的操作步骤,若此时 n 为 0,则此操作在程序中是不能被有效地执行的,应修改此算法,增加判断 n 是否为 0 的步骤,若 n 为 0 则给出提示信息,否则进行除法操作。有效性意味着算法可以转换为程序上机运行,并得到正确的结果。

10.2.3 算法的评价

针对某个问题的算法在很多情况下不是唯一的,对于同一个问题可以有多种解决问题的算法,一个算法又可能由若干个不同的程序实现。在算法设计中,只强调算法的特性是不够的。一个算法除了满足上面的 4 个特性之外,还应该有一个质量问题。在不同算法中有好有差,对于特定的问题、特定的条件,通过比较总会得到相对满意的算法,设计高质量算法是设计高质量程序的基本前提。

算法的设计与描述

1. 算法评价标准

如何评价算法的质量呢？不同时期、不同环境、不同情况其评价标准可能不同,但一些基本评价标准是相同的。目前,评价算法质量有 4 个基本标准。

（1）正确性。一个好的算法必须保证运行结果正确,在输入、输出和加工处理无歧义性,能正确反映问题的需求,能够得到问题的正确答案。算法的正确性不能靠主观臆断,必须经过严格验证,一般不能说绝对正确,只能说正确性高低。目前程序正确性很难给出严格的数学证明,程序正确性证明尚处于研究阶段。一般算法的"正确"性大体分为以下四个层次：

① 算法程序没有语法错误。
② 算法程序对于合法的输入数据能够产生满足要求的输出结果。
③ 算法程序对于非法的输入数据能够得出满足规格说明的结果。
④ 算法程序对于精心选择的甚至刁难的测试数据都有满足要求的输出结果。

第一层的要求最低,仅仅要求没有语法错误,但这样往往不会是一个好的算法。第四层要求太高,不可能逐一验证所有的输入都得到正确的结果。要证明一个复杂算法在所有层次上都是正确的,几乎不可能。一般把第三层次作为一个算法正确性的标准。

（2）可读性。一个好算法应有良好的可读性,便于阅读、理解和交流。好的可读性有助于保证好的正确性。可读性是评判算法好坏的重要标准。可读性不好,晦涩难懂的算法往往隐含错误,不易被发现,也难于调试和修改。科学、规范的程序设计方法（如结构化方法和面向对象方法）可提高算法的可读性。

（3）通用性。一个好算法要尽可能通用,可适用一类问题的求解。算法是可复制的,在相同的输入下多次执行要有相同的输出。例如,设计求解一元二次方程 $2x^2+3x+1=0$ 的算法,该算法应设计成求解一元二次方程 $ax^2+bx+c=0$ 的算法。

（4）高效率。效率包括时间和空间两个方面。一个好的算法应执行速度快、运行时间短、占用内存少。效率和可读性往往是矛盾的,可读性要优先于效率。目前,在计算机速度比较快、内存容量比较大的情况下,高效率已处于次要地位。

2. 算法效率的度量

通常算法效率的度量分为时间度量和空间度量。

（1）时间度量。算法的执行时间需要依据该算法编制的程序在计算机上运行时所消耗的时间来度量。执行时间的度量要确定问题规模大小和算法一次执行中"主要操作的次数"。问题的"规模"是指算法的数据输入量,如:数据对象中有 n 个元素(算法执行时 n 的值是确定的,如 $n=500$),n 是问题的规模。主要操作是指决定算法执行时间的操作,如赋值操作、比较操作等(其余操作可以忽略不计)。例如,排序算法中,比较运算是主要操作,根据算法执行路线,计算在规模为 n 的条件下比较操作执行的次数。

算法执行时间大致等于计算机执行一种主要操作(如赋值、比较等)所需的平均时间与问题规模的乘积。因为执行一种主要操作所需的平均时间随机器而异,它是由所使用机器的软硬件环境决定的,与算法无关,所以只需讨论影响算法执行时间的另一因素——算法中进行"主要操作"的执行次数。通常把算法中进行主要操作的次数的多少称为算法的时间复杂度,它是一个算法执行时间的相对度量。

当算法简单时,复杂度容易计算,当算法比较复杂时,复杂度的计算就相对困难。实际上,一般也没必要计算出算法的精确复杂度,只要大致计算出相应的数量级即可。

若解决问题的规模为 n,那么算法的时间复杂度就是问题规模 n 的一个函数 $f(n)$,是该算法的时间耗费,假定时间复杂度记作 $T(n)$(Time Complexity)。

$$T(n)=O(f(n))$$

它表示随着问题规模 n 的增大,算法的执行时间的增长率与 $f(n)$ 的增长率相同,可将时间复杂度表示为 $O(n)$。一般情况下,随着 n 的增大,$T(n)$ 增长最慢的算法为最优算法。

算法的复杂度采用数量级表示后,将给计算复杂度带来很大的方便,这时只需分析影响一个算法的主要部分即可,不必对每一步进行分析。同时对主要部分的分析也可简化,只需分析循环内简单操作的次数即可。例如,下面 C 程序的时间复杂度为 $O(n^2)$:

```
void select_sort(int *x, int n)
{
    int i,j, min, t;
    for(i=0;i<n-1; i++)            /* 要选择的次数:0~n-2 共 n-1 次 */
    {
        min=i;                      /* 假设当前下标为 i 的数最小,比较后再调整 */
        for(j=i+1; j<n; j++)        /* 循环找出最小的数的下标是哪个 */
            if(*(x+j)<*(x+min))
                min=j;              /* 如果后面的数比前面的小,则记下它的下标 */
        if(min!= i)                 /* 如果 min 在循环中改变了,就需要交换数据 */
        {
            t=*(x+i);
            *(x+i)=*(x+min);
            *(x+min)=t;
        }
    }
}
```

根据算法执行的路线,计算在规模为 n 的条件下比较操作执行的次数,从算法中可以看出,选中第一个最小值节点执行了 $n-1$ 次比较操作。选中第二个最小值节点执行了 $n-2$ 次比较操作。依次类推,选中第 $n-1$ 个最小值节点执行了 1 次比较操作。第 n 个节点无须再比较。由此,统计比较操作执行的次数为:

$$1+2+\cdots+(n-2)+(n-1) = n^2/2-n/2$$

上式可见,该算法的主要操作是比较次数,比较次数与问题规模参数 n 有关,整个算法需要($n^2/2-n/2$)次比较。指出算法的时间复杂度只要指出与 n 相关的数量级,所以该算法的时间复杂度 $O(n^2)$。

按数量级递增顺序,常见的几种时间复杂度有 $O(1)$、$O(\log(n))$、$O(n)$、$O(n\log(n))$、$O(n^2)$、$O(n^3)$、$O(2^n)$。

常见的算法时间复杂度见表 10-1。

表 10-1　常见的算法时间复杂度

执行次数的函数	阶	非正式术语	执行次数的函数	阶	非正式术语
36	$O(1)$	常数阶	$8\log 2n+20$	$O(\log(n))$	对数阶
$2n+5$	$O(n)$	线性阶	$n^3+2n^3+3n=5$	$O(n^3)$	立方阶
$7n^2+3n+1$	$O(n^2)$	平方阶	2^n	$O(2^n)$	指数阶

图 10-1 给出了各种具有代表性的时间复杂度 $O(n)$ 与问题规模 n 的变化关系。从图中可以看到，当 $O(n)$ 为线性阶、对数阶、平方阶函数或它们的乘积时，算法的时间复杂度随问题规模的变化是可以接受的，当 $O(n)$ 为指数阶时，算法的时间复杂度随问题规模的增大大幅增加，是不可以接受的，这种算法称为无效算法。

常见的时间复杂度所耗费的时间从小到大依次是 $O(1) < O(\log(n)) < O(n) < O(n\log(n)) < O(n^2) < O(n^3) < O(2^n)$。

一个算法的时间复杂度除了与问题的规模有关外，还与输入数据的次序有关，输入的次序不同，算法的复杂度也不同，所以当分析算法的复杂度时，还要考虑到最好、最坏和平均复杂度。

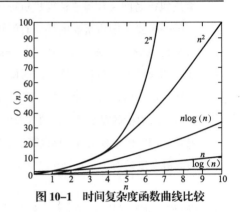

图 10-1　时间复杂度函数曲线比较

（2）空间度量。空间复杂度（Space Complexity）是对一个算法在运行过程中临时占用存储空间大小的量度。一个算法的实现所占用的存储空间，大致包括 3 个方面：一是存储算法本身所占用的存储空间；二是算法中的输入/输出数据所占用的存储空间；三是算法在运行过程中临时占用的存储空间。存储算法本身所占用的存储空间与算法书写的长度有关，算法越长，占用的存储空间越多。算法中输入/输出数据所占用的存储空间是由要解决的问题所决定的，它不随算法的改变而改变。算法在运行过程中临时占用的存储空间随算法的不同而改变，有的算法只需要占用少量的临时工作单元，与待解决问题的规模无关，有的算法需要占用的临时工作单元，与待解决问题的规模有关，即随问题规模的增大而增大。因此，通常把算法在执行过程中临时占用的存储空间定义为算法的空间复杂度。

算法的空间复杂度比较容易计算，它包括局部变量所占用的存储空间和系统为实现递归（如果采用递归算法）所占用的堆栈这两个部分。算法的空间复杂度也用数量级的形式给出：

$$S(n)=O(f(n))$$

其中 n 为问题的规模。

3. 如何设计一个算法

为了使计算机具有解决某类问题的能力，就必须告诉它解决的是什么问题，解决的方法、步骤和过程是什么。因此利用计算机求解问题的程序设计有如下几个步骤：

（1）理解问题：充分研究、认识和确定问题，包括有什么数据，输出什么结果，用什么运算，应遵循什么样的规则等。

（2）设计算法：根据问题寻找求解问题的途径、方法、步骤与过程，并表示成算法。

（3）编写程序：选择合适的程序设计语言进行编程并进行程序正确性调试。

（4）运行程序：在计算机系统上执行程序，必要时输入数据，最终得到结果。

其中设计算法时必须要考虑各种可能情况，必须每一步都能在计算机上执行，必须在有限步内输出结果。

10.2.4　算法的描述

算法被设计出来后，就需要对这个算法进行描述。在计算机领域，算法的描述主要就是为了能够将算法的步骤变成能够用程序设计语言所实现的表示方式。

描述算法就是使用某种描述工具表示算法的过程，描述算法有多种不同的工具，例如前面介绍的欧几里得算法，就是用自然语言描述的，其优点是通俗易懂，但它不够直观，描述不够简洁，且容易产生二义性，自然语言表示是按照步骤的标号顺序执行的，因此当一个算法中循环和分支较多时很难清晰地表示出来，自然语言表示的算法不便翻译成计算机程序设计语言。在实际应用中，常用传统的流程图、结构化流程图、伪代码、PAD 图等工具来描述算法。本小节只介绍传统的流程图。

1. 用传统的流程图描述算法

流程图（Flow Chart）亦称框图。传统的流程图是用一些几何框图、流程线和文字说明表示各种类型的操作。一般用矩形框表示进行某种处理，有一个入口，一个出口。用菱形框表示判断，有一个入口，两个出口。在框内写上简明的文字或符号表示具体的操作，用带箭头的流向线表示操作的先后顺序。

流程图是人们交流算法设计的一种工具，不是输入给计算机的。只要逻辑正确，人们都能看得懂即可，一般是由上而下按执行顺序画下来。

例如，用传统流程图来描述欧几里得算法，如图 10-2 所示。

传统流程图的主要优点是直观性强，让人感到流程的描述清晰简洁，容易表达分支结构，它不依赖于任何具体的计算机和计算机程序设计语言，从而有利于不同环境和程序设计，初学者容易掌握。缺点是对流程线的使用没有严格限制，如毫无限制地使流程任意转来转去，将使流程图变得毫无规律，难以阅读，这种算法的结构不好。为了提高算法可读性和可维护性，必须限制无规则的转移，使算法结构规范化。需要注意的是，流程图仅仅描述了算法，计算机无法识别和执行用流程图表示的算法，还必须用某种计算机语言编写程序后，计算机运行程序才能得到所需的结果。

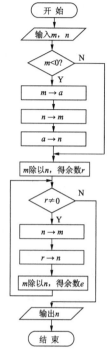

图 10-2 欧几里得算法的流程图

表 10-2 列出了流程图的基本符号及其含义。

表 10-2 流程图的基本符号及其含义

图形符号	名称	含义
⬭	起止框	表示算法的开始或结束
▱	输入/输出框	表示输入/输出操作
▭	处理框	表示处理或运算的功能
◇	判断框	用来根据给定的条件是否满足决定执行两条路径中的某一路径
→	流线	表示程序执行的路径、箭头代表方向
⬯	连接符	表示算法的出口连接点或入口连接点，同一对出口与入口的连接符内，必须标以相同的数字或字母

2. 程序的 3 种基本结构

随着计算机的发展，编制的程序越来越复杂。一个复杂程序多达成千上万条语句，而且程序的流向也很复杂，常常用无条件转向语句去实现复杂的逻辑判断功能。因而造成质量差、可靠性很难保证、程序也不易阅读、维护困难。20 世纪 60 年代末期，国际上出现了所谓"软件危机"。

为了解决这一问题，就出现了结构化程序设计，它的基本思想是自顶向下和逐步细化的设计方法，将一个复杂的任务按照功能进行拆分，并逐层细化到便于理解和描述的程序，最终形成由若干独立模块组成的树状层次结构。就像玩积木游戏，只要有几种简单类型的结构，就可以构成任意复杂的程序。这样可以使程序设计规范化，便于用工程的方法来进行软件生产。基于这样的思想，1966年意大利的Bohm和Jacopini提出了组成结构化算法的3种基本结构，即顺序结构、选择结构和循环结构，任何程序都可以由顺序、选择、循环三种基本结构构造。

（1）顺序结构。顺序结构是程序中最基本、最常见的结构。在顺序结构程序中，计算机严格按照语句排列的先后顺序逐条地依次执行，即程序从第一条语句开始，依次执行下面的语句直到最后一条语句为止，如图10-3所示。其中A块和B块分别代表某些操作，先执行A块然后再执行B块。

（2）选择结构。在日常生活和工作中，常常需要对一些给定的条件进行分析、比较和判断，并根据判断结果采取不同的操作。计算机最重要的特点之一就是具有逻辑判断能力，它能根据不同的逻辑条件转向不同的程序，这些不同的转向就构成了选择结构。

选择结构根据条件满足或不满足而去执行不同的程序块。在图10-4中，当条件P满足时执行A程序块，否则执行B程序块。

（3）循环结构。在处理实际问题的过程中，往往需要重复某些相同的步骤，即对一段程序进行重复的操作。实现重复操作的程序，称为循环结构程序。循环结构亦称重复结构，是指重复执行某些操作，重复执行的部分称为循环体。循环结构分当型循环和直到型循环两种，分别如图10-5（a）和图10-5（b）所示。当型循环先判断条件是否满足，当条件P满足时反复执行A程序块，每执行一次测试一次P，直到P不满足为止，跳出循环体执行它下面的基本结构。直到型循环先执行一次循环体，再判断条件P是否满足，如果不满足则反复执行循环体，直到P满足为止。

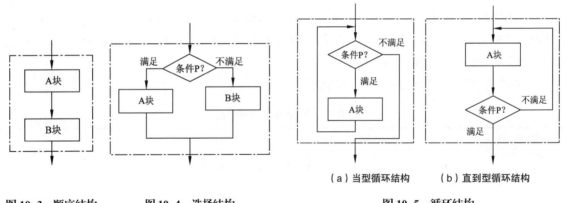

图10-3　顺序结构　　　图10-4　选择结构　　　图10-5　循环结构

两种循环结构的区别在于：当型循环结构是先判断条件，后执行循环体，而直到型循环结构则是先执行，后判断。直到型循环至少执行一次循环体，而当型循环有可能一次也不执行循环体。

3种基本程序结构具有如下共同特点：

① 只有一个入口。

② 只有一个出口。

③ 结构中无死语句，即结构内的每一部分都有机会被执行。

④ 结构中无死循环。

结构化定理表明，任何一个复杂问题的程序，都可以用以上3种基本结构组成。有单入口单出口性质的基本结构之间形成顺序执行关系，使不同基本结构之间的接口关系简单，相互依赖性少，从而呈现出清晰的结构。

3. 用结构化流程图（N-S图）描述算法

传统流程图可以直观表示算法，易于理解，但它对流程线即箭头的使用没有严格的限制，很容易使流程图变得复杂而没有规律，因此美国学者 I. Nassi 和 B. Shneiderman 于 1973 年提出了一种新的流程图工具。由于他们的名字以 N 和 S 开头，故把这种流程图称为 N-S 图。N-S 图以 3 种基本结构作为构成算法的基本元素，取消了所有流程线，全部算法写在一个矩形框内，在该框内还可以包含从属于它的其他矩形框，各基本结构之间保持顺序执行关系。与传统的流程图相比，N-S 图可以保证程序具有良好的结构，更适合结构化程序设计。所以 N-S 图又称为结构化流程图。

3 种基本结构框的画法规定如下：

（1）顺序结构：由若干个前后衔接的矩形块顺序组成，如图 10-6 所示。先执行 A 块，然后执行 B 块。各块中的内容表示一条或若干条需要顺序执行的操作。

（2）选择结构：如图 10-7 所示，在此结构内有两个分支，它表示当给定的条件满足时执行 A 块的操作，条件不满足时，执行 B 块的操作。

（3）当型循环结构：如图 10-8（a）所示。先判断条件是否满足，若满足就执行 A 块（循环体），然后再返回判断条件是否满足，如满足再执行 A 块，如此循环下去，直到条件不满足为止。

（4）直到型循环结构：如图 10-8（b）所示。它先执行 A 块（循环体），然后判断条件是否满足，如不满足则返回再执行 A 块，若满足则不再继续执行循环体。

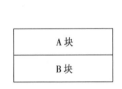
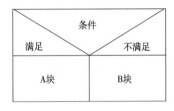
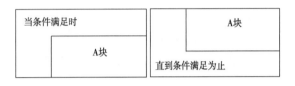

图 10-6　顺序结构　　　　图 10-7　选择结构　　　　图 10-8　循环结构

例如，用 N-S 图来描述欧几里得算法，如图 10-9 所示。

N-S 流程图是由基本结构单元组成的，各基本结构单元之间是顺序执行关系。对于任何复杂的问题，都可以很方便地用以上 3 种基本结构顺序地构成。因而它描述的算法是结构化的，这是 N-S 图的最大优点。

用 N-S 图表示算法，思路清晰，阅读起来直观、明确、容易理解，大大方便了结构化程序的设计，并能有效地提高算法设计的质量和效率。对初学者来说，使用 N-S 图还能培养良好的程序设计风格，因此提倡用 N-S 图表示算法。

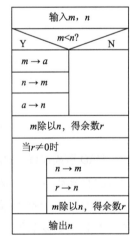

图 10-9　欧几里得算法 N-S 图

4. 用伪代码描述算法

流程图是一种图形描述工具，图形描述工具描述的算法直观易懂，但图形绘制和修改比较麻烦。为了克服图形描述工具的缺点，也可以采用伪代码描述算法。

伪代码（Pseudocode）是介于自然语言和高级程序设计语言之间的一种文字和符号描述工具，它不涉及图形，它以编程语言的书写形式指明算法的职能，结合某种高级语言一行一行、自上而下描述算法，书写方便，格式紧凑。伪代码实际上是计算机代码的简略形式，它比流程图更像计算机代码。相比于程序语言（例如 Java、C++、C、Delphi 等）它更类似自然语言。它要求程序设计人员集中于解决问题而不是编写计算机语言。例如，计算 2+4+⋯+100 并输出，设计算法并用伪代码描述如下：

```
0 → sum
1 → i
```

```
While i≤100
  If  i/2 的余数为 0   THEN   sum+i → sum
      i+1 → i
Loop
Print sum
```

求两个数的最大公约数的伪代码算法描述。

```
Input M, N;
R=M mod N;
DO While R ≠ 0
    M=N
    R=M mod N
Loop;
Print N
```

伪代码描述回避了程序设计语言严格、烦琐的书写格式，它不需要让计算机接收，又吸取了编程语言代码表达的精练，容易转换为程序设计语言。但由于语言的各类繁多，伪代码的语句不容易规范，有时候会产生理解上的不一致。

5. PAD 图

PAD 图是 Problem Analysis Diagram 的缩写，它是日本日立公司提出，由程序流程图演化来的，用结构化程序设计思想表现程序逻辑结构的图形工具。

PAD 图也设置了五种基本控制结构的图式，并允许递归使用，如图 10-10 所示。

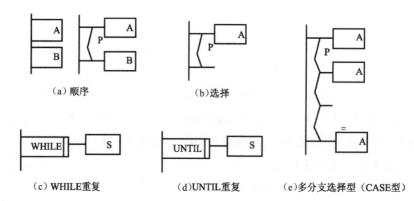

图 10-10　PAD 的基本控制结构图示

PAD 所描述程序的层次关系表现在纵线上。每条纵线表示一个层次。把 PAD 图从左到右展开，随着程序层次的增加，PAD 逐渐向右展开。

PAD 的执行顺序从最左主干线的上端的节点开始，自上而下依次执行。每遇到判断或循环，就自左而向右进入下一层，从表示下一层的纵线上端开始执行，直到该纵线下端，再返回上一层的纵线的转入处。如此继续，直到执行到主干线的下端为止。

10.2.5　算法示例

前面介绍了算法的一些基本知识，下面再对在程序设计中经常用到的几种算法进行简单介绍，不要求写出程序，主要在于理解算法的基本思想。

1. 迭代算法

迭代算法是用计算机处理问题的一种基本方法。它利用计算机运算速度快、适合做重复性操作的特点，让计算机对一组指令（或一定步骤）进行重复执行，在每次执行这组指令（或这些步骤）时，都从变量的原值推出它的一个新值。

利用迭代算法处理问题，需要做好以下3个方面的工作：

（1）确定迭代变量。在能够用迭代算法处理的问题中，至少具有一个间接或间接地不断由旧值递推出新值的变量，这个变量就是迭代变量。

常用高级算法

（2）建立迭代关系式。所谓迭代关系式，指如何从变量的前一个值推出其下一个值的公式（或关系）。迭代关系式的建立是处理迭代问题的关键，通常能够使用递推或倒推的方法来完成。

（3）对迭代过程进行控制。在什么时候结束迭代过程？这是编写迭代程序必须考虑的问题。不能让迭代过程无休止地重复执行下去。迭代过程的控制通常可分为两种情况：一种是所需的迭代次数是个确定的值，能够计算出来；另一种是所需的迭代次数无法确定。对于前一种情况，能够建立一个固定次数的循环来实现对迭代过程的控制；对于后一种情况，需要进一步分析出用来结束迭代过程的条件。

在数学中，迭代经常被用来进行数值计算，例如求方程的解，不断用变量原来的值递推求新的值的过程。在此讨论求若干个数之和或乘积的问题。

累加与累乘问题是最典型、最基本的一类算法，实际应用中很多问题都可以归结为累加与累乘问题。先看累加问题。

累加的数学递推式为：

$$S_0 = 0$$
$$S_i = S_{i-1} + X_i \ (i = 1, 2, 3, \cdots)$$

其含义是第 i 次的累加和 S 等于第 i-1 次时的累加和 S 加上第 i 次时的累加项 X。从循环的角度讲，即是本次循环的 S 值等于上一次循环时的 S 值加上本次循环的 X 值，这可用下列语句来实现：

S=S+X

显然，上述语句重复执行若干次后，S 的值即若干个数之和。这个语句在程序设计语言中称为赋值语句，其作用是将右边表达式的值传送给左边的变量。注意，它不是数学上的等式。

再看累乘问题，其数学递推式为：

$$P_0 = 1$$
$$P_i = P_{i-1} \times X_i \ (i = 1, 2, 3, \cdots)$$

其含义是第 i 次的累乘积 P 等于第 i-1 次时的累乘积 P 乘以第 i 次时的累乘项 X。从循环的角度讲，即是本次循环的 P 值等于上一次循环时的 P 值乘以本次循环的 X 值，可用下列赋值语句来实现：

P=P*X

显然，上述赋值语句重复执行若干次后，P 的值即若干个数之积。

递推问题常用迭代方法来处理，即赋值语句 S=S+X 或 P=P*X 循环执行若干次。

按照上面的算法设计思路，求 10！的算法，如果用 N-S 图描述如图 10-11 所示。

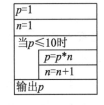

图 10-11　求 10！的 N-S 图

2. 穷举算法

穷举法又称枚举法，它的基本思路是对众多可能解，通过多重循环一一列举出该问题所有可能的解，并在逐一列举的过程中，检验每个可能的解是否是问题的真正解，若是，就采用这个解，否则抛弃它。穷举的计算量是相当大的，但对于计算机来说，做起来很容易。穷举算法是一种重要的算法设计策略，可以说是计算机解题的一大特点。

采用穷举法解题的基本思想：

（1）明确问题要求，确定枚举对象，用合适类型的变量表示枚举对象。

（2）明确枚举对象的取值范围。

（3）根据题目要求，写出有关的条件表达式。这里条件表达式可以是数学表达式、关系表达式或逻辑表达式。

（4）使用循环语句枚举出可能的解，在循环体内验证各种条件表达式是否满足。

（5）根据问题背景，优化程序，以便缩小搜索范围，减少程序运行时间。

例如：从 1~10 中找出所有是 3 倍数的数。用流程图描述解决此数学问题的算法如图 10-12 所示。

再如：求方程 $x+2y+5z=100$ 的正整数解。这是一个不定方程，没有唯一的解。这类问题无法使用解析法求解，只能将所有可能的 x、y、z 值逐个去试，看是否满足上面的方程，如满足，则求得一组解，程序可以采用穷举法。使用穷举法的关键是正确确定穷举范围。如果穷举的范围过大，则将降低程序运行的效率。分析方程可知，x 的可能取值为 0~100，y 的可能取值为 0~50，z 的可能取值为 0~20。据此可以恰当地确定穷举范围。在具体的一种程序设计语言中，可以使用三重循环结构来实现。

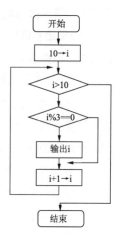

图 10-12 "3 的倍数" 流程图

实际上，在 x、y、z 中任意两个变量的值确定以后，可以直接求出第 3 个变量的值，从而可用两重循环来实现。为提高程序的执行效率，尽量减少循环次数，y 和 z 由循环变量控制，由 y 和 z 确定 x。

3. 排序算法

在计算机进行大量数据处理，特别是检索时，对数据进行排序则是必需的操作。排序在计算机科学中应用十分普遍。

所谓排序（Sort），就是将一组数据元素按照某个关键字递增或递减的次序排列起来。关键字是数据元素中某个数据项的值，用它可以唯一标识一个数据元素，如考生的考号、学生的学号等。

设待排序的一组数据元素为（R_1, R_2, …, R_n），其相应的关键字分别为（K_1, K_2, …, K_n），若确定一个新的排列 $p(1)$, $p(2)$, …, $p(n)$，使其相应的关键字满足如下的递增（或递减）关系：

$$K_{p(1)} \leqslant K_{p(2)} \leqslant \cdots \leqslant K_{p(n)} \text{ 或 } K_{p(1)} \geqslant K_{p(2)} \geqslant \cdots \geqslant K_{p(n)}$$

则上述数据元素表成为一个按其关键字线性有序的序列 {$R_{p(1)}$, $R_{p(2)}$, …, $R_{p(n)}$}，这样的运算过程称为排序。

排序有许多方法，下面仅介绍选择排序（Selection Sort）。为操作方便起见，数据元素的存储结构采用顺序结构。且不失一般性，所有的排序方法均按照关键字递增排列。

选择排序法的实现过程是：首先找出表中关键字最小的元素，将其与第一个元素进行交换，然后，再在其余元素中找出关键字最小的元素，将其与第二个元素进行交换。依此类推，直到将表中所有关键字按由小到大的顺序排列好为止。

设待排序数据元素的关键字为（75, 67, 56, 89, 97, 45, 40, 59, 94），每一趟排序后的序列状态如图 10-13 所示。

初始状态:	[75	67	56	89	97	45	40	59	94
第1趟	[40]	[67	56	89	97	45	75	59	94
第2趟	[40	45]	[56	89	97	67	75	59	94
第3趟	[40	45	56]	[89	97	67	75	59	94
第4趟	[40	45	56	59]	[97	67	75	89	94
第5趟	[40	45	56	59	67]	[97	75	89	94
第6趟	[40	45	56	59	67	75]	[97	89	94
第7趟	[40	45	56	59	67	75	89]	[97	94
第8趟	[40	45	56	59	67	75	89	94]	[97

图 10-13 选择排序法

4. 查找算法

查找是根据给定的某个值，在查找表中确定一个其关键字等于给定值的数据元素，若表中存在这样的数据元素，称此查找是成功的。若表中不存在关键字等于给定值的数据元素，称此查找是不成功的。用计算机查找首先要将原始数据整理成线性表，并按照一定的存储结构存储到计算机中去，然后设计相应算法进行查找。

作为查找对象的表所具有的存储结构不同，其查找方法一般也不同，但无论哪一种方法，其查找过程都是用给定值与关键字按照一定的次序进行比较的过程，比较次数的多少就是相应算法的时间复杂度，它是衡量一个查找算法优劣的重要指标。对于一个查找算法的时间复杂度，既可以采用数量级的形式来表示，也可以采用平均查找长度（Average Search Length，ASL）来表示。平均查找长度是在查找成功的情况下的平均比较次数。平均查找长度的计算公式为：

$$\text{ASL} = \sum_{i=1}^{n} p_i c_i$$

其中，n 为查找表的长度，即表中所含元素的个数；p_i 为查找第 i 个元素的概率，若不特别声明，则认为是等概率查找；c_i 为查找第 i 个元素所需要的比较次数。

（1）顺序查找。顺序查找是最常用的查找方法，其查找过程为：从第一个元素起，逐个将给定值与数据元素的关键字进行比较，若某个元素的关键字与给定值相等，则认为查找是成功的，否则，查找失败。

当给定值是第一个元素时，只要进行一次比较，则 $T(n)=O(1)$，这是最好的情况。给定值是最后一个元素时，需要比较 n 次才能成功，则 $T(n)=O(n)$，这是最坏的情况。当查找的数据元素是第 i 个元素时，需要比较 i 次，考虑到每个元素都有相同的查找概率时，则查找成功的平均查找长度为：

$$\text{ASL} = \frac{1}{n}\sum_{i=1}^{n} i = \frac{n+1}{2}$$

此时时间复杂度也为 $O(n)$。当顺序表中没有待查元素时，则表明查找失败，需要比较 $n+1$ 次，即时间复杂度也为 $O(n)$。

（2）折半查找。作为折半查找的表必须是顺序存储的有序表，即表采用顺序结构存储，表中的元素按关键字值递增（或递减）排列。

假设表中的关键字值递增排列，则折半查找的实现方法是：首先取整个有序表的中间元素 A_m 的关键字同给定值 x 比较，若相等，则查找成功；否则，若 A_m 的关键字小于 x，则说明待查元素只可能落在表的后半部分中，接着只要在表的后半部分子表中查找即可；若 A_m 的关键字大于 x，则说明待查元素只可能落在表的前半部分中，接着只要在表的前半部分子表中查找即可。这样，经过一次关键字的比较，就缩小一半的查找空间，重复进行下去，直到找到关键字为 x 的元素，或者表中没有待查元素（此时查找区间为空）为止。

折半查找的优点是查找速度快，缺点是查找前要先对表进行排序，并且表只能采用顺序结构存储。

10.3 程序设计语言

程序设计语言即用于书写计算机程序的语言。语言的基础是一组记号和一组规则。根据规则由记号构成的记号串的总体就是语言。程序设计语言有3个方面的因素，即语法、语义和语用。语法表示程序的结构或形式，亦即表示构成语言的各个记号之间的组合规律，语法定义语言的各种要素间的形式关系，给出了语言中各种合法语句的结构描述，但不涉及这些记号的特定含义，也不涉及使用者。语义指定一条合法语句的含义。对程序设计语言来说，语义描述了计算机执行一个程序时所表现的行为，表示程序的含义，但不涉及使用者。语用表示程序与使用者的关系，涉及语言使用者的各方面的内容。

10.3.1 程序设计语言的分类

按程序员与计算机对话的复杂程度，将程序设计语言分为低级语言和高级语言两类。高级程序设计语言（也称高级语言）的出现使得计算机程序设计语言不再过度地倚赖某种特定的机器或环境。这是因为高级语言在不同的平台上会被编译成不同的机器语言，而不是直接被机器执行。最早出现的编程语言之一 FORTRAN 的一个主要目标，就是实现平台独立。低级语言与特定的机器有关、功效高，但使用复杂、烦琐、费时、易出差错。低级语言又包括机器语言和汇编语言。

程序设计语言的
分类和特征

1. 机器语言

计算机所能直接接受的只能是二进制信息，即由 0 和 1 构成的代码，因此最初的计算机指令都是用二进制形式表示的。机器语言（Machine Language）就是以计算机能直接识别的 0 或 1 二进制代码组成的一系列指令，每条指令实质上是一组二进制数。送入计算机后，存放在存储器中，运行后，一条一条指令从存储器中取出，经过译码，使计算机内各部件根据指令的要求完成规定的操作。

用机器语言编写的程序称机器语言程序。它是计算机唯一可直接理解的语言，但由于机器指令是烦琐冗长的二进制代码，所以利用机器语言编写程序，要求程序设计人员熟记计算机的全部指令，工作量大、容易出错又不容易修改，同时机器语言面向机器，用机器直接提供的地址码、操作码语义，各种计算机系统的机器指令不一定相同，所编制的程序只适用于特定的计算机系统。因此，利用机器语言编写程序对非计算机专业人员是比较困难的。为此，人们研究了一种汇编语言。

2. 汇编语言

由于机器语言编写程序困难很大，出现了用符号来表示二进制指令代码的符号语言，称为汇编语言（Assembly Language）。汇编语言用容易记忆的英文单词缩写代替约定的指令，例如用 MOV 表示数据的传送指令，用 ADD 表示加法指令，SUB 表示减法指令等。汇编语言的出现使得程序的编写方便了许多，并且编写的程序便于检查和修改。用汇编语言编写的程序，称为汇编语言源程序，常简称为汇编语言程序。下面是一个 80x86 汇编语言程序实例和对应的机器语言程序。

汇编语言程序	机器语言程序
0100 MOV DL, 01	0100 B201
0102 MOV AH, 02	0102 B402
0104 INT 21	0104 CD21
0106 INT 20	0106 CD20

计算机只能够执行机器语言表示的指令系统，因此利用汇编语言编写的程序，必须经过翻译，转化为机器语言代码才能在计算机上运行，这个过程是通过一个翻译程序自动完成的。将汇编语言程序翻译成机器语言程序的程序通常称为汇编程序。翻译的过程，称为汇编。

汇编语言仍然是面向机器的程序设计语言，与具体的计算机硬件有着密切的关系，汇编语言指令与机器语言指令基本上是一一对应的，利用汇编语言编写程序必须对计算机的硬件资源有一定的了解，如计算机系统的累加器、各种寄存器、存储单元等。汇编程序一般比较冗长、复杂、容易出错。因此，汇编程序的编写、阅读对非计算机专业人员来说，依然存在着较大的障碍。为了克服这些不足之处，人们进一步研制出了高级语言。

3. 高级语言

高级语言（Higher-level Language）是用更接近自然语言和数学表达式的一种语言，它由表达不同意义的"关键字"和"表达式"按照一定的语法语义规则组成，不依赖具体机器。用高级语言编写的程序易读易记，也便于修改、调试，大大提高了编制程序的效率，也大大提高了程序的通用性，便于推广交流，从而极大地推动了计算机的普及应用。

高级语言主要是相对于汇编语言而言，它并不是特指某一种具体的语言，而是包括了很多编程语言，如目前流行的 VB、VC、Java、C++、C#、PHP 等，这些语言的语法、命令格式都各不相同。

用高级语言编写的程序称为源程序（Source Program）。源程序必须经过"翻译"处理，成为计算机能够识别的机器指令，计算机才能执行。这种"翻译"，通常有两种做法，即解释方式和编译方式。

（1）解释方式。解释方式是通过解释程序（Interpreter）对源程序进行逐句翻译，翻译一句执行一句，翻译过程中并不生成可执行文件。这和平时的"同声翻译"的过程差不多，问题是如果需要重新执行这个程序的话，就必须重新翻译。因为解释程序每次翻译的语句少，所以对计算机的硬件环境如内存储器要求不高，特别是早期的计算机硬件资源较少的背景下，解释系统被广泛使用。当然，因为是逐句翻译，两条语句执行之间需要等待翻译过程，因此程序运行速度较慢，同时系统一般不提供任何程序分析和代码优化。这种系统有特定的时代印记，现在主要使用在一些专用系统中。

（2）编译方式。编译方式是利用编译程序（Compiler）把高级语言源程序文件翻译成用机器指令表示的目标程序（Object Program）文件，再将目标程序文件通过连接程序生成可执行文件，最后运行可执行文件，得到计算结果，整个过程可以用图 10-14 表示。生成的可执行文件就可以脱离翻译程序单独执行。

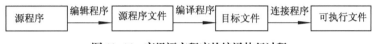

图 10-14　高级语言程序的编译执行过程

编译系统由于可进行代码优化（有的编译程序可做多次优化），目标码效率很高，是目前高级语言实现的主要方式。常见的程序设计语言，如 C/C++、FORTRAN 等都是编译型语言。用这些语言编写的源程序，都需要进行编译、连接，才能生成可执行程序。

编译程序是一个十分复杂的程序，将源程序编译生成目标程序，要做一系列的工作。图 10-15 反映了编译程序的工作过程，其各个功能模块的作用如下：

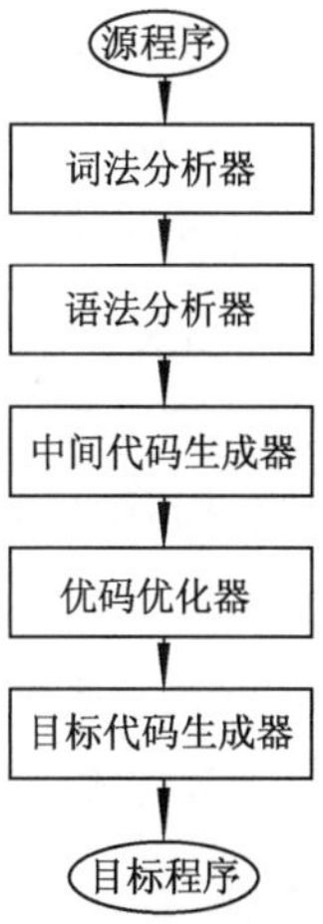

① 词法分析器。它对字符串形式的源程序代码进行扫描，按语言的词法规则识别出各类单词，并将它们转换为机内表示形式。词法分析器又称扫描器。

② 语法分析器。它的作用是对单词进行语法分析，按该语言语法规则分析出一个个语法单位，如表达式、语句等。

③ 中间代码生成器。它将由语法分析获得的语法单位转换成某种中间代码。高级语言不像汇编语言那样和机器语言具有一一对应的关系，因此很难一步把它们翻译成机器指令序列，通常先将其翻译成中间码，再将中间代码序列翻译成最终的目标代码。采用中间代码的好处是可以在中间码上进行代码优化。

④ 代码优化器。它的作用是对中间代码进行优化，以便最后生成的目标代码在运行速度、存储空间等方面具有更高的质量。

图 10-15　编译程序工作过程

⑤ 目标代码生成器。它的作用是将优化后的中间代码转换为最终的目标程序。

不难理解的是，在上述翻译过程中，编译程序只能够发现程序中的语法错误，而不能发现算法设计中的错误。前者属于语言范畴，而后者则属于逻辑问题。解决程序的逻辑问题是程序设计者的任务。

随着高级语言的发展，出现了高级语言各自的集成化开发环境（Integrated Development Environment，IDE）。所谓集成化开发环境，就是将源程序文件的编辑、翻译（解释或编译）、连接、运行及调试等操作集成在一个环境中，各种操作设计成菜单命令。除了关于程序执行的主要操作命令外，还设计了关于文件操作的命令（如文件打开、保存、关闭等）、程序调试命令（如分步操作、跟踪、环境设置等）等，这样就方便了程序的编写、调试和运行。

10.3.2 高级语言的基本特征

高级语言自 20 世纪 50 年代问世以来，种类繁多，虽然每种语言都是针对不同的应用背景设计的，都具有自己的特点，但是高级语言都有共同的基本特征。

1. 数据类型

数据是程序的处理对象，其重要特征是数据类型。数据的类型确定了该数据的形式、取值范围以及所能参与的运算。也就是说，数据类型不同，它的取值形式、范围以及在计算机中的存储方式是不同的，同样能参与的运算也是不同的。例如，整数 65 与字符"65"（是字母"A"的 ASCII 码）是两种不同类型的数据，它们的存储方式和参与的运算也是不同的。

各种高级语言都提供了丰富的数据类型，这些数据类型可以分为两大类：简单类型和构造类型。其中简单类型一般有整型、实型、字符型类型等，构造类型有数组类型、指针、集合类型、记录类型、文件类型等。

具体到不同的高级语言，所提供的数据类型是不同的，数据类型越丰富，该语言的数据表达能力越强。例如，C 和 Pascal 语言的指针类型，为建立动态数据结构提供了方便，FORTRAN 的双精度型、复数型数据提高了其数值计算能力。

要注意的是：多数高级程序设计语言所表达的数值型数据都有表达范围，如 C++，整数的表达范围是 $-2^{31} \sim 2^{31}-1$，实数也有表达范围。而最近出现的 Python 语言，整数是无界的。

2. 运算与表达式

在计算机高级程序语言中，为了表达数据，要设计常量、变量等，并把常量、变量、函数等用于表达式中，这类似于初等数学中的概念。实际上，各种计算机语言已将初等数学中的这些对象引入到其中了。

（1）常量。常量就是固定的值。在高级语言中常量是有类型的，不同类型的常量有严格的表示方式。即便是同一类型的常量，在不同的高级语言中，表示方法也可能不同。

（2）变量。程序中定义一个变量，在编译该程序时编译系统为该变量分配相应的存储单元，即一个变量名对应一个存储单元。

在高级语言中用变量名的方式对存储单元进行访问，这些访问包括从存储单元中读数、向存储单元中存数、把存储单元的数据输出等。不同的高级语言，对变量名的规定、对变量的定义方式都有各自的语法规定，在使用某种高级语言编写程序时，要严格按照该高级语言的语法规定定义变量。变量一般都要先定义，后使用。

（3）表达式。表达式就是把常量、变量和其他形式的数据用运算符连接起来的式子。高级语言中的运算符分为以下几种：

算术运算符：加、减、乘、除、乘方。

关系运算符：大于、小于、等于、大于等于、小于等于、不等于。

逻辑运算符：与、或、非。

字符运算符：字符连接。

在高级语言中，根据表达式结果类型不同，表达式分可为算术表达式、关系表达式、逻辑表达式和字符表达式，其中算术表达式的结果是算术量，关系表达式和逻辑表达式的结果是逻辑量，字符表达式的结果是字符量。各种运算符有不同的优先级别。在设计程序时，必须严格按照所使用程序设计语言的语法规定书写表达式，确保编译系统所识别的表达式与实际表达式一致。

3. 语句

一个程序的主体是由语句组成的，语句是构成程序的基本单位，语句决定了如何对数据进行处理。在高级程序语言中，语句分两大类：可执行语句和说明语句。

可执行语句是指那些在执行时，要完成特定的操作（或动作），并且在可执行程序中构成执行序列的语句。例如，赋值语句、流程控制语句、输入/输出语句都是可执行语句。

说明语句也称为非执行语句，不是程序执行序列的部分。它们只是用来描述某些对象（如数据、子程序等）的特征，将这些有关的信息通知编译系统，使编译系统在编译源程序时，按照所给的信息对对象作相应的处理。

（1）赋值语句。赋值语句是高级语言中使用最频繁的数据处理语句，其功能是完成数据的运算和存储。程序设计需要进行某种运算时，通常是将该运算通过一个表达式表示出来，交给计算机来完成，运算的结果存储到计算机的存储单元中，以备后面的数据处理使用，在高级语言中使用赋值语句实现上述过程。赋值语句的一般格式为：

变量名　赋值号　表达式

在赋值语句中，变量名代表计算机的存储单元，表达式表示所进行的运算，不同的高级语言，赋值号的形式不同，通常使用数学中的"="作为赋值号。切勿将赋值号理解为数学上的等号，赋值实际上是代表一种传送（Move）操作。例如，C 语言中的语句"x=x+1;"表示读出变量 x 存储单元中的数据，然后加 1，再将运算的结果存入变量 x 存储单元中。

（2）输入/输出语句。输入/输出语句在某些高级语言中有定义，有的则没有，如 C 语言，是通过输入和输出函数来完成的。C++ 则是用 Cin、Cout 输入输出。

输入语句也是程序设计中经常使用的语句，用来从外围设备获得数据处理中所需要的数据。通过设置输入语句，程序在运行过程中需要数据时，系统从指定的外设中读取数据，因此在输入语句中要说明输入什么数据、用什么格式输入、使用什么设备输入。

输出语句是程序设计中不可缺少的语句。只有通过输出语句，系统将才会把计算机存储单元中的数据按照指定的格式输出到指定的输出设备上，因此在输出语句中同样要说明输出什么数据、用什么格式输出、使用什么设备输出。

（3）程序的控制结构语句。在高级语言中，使用顺序结构、选择结构和循环结构 3 种结构化的控制结构。不同的高级语言使用不同形式的语句结构来实现这 3 种控制结构。

① 顺序结构。顺序结构是按照语句的先后顺序，依次执行语句。实现顺序控制结构不需要特殊的控制语句，只需按照算法的顺序依次以高级语言语句的形式描述为程序即可。

② 选择结构。选择结构是根据给定的条件，决定语句的执行顺序。当条件成立时，执行一种操作；当条件不成立时，执行另一种操作。各种高级语言都提供了多种完成选择结构的语句。如 C 语言的 if…else 语句是其中的一种。

③ 循环结构。循环结构控制重复执行一条或多条语句。与选择结构相同，各种高级语言中都提供了多种实现循环结构的语句，而且其基本功能相同，只是语句格式有细微差别。

4. 子程序、函数与过程

子程序、函数和过程从某种意义上说，应该是同一概念，只是在不同的高级语言中提法不同，它们都是高级语言中提供的实现模块化程序设计和简化程序代码的途径，通常一个子程序、一个函数或一个过程用来完成一个特定的功能，它们可以被主程序模块或其他程序模块调用，有些高级语言中还允许它们自己调用自己（递归调用）。例如，在 Visual Basic、FORTRAN 语言中用子程序、函数来实现模块化设计；在 C 语言中用函数实现模块化设计；在 Pascal 语言中用过程、函数来实现模块化设计。不同的高级语言中子程序、函数和过程的结构形式有一定的差异，但它们基本思想是相同的，编写的方法也基本相同。基本思路是：定义子程序、函数或过程；定义主调模块和被调模块之间的参数及参数传递方式；在主调模块中正确调用被调用模块。

10.3.3 常用高级语言

计算机能直接识别的语言是机器语言，但机器语言用二进制代码表示机器指令，且跟具体的计算机结构有关，所以程序直观性差、通用性不强。所以一般应用人员都学习利用一种高级语言来编写程序。

常用高级语言

1. 传统高级语言

（1）FORTRAN 语言。FORTRAN 是 Formula Translation 的缩写，意为"公式翻译"，在科学计算领域有着十分广泛的应用。FORTRAN 语言于 1954 年被提出，1956 年得以实现。它作为世界上第一个被正式推广使用的高级语言，使得编写程序更为方便容易，促进了计算机的应用和普及。

FORTRAN 语言问世以来，经过不断发展，先后形成了许多不同版本，如 FORTRAN 66、FORTRAN 77 等。1991 年经 ISO 和 ANSI 双重批准公布了新的 FORTRAN 国际标准 FORTRAN 90，它对 FORTRAN 77 主要扩充了自由的书写格式、模块化机制、派生类型、类型参数化、指针和递归等。尔后，出现了基于 FORTRAN 90 标准的集成开发环境，如 Microsoft 公司的 Fortran PowerStation、Compaq 公司的 Visual FORTRAN 等。FORTRAN 语言的发展使这门古老的语言焕发出新的活力。如今的 FORTRAN 语言不仅保持着擅长于科学计算的优势，而且还可以像 Visual C++、Visual Basic 一样开发出基于图形用户界面的应用程序。

（2）BASIC 语言。1964 年诞生的 BASIC 语言是较早出现且至今仍有较大影响的语言之一。BASIC 是 Beginner's All-purpose Symbolic Instruction Code 的缩写，其含义是"初学者通用符号指令代码"。BASIC 简单易学，程序容易理解，特别适合初学者学习。BASIC 语言也经历了各种版本，如 Quick BASIC、Turbo BASIC、True BASIC 等。

1991 年，微软公司推出了 Visual Basic 1.0，这是一个基于对象的开发工具，采用可视化界面设计和事件驱动的编程机制，允许程序员在一个所见即所得的图形界面中迅速完成开发任务。1998 年发布的 Visual Basic 6.0 是传统 Visual Basic 中功能最全、应用最广的一个版本。伴随着 .NET 平台的问世，Visual Basic .NET 又以一个全新的面目出现。

（3）Pascal 语言。1968 年，瑞士的 N. Wirth 教授设计完成了 Pascal 语言，为纪念计算机先驱 Blaise Pascal 而命名，1971 年正式发表。Pascal 语言最初是为系统地教授程序设计而设计的。与以往的编程语言相比，Pascal 在程序设计目标上强调结构化程序设计方法，现在的结构化程序设计思想的起源应归功于它。所以 Pascal 语言是一种结构化程序设计语言，特别适合于教学。

（4）C 语言。1972 年，C 语言在美国贝尔实验室问世。最初的 C 语言只是为描述和实现 UNIX 操作系统而设计的，后来美国国家标准化协会（ANSI）和国际标准化组织（ISO）对其进行了发展和扩充。因为 C 语言既有高级语言的优点，又有接近汇编语言的效率，是集汇编语言和高级语言的优点于一身的程序设计语言。

到了 20 世纪 80 年代，贝尔实验室在 C 语言的基础上推出了 C++ 程序设计语言，成为广泛使用的面向对象语言的代表。它既可用来编写系统软件，也可用来编写应用软件。

C/C++ 具有很大灵活性，但这是以开发效率为代价的。一般来说，相同的功能，C/C++ 开发周期要比其他语言长。人们一直在寻找一种可以在功能和开发效率之间达到更好平衡的语言。好的替代语言应该能对现存和潜在平台上的开发提供更高效率，可以方便地与现存应用结合，并且在必要时可以使用底层代码。针对这种需求，微软推出了一种称为 C# 的开发语言。C# 在更高层次上重新实现了 C/C++，是一种先进的、面向对象的语言，通过 C# 可以让开发人员快速建立基于微软网络平台的应用，并且提供大量的开发工具和服务。

（5）COBOL 语言。COBOL 的全称是 Common Business-Oriented Language，意即通用商业语言。COBOL 按层次结构来描述数据，完全适合现实数据处理的数据结构。它重视数据项和输入/输出记录的处理，对具有大量数据的文件提供了简单的处理方式。COBOL 主要面向数据处理。但由于数据库系统的广泛应用，现在已经很少使用 COBOL 来编写管理程序了。

（6）Python 语言。Python 语言是面向对象的语言。适合数据处理与大数据分析，它最大的特点是整数无界。

2. 网络编程语言

（1）Java 语言。随着 Internet 应用的发展，1995 年 5 月 Java 正式问世，一些著名的计算机公司纷纷购买了 Java 语言的使用权，随之出现了大量用 Java 编写的软件产品，受到工业界的重视与好评。

Java 的基本结构与 C++ 极为相似，但却简单得多。它充分吸取了 C++ 语言的优点，采用了程序员所熟悉的 C 和 C++ 语言的许多语法，同时又去掉了 C 语言中指针、内存申请和释放等影响程序健壮性的部分。Java 语言具有安全、跨平台、面向对象、简单、适用于网络等显著特点，Java 语言已经成为流行的网络编程语言。

（2）脚本语言（Scripting Language）。在 Internet 应用中，有大量的脚本语言，它不能独立运行，通常是嵌入到 HTML 文本中，且是解释执行的。脚本语言的出现，使得信息和用户之间不再只是一种显示和浏览的关系，而是具备了一种实时的、动态的、交互式的表达能力。它使得原先静态的 HTML 页面，被可提供动态、实时信息的 Web 页面所代替，这些页面可以对客户的输入操作做出反应，并动态地在客户端完成页面内容的更新。

脚本（程序）分为服务器端脚本和客户端脚本。两者的主要区别是服务器端脚本在 Web 服务器上执行，由服务器根据脚本的执行结果生成相应的 HTML 页面并发送到客户端浏览器中并显示。而客户端脚本由浏览器进行解释执行。用于客户端脚本的脚本语言有 JavaScript、VBScript 等，用于服务器脚本的脚本语言有 JavaScript、VBScript、Perl、PHP 等。

VBScript 是 Visual Basic 的简化版本，编程方法和 Visual Basic 基本相同，VBScript 去掉了 Visual Basic 中使用的大多数关键字，从而大大地简化了 Visual Basic 的语法，使得这种脚本语言更加易学易用。此外，由于 VBScript 是一种脚本语言而不是编程语言，所以也就没有编程语言所具有的读写文件和访问系统的功能，这使得 VBScript 的安全性大为提高。

下面是一个加入了 VBScript 程序代码的简单页面文件：

```
<HTML>
<HEAD>
    <TITLE>在 Html 文档中嵌入 VBScript</TITLE>
    <SCRIPT FOR="MyButton" EVENT="onClick" LANGUAGE="VBScript">
MsgBox("大学计算机基础")
    </SCRIPT>
</HEAD>
<BODY>
<H4>一个简单网页</H4><HR>
<FORM NAME="Form1">
    <INPUT TYPE="Button" NAME="MyButton" VALUE="单击此处">
</FORM>
</BODY>
</HTML>
```

使用 Internet Explorer 浏览器（简称 IE）可以看到页面效果如图 10-16 所示。如果单击页面上的按钮，可看到 VBScript 的运行结果，即一个对话框中显示"大学计算机基础"。

结果虽然比较简单，然而这段代码实际上作了许多操作。当 IE 读取页面时，找到 <Script> 标记，识别出

VBScript 代码并保存代码。单击按钮时，IE 使按钮与代码连接，并运行该过程。单击按钮时，IE 查找并运行相应的事件过程。

注意：VBScript 已被 JavaScript 取代。在 IE 11.0 系统中，可通过按【F12】键，打开"开发人员工具"选项，在"仿真"选项卡中，把其中文档模式的值（Edge 默认值）改为 5。就是使用兼容以前的 IE 版本。其他第三方浏览器，包括 Win10 下使用的 Edge 不支持 VBScript。

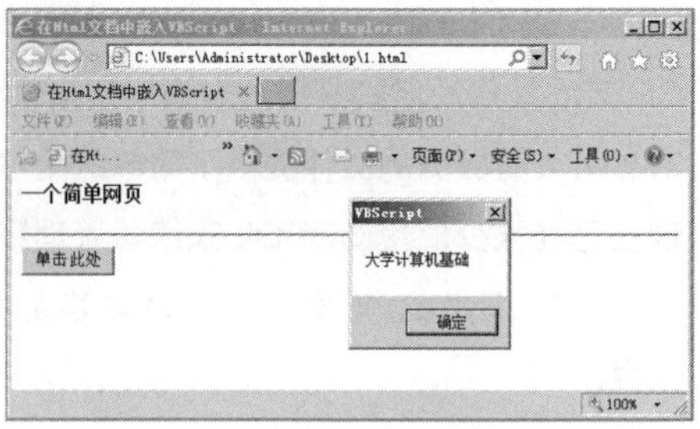

图 10-16　加入了 VBScript 代码的页面

JavaScript 语言的基本结构形式与 Java、C/C++ 等十分类似。它们的不同在于：

① Java、C/C++ 等语言都是编译执行的，而 JavaScript 程序则是通过逐行解释来执行的。

② JavaScript 是一种基于对象的语言，它本身内置了一些基本的对象。这样利用 JavaScript 语言编制的程序就可以直接使用这些对象来完成相应的功能，而不需要再由自己来创建这些类。

③ JavaScript 是基于事件驱动的语言，当事件发生时，JavaScript 就会作出反应，具体的反应方式由用户编程决定。

④ JavaScript 是一种具有良好安全性的编程语言，它只能通过浏览器来实现信息的浏览和动态交互，而不允许访问用户硬盘或将数据保存到服务器上，同样它也不能从其他文件获取信息。

⑤ JavaScript 程序是平台无关的，它依赖于浏览器本身，而与操作系统无关。

JavaScript 语言与 Java 语言在命名、结构和语言上很相似，但却是两个公司开发的不同的两个产品。Java 是由 Sun 公司推出的面向对象的多用途程序设计语言，其功能强大、高效，而且还具有一些独特的优点，所以一经推出就得到迅速发展，成为一门重要的 Internet 编程语言。而 JavaScript 是 Netscape 公司的产品，是为了扩展 Netscape Navigator 的功能而开发的一种可以嵌入 Web 页面中的解释性语言。它的开发环境简单，不需要 Java 编译器，而是直接运行在 Web 浏览器中，因而深受 Web 设计者的喜爱。下面来对这两种语言作个比较：

① JavaScript 是基于对象的，它本身提供了非常丰富的内部对象供程序员选择使用。而 Java 是面向对象的，对象必须从类中创建。

② JavaScript 是解释执行的，其程序代码不需经过编译，当使用浏览器浏览该网页时，浏览器将对该网页中的 JavaScript 源代码解释并执行。Java 程序是编译后以类的形式存放在服务器上，浏览器下载到这样的类，用 Java 虚拟机去执行它。

③ JavaScript 程序不需要特殊的开发环境，由于它只是作为网页的一部分嵌入到 HTML 文档中，所以编辑 JavaScript 程序只要在一般的文本编辑器中即可。Java 程序的编辑、编译需要使用专门的开发工具，如 JDK（Java Development Kit）、Visual J++ 等。

④ 在 HTML 文档中，两种编程语言的标识不同。JavaScript 程序使用 <Script>…</Script> 标记来标识，而 Java 程序则使用 <Applet>…</Applet> 标记来标识。

下面是一个在 HTML 文档中嵌入 JavaScript 的例子：

```
<HTML>
    <HEAD>
    <TITLE>在 Html 文档中嵌入 JavaScript</TITLE>
    </HEAD>
    <BODY>
    <BR>
    <H5 Align="center">这是 Html 文档的内容！</H5>
    <SCRIPT Language="JavaScript">
    document.write("<CENTER><FONT Size=2>这是 JavaScript 输出的内容！</FONT> </CENTER>");
```

```
        </SCRIPT>
    </BODY>
</HTML>
```

页面效果如图 10-17 所示。

从本例中可以看到，通过使用 <SCRIPT Language="JavaScript"> 和 </SCRIPT> 标签把 JavaScript 脚本语言的代码嵌入到 HTML 文件之中，而且可以嵌入到 HTML 文件的任何地方。本例中使用了 document 对象，它代表当前的 HTML 文档，它的 write 方法是用来向 HTML 文档输送 HTML 代码。

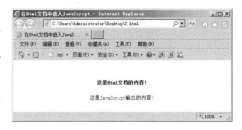

图 10-17 加入了 JavaScript 代码的页面

要注意的是，JavaScript 的每一语句后都必须跟一个分号，而且 JavaScript 是区分大小写的。

3. 科学计算语言

20 世纪 80 年代，出现了科学计算语言，MATLAB 是其中比较优秀的一种。MATLAB 是 MATrix LABoratory（矩阵实验室）的缩写，它自从 1984 年由美国 MathWorks 公司推出以来，经过不断改进和发展，现已成为国际公认的优秀的工程应用开发环境。MATLAB 功能强大、简单易学、编程效率高，深受广大科技工作者的欢迎。

MATLAB 以矩阵作为数据操作的基本单位，这使得矩阵运算变得非常简捷、方便、高效。MATLAB 还提供了十分丰富的函数，能完成数值计算、符号计算、绘制图形等功能，而且 MATLAB 具有传统编程语言的特征，能很方便地实现程序控制。MATLAB 还提供很多工具箱。功能性工具箱扩充了其符号计算功能和可视建模仿真功能，学科性工具箱专业性比较强，可以直接利用这些工具箱进行相关领域的科学研究。

10.4 程序设计方法

随着计算机技术的不断发展，人们对程序设计方法的研究也在不断深入。早期程序设计的好坏常以运行速度快、占用内存少为主要标准，然而在计算机的运算速度大大提高，存储容量不断扩大的情况下，程序具有良好的结构成为第一要求，一个结构良好的程序虽然在效率上不一定最好，但结构清晰，易于阅读和理解，便于验证其正确性。这对传统的程序设计方法提出了严重的挑战，从而促使了程序设计方法的进步。

程序设计方法

10.4.1 结构化程序设计

在 20 世纪 60 年代，曾出现过严重软件危机，由软件错误而引起的信息丢失、系统报废事件屡有发生。为此，1968 年，荷兰学者 E. W. Dijkstra 提出了程序设计中常用的 GOTO 语句的三大危害：破坏了程序的静动一致性；程序不易测试；限制了代码优化。此举引起了软件界长达数年的论战，并由此产生了结构化程序设计方法，同时诞生了基于这一设计方法的程序设计语言 Pascal。结构化程序设计（Structured Programming）是进行以模块功能和处理过程设计为主的详细设计的基本原则。它的主要观点是采用自顶向下、逐步求精的程序设计方法；使用三种基本控制结构构造程序，任何程序都可由顺序、选择、循环 3 种基本控制结构构造，是以模块化设计为中心，将待开发的软件系统划分为若干个相互独立的模块，这样使完成每一个模块的工作变单纯而明确，为设计一些较大的软件打下了良好的基础。

由瑞士计算机科学家 N. Wirth 开发的 Pascal，一经推出，它的简洁明了以及丰富的数据结构和控制结构，为程序员提供了极大的方便性与灵活性，因此很受欢迎。

结构化程序设计（Structured Programming）自提出以来，经受了实践的检验，同时也在实践中不断发展和完善，成为软件开发的重要方法。用这种方法设计的程序结构清晰，易于阅读和理解，便于调试和维护。

概括起来，结构化程序设计方法具有以下特点：

（1）自顶向下、逐步求精。首先把一个复杂问题分解成若干个相互独立的子问题，然后对每个子问题再做进一步分解，如此重复，直到每个问题都容易解决为止。

（2）模块化。模块化是结构化程序的重要原则。整个程序是由分层次的功能模块组成，模块之间通过接口传递信息，使得功能模块具有良好的独立性和层次性。这样更加有利于系统开发与维护。

（3）结构化。任何程序均以3种基本控制结构（顺序、选择和循环）实现，采用单入口、单出口的控制结构，避免了使用无条件转移GOTO等非结构化语句引起程序结构混乱的问题。从而保证程序具有良好的结构，有利于检验程序的正确性。

任何程序都可由顺序、选择、重复3种基本控制结构构造。

（1）用顺序方式对过程分解，确定各部分的执行顺序。

（2）用选择方式对过程分解，确定某个部分的执行条件。

（3）用循环方式对过程分解，确定某个部分进行重复的开始和结束的条件。

（4）对处理过程仍然模糊的部分反复使用以上分解方法，最终可将所有细节确定下来。

结构化程序设计的过程就是将问题求解由抽象逐步具体化的过程。这种方法符合人们解决复杂问题的普遍规律，可以显著提高程序设计的质量和效率。

结构化设计语言主要有C、FORTRAN、PASCAL、Ada、BASIC。

10.4.2 面向对象程序设计

将结构化思想引入程序设计，有效地降低了软件开发的复杂性，使得20世纪60年代后期出现的软件危机获得初步缓解。但是，结构化程序设计方法仍然存在两个需要解决的问题：

（1）结构化程序设计基于求解过程来组织程序流程，程序设计的主要工作就是用不同的功能模块来描述求解过程，这种基于功能的设计方法难以适应程序中功能的变化，功能的变化往往就意味着程序的重新设计。

（2）在结构化程序设计中，以对数据进行操作的过程作为程序的主体，而被操作的数据处于实现功能的从属地位，即数据和施加于数据的操作是独立设计的，每个功能模块可以随意修改未加封装的数据，使得数据的安全性难以得到保障。而且当数据结构改变时，所有相关的处理过程都要进行相应的修改，程序的可重用性差。

由于上述缺陷已不能满足现代化软件开发的要求，软件开发呼唤程序设计方法新的变革，于是面向对象程序设计（Object-Oriented Programming，OOP）方法便应运而生。

1967年挪威计算中心的Kisten Nygaard和Ole Johan Dahl开发了Simula67语言，它提供了比子程序更高一级的抽象和封装，引入了数据抽象和类的概念，它被认为是第一个面向对象语言。在它的影响下，面向对象语言得到迅速发展。用面向对象的方法解决问题，不是将问题分解为过程，而是将问题分解为对象，以对象作为程序的主体。对象有自己的数据（属性），也有作用于数据的操作（方法），将对象的属性和方法封装成一个基本逻辑单元，供程序设计时使用。对象之间的相互作用通过消息传递来实现。用类来描述具有相同属性特征的一组对象，利用继承实现类与类之间的数据和方法的共享。

下面介绍面向对象程序设计的一些重要概念。

（1）对象。现实世界中客观存在的事物称作对象（Object），它可以是有形的，如一个人、一辆汽车、一座大楼等，也可以是无形的，如一场足球比赛、一次演出、一项计划等。任何对象都具有各自的特征（属性）和行为（方法）。例如一个人有姓名、性别、身高、肤色等特征，也具有行走、说话、上网等动作行为。

面向对象程序设计中的对象是现实世界中的客观事物在程序设计中的具体体现，它也具有自己的特征和行为。对象的特征用数据来表示，称为属性（Property）。对象的行为用程序代码来实现，称为对象的方法（Method）。总之，任何对象都是由属性和方法组成的。

（2）类。人们在认知客观世界时，采用抽象的方法把具有共同性质的事物划分为一类。类（Class）是具有相同属性和行为的一组对象的集合，或者说，类是指对一组具有相同特征和行为的对象的抽象描述，任何对象都是某个类的实例（Instance）。例如，汽车是一个类，而每一辆具体的汽车是该类的一个对象或实例。

类为属于该类的全部对象提供了统一的抽象描述。在程序设计过程中，通常有很多相似的对象，它们具有相同的属性、响应相同的消息、具有相同的方法。对每个这样的对象单独进行定义是很浪费的，因此将相似的对象分组形成一个类，每个这样的对象被称为类的一个实例，一个类中的所有对象共享一个公共的定义，尽管它们对属性所赋予的值不同。例如，所有的雇员构成雇员类，所有的客户构成客户类等。

（3）消息。一个系统由若干个对象组成，各个对象之间通过消息（Message）相互联系、相互作用。消息是一个对象要求另一个对象实施某项操作的请求。发送者发送消息，在一条消息中，需要包含消息的接收者和要求接收者执行某项操作的请求，接收者通过调用相应的方法响应消息，这个过程被不断地重复，从而驱动整个程序的运行。

（4）封装。封装（Encapsulation）是指把对象的数据（属性）和操作数据的过程（方法）结合在一起，构成独立的单元，它的内部信息对外界是隐蔽的，不允许外界直接存取对象的属性，只能通过使用类提供的外部接口对该对象实施各项操作，保证了程序中数据的安全性。

（5）继承。继承（Inheritance）是面向对象方法为了提高软件开发效率而采取的重要措施，它是指子类可以拥有父类的属性和行为。继承提高了程序代码的复用性，定义子类时不必重复定义那些已在父类中定义的属性和行为。比如，学生是一个父类，研究生、本科生则是它的子类。在子类研究生中，不但有学生的全部属性，如姓名、出生年月、性别，而且还有自己的属性，如学位、导师、研究方向等。

（6）多态性。多态性（Polymorphism）是指同一名字的方法产生了多个不同的动作行为，也就是不同的对象收到相同的消息时产生不同的行为方式。例如，"上课"是师生类具有的动作行为，"响铃"消息发出以后，老师和学生都要"上课"，但老师是"讲课"，而学生是"听课"。将多态的概念应用于对象程序设计，增强了程序对客观世界的模拟性，不但为软件的结构设计提供了灵活性，还减少了信息冗余，提高了软件的可扩展性。

总之，面向对象程序设计用类、对象的概念直接对客观世界进行模拟，客观世界中存在的事物、事物所具有的属性、事物间的联系均可以在面向对象程序设计语言中找到相应的机制，面向对象程序设计方法采用这种方式是合理的，它符合人们认识事物的规律，改善了程序的可读性，使人机交互更加贴近自然语言，这与传统程序设计方法相比，是一个很大的进步。

10.4.3 可视化程序设计

传统的编程方法使用的是面向过程、按顺序进行的机制，其缺点是程序员始终要关心什么时候发生了什么事情，应用程序的界面都需要程序员编写语句来实现，对于有图形界面的应用程序，只有在程序运行时才能看到效果，一旦不满意，还需要修改程序，因而使得开发工作非常烦琐。

可视化程序设计是一种全新的程序设计方法，主要是指编译环境的可视化，程序设计人员利用开发环境本身提供的各种可视化的控件、方法和属性等，像搭积木一样构造出应用程序的各种界面。

可视化程序设计有以下特点：

可视化程序设计以"所见即所得"的编程思想为原则，力图实现编程工作的可视化，即程序设计、调整与结果的呈现可同步。

可视化编程是与传统的编程方式相比较而言，这时的可视指的是减少文本语句的输入，仅通过直观的操作方式即可完成用户界面的设计工作。

目前主流的可视化程序设计环境的特点主要表现在两个方面：一是基于面向对象的思想，引入控件的概念和事件驱动；二是程序开发过程一般遵循以下步骤，即先进行界面的绘制工作，再基于事件编写程序代码，以响应鼠标和键盘的各种动作。

目前，能进行可视化程序设计的语言很多，比较常用的有微软公司的 Visual Basic（VB）、Visual C++ 等。以 VB 为例，其工具箱中提供了大量的界面元素（在 VB 中称为控件对象），如窗体（Form）、命令按钮（Command Button）、标签（Label）、文本框（Text Box）、单选按钮（Radio Button）、复选框（Check Box）等，在设计应用程序界面时，只需利用鼠标把这些控件对象拖动到窗体的适当位置，再设置它们的属性，就可以设计出所需的应用程序界面。界面设计不需要编写大量代码，底层的一些程序代码由 VB 自动生成或修改。图 10-18 显示的就是用 VB 设计的一个程序界面。界面中有 3 个标签对象，分别提示两个加数和所求得的和，有 3 个文本框对象，分别用于输入两个加数和输出所求得的和，有 2 个命令按钮，分别用于求和和退出窗体，当单击（Click）事件发生时，相应的过程代码被执行，完成程序功能。

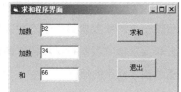

图 10-18　用 VB 设计程序界面

就现代程序设计而言，界面设计占了整个程序设计的很大部分工作，这是因为程序需要通过界面和用户实现交互，这种交互都是基于 GUI（图形用户界面）的，因此可视化程序设计就成为今天程序设计的主流。不过距离实现真正的"可视化"，还有许多路要走。

10.5　用 Raptor 实现程序设计

本节给出用 Raptor 实现的解决问题的方法。Raptor 不是一种程序设计语言，是一种用流程图表达解题思路的方法。

在程序设计当中，构造解题思路是至关重要的，在某种意义上说，解题思路就是算法、解题过程的描述。所以说，解题思路、算法和解题过程的描述是近似的概念。

读者如果能用某种办法构造出某个待求问题的解题思路，那么，用某种程序设计语言写出解决这个问题的程序就是比较容易的事了。

10.5.1　Raptor 简介

Raptor 是一个用流程图形式实现简单"编程"的环境。它采用的流程图图标与本章前面介绍的流程图用图标是一致的。

使用 Raptor 可以最大限度地减少语言的语法要求，又能使待解决的问题以从上至下的图形顺序执行，得出解题结果。这种图形"程序"是逐个执行图标符号，以便帮助用户跟踪图示的图标指令流执行过程，便于理解，容易掌握。用 Raptor 可以进行算法设计和验证，从而使初学者有可能理解和真正掌握解题思路。

1. Raptor 基本操作

Raptor 需要安装程序 Setup-Raptor.exe。安装、执行 Raptor 后的基本程序环境如图 10-19 所示。

操作方法：单击符号区中的某个图标，再在主区域（"Main"的初始状态）适当位置单击，表示将这个图标添加到指定位置，双击添加的图标，可以设置变量的值、设置判断条件、循环条件参数等。

单击运行按钮" ▶ "，执行"程序"，读者会看到运行的行程、变量值的变化，输出结果。

另外，右上角的"调速滑块"是调整运行速度的，百分数标志指出流程图的显示比例。在主控台上单击"Clear"按钮会清除运行结果。

图 10-20 表示第一个"程序"实例。它完成的功能是：指定一个变量的值，如果是负数，取绝对值，最后将结果输出。读者在单击运行按钮" ▶ "后会看到运行过程、变量的变化、最终的运行结果，运行步数。

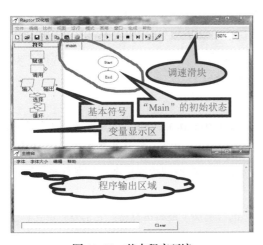

图 10-19 基本程序环境

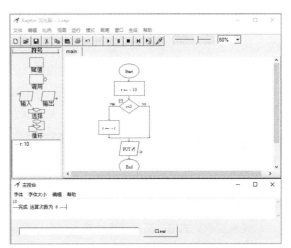

图 10-20 第一个"程序"实例

2. 四种基本图标

图标或称符号，也有称指令的，更有称语句的，就是说，名词"图标""符号""指令""语句"是等同的。本书多称语句，且对语句二字不再加引号。

在图 10-19 的符号区，有四个基本图标，它们是标有名称的图标，名称分别是：输入、输出、赋值、调用。其作用分别是：对一个变量通过键盘赋值、输出变量的值、对一个变量直接赋值、执行一组命了名的过程中的所有图标。

3. 数据类型

Raptor 的数据类型有：数值（Number）、字符和字符串（String）。数值是十进制整数或实数，如：12，567，-4，3.1415，0.000371。字符是用单引号括起来的单个字符，如：'A'、'b' 等。字符串是由双引号括起来的符号串，如："Hello, how are you?" "China Changsha" 等。

目前使用的系统不支持汉字字符串。

4. 变量与常量

变量用于表示计算机内存中的位置，用于保存数据值，相当于一间房子。在任何时候，一个变量只能容纳一个值；在"程序"（同样，图 10-20 中的主区域中的流程图可称"程序"，以后多称主区域中的流程图为"程序"，程序二字也不再加引号）执行过程中，变量的值是可以改变的；命名规则是以字母开头，由字母、数字、下画线组成。

任何变量在被引用前必须存在并被赋值，变量的类型由最初的赋值语句或输入所给的数据类型决定。

变量取得值的途径是：通过输入语句赋值；通过赋值语句赋值；通过调用过程所得的返回值赋值。

Raptor 定义了 4 个常量（Constant）：

pi（圆周率）：定义为 3.141 6。

e（自然对数的底）：定义为 2.718 3。

true/yes（布尔值，真）：定义为 1。

false/no（布尔值，假）：定义为 0。

常量不可更改，只能引用。

5. 表达式

先从数学表达式开始研究。数学表达式的定义是将常量、变量和函数用圆括号、数学运算符连接起来的有意义的式子（公式）。所谓有意义是指不能被数值 0 除。这个数学表达式的定义实际上是沿用数学表达式原样运用于计算机高级语言中，只是有可能运算符的样子有了少许变化。如：数学上的 2x 可能写成 2*x。

数学运算：+（加）、−（减）、*（乘）、/（除）、^（乘方或幂）。

要注意的是：数学运算是有优先级的，与数学定义一致。

从数学表达式拓广到关系型表达式（又称决策表达式，Decision Expressions），只是增加了表示关系的关系运算符。它们是：=（等于）、!=（不等于）、/=（不等于）、<（小于）、<=（小于等于）、>（大于）、>=（大于等于）。关系运算符必须针对两个相同的数据类型值比较。数值型数据是不能与字符串比较的，但可与字符进行比较。

从关系型表达式推广到逻辑表达式（也称决策表达式），同样增加了逻辑运算符。它们是：and（与）、or（或）、not（非）。

一些常用的数学函数在 Raptor 系统中已经定义（称内置函数），用户只需要使用。常用内置函数有：

mod（取余）、sqrt（开平方）、log（对数）、abs（绝对值）、floor（向下取整）、ceiling（向上取整）、三角函数（sin、cos、tan、arcsin、arccos、arctan，分别是正弦、余弦、正切、反正弦、反余弦、反正切）。

还有 Random（随机数函数）：生成一个范围在 [0,1) 的随机值；Length_of（求数组元素个数）：求字符串长度。

对于字符串，Raptor 系统提供了连接运算，使用加号"+"作为运算符。如："abc"+"def" 的结果为 "abcdef"；连接运算符可连接字符串与数值，如：a=5,b="abc"+a，则 b 的值为 "abc5"。

要特别提示：本文中的字符、字符串不能是中文的引号，在写程序的过程中，一定要使用英文的引号，否则，程序会提示错误。

10.5.2 Raptor 中的"语句"

本小节介绍 Raptor 中的"语句"及其用法。

1. 输入语句

输入语句用于对变量通过键盘输入一个值。双击主区域上的输入语句图标，出现如图 10-21 右侧所示的输入对话框，输入提示信息，并指出接收值的变量。注意：提示信息要用英文的双引号括起来。

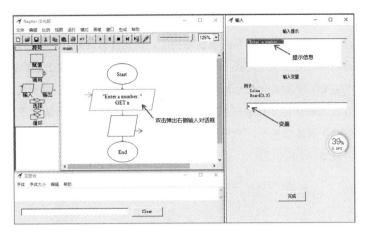

图 10-21 输入语句

2. 输出语句

输出语句用于主控台窗口显示输出结果。

双击主区域上的输出语句图标,出现图 10-22 所示的输出对话框。"The Number Is: " 是提示信息,须加双引号;"+"是连接符;n 是变量,不能加双引号。选中"End current line"表示下一个输出语句将另起一行。

3. 赋值语句

赋值语句用于将一个表达式的值传送给某个变量。在符号区中单击赋值图标,并在主区域适当位置单击,添加赋值图标,双击赋值图标,弹出图 10-23 所示的赋值语句(Assignment)对话框。在对话框中指定变量,随后指定传给变量的表达式,就完成了赋值语句的设定。

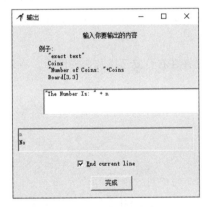
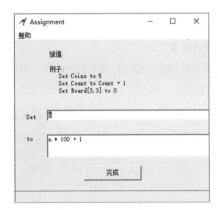

图 10-22 输出对话框　　　　　图 10-23 赋值对话框

4. 注释

注释不是语句,不会被执行,目的是增强程序的可读性,便于理解程序或算法。操作方法是:在主区域右击要加注释语句图标,会弹出一个快捷菜单,选择其中的注释,再弹出一个输入注释对话框,在其中输入提示文字,单击"完成"按钮,主区域上的对应语句旁边会出现提示信息图标。这个提示信息图标是可移动的,右击它还可以剪切、删除。

5. 选择控制语句

选择控制语句实现根据条件选择两条可执行的分支之一。当条件满足时,选择左边分支执行,否则选择右边分支执行。这就是高级程序设计语言中的"if ... else"结构。

因为有了选择控制语句，程序的执行不再是线性结构了，而是具有转向的平面结构了。

在符号区中单击选择图标，并在主区域适当位置单击，添加选择图标。双击选择图标，弹出图10-24所示"选择"对话框，在"选择"对话框中输入条件表达式，单击"完成"按钮，回到主区域（流程图界面），会看到选择图标上有刚才设定的条件（在菱形框中）。在菱形框下面有左右两条向下指的直线，用户可根据自己的需要，在左右两直线上再添加多个其他图标，当然也可不添加其他图标。如图10-25所示，在选择图标的左、右直线上各分别添加一个赋值图标，最后形成了一个完整的选择控制语句图标。

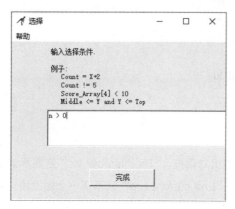

图10-24 "选择"对话框

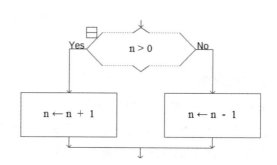

图10-25 选择语句图标

图10-25的选择语句图标比在符号区的选择图标有了变化，图形扩大了，当然功能有了实际意义。图10-25所示流程表示：在判断之前有了数值变量n，当n>0，执行左边的分支，让变量n的值加1，否则执行右边的分支，让变量n的值减1，最后两分支归一，走到一起，再执行下一个图标。

在图10-25中，如果在两条分支上再各添加一个选择图标，那就是多分支了，往下指向的直线就有四根分支。其实还可以在四根分支线上再各添加一个选择图标，等等。这种每一分支上还有选择图标的结构，称为选择语句的嵌套。

还一种类似嵌套的结构，那就是选择语句的级联。级联只允许在右分支下增加选择图标，不允许在左分支上增加选择图标。

选择语句的嵌套、选择语句的级联都能实现多分支选一，是一个选择语句（二选一）的扩充。嵌套、级联的流程图形式分别如图10-26、图10-27所示。

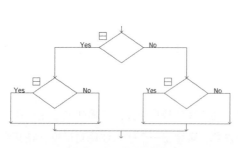

图10-26 嵌套流程图

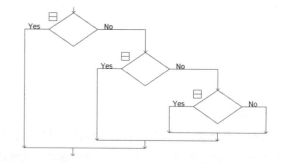

图10-27 级联流程图

6. 循环语句

循环（loop）语句实现某些语句的反复执行。其流程图如图10-28所示。菱形框用于设置判断条件，当条件满足时（Yes），退出循环；否则（No），执行循环。反复被执行的循环部分需要用户添加其他图标到循环线上（就是不满足条件的线上），而且只能添加到向下指的线段上，即菱形框的上面或下面线段上。

请看实例：

设计一个求 1+2+3+4+…+100 的程序。

对于这个问题，我们用循环实现。

先设计变量 s，用作存放累计和，给初值 0。再设计变量 i，用作循环控制变量，初值置为 1。分别用赋值图标实现。

单击符号区的循环语句图标，在两个初值图标（变量 s、变量 i）下面添加循环语句图标。双击循环语句的菱形框，在弹出的"循环"对话框中设置循环条件 i>100，返回到主区域。

在菱形框下面再添加两个赋值语句图标，这两条语句是反复执行的部分，称为循环体。上面一个赋值语句设置为：s←s+i，下面一个赋值语句设置为：i←i+1。赋值语句 s←s+i 完成某步的累计和，赋值语句 i←i+1 完成循环控制变量的值的改变。因为循环条件表达式是 i>100（含有循环控制变量 i），只有在循环体部分不断修正循环控制变量 i 的值，才有可能使循环条件 i>100 得到达成。如果在循环体部分没有赋值语句 i←i+1，则循环控制变量 i 的值永远是初值 1，进而循环永远达不成循环条件 i>100，这样的程序将永无休止地执行下去，这就是死循环。

最后，在循环语句图标下面增加一个输出语句图标，输出变量 s 的值。

至此，一个完整设计完成。当运行这个程序时，在主控台上会有输出结果：s=5050。

整个程序如图 10-29 所示。

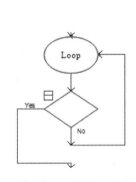

图 10-28　循环图标

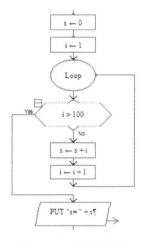

图 10-29　累计和程序

10.5.3　数组

一个 Raptor 数组可以存储多个数据。数组名字只有一个，要存储多个数据，必须在数组名后带上表示顺序号的下标，以区分不同的数据。

例如：要存储 10 个数据，数组名用 s，就必须有 10 个变量，这 10 个变量分别是 s[1]、s[2]、s[3]、s[4]、s[5]、s[6]、s[7]、s[8]、s[9]、s[10]。数组名都是 s，其下标是 1~10，每个变量称数组元素。

数组应用

数组的容量（能存储多少个数据）由第一次定义数组元素的下标确定，随后可通过定义更大下标的数组元素增加数组的容量。例如，第一次定义数组元素 s[10] 时，就确定了数组 s 的容量为 10，后面又定义另一个数组元素 s[16]，就会将数组 s 的容量由 10 增加到 16。可见，数组的容量是可以动态增加的。

所谓"第一次定义数组元素"就是通过赋值语句（或其他给值方法）对这个数组元素给一个值。

一旦定义了某个数组元素就确定了容量，同时也确定了其他数组元素。如上面说的，第一次定义了数组元素 s[10]，同时就确定定义了数组元素 s[1]~s[9]。数组的第一个数组元素的下标从 1 开始。

数组中的数组元素存储的数据可以不同类型。

Raptor 数组可以定义一维数组（如上面定义的数组 s），也可以定义二维数组，二维数组有两个下标。例如：定义一个二维数组 T，它的容量是 4 行 5 列，那么，第一次定义数组元素时，要定义数组元素 T[4,5]。

看一个例题，定义一个一维数组 s，容量为 10。给几个值（不同类型），用循环语句输出数组 s 的 10 个值。程序、运行结果如图 10-30 所示。程序运行的动态过程也用视频记录了。

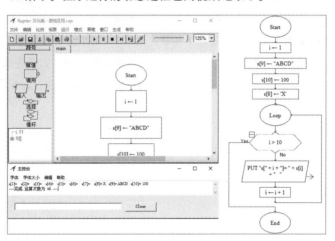

图 10-30　数组应用

10.5.4　子"程序"

一个复杂的问题可以分解为多个子问题。如果每个子问题在逻辑上是相对独立的，那么，每个子问题可以用一段程序描述，解决一个子问题的这段程序可以称为子程序。尤其是当某个子问题在整个问题中反复出现时，则把解决这个子问题的程序编写成一个子程序更有必要，这样做可以提高编写程序效率，使程序结构更加清晰。

例如：我们设定一个问题：求组合数 $C_m^n = m!/(n!(m-n)!)$。这是整个问题，其中一个关键问题是求某整数的阶乘，这是子问题。整个问题是由 3 个阶乘子问题组成的。为此，我们专门设计一个"求某整数的阶乘"的子程序，整个问题的解决就变成了调用 3 次"求某整数的阶乘"的子程序。

从这个求组合数的例子可以看出，子程序的特点是：子程序在逻辑上是相对独立的，可能被多次调用。

所谓"调用"，是指在整个问题的主程序中的调用语句（调用图标），发出转向执行子程序命令，这时程序执行转向从子程序的开始位置执行，子程序执行完后，自动返回到主程序中的调用语句的下一句。主程序是调用命令的发出者，是调用者，被调用的子程序是被调用者。

一个子程序得有一个子程序名，子程序的工作需要来自主程序的输入参数，工作完成后，需要向主程序报告结果，就是向主程序传回参数，这称为输出参数。

1. 子程序的编写

单击"模式"菜单，选择"中级"，如图 10-31 所示。在"main"选项卡上右击弹出快捷菜单，选择"增加一个子程序"，如图 10-32 所示，立即会弹出一个"创建子程序"对话框，如图 10-33 所示。在图 10-33

上可以建立子程序名、输入、输出参数。子程序名必须是字母开头，后跟字母、数字或下画线；输入、输出参数须是变量名，共 6 个，可以通过设置确定是输入还是输出参数。单击"确定"按钮，在主区域会出现一个选项卡，它的名字是你刚才命名的子程序名。这时，主区域有两个选项卡，一个名为"main"，另一个就是你刚才命名的子程序。

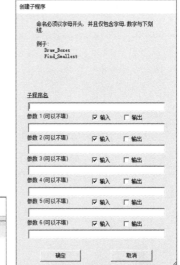

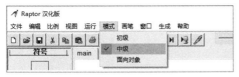

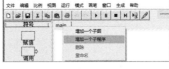

图 10-31　选择模式　　　　图 10-32　增加子程序　　　　图 10-33　创建子程序

在子程序流程图上，输入、输出参数变量自动安排在子程序名后的圆括号内，输入参数变量前有"in"字样表示输入参数，输出参数变量前有"out"字样表示输出参数，各变量之间用逗号分隔。

如同前面编程一样，取符号区的语句图标，放置到流程图的适当位置，就可以完成子程序的编写。一个完整的求阶乘的子程序如图 10-34 所示。对于前面提出的求组合数的问题，有了如图 10-34 的子程序，主程序的流程图如图 10-35 所示。

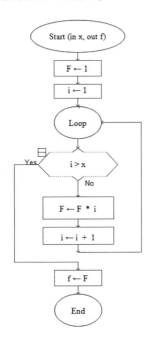

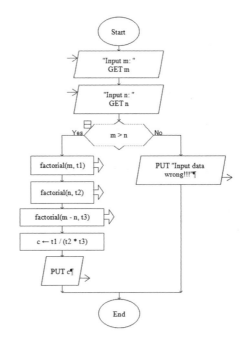

图 10-34　阶乘子程序　　　　　　　　　　　图 10-35　主程序

在图 10-34 中，变量 x 是输入参数，表示要求阶乘的数，它由主调程序传过来；变量 f 是输出参数，它的值将传给主调程序中接收该值的变量。

在图 10-35 中，三次调用阶乘子程序，每次调用的实参都不同，向输入参数传值的实参可以是表达式，如：m、n、m-n，而接收输出参数的实参须是变量，如：t1、t2、t3。

至此，求组合数 $C_m^n = m!/(n!(m-n)!)$ 的程序完成。

第 11 章　信息安全

11.1　信息安全综述

根据互联网世界统计（IWS）数据显示，截至 2020 年 5 月 31 日，全球互联网用户数量达到 46.48 亿人，占世界人口的比重达到 59.6%。中国互联网络信息中心（CNNIC）发布第 48 次《中国互联网络发展状况统计报告》，截至 2021 年 6 月，我国网民规模达 10.11 亿。随着近 10 年来网络支付的迅速发展，网络带来的便捷已经使人们习惯于依赖网络从事各种生产、经营、学习、工作和生活，但由于人们对网络信息安全知识的了解不多、安全的意识淡薄，从近年的统计情况看，由于网民基数的增加，遭遇各种网络安全问题的比例虽然有所下降，人数并没有减少的趋势，这给网络和信息安全带来巨大的挑战。

虚拟货币的出现给了犯罪分子更多的藏身机会，也给了他们跨国掠夺财富打开了方便之门。不需要一枪一炮，不牺牲一兵一卒，就能实现对别的国家进行网络空间的信息入侵和财富的巧取豪夺已经成为部分犯罪分子和黑客组织敛财的重要手段之一。

随着大数据、云计算、物联网、区块链和人工智能等技术的应用和发展，信息安全已经成为工业生产、科学研究、国防建设等领域首先要直接面对的问题，很多国家已经把网络信息安全作为继领海、陆地、领空三大国防和基于太空的第四国防之后的第五国防，称赛博空间（Cyber-Space）安全。

11.1.1　信息安全概念

国际标准化组织（ISO）对信息安全的定义为：为数据处理系统建立和采用的技术、管理上的安全保护，目的是保护计算机硬件、软件、数据不因偶然和恶意的原因而遭到破坏、更改和泄露。

从这个定义中可以看出，信息安全采用的手段有二种：技术方式和管理方式，当然通常要将两种方式结合，既要采用合适的技术手段，同时也要加强人员、设备和软件等的管理。

由于信息呈现形式有多种，如文字、图像、声音、生物信息和社会信息等，存储的方式也有多种方式，如纸质、胶片、电磁方式等。信息安全范围非常之广。本书所讨论的信息主要是针对以计算机、网络作为载体的保存和传输方式，故本书所谈的信息安全主要是指计算机信息安全和网络信息安全。

11.1.2　计算机安全概念

中国公安部计算机管理监察司的定义是"计算机安全是指计算机资产安全，即计算机信息系统资源和信息资源不受自然和人为有害因素的威胁和危害"。也就是说计算机安全主要包括计算机硬件安全和计算机存储数据的安全两个方面及应采取的一些安全策略。

1. 计算机存储数据的安全

计算机安全中最重要的是存储数据的安全，其面临的主要威胁包括：计算机病毒、非法访问、计算机电磁辐射、硬件损坏等。

（1）计算机病毒：是依附在计算机软件中的隐蔽的小程序，它和计算机其他工作程序一样，但会破坏正常的程序和数据文件。恶性病毒可使整个计算机软件系统崩溃，数据全毁，甚至损坏硬件。要防止病毒侵袭主要是加强管理，不访问不安全的数据，使用国产可信的杀毒软件并及时升级更新。

（2）非法访问：是指非法访问者盗用或伪造合法身份，进入计算机系统，私自提取计算机中的数据或进行修改转移、复制等。防止的办法有：①增设软件系统安全机制，使盗窃者不能以合法身份进入系统。如增加合法用户的标志识别，增加口令，给用户规定不同的权限，使其不能自由访问不该访问的数据区等。②对数据进行加密处理，即使盗窃者进入系统，没有密钥，也无法读懂数据。③在计算机内设置操作日志，对重要数据的读、写、修改进行自动记录。

（3）非计算机电磁辐射：由于计算机硬件工作时本身就会向空间辐射的强大的脉冲源，如一个小电台差不多，有一定的频率范围。窃听者可以接收计算机辐射出来的电磁波，进行复原，获取计算机中的数据。为此，计算机制造厂家增加了防辐射的措施，从芯片、电磁器件到线路板、电源、转盘、硬盘、显示器及连接线，都全面屏蔽起来，以防电磁波辐射。更进一步，可将机房或整个办公大楼都屏蔽起来，如没有条件建屏蔽机房，可以使用干扰器，发出干扰信号，使接收者无法正常接收有用信号。

（4）计算机存储硬件损坏：使计算机存储数据读不出来也是常见的事。防止这类事故的发生有几种办法。一是将有用数据定期复制出来保存，一旦机器有故障，可在修复后把有用数据复制回去。二是在计算机中使用 RAID 技术（Redundant Array of Independent Disks，独立磁盘冗余阵列），同时将数据存在多个硬盘上；在安全性要求高的特殊场合还可以使用双主机，一台主机出问题，另外一台主机照样运行。

2. 计算机硬件安全

计算机在使用过程中，对外部环境有一定的要求，即计算机周围的环境应尽量保持清洁、温度和湿度应该合适、电压稳定，以保证计算机硬件可靠的运行。计算机安全的另外一项技术就是加固技术，经过加固技术生产的计算机防震、防水、防化学腐蚀，可以使计算机在野外全天候运行。

从系统安全的角度来看，计算机的芯片和硬件设备也会对系统安全构成威胁。比如 CPU，电脑 CPU 内部集成有运行系统的指令集，这些指令代码是都是保密的，我们并不知道它的安全性如何。据有关资料透漏，国外针对中国所用的 CPU 可能集成有陷阱指令、病毒指令，并设有激活办法和无线接收指令机构。他们可以利用无线代码激活 CPU 内部指令，造成计算机内部信息外泄、计算机系统灾难性崩溃。如果这是真的，那我们的计算机系统在战争时期有可能全面被攻击。很多国家现在都意识到计算机硬件安全的重要性，并要求在相关安全部门、军事部门等使用国产可信的硬件设备。

硬件泄密甚至涉及了电源。电源泄密的原理是通过市电电线，把电脑产生的电磁信号沿电线传出去，利用特殊设备可以从电源线上就可以把信号截取下来还原。

计算机里的每一个部件都是可控的，所以称为可编程控制芯片，如果掌握了控制芯片的程序，就控制了电脑芯片。只要能控制，那么它就是不安全的。因此，我们在使用计算机时首先要注意做好电脑硬件的安全防护，把我们所能做到的全部做好

3. 常用防护策略

（1）安装杀毒软件。对于一般用户而言，首先要做的就是为电脑安装一套国产可信的杀毒软件，并定期升级所安装的杀毒软件，打开杀毒软件的实时监控程序。

（2）安装个人防火墙。安装国产可信的个人防火墙（Fire Wall）以抵御黑客的袭击，最大限度地阻止网络中的黑客访问你的计算机，防止他们更改、拷贝、毁坏你的重要信息。防火墙在安装后要根据需求进行详细配置。

（3）分类设置密码并使密码设置尽可能复杂。在不同的场合使用不同的密码，如网上银行、E-Mail、聊天室以及一些网站的会员等。应尽可能使用不同的密码，以免因一个密码泄露导致所有资料外泄。对于重要的密码（如网上银行的密码）一定要单独设置，并且不要与其他密码相同。

设置密码时要尽量避免使用有意义的英文单词、姓名缩写以及生日、电话号码等容易泄露的字符作为密码，最好采用字符、数字和特殊符号混合的强密码。建议定期修改自己的密码，这样可以确保即使原密码泄露，也能将损失减小到最少。

（4）不下载来历不明软件及程序。应选择信誉较好的下载网站下载软件，将下载的软件及程序集中放在非引导分区的某个目录，在使用前最好用杀毒软件查杀病毒。

不要打开来历不明的电子邮件及其附件，以免遭受病毒邮件的侵害，这些病毒邮件通常都会以带有噱头的标题来吸引你打开其附件，如果下载或运行了它的附件，就会受到感染。同样也不要接收和打开来历不明的QQ、微信等发过来的文件。

（5）防范流氓软件。对将要在计算机上安装的共享软件进行甄别选择，在安装共享软件时，应该仔细阅读各个步骤出现的协议条款，特别留意那些有关安装其他软件行为的语句。

（6）仅在必要时共享。通常情况下不要设置文件夹共享，如果要设置共享则应该设置密码，一旦不需要共享时应立即关闭。共享时访问类型一般设为只读，不要将整个分区设定为共享。

（7）定期备份。数据备份的重要性毋庸讳言，无论防范措施做得多么严密，也无法完全防止数据丢失或损坏的情况出现。如果遭到致命的攻击，操作系统和应用软件可以重装，而重要的数据就只能靠日常的备份了。所以，无论采取了多么严密的防范措施，也不要忘了随时备份重要数据，做到有备无患。

11.1.3　网络安全概念

从本质上讲，网络安全就是网络上的信息安全，是指网络系统的硬件、软件和系统中的数据受到保护，不受偶然的或者恶意的攻击而遭到破坏、更改、泄露，系统连续可靠正常地运行，网络服务不中断。

广义上讲，凡是涉及网络上信息的保密性、完整性、可用性、可控性和不可否认性的相关技术和理论都是网络安全所要研究的领域。

保密性、完整性、可用性、可控性和不可否认性通常称为网络安全的5个基本要素。

（1）保密性：是指确保信息不暴露给未授权的实体或进程，即非授权实体和进程无法获得相应的信息，或者即使获得了信息也无法知晓信息的内容，因而无法使用，这主要通过用户授权和数据加密来实现。

（2）完整性：是指只有得到允许的实体或进程才能修改数据，并且能够判别出数据是否已经被篡改。这主要通过访问控制阻止篡改行为和报文摘要算法来检验信息是否被篡改。

（3）可用性：是指得到授权的实体在需要时可访问数据，它是信息资源功能和性能可靠性的度量，即攻击者不能战胜所有的资源而阻碍授权者的工作。常使用访问控制技术阻止非授权用户进入网络。

（4）可控性：是指可以控制授权范围内的信息流向及行为方式，主要是对危害信息的安全活动进行监视审计。一般使用授权机制，实现对网络资源及信息的控制。

（5）不可否认性：是指"可审查性"，对出现的网络安全问题提供调查的依据和手段。可以使用审计、临控、防抵赖等安全机制，提供真实有效的证据，达到信息的不可否认性，一般是通过数字签名等技术实现。

11.2　信息安全技术

信息安全技术，是保护信息和信息系统免遭偶发或非授权泄露、修改、破坏或丧失处理信息能力的技术手段和措施，包括信息保密技术、信息认证技术、访问控制技术、信息安全审计、检测监控技术等。随着计算机技术的飞速发展，计算机信息安全问题越来越受关注。掌握必要的信息安全技术和安全防范技术非常必要。

11.2.1 信息保密技术

信息保密技术是利用数学或物理手段，对电子信息在传输过程中和存储体内进行保护以防止泄漏的技术。保密通信、计算机密钥、防复制密钥盘等都属于信息保密技术。信息保密技术是保障信息安全最基本、最重要的技术，一般采用国际上公认的安全加密算法来实现。例如，世界上被公认的最新国际密码算法标准 AES（Advanced Encryption Standard，高级加密标准），就是采用 128、192、256 bit 长的密钥将 128 bit 长的数据加密成 128 bit 的密文技术。

信息保密技术主要包括信息加密技术和信息隐藏技术。信息加密是指使有用的信息变为看上去似为无用的乱码，使攻击者无法读懂信息的内容从而保护信息。信息加密是保障信息安全的最基本、最核心的技术措施和理论基础，它也是现代密码学的主要组成部分。信息加密过程由形形色色的加密算法来具体实施，它以很小的代价提供很大的安全保护。据不完全统计，已经公开发表的各种加密算法多达数百种。如果按照收发双方密钥是否相同来分类，则可以将这些加密算法分为对称密钥算法和公钥密钥算法。

当然，在实际应用中，人们通常是将对称密钥算法和公钥密钥算法结合在一起使用，比如，利用对称密钥算法 DES（Data Encryption Standard，数据加密标准）或者 IDEA（International Data Encryption Algorithm，国际数据加密算法）来加密信息，采用公钥密钥算法 RSA 来传递会话密钥。所有这些被推广的算法，其算法过程是公开的，保密的关键是密钥，在没有密钥情况下，如果想要破解，从目前来看，还没有找到比暴力破解更好的办法。

随着计算机网络通信技术的飞速发展，信息隐藏（Information Hiding）技术作为新一代的信息安全技术也很快地发展起来。加密虽然隐藏了消息内容，但同时也暗示了攻击者所截获的信息是重要信息，从而引起攻击者的兴趣，攻击者可能在破译失败的情况下将信息破坏掉；而信息隐藏则是将有用的信息隐藏在其他信息中，使攻击者无法发现，不仅能够保护信息，也能够保护通信本身，因此信息隐藏不仅隐藏了消息内容而且还隐藏了消息本身，如量子通信技术。虽然至今信息加密仍是保障信息安全的最基本的手段，但信息隐藏作为信息安全领域的一个新方向，其研究越来越受到人们的重视。

11.2.2 信息认证技术

信息认证技术是利用一定的方法验证消息的发送者或接收者的合法性，或者验证消息的完整性，验证消息在传输或存储过程中是否被篡改。

通常使用数字签名技术进行身份验证，使用消息摘要算法进行消息的完整性验证。

数字签名（又称公钥数字签名）是只有信息的发送者才能产生的别人无法伪造的一段数字串，这段数字串同时也是对信息的发送者发送信息真实性的一个有效证明。它是一种类似写在纸上的普通的物理签名，但是在使用了公钥加密领域的技术来实现的，用于鉴别数字信息的方法。一套数字签名通常定义两种互补的运算，一个用于签名，另一个用于验证。数字签名是非对称密钥加密技术与数字摘要技术的应用。

消息摘要算法的主要特征是加密过程不需要密钥，并且经过加密的数据无法被解密，只有输入相同的明文数据经过相同的消息摘要算法才能得到相同的密文。

消息摘要算法不存在密钥的管理与分发问题，适合于分布式网络上使用。著名的摘要算法有 RSA 公司的 MD5 算法（Message-Digest Algorithm，消息摘要算法）和 SHA-1 算法（Secure Hash Algorithm，安全散列算法）及其大量的变体。

MD5 消息摘要算法得到的是 128 个比特位的数据，用 SHA-1 算法摘要的消息最终有 160 比特位的输出，SHA-1 的变体可以产生 192 比特位和 256 比特位的消息摘要。一般认为，摘要的最终输出越长，该摘要算法就越安全。通常它们结果都用 16 进制数显示，如 MD5 的结果是用 32 位 16 进制数来呈现。现在的数字货币如比特币的交易过程，每个用户都要有一个分布式账本，都是用消息摘要算法来记录和验证交易过程的。

实际使用过程中，还经常将数字签名和消息摘要算法结合在一起使用，以提高效率。

如果传输的数据量大，且不需要绝对保密，只需要正确地传输，这时将上述两种方法结合使用更方便。可以用消息摘要算法对数据进行摘要运算，将结果用数字签名进行加密与原数据一起传输，接收方通过签名验证提取原消息摘要运算的结果并与收到的数据进行消息摘要算法得出的结果进行比较，如果正确，就没有出错。这样可以只对较少的数据加密、解密，从而提高传输和处理效率。

11.2.3 访问控制技术

访问控制技术是指防止对任何资源进行未授权的访问，从而使计算机系统资源在合法的范围内使用。用户身份及其所归属的某项定义组来限制用户对某些信息项的访问，或限制对某些控制功能的使用的一种技术。

访问控制的安全策略是指在某个自治区域内（属于某个组织的一系列处理和通信资源范畴），用于所有与安全相关活动的一套访问控制规则。由此安全区域中的安全权力机构建立，并由此安全控制机构来描述和实现。访问控制的安全策略有三种类型：基于身份的安全策略、基于规则的安全策略和综合访问控制方式。

在访问控制实现方面，实现的安全策略包括8个方面：入网访问控制、网络权限限制、目录级安全控制、属性安全控制、网络服务器安全控制、网络监测和锁定控制、网络端口和节点的安全控制和防火墙控制。

1. 基于身份的安全策略

主要是过滤主体对数据或资源的访问。只有通过认证的主体才可以正常使用客体的资源。这种安全策略包括基于个人的安全策略和基于组的安全策略。

（1）基于个人的安全策略：是以用户个人为中心建立的策略，主要由一些控制列表组成。这些列表针对特定的客体，限定了不同用户所能实现的不同安全策略的操作行为。

（2）基于组的安全策略：基于个人策略的发展与扩充，主要指系统对一些用户使用同样的访问控制规则，访问同样的客体。

2. 基于规则的安全策略

在基于规则的安全策略系统中，所有数据和资源都标注了安全标记，用户的活动进程与其原发者具有相同的安全标记。系统通过比较用户的安全级别和客体资源的安全级别，判断是否允许用户进行访问。这种安全策略一般具有依赖性与敏感性。

3. 综合访问控制策略

综合访问控制策略继承和吸取了多种主流访问控制技术的优点，有效地解决了信息安全领域的访问控制问题，保护了数据的保密性和完整性，保证授权主体能访问客体和拒绝非授权访问。综合访问控制策略具有良好的灵活性、可维护性、可管理性、更细粒度的访问控制性和更高的安全性，为信息系统设计人员和开发人员提供了访问控制安全功能的解决方案。综合访问控制策略主要包括：

（1）入网访问控制：是网络访问的第一层访问控制。对用户可规定所能登入的服务器及获取的网络资源，控制准许用户入网的时间和登入入网的工作站点。用户的入网访问控制分为用户名和口令的识别与验证、用户账号的默认限制检查。该用户若有任何一个环节检查未通过，就无法登入网络进行访问。

（2）网络的权限控制：是防止网络非法操作而采取的一种安全保护措施。用户对网络资源的访问权限通常用一个访问控制列表来描述。

从用户的角度，网络的权限控制可分为3类用户。特殊用户：具有系统管理权限的系统管理员等。一般用户：系统管理员根据实际需要而分配到一定操作权限的用户。审计用户：专门负责审计网络的安全控制与资源使用情况的人员。

（3）目录级安全控制：主要是为了控制用户对目录、文件和设备的访问，或指定对目录下的子目录和文件的使用权限。用户在目录一级制定的权限对所有目录下的文件仍然有效，还可进一步指定子目录的权限。在网络和操作系统中，常见的目录和文件访问权限有：系统管理员权限（Supervisor）、读权限（Read）、写权限（Write）、创建权限（Create）、删除权限（Erase）、修改权限（Modify）、文件查找权限（File Scan）、控制权限（Access Control）等。一个网络系统管理员应为用户分配适当的访问权限，以控制用户对服务器资源的访问，进一步强化网络和服务器的安全。

（4）属性安全控制：可将特定的属性与网络服务器的文件及目录网络设备相关联。在权限安全的基础上，对属性安全提供更进一步的安全控制。网络上的资源都应先标示其安全属性，将用户对应网络资源的访问权限存入访问控制列表中，记录用户对网络资源的访问能力，以便进行访问控制。

属性配置的权限包括：向某个文件写数据、复制一个文件、删除目录或文件、查看目录和文件、执行文件、隐含文件、共享、系统属性等。安全属性可以保护重要的目录和文件，防止用户越权对目录和文件的查看、删除和修改等。

（5）网络服务器安全控制：允许通过服务器控制台执行的安全控制操作包括：用户利用控制台装载和卸载操作模块、安装和删除软件等。操作网络服务器的安全控制还包括设置口令锁定服务器控制台，主要防止非法用户修改、删除重要信息。另外，系统管理员还可通过设定服务器的登入时间限制、非法访问者检测，以及关闭的时间间隔等措施，对网络服务器进行多方位的安全控制。

（6）网络监控和锁定控制：在网络系统中，通常服务器自动记录用户对网络资源的访问，如有非法的网络访问，服务器将以图形、文字或声音等形式向网络管理员报警，以便引起警觉进行审查。对试图登入网络者，网络服务器将自动记录企图登入网络的次数，当非法访问的次数达到设定值时，就会将该用户的账户自动锁定并进行记载。

（7）网络端口和节点的安全控制：网络中服务器的端口常用自动回复器等安全设施进行保护，并以加密的形式来识别节点的身份。自动回复器主要用于防范假冒合法用户。还应经常对服务器端和用户端进行安全控制，如通过验证器检测用户真实身份，然后，用户端和服务器再进行相互验证。

11.2.4 检测监控技术

检测监控技术中最有代表性的技术是入侵检测技术。

入侵检测是指"通过对行为、安全日志或审计数据或其他网络上可以获得的信息进行操作，检测到对系统的闯入或闯入的企图"。

入侵检测技术是为保证计算机系统的安全而设计与配置的一种能够及时发现并报告系统中未授权或异常现象的技术，是一种用于检测计算机网络中违反安全策略行为的技术。进行入侵检测的软件与硬件的组合便是入侵检测系统（Intrusion Detection System，IDS）。

入侵检测系统是一种对网络活动进行实时监测的专用系统。该系统处于防火墙之后，可以和防火墙及路由器配合工作，用来检查一个 LAN 网段上的所有通信，记录和禁止网络活动，可以通过重新配置来禁止从防火墙外部进入的恶意活动。入侵检测系统能够对网络上的信息进行快速分析或在主机上对用户进行审计分析，并通过集中控制台来管理、检测。

如基于专家系统入侵检测方法、基于神经网络的入侵检测方法等。目前一些入侵检测系统在应用层入侵检测中已有实现。

入侵检测通过执行以下任务来实现：监视、分析用户及系统活动；系统构造和弱点的审计；识别反映已知进攻的活动模式并向相关人士报警；异常行为模式的统计分析；评估重要系统和数据文件的完整性；操作系统的审计跟踪管理，并识别用户违反安全策略的行为。

11.2.5 信息安全审计

信息安全审计是根据预先确定的审计依据（信息安全法规、标准及用户自己的规章制度等），在规定的审计范围内，通过文件审核、记录检查、技术测试、现场访谈等活动，获得审计证据，并对其进行客观的评价，以确定被审计对象满足审计依据的程度。

信息安全审计揭示信息安全风险的最佳手段，改进信息安全现状的有效途径，满足信息安全要求的有力武器。信息安全审计的范围十分广泛，其目的亦可根据企业在不同阶段的发展目标而存在不同的侧重点，在以下领域均可进行开展：信息安全管理组织与制度，访问控制管理，网络安全、漏洞扫描、渗透测试、代码安全扫描、机房及设备物理安全、应用系统安全、信息系统日志管理、加密传输和加密设备管理、补丁管理、IT项目开发管理，乃至隐私数据安全、数据库和操作系统安全、信息资产分级和管理、数据资产全生命周期管理评估、信息安全事件管理、业务连续性，甚至人力安全、IT外包安全管理、信息安全意识教育等均包括在信息安全的审计范围内。

信息安全审计的主要依据为信息安全管理相关的标准和法规。《中华人民共和国网络安全法》是中国第一部全面规范网络空间安全管理方面问题的基础性法律，且有与之对应的一系列实施细则和标准在逐步出台或更新。《网络安全法》中规定了中国实行网络安全等级保护制度，网络运营者应当按照网络安全等级保护制度的要求，在安全管理制度和操作规程、防病毒和网络攻击、检测网络运行、记录网络安全事件、数据备份和加密等方面履行安全保护义务，保障网络免受干扰、破坏或者未经授权的访问，防止网络数据泄露或者被窃取、篡改。2019年中国正式发布了网络安全等级保护制度2.0标准（简称等保2.0）。等保2.0扩大了保护对象的范围，将网络基础设施、重要信息系统、大型互联网站、大数据中心、云计算平台、物联网系统、工业控制系统、公众服务平台等全部纳入等级保护对象。

《中华人民共和国数据安全法》坚持安全与发展并重，在规范数据活动的同时，对支持促进数据安全与发展的措施、推进政务数据开放利用等作出相应规定，通过促进数据依法合理有效利用。

信息安全技术还有很多，如主机加固技术、数据的备份与恢复技术、防火墙技术、隧道技术、安全协议等，在此不一一叙述。

11.3 信息安全的解决方案

信息安全主要涉及数据的存储、访问和传输3个方面，数据的存储和传输往往采取一定安全措施和加密手段，数据的访问则是要对存储数据的服务器提高安全防护等级。

11.3.1 服务器安全保护措施

服务器的安全防护直接影响着网站的稳定和信息的安全，加强服务器的安全防护等级，可以避免网站信息遭到恶意泄露或被黑客入侵。

1. 从基本做起，及时安装系统和软件补丁

不论是操作系统还是应用软件，都可能有漏洞，及时下载和安装安全补丁，避免漏洞被蓄意攻击利用，是服务器安全较重要的之一。

2. 安装和设置防火墙

对于服务器安全，必须购买安装国产可信的防火墙，防火墙对非法访问具有很好的预防作用，但防火墙不等于服务器的安全性。在安装防火墙后，需要根据网络环境配置防火墙，以达到较佳的保护效果。

3. 安装网络杀毒软件

在服务器上安装国产可信网络版杀毒软件来控制病毒的传播，同时，在使用网络杀毒软件时必须定期更新杀毒软件，并及时更新病毒库。

4. 关闭不需要的服务和端口

使用服务器提供某种服务，应该关闭不需要的服务和端口，如只提供网页服务的服务器，在常用端口中只保留 80 号端口，其他容易受到攻击的端口和服务尽量关闭，如 Telnet 服务、3389 端口等。

5. 用专业软件进行漏洞和安全扫描

服务器在每次安装一定应用软件后，一定要用国产可信软件进行漏洞和安全扫描，在确信没有安全漏洞的情况下才能连接到网络。

6. 定期对服务器进行备份

为了防止系统故障或非法操作，系统必须有系统备份。除了完整的系统备份外，还应对修改后的数据进行备份，可以用一定技术手段实现自动备份，如双机热备。同时，应该将重要的系统文件保存在不同的服务器上，以便在系统崩溃时出现（通常是硬盘错误），可以及时返回到正常状态。

7. 账号和密码保护

账号和密码保护可以说是服务器系统的第一道防线，目前网上大部分对服务器系统的攻击都是从截获或猜测密码开始的。一旦黑客进入系统，那么前面的防御措施几乎就失去了作用，所以对服务器系统管理员的账号和密码进行管理是保证系统安全非常重要的措施。

8. 监测系统日志

通过运行系统日志程序，系统会记录下所有用户使用系统的情形，包括较近登录时间、使用的账号、进行的活动等。日志程序会要定期生成报表并保存，通过对报表进行分析，可以查找是否有异常现象发生。

9. 制定内部数据安全风险管理制度

制定单位内部数据泄露和其他类型的安全风险规则，包括分配不同部门以及人员管理账号、密码等权限，定期更新密码避免被黑客盗取，以及其他可行措施。

11.3.2 数据安全保护措施

数据安全防护要"以数据为中心""以技术为支撑""以管理为手段"，聚焦数据体系的生态环境，明确数据来源、组织形态、路径管理、应用场景等，围绕数据采集、传输、存储、应用、共享、销毁等全过程，构建由组织管理、制度规程、技术手段组成的安全防护体系，实现数据安全防护的闭环管理。

1. 数据采集安全

通过数据安全管理、数据类型和安全等级达标，将相应功能内嵌入后台的数据管理系统，或与其无缝对接，从而保证网络安全责任制、安全等级保护、数据分级分类管理等各类数据安全制度有效的落地实施。

2. 数据存储及传输安全

通过密码技术保障数据的机密性和完整性。在数据传输环节，建立不同安全域间的加密传输链路，也可直接对数据进行加密，以密文形式传输，保障传输过程安全。数据存储过程中，可采取数据加密、磁盘加密、HDFS（Hadoop Distributed File System，Hadoop 分布式文件系统）加密等技术保障存储安全。

3. 数据应用安全

除了防火墙、入侵监测、防病毒、防 DDoS（Distributed Denial of Service，分布式拒绝服务攻击）、漏洞扫描等安全防护措施外，还应对账号统一管理，加强数据安全域管理，使原始数据不离开数据安全域，可有效防范内部人员盗取数据的风险。另外还应对手机号码、身份证号、家庭住址、年龄等敏感数据脱敏工作。

4. 数据共享及销毁

在数据共享时，除了应遵循相关管理制度，还应与安全域结合起来，在满足业务需求的同时，有效管理数据共享行为。在数据销毁过程中，可通过软件或物理方式操作，保证磁盘中存储的数据永久删除、不可恢复。

（1）物理安全措施：物理安全主要包括环境安全、设备安全、媒体安全等方面。处理秘密信息的系统中心机房应采用有效的技术防范措施，重要的系统还应配备安全保卫人员进行区域保护。

（2）运行安全安全措施：运行安全主要包括备份与恢复、病毒的检测与消除、电磁兼容等。涉密系统的主要设备、软件、数据、电源等应有备份，并具有在较短时间内恢复系统运行的能力。应采用国产可信的查毒杀毒软件适时查毒杀毒，包括服务器和客户端的查毒杀毒。

（3）信息安全安全措施：确保信息的保密性、完整性、可用性、可控性和不可否认生是信息安全保密的中心任务。

（4）安全保密管理安全措施：涉密计算机信息系统的安全保密管理包括各级管理组织机构、管理制度和管理技术 3 个方面。

11.3.3 信息加密技术

加密就是通过密码算术对数据进行转化，使之成为没有正确密钥任何人都无法读懂的报文。而这些以无法读懂的形式出现的数据一般被称为密文。为了读懂报文，密文必须重新转变为它的最初形式——明文。而含有用来以数学方式转换报文的双重密码就是密钥。在这种情况下即使一则信息被截获并阅读，这则信息也是毫无利用价值的。

按照国际上通行的惯例，按照双方收发的密钥是否相同的标准划分为两大类：一种是常规算法（又称私钥加密算法或对称加密算法），其特征是接收方和发送方使用相同的密钥，即加密密钥和解密密钥是相同或等价的。比较著名的常规密码算法有：美国的 DES 及其各种变形；欧洲的 IDEA 以及以代换密码和转轮密码为代表的古典密码等。在众多的常规密码中影响最大的是 DES 密码，而最近美国 NIST（National Institute of Standards and Technology，美国国家标准与技术研究所）推出的 AES 将有取代 DES 的趋势。

常规密码的优点是有很强的保密强度，且经受住时间的检验和攻击，但其密钥必须通过安全的途径传送。因此，其密钥管理和分配成为系统安全的重要因素。

另外一种是公钥加密算法（又称非对称加密算法）。其特征是接收方和发送方使用的密钥互不相同，而且几乎不可能从加密密钥推导出解密密钥。比较著名的公钥密码算法有：RSA、背包密码体制、McEliece 密码、Diffe Hellman、Fiat Shamir、Zero-Knowledge Proof（零知识证明）的算法、椭圆曲线算法等。

最有影响的公钥密码算法是 RSA，它能抵抗到目前为止已知的所有密码攻击，而最近势头正劲的 ECC 算法（Elliptic Curves Cryptography，椭圆曲线密码编码学）正有取代 RSA 的趋势。

公钥密码的优点是可以适应网络的开放性要求，且密钥管理问题也较为简单，尤其可方便地实现数字签名和验证。但其算法复杂，加密数据的速率较低。尽管如此，随着现代电子技术和密码技术的发展，公钥密码算法将是一种很有前途的网络安全加密体制。

11.4 个人信息安全策略

个人信息安全是国家信息安全的基础，是社会稳定、家庭和睦的源泉，每个人都注重个人信息的保护也是对国家安定团结作贡献。下面从个人电脑信息安全策略、个人网络信息不安全的因素、网络环境下如何保护个人信息安全等方面介绍个人信息安全策略，并对信息安全的相关法律法规做一点解读。

11.4.1 个人电脑信息安全策略

要保护好个人信息，个人使用的电脑也必须采取一定的安全策略。

（1）电脑必须安装国产可信的防病毒软件，并保持病毒库联网适时更新。

（2）操作系统和软件补丁必须保持更新，尤其是安全补丁一定要及时更新。

（3）访问网站，不要随便点"确定"或者"允许"，应该搞清楚没有危害灾点。

（4）不要在不知名的网站下载不清不楚的可执行文件。如果一定要下载，下载完应该遵循杀毒软件安全扫描的建议选择去留。

（5）不要轻易点开网友发送的链接，只有可信的网友或者可信的链接才值得打开。

（6）自己和家人、朋友的隐私数据（包括照片、音频、视频）不要随意发朋友圈、微博或自媒体。

（7）在电脑维修过程中，我们可以遵循以下建议：硬件故障送修，请记得把硬盘等存储介质拆下来，自己保管。软件故障维修，请保持电脑不离开你的视线。

（8）电脑报废或更换，一定要把自己的个人信息有关的内容全部删除，情况允许时多次格式化硬盘或把硬盘等存储介质拆下来自己保存。

11.4.2 个人网络信息不安全的因素

我们现在使用的互联网是一个开放式、不可靠网络，注重连通性和资源共享，这是网络信息不安全的因素之一，也是个人网络信息不安全的因素之一。

由于网络信息的开放性，有些网络公司、商家等利用大家的人性弱点，用一些软件或方法在网络中收集甚至出卖个人信息，也是个人网络信息不安全的因素。还有一些黑客、利益集团利用黑客技术、木马病毒等手段非法入侵、窃取个人信息，这也是个人网络信息不安全的因素。

对于前面这几个方面因素，我们采取一定个人电脑信息安全策略进行主动防御，可以在很大程度上减少个人网络信息的泄露

此外，个人也可能在网络环境下有意或无意泄露个人信息的可能，这是个人网络信息不安全的主要因素。

11.4.3 网络环境下如何保护个人信息安全

互联网时代，大数据无时无刻不在收集个人信息，个人信息安全面临着较大的威胁。但是做到以下几点，可预防或减少个人信息被泄露。

（1）切勿将自己的身份证件、银行卡、电子银行安全介质等出租、转借或转卖他人使用，在公开网站平台填写信息时，避免用真名或拼写，非必要不在线填表，尽量用邮箱代替手机号码。

（2）在日常生活中切勿向他人随意透露银行卡号、账户密码、有效期、安全码、身份证号、短信验证码等重要信息，一定要仔细阅读涉及个人隐私内容（如通讯录、短信等）的权限获取申请。

（3）下载安装 App 或在第三方办理业务时，留意相关授权权限，仔细阅读相关协议和合同条款，审慎填写个人信息，避免重要信息被过度搜集或非法使用。

（4）在不必要的情况下记得关闭软件定位，以免泄露个人位置信息。

（5）在日常生活中切勿向他人透露个人金融信息、财产状况等基本信息，也不要随意在网络上留下个人金融信息。不随意丢弃业务单据、ATM 凭条、信用卡对账单、刷卡单据等交易凭证，提供身份证复印件时注明用途，以防被人挪作他用。

（6）不要在社交媒体随意公开自己及家人隐私信息。

（7）不点击浏览不知名的网站、不随意下载来历不明的应用软件。

（8）非必要不随便扫描二维码。

11.4.4 信息安全的相关法律法规

本小节内容请扫描二维码进行学习。

信息安全的相关法律法规

11.5 计算机病毒

1977 年夏天，托马斯·捷·瑞安的科幻小说《P-1 的春天》成为美国的畅销书，轰动了科普界。作者幻想了世界上第一个计算机病毒，可以从一台计算机传染到另一台计算机，最终控制了 7000 台计算机，酿成了一场灾难，这实际上这是计算机病毒的思想基础。

1983 年 11 月 3 日，弗雷德·科恩博士研制出一种在运行过程中可以复制自身的破坏性程序，伦·艾德勒曼将它命名为计算机病毒，并在每周一次的美国计算机安全讨论会上正式提出，8 小时后专家们在 VAX11/750 计算机系统上运行，第一个病毒实验成功，一周后又获准进行 5 个实验的演示，从而在实验上验证了计算机病毒的存在。

1986 年初，在巴基斯坦的拉合尔，巴锡特和阿姆杰德两兄弟经营着一家 IBMPC 机及其兼容机的小商店。他们编写了 Pakistan 病毒，即 Brain，俗称大脑病毒。在一年内流传到了世界各地，使人们认识到计算机病毒对 PC 机的影响。

1998 年 6 月出现的 CIH 病毒是一位名叫陈盈豪的中国台湾大学生所编写的，首例破坏计算机硬件的 CIH 病毒出现，引起人们的恐慌。

11.5.1 计算机病毒的定义

1994 年 2 月 18 日，在我国正式颁布实施了《中华人民共和国计算机信息系统安全保护条例》的第二十八条中明确指出："计算机病毒，指编制或者在计算机程序中插入的破坏计算机功能或者破坏数据，影响计算机使用并且能够自我复制的一组计算机指令或者程序代码。"

这个定义明确指出了计算机病毒的特征及破坏性，是人为编写的指令和代码。随着互联网和物联网的出现，移动设备、智能终端的广泛应用，病毒的破坏性不断增加，现在所说的计算机病毒已不再是传统的计算机病毒了，还包括各种移动设备、智能终端、智能工业设备等出现的病毒。

11.5.2 计算机病毒的种类

依据不同的分类标准，计算机病毒可以做不同的归类。常见的分类标准有：根据病毒依附的操作系统、根据病毒依附的媒体类型、根据计算机特定算法等来分类。

根据病毒依附的操作系统可分为基于 DOS 操作系统病毒、基于 Windows 操作系统病毒、基于 UNIX/Linux 操作系统病毒和基于嵌入式操作系统病毒（包括移动设备操作系统）等。

根据病毒依附的媒体类型分类：

（1）网络病毒：通过计算机网络感染可执行文件的计算机病毒。

（2）文件病毒：主攻计算机内文件的病毒。

（3）引导型病毒：是一种主攻感染驱动扇区和硬盘系统引导扇区的病毒

根据计算机特定算法分类：

（1）附带型病毒：通常附带于一个 EXE 文件上，其名称与 EXE 文件名相同，但扩展是不同的，一般不会破坏更改文件本身，但在 DOS 读取时首先激活的就是这类病毒。

（2）蠕虫病毒：是一种可以自我复制的代码，并且通过网络传播，通常无须人为干预就能传播。它通过不停地获得网络中存在漏洞的计算机上的部分或全部控制权来进行传播，一般不会损害计算机文件和数据，只占用存储空间和内存，影响计算机的运行速度。

（3）可变病毒：可以自行应用复杂的算法，很难发现，因为在另一个地方表现的内容和长度是不同的。

最后介绍一下木马，有的地方将其称为木马病毒，但又与病毒有所不同，通常是基于计算机网络的，且是基于客户端和服务端的通信、监控程序。客户端的程序用于黑客远程控制，可以发出控制命令，接收服务端传来的信息。服务端程序运行在被控计算机上，一般隐藏在被控计算机中，可以接收客户端发来的命令并执行，将客户端需要的信息发回，也就是常说的木马程序。是具备破坏和删除文件、发送密码、记录键盘和拒绝服务攻击等特殊功能的后门程序。

11.5.3 计算机病毒的特征

计算机病毒的特征主要有传染性、破坏性、隐蔽性和可触发性、寄生性、不可预见性等。

1. 传染性

计算机病毒的一大特征是传染性，能够通过存储设备如 U 盘、网络等途径传播给它计算机，达到病毒扩散，感染未感染病毒的计算机，进而造成大面积瘫痪等事故。随着网络信息技术的不断发展，在短时间之内，病毒能够实现较大范围的恶意传播，造成大面积的数据丢失或系统损坏。

2. 破坏性

病毒入侵计算机，往往具有极大的破坏性，能够破坏数据信息，甚至造成大面积的计算机瘫痪，对计算机用户造成较大损失。如常见的木马、蠕虫等计算机病毒，可以大范围入侵计算机，为计算机带来安全隐患。有些病毒甚至能损坏硬件设备，如 CIH 病毒，不仅能破坏硬盘的引导区和分区表，还破坏计算机的 BIOS 芯片中的系统程序。

3. 隐蔽性和可触发性

计算机病毒不易被发现，这是由于计算机病毒具有较强的隐蔽性，其往往以隐含文件或程序代码的方式存在，在普通的病毒查杀中，难以实现及时有效的查杀。病毒伪装成正常程序，计算机病毒扫描难以发现。并且，一些病毒被设计成病毒修复程序，诱导用户使用，进而实现病毒植入，入侵计算机。因此，计算机病毒的隐蔽性，使得计算机安全防范处于被动状态,造成严重的安全隐患。

计算机病毒的可触发性往往是与隐蔽性相关的,感染病毒的计算机,由于病毒不易被发现,有时不一定马上表现出异常,而是可能会等待一定的条件触发,如有一种名为"黑色星期五"病毒每当星期五且是某月的 13 日就发作,"CIH"病毒是在每月的 26 日暴发。

4. 寄生性

计算机病毒还具有寄生性特点,这一点有点像某些生物病毒一样。计算机病毒需要在宿主中寄生才能生存,才能更好地发挥其功能,破坏宿主的正常机能。通常情况下,计算机病毒都是在其他正常程序或数据中寄生,在此基础上利用一定媒介实现传播,在宿主计算机实际运行过程中,一旦达到某种设置条件,计算机病毒就会被激活,随着程序的启动,计算机病毒会对宿主计算机文件进行不断辅助、修改,使其破坏作用得以发挥。

5. 不可预见性

计算机病毒还有不可预见性,或者说任何方法都不可能彻底地排除计算机不受病毒的攻击,计算机病毒的制作技术在不断提高,反病毒和防病毒技术始终只是在一种新病毒出现后才能研究和防范。

11.5.4 计算机病毒的传播及预防

1. 计算机病毒的传播途径

计算机病毒有自己的传输模式和不同的传输路径。计算机本身的主要功能是它自己的复制和传播信息,这意味着计算机病毒的传播非常容易,通常可以交换数据的环境就可以进行病毒传播。计算机病毒有三种主要类型的计算机病毒传输方式。

(1)通过移动存储设备进行病毒传播:如 U 盘、光盘、软盘、移动硬盘、存储卡等都可以是传播病毒的路径,而且因为它们经常被移动和使用,所以它们更容易得到计算机病毒的青睐,成为计算机病毒的携带者。

(2)通过网络来传播:这里描述的网络方法也不同,网页、电子邮件、通信软件、云存储等都可以是计算机病毒网络传播的途径,特别是近年来,随着网络技术的发展和互联网的使用频繁,计算机病毒的速度越来越快,范围也在逐步扩大。

(3)利用计算机系统和应用软件的弱点传播:近年来,越来越多的计算机病毒利用应用系统和软件应用的不足传播出去因此这种途径也被划分在计算机病毒基本传播方式中。

2. 常见的被计算机病毒感染表现形式

中毒电脑的主要症状很多,凡是电脑不正常都有可能与病毒有关。电脑染上病毒后,如果没有发作,是很难觉察到的。但病毒发作时就很容易从以下症状中感觉出来:运行速度变慢;工作会很不正常;莫名其妙的死机、蓝屏;突然重新启动或无法启动;程序不能运行;浏览器出现异常;磁盘坏簇莫名其妙地增多;磁盘空间变小;系统启动变慢;数据和程序丢失;应用程序图标被改变或变为空白;出现异常的声音、音乐或出现一些无意义的画面问候语等显示;正常的外设使用异常,如打印出现问题,键盘输入的字符与屏幕显示不一致等;异常要求用户输入口令。这些现象都有可能是计算机被病毒感染了。

3. 计算机病毒防范措施

由于计算机病毒的不可预见性,很难彻底地杜绝病毒的干扰,但可以通过下面几个方面来减少计算机病毒对计算机带来的破坏:

(1)安装一款国产可信的杀毒软件,每天升级杀毒软件病毒库,定时对计算机进行病毒查杀,上网时要开启杀毒软件的全部监控。培养良好的上网习惯,例如:对不明邮件及附件慎重打开,可能带有病毒的网站尽量别上,尽可能使用强安全策略的复杂密码,猜测简单密码是许多网络病毒攻击系统的一种新方式。

（2）不要执行从网络下载后未经杀毒处理的软件等；不要随便浏览或登录陌生的网站,加强自我保护,现在有很多非法网站,被潜入恶意的代码,一旦被用户打开,即会被植入木马或其他病毒。

（3）培养自觉的信息安全意识,不使用来历不明的存储设备,如要使用先用杀毒软件进行扫描；在公用机器上使用存储设备,如不需写入,最好使用带有写保护口的U盘等；在使用移动存储设备时,尽可能不要共享这些设备,因为移动存储也是计算机进行传播的主要途径,也是计算机病毒攻击的主要目标；在对信息安全要求比较高的场所,应将电脑上面的USB接口封闭,同时,有条件的情况下应该做到专机专用。

（4）操作系统适时更新补丁,将应用软件升级到最新版本,比如：播放器软件、通信工具等,避免病毒从网页木马的方式入侵到系统或者通过其他应用软件漏洞来进行病毒的传播；将受到病毒侵害的计算机进行尽快隔离,在使用计算机的过程,若发现电脑上存在有病毒或者是计算机异常时,应该及时中断网络；当发现计算机网络一直中断或者网络异常时,立即切断网络,以免病毒在网络中传播。

4. 常用防病毒软件

我国常用防病毒软件有360杀毒、瑞星杀毒、金山毒霸等,国外常见的有Kaspersky（卡巴斯基、俄罗斯）、Avira AntiVirus(小红伞、德国)、ESET NOD32（斯洛伐克）、Norton AntiVirus（诺顿、美国）、McAfee VirusScan(迈克菲、美国),这些软件在使用时只需要进行简单的安装和设置,方便用户使用。

但要注意一点,杀毒软件最好只安装一种,否则速度、内存都可能降低。

第12章 IT新技术

随着信息技术的不断发展,各种新技术层出不穷,广泛地应用到各个领域中,例如:物联网、云计算、大数据、人工智能、区块链等,本章将就这些热点问题,进行简要地介绍,以便大家能对这些新技术应用有一个简单的了解。

12.1 物联网

物联网(Internet of Things,IoT)就是"万物相连的互联网"。从网络结构上看,物联网就是通过Internet将众多信息传感设备与应用系统连接起来并在广域网范围内对物品身份进行识别的分布式系统。物联网技术将是继计算机技术、互联网技术和移动通信技术之后,新的一次信息产业革命。

12.1.1 物联网定义

物联网的概念,目前公认的定义是:通过射频识别(Radio Frequency Identification,RFID)、红外感应器、全球定位系统、激光扫描器、气体感应器等信息传感设备,按约定的协议,把任何物品与互联网连接起来,进行信息交换和通讯,以实现智能化识别、定位、跟踪、监控和管理的一种网络。物联网是一个实现全球物品信息实时共享的实物互联网,其核心和基础仍然是互联网,是能让物品和物品之间进行信息交换和通信的网络。

物联网是新一代IT技术的充分运用。具体地说,就是把感应器嵌入到电网、铁路、桥梁、隧道、公路、建筑、油气管道等各种物体中,然后将"物联网"与现有的互联网整合起来,实现人类社会与物理系统的整合,如图12-1所示。在这个整合的网络当中,需要功能超级强大的中心计算机群,能够对整合网络内的人员、机器、设备和基础设施实施实时的管理和控制,以更加精细和动态的方式管理生产和生活,以期达到"智慧"状态,提高资源利用率和生产力水平,改善人与物之间的关系。

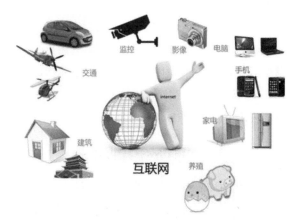

图12-1 物联网

接入物联网的条件是:要有相应信息的接收器;要有数据传输通路;要有一定的存储功能;要有CPU;要有操作系统;要有专门的应用程序;要有数据发生器;要遵循物联网的通信协议;要在世界网络中有"唯一"可被识别的编号。

2005年11月17日,在突尼斯举行的信息社会世界峰会上,国际电信联盟发布了《ITU互联网报告2005:物联网》,报告指出,无所不在的"物联网"通信时代即将来临。2008年11月IBM提出了"智慧地球"的概念。同样在2009年,欧盟执委会发表了题为"Internet of Things–An action plan for Europe"的物联网行动方案,描绘了物联网技术应用的前景。2009年8月,前国务院总理温家宝在无锡视察时指出,"要在激烈的国际竞争中,迅速建立中国的传感信息中心或'感知中国'中心"。在总理温家宝的倡导下,2010年度政府工作报告中将物联网正式列为中国五大新兴战略性产业,并在无锡成立物联网示范基地,将无锡打造成"感知城市"。物联网在中国受到了社会各界的极大关注,我国对物联网的发展也给予了高度的重视,在2011年物联网已经列入了"十二五"国家重点专项规划。

12.1.2 物联网特征及体系结构

1. 物联网的特征

作为物联网，应具备的三个特征是：

（1）全面感知，利用传感器、RFID、二维码技术，随时随地获取用户或环境信息。

（2）可靠传递，通过各种不同类型的传感器网络与互联网，实现信息的即时交互与共享。

（3）智能处理，利用云计算、模式识别等智能计算技术，对海量的信息数据进行分析与处理，并实现智能决策与控制。

2. 物联网的体系架构

从技术架构上看，物联网可以分为3层：感知层、网络层和应用层，如图12-2所示。

（1）感知层由各式各样的传感器以及传感器网关构成，包括温度传感器、湿度传感器、二氧化碳浓度传感器、重力传感器、二维码标签、RFID标签、摄像机等感知设备。感知层的作用就是通过各式各样的感知器，识别物体、采集信息，然后将收集到的数据通过传感器网关传送到网络层。

（2）网络层由各种私有网络、互联网、有线和无线通信网络（2G、3G、4G和第五代移动通信网络）、网络管理中心和云计算平台等组成，主要负责对感知层传上来的数据进行分析、整合和传递。

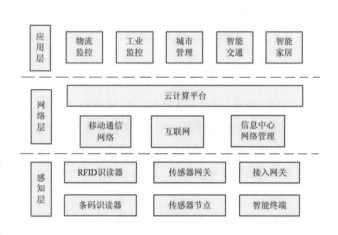

图 12-2　物联网体系架构

（3）应用层是物联网与用户（包括人或其他系统）的接口，根据不同行业的需求情况，形成物联网的各种智能应用（包括智慧物流、智慧车载、智慧医疗、智慧学习等）。

12.1.3 物联网识别技术

物联网的实现必须首先对物进行识别，获取对象的识别信息，然后通过互联网反馈对象的信息并进行智能控制。所以自动识别技术是物联网中的关键技术之一。

自动识别技术是物联网的底层技术，是负责感知和获取"物"的各种特征信息，是物联网的末端神经和触角。

目前主要的自动识别技术包括：光学字符识别技术、语音识别技术、生物计量识别技术、IC卡识别技术、条码识别技术、磁卡识别技术、RFID技术、GPS识别技术等，如图12-3所示。

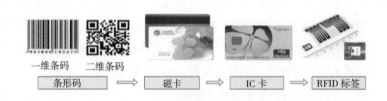

图 12-3　物联网自动识别技术

一个完整的自动识别系统包括三部分：

自动识别系统（Automatic Identification System，AIS），负责信息的采集和存储。

应用程序接口（Application Programming Interface，API），负责通信接口数据传递。

应用系统软件（Application System，AS），负责数据应用处理。

1. 光学字符识别技术

光学字符识别技术（Optical Character Recognition，OCR），是采用光源照射下的扫描识读，最初的设计是用来机器扫描识读"特殊字体"。包括全部字母与数字符号和特殊的字母。OCR提供了一种高速、非键盘的信息输入方法。

OCR主要有两种主要工作方式：模型对照和特点提取。模型对照是将看到的印刷字体图像与数据库中的图像进行对照配对。特征提取是寻找图像中字体的区域结构特征，以便识别字体。然后转换成数字信号的形式输入到计算机中。

2. 生物计量识别技术

生物计量识别技术是依靠人的身体特征进行身份验证的一种人物识别技术。它包括：生物特征有指纹、声音、面部、视网膜、虹膜、DNA等。行为特征有：动作、步态、打键盘的力度等。

生物计量识别技术的核心在于如何获取这些特征，将其转换为数字信息，存储在计算机中，再利用匹配算法来验证与识别。

（1）语音识别技术：是将人发出的语音信号，转换成为一种能够表达通信消息的符号序列，从而识别人的一种识别技术。由于每个人的声音不同，语音识别要根据声音识别或确认发出语音的人本身，而不是语音所包含的词汇内容。

（2）指纹识别技术：每个人的指纹皮肤纹路图案、断点和交叉点各不相同，唯一且终生不变。识别过程包括：指纹图像的采集、图像处理、特征提取、特征值得比对匹配等过程。

（3）人脸识别技术：是以人的脸型识别为核心，通过分析面部特征的唯一形状、模式和位置来识别人的技术，也称为脸谱识别。是利用计算机图像处理技术从视频中提取出面部特征，通过生物统计学原理进行分析建立数学模型，采用区域特征分析算法完成计算识别。视频采集方式一般采用：标准视频和热成像技术。

（4）视觉识别技术：是通过分析眼睛独特特征的一种生物识别技术，包括虹膜识别和视网膜识别技术。虹膜和视网膜的特征由遗传基因决定，具有唯一性、高度稳定性和非接触性。但由于读取虹膜或视网膜的图像设备价格昂贵，设备尺寸也很难小型化，目前很难普及使用。

3. IC卡技术

（1）磁卡识别技术：是最早使用的卡类信息识别技术，利用具有信息存储功能的特殊材料，如液体磁性材料或磁条为信息载体，将磁性材料涂印或磁条压贴到基片上，例如存折或银联卡。其优点是方便写入、存储、改写信息，速度快、读写简单、成本低等，但缺点是容易消磁，需要定期充磁激活。

（2）IC卡识别技术：IC卡（Integrated Circuit），即集成电路卡是将集成电路芯片镶嵌在塑料基片的指定位置上，它是通过在集成电路芯片上读写数据来进行识别的。IC卡包括存储器卡、逻辑加密卡和CPU卡（智能卡）。由于IC卡具有存储量大、保密性好、无法破译和仿造，广泛应用于通信、交通、医疗、身份证、金融等领域。

4. 条形码技术

条形码是将宽度不等的多个黑条和空白按照一定的编码规则排列，用以标点一组信息的图形标识符。当光电扫描器发出的光束扫过条码时，扫描光线照在浅色空白处的光容易反射，而照在深色条处的光则不反射，而反射回来的光信号被转换成电信号，经过计算机处理，即可显示出条码上的信息。

一维条码　　二维条码

图12-4　条形码

条形码分为：一维条码和二维条码，如图12-4所示。二维条码是一维条码信息量的几百倍，能在有限的空间内存储更多的信息，包括文字、图像、指纹、签名等，并可以脱离计算机使用。二维条形码可以在水平和垂直两个方向上存储信息，容易扫描，识别速度快，全方位识读，并且具有自动纠错功能。条形码的编写很简单，印刷方便，被称为"可印刷的计算机语音"。

条形码主要应用在，物流管理、物品管理、超市商品管理、支付、网址解析、广告、防伪、证件等

5. RFID技术

RFID称为电子标签或电子射频标识，是Radio Frequency Identification的英文书写，是高技术含量的芯片，是物联网的身份证。贴有电子标签的产品将伴随商品从仓库、到商店、到使用者手里，到报废变成垃圾的全过程。

RFID射频识别是利用射频信号通过空间耦合实现无接触信息传递并通过所传递的信息达到识别目的的技术。RFID是无线广播技术和雷达技术的结合。

12.1.4　无线传感器网络

无线传感器网络（Wireless Sensor Network，WSN）是由大量的静止或移动的传感器以自组织和多跳的方式构成的无线网络，以协作地感知、采集、处理和传输网络覆盖地理区域内被感知对象的信息，并最终把这些信息发送给网络所有者的。多跳网络是指：网络支持以动态、不断扩展的方式，实现无线设备之间的传输。

无线传感器网络可以在独立的环境下运行，也可以通过网关连接到Internet，使用户可以远程访问。无线传感器网络综合了传感器技术、嵌入式计算技术、现代网络及无线通信技术、分布式信息处理技术等，能够通过各类集成化的微型传感器协作地实时监测、感知和采集各种环境或监测对象的信息，通过嵌入式系统对信息进行处理，并通过随机自组织无线通信网络将所感知信息传送到用户终端。

传感器网络节点的组成和功能包括如下四个基本单元：传感单元（由传感器和模数转换功能模块组成）、处理单元（由嵌入式系统构成，包括CPU、存储器、嵌入式操作系统等）、通信单元（由无线通信模块组成）以及电源部分，如图12-5所示。

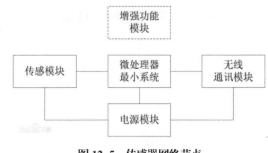

图12-5　传感器网络节点

传感器技术是物联网应用中的关键技术，大部分计算机处理的都是数字信号。需要传感器把模拟信号转换成数字信号计算机才能处理。

无线传感器网络实现了数据的采集、处理和传输三大功能。

传感器网络具有如下特点：

（1）大规模：为了获取精确信息，在监测区域通常部署大量传感器节点，可能达到成千上万，甚至更多。

（2）自组织：传感器网络应用中，通常情况下传感器节点被放置在没有基础结构的地方，传感器节点的位置不能预先精确设定，节点之间的相互邻居关系预先也不知道，这样就要求传感器节点具有自组织的能力，能够自动进行配置和管理。

（3）动态性：传感器网络的拓扑结构可能因为环境因素或电能耗尽造成的传感器节点故障或失效、环境条件变化可能造成无线通信链路带宽变化，甚至时断时通、传感器网络的传感器、感知对象和观察者这三要

素都可能具有移动性、新节点的加入等。这就要求传感器网络系统要能够适应这种变化，具有动态的系统可重构性。

（4）可靠性：无线传感器网络特别适合部署在恶劣环境或人类不宜到达的区域，节点可能工作在露天环境中，遭受日晒、风吹、雨淋，甚至遭到人或动物的破坏。而传感器节点往往采用随机部署，如通过飞机撒播或发射炮弹到指定区域进行部署。这些都要求传感器节点非常坚固，不易损坏，适应各种恶劣环境条件。

（5）以数据为中心：在互联网中，网络设备用网络中唯一的 IP 地址标识，资源定位和信息传输依赖于终端、路由器、服务器等网络设备的 IP 地址。如果想访问互联网中的资源，首先要知道存放资源的服务器 IP 地址。所有说互联网是一个以地址为中心的网络。

传感器网络中，由于传感器节点随机部署，构成的传感器网络与节点编号之间的关系是完全动态的，节点编号与节点位置没有必然联系。用户使用传感器网络查询事件时，直接将所关心的事件通告给网络，而不是通告给某个确定编号的节点。这种以数据本身作为查询或传输线索的思想更接近于自然语言交流的习惯。所以通常说传感器网络是一个以数据为中心的网络。

12.1.5 物联网智能处理技术

1. 数据库与数据存储技术

在物联网应用中数据库起着记忆和分析的作用，就是数据存储和数据挖掘作用，因此，没有数据库，就没有物联网的真正应用。目前创业的数据库技术有：关系型数据库和非关系型数据库。

关系型数据库是指用关系模型来组织数据的数据库，关系型数据库是二维表格模型。一个关系数据库就是一个由二维表及其之间的联系组成的一个数据组织。关系型数据库依据"关系模型"来组织数据，所谓关系模型就是"一对一、一对多、多对多"等关系模型，数据比较有"条理化"。常见的关系型数据库有：Oracle、DB2、PostgreSQL、Microsoft SQL Server、Microsoft Access、MySQL

非关系型数据库统称为 NoSQL，主要是基于"非关系模型"的数据库，不需要预先设计表和结构就可以存储新的数值。非关系模型主要有：列模型、键值对模型、文档模型和图形模型。非关系型数据库有：Cassandra、 HBase、 Riak、 Redis、 Voldemort、 Oracle BDB、 Memcache DB、 Couch DB、 Mongo DB、Neo4J、 InfoGrid、Infinite Graph。

2. 数据融合与数据挖掘技术

数据融合是指将多种数据进行信息处理得出高效且符合用户需求的数据过程。他是利用计算机对按时序获得的若干观察信息，在一定准则下加以自动分析、综合的一种信息技术。数据融合类似人类对复杂问题的综合处理，当人类辨别一个事物的时候，通常会综合视觉、触觉、味觉、听觉各种感官信息。数据融合一般包括数据级融合、特征级融合和决策级融合等层次。

数据挖掘（Data Mining）是从大量的、不完全的、有噪音的、模糊的、随机的数据中提事先未知的、取潜在的、有用的、可以被人理解利用的信息和知识的数据处理过程。数据挖掘的数据源必须是真实的、大量的、含有噪音的。而挖掘处理的信息和知识是用户感兴趣的、可以接受理解的、可以利用的。被挖掘的数据可以是结构化、半结构化和非结构化的文本、图形和图像数据等，是一个反复迭代的人机交互和处理过程。数据挖掘是决策支持和过程控制的重要支撑手段之一。

3. 智能决策

物联网的系统的智能主要体现在数据挖掘和处理上。物联网数据挖掘分析通常应用在"预测"和"寻证"两方面。预测是在了解系统当前情况下，推测系统在近期或中远期的状态。寻证是当系统出现问题或达不到预期效果时，分析在运行过程中哪个环节出现了问题。

物联网一般有两种计算模式：物计算模式和云技术模式。物计算模式基于嵌入式系统，强调实时控制，对终端设备性能要求较高，系统的智能主要表现在终端设备上。云技术模式以互联网为基础，其计算资源是动态、可伸缩、虚拟化的。云计算模式通过分布式方式采集物联网中的数据。

利用数据挖掘技术，通过对用户数据的分析，得到关于顾客购物取向和兴趣的信息，为商业决策提供依据。例如：通过交换查询、数据分析和模型预测等方法，选择潜在顾客，并向他们推销产品；预测采用何种销售渠道和优惠条件最有可能打动顾客；通过分析市场销售数据，来发行顾客购买行为模式。数据挖掘目前在许多方面为行业提供了决策依据，包括：精准农业、产品制造和质量监控、智能家居、金融安全等。

12.1.6 物联网的应用实例

典型的物联网应用有以下几个方面：

（1）全球定位系统（Global Positioning System，GPS）。

车辆中配备的嵌入式 GPS 接收器能够接收多个不同卫星的信号并计算出车辆当前所在的位置，定位的误差一般是几米。GPS 信号的接收受限于卫星的"视野"，因此在城市中心区域可能由于建筑物的遮挡而使该技术的使用受到限制。GPS 是很多车载导航系统的核心技术。很多国家已经或者计划利用车载 GPS 设备来记录车辆行驶的里程信息并进行相应的管理。

（2）物联网在智能交通中的应用。

随着物联网技术的日益发展和完善，其在智能交通中的应用也越来越广泛、深入，在世界各地出现了很多成功应用物联网技术提高交通系统性能的实例。电子收费（Electronic Toll Collection，ETC）系统就是物联网在智能交通方面的典型应用。电子收费系统能够在车辆以正常速度驶过收费站的时候自动收取相关费用，降低了收费站附近产生交通拥堵的概率。

德国电子收费系统的应用非常典型。德国高速公路启用卫星卡车收费系统，为几十万辆卡车装配了车载记录器，这种记录器能够记录卡车行驶与自动缴费情况，但需要依赖卫星才能运作。该系统在 300 个高架桥部署了红外线监视器，用于识别车牌号码，同时有大量带有监视器和计算装置的监控车来回巡逻。该系统投入使用后，道路上的堵塞问题就立刻缓解了。

（3）智慧家居应用。

智慧家居已经走出实验室，进入应用阶段。我国典型的智慧家居平台海尔 U-Home 在应用中体现了"物联网"概念在生活中的延伸。

U-home 与杭州电信"我的 e 家"合作推出了"我的 e 家·智慧屋"产品，可以让用户切身感受物联网的无穷魅力。"我的 e 家·智慧屋"产品是通过物联网网桥，使用户通过手机、互联网实现与家中灯光、窗帘、报警器、电视、空调、热水器等设备的连通。通过"网桥"，可以轻松地实现人与家电之间、家电与家电之间、家电与外部网络之间、家电与售后体系之间的信息共享，其最大的优势是将物联网概念与生活实际紧密联系起来，使之成为像水、电、燃气一样的居家生活的基础应用服务。

根据不同的产业有着不同的产业链，可以把物联网分为八大产业：绿色农业、工业监控、公共安全、城市管理、远程医疗、智慧家庭、智慧交通、环境监控。从物联网的产业化来看，智慧城市将是物联网应用发展的核心。基于物联网、云计算、大数据等信息技术的智慧城市，是多个垂直产业智能系统的联动形成的智能大系统，它将大大提高城市信息化程度，实现信息资源共享。目前，物联网技术在智慧城市上的应用已经非常普遍，包括社交媒体、智慧政务、数字城管、平安社区、智慧教育、智慧旅游等。

12.2 云计算

12.2.1 云计算的定义

早期的云计算（Cloud Computing）是指通过网络"云"将巨大的数据计算处理程序分解成无数个小程序，然后，通过多部服务器组成的系统进行处理和分析这些小程序得到结果并返回给用户。简单地说就是"分布式计算"，解决任务分发，并进行计算结果的合并。因而，早期"云计算"又称为网格计算。通过这项技术，可以在很短的时间内完成对数以万计的数据的处理，从而达到强大的网络服务。

现阶段所说的"云计算"已经不单单是一种分布式计算，而是分布式计算、效用计算、负载均衡、并行计算、网络存储、热备份冗杂和虚拟化等计算机技术混合演进并跃升的结果。

云计算是一种提供资源的网络，使用者可以随时获取"云"上的资源，按需求量使用，并且可以看成是无限扩展的，只要按使用量付费就可以。

云计算是与信息技术、软件、互联网相关的一种服务，这种计算资源共享池称为"云"，云计算把许多计算资源集合起来，通过软件实现自动化管理，只需要很少的人参与，就能让资源被快速提供。计算能力作为一种商品，可以在互联网上流通，就像水、电、煤气一样，可以方便地取用，且价格较为低廉。

目前公认的云计算定义是：云计算是一种按使用量付费的模式，这种模式提供可用的、便捷的、按需的网络访问，进入可配置的计算资源共享池（资源包括网络，服务器，存储，应用软件，服务），这些资源能够被快速提供，只需投入很少的管理工作，或与服务供应商进行很少的交互。

对于云计算的解释有很多种：

（1）百度百科中的解释是：云计算是基于互联网的相关服务的增加、使用和交付模式，通常涉及通过互联网来提供动态易扩展且经常是虚拟化的资源。云是网络、互联网的一种比喻说法。过去在图中往往用云来表示电信网，后来用来表示互联网和底层基础设施的抽象。因此，云计算甚至可以让你体验每秒10万亿次的运算能力，拥有这么强大的计算能力可以模拟核爆炸、预测气候变化和市场发展趋势。用户通过电脑、笔记本、手机等方式接入数据中心，对自己的需求进行运算。

（2）维基百科中的解释是：云计算是继1980年代大型计算机到客户端–服务器的大转变后的又一种巨变。云计算是一种基于互联网的计算方式，通过这种方式，共享软硬件资源和信息可以按需求提供给计算机和其他设备。用户不需要在了解"云"中基础设施的细节，不必具有相应的专业知识，也无须直接进行控制。云计算描述了一种基于互联网的新的IT服务增加、使用和交付模式，通常涉及通过互联网来提供动态易扩展而且经常是虚拟化的资源。

12.2.2 云计算的特点

云计算的核心是：将大量用网络连接起来的计算机资源统一管理和调度，构成一个包括网络、服务器、存储、应用软件、服务等计算资源池向用户提供按需服务，用户不再需要购买复杂的硬件和软件，只需要付费给相应的"云计算"服务商，就可以获得"云计算"服务商的所有服务和资源的使用权，使计算资源得到充分合理的利用。对于用户而言，通过网络就可以获取到无限的资源，同时获取的资源不受时间和空间的限制。

云计算具有高灵活性、可扩展性和高性比等，与传统的网络应用模式相比，其具有如下优势与特点：

（1）虚拟化技术。虚拟化突破了时间、空间的界限，是云计算最为显著的特点，虚拟化技术包括应用虚拟和资源虚拟两种。众所周知，物理平台与应用部署的环境在空间上是没有任何联系的，正是通过虚拟平台对相应终端操作完成数据备份、迁移和扩展等。

（2）动态可扩展。云计算具有高效的运算能力，在原有服务器基础上增加云计算功能能够使计算速度迅速提高，最终实现动态扩展虚拟化的层次达到对应用进行扩展的目的。

（3）按需部署。计算机包含了许多应用、程序软件等，不同的应用对应的数据资源库不同，所以用户运行不同的应用需要较强的计算能力对资源进行部署，而云计算平台能够根据用户的需求快速配备计算能力及资源。

（4）灵活性高。目前市场上大多数IT资源、软、硬件都支持虚拟化，比如存储网络、操作系统和开发软、硬件等。虚拟化要素统一放在云系统资源虚拟池当中进行管理，可见云计算的兼容性非常强，不仅可以兼容低配置机器、不同厂商的硬件产品，还能够外设获得更高性能计算。

（5）可靠性高。倘若服务器故障也不影响计算与应用的正常运行。因为单点服务器出现故障可以通过虚拟化技术将分布在不同物理服务器上面的应用进行恢复或利用动态扩展功能部署新的服务器进行计算。

（6）性价比高。将资源放在虚拟资源池中统一管理在一定程度上优化了物理资源，用户不再需要昂贵、存储空间大的主机，可以选择相对廉价的PC组成云，一方面减少费用，另一方面计算性能不逊于大型主机。

（7）可扩展性。用户可以利用应用软件的快速部署条件来更为简单快捷的将自身所需的已有业务以及新业务进行扩展。如，计算机云计算系统中出现设备的故障，对于用户来说，无论是在计算机层面上，抑或是在具体运用上均不会受到阻碍，可以利用计算机云计算具有的动态扩展功能来对其他服务器开展有效扩展。这样一来就能够确保任务得以有序完成。在对虚拟化资源进行动态扩展的情况下，同时能够高效扩展应用，提高计算机云计算的操作水平。

数据存储在"云"中，具有无限存储空间、不怕丢失、不必备份、可任意点恢复的优势。软件不必下载升级，可在任何时间、地点、任意设备上登录获取"云计算"服务。

12.2.3 云计算的分类

通常云计算的服务类型分为3类：基础设施即服务（Infrastructure as a Service，IaaS）、平台即服务（Platform as a Service，PaaS）和软件即服务（Software as a Service，SaaS）。

（1）基础设施即服务（IaaS）：是主要的服务类别之一，它向云计算提供商的个人或组织提供虚拟化计算资源，如虚拟机、存储、网络和操作系统。

（2）平台即服务（PaaS）：平台即服务是一种服务类别，为开发人员提供通过全球互联网构建应用程序和服务的平台。Paas为开发、测试和管理软件应用程序提供按需开发环境。

（3）软件即服务（SaaS）：软件即服务也是其服务的一类，通过互联网提供按需软件付费应用程序，云计算提供商托管和管理软件应用程序，并允许其用户连接到应用程序并通过全球互联网访问应用程序。

通俗地讲，云计算通过互联网向用户提供服务，如运算服务、基础设施服务等。

（1）运算服务。例如，希望通过海量的销售记录计算某个大型商业网站某类商品最近几年的销售量，用户向云服务前端提交任务，由"云"返回计算结果。

（2）基础设施服务。例如，用户向云服务前端申请一台服务器，明确自己对硬件和软件的需求，包括CPU需求，是否需要使用大内存和硬盘资源，需要使用何种操作系统等，"云"将按照用户的要求提供一台虚拟服务器供其使用，登录服务器（使用远程桌面或终端工具软件登录），就会发现服务器的配置与用户的要求一致。

当然还有许多其他服务类型，如云储存服务、云安全等。

用户只需向"云"提出要求来获取服务，而不需要了解云内部的细节。这里的"云"实际上是一个大量硬件和软件的集合体。这些软硬件集合通过网络与"云软件"连接和组织在一起，向用户提供各种服务。前面提到的虚拟服务器、CPU 和内存来源于哪里，销售量运算究竟是哪几台机器做的，用户无须知道，而是由"云软件"组织调配"云"中的资源完成。"云软件"可以看作云资源集合的操作系统，有着操作系统的特征：管理软、硬件资源和任务流程，提供人机界面。

12.2.4 云计算技术体系结构

实现计算机云计算需要创造一定的环境与条件，尤其是体系结构必须具备以下关键特征。

（1）要求系统必须智能化，具有自治能力，减少人工作业的前提下实现自动化处理平台响应要求，因此云系统应内嵌有自动化技术。

（2）面对变化信号或需求信号云系统要有敏捷的反应能力，所以对云计算的架构有一定的敏捷要求。与此同时，随着服务级别和增长速度的快速变化，云计算同样面临巨大挑战，而内嵌集群化技术与虚拟化技术能够应付此类变化。

云计算平台的体系结构由用户界面、服务目录、管理系统、部署工具、监控和服务器集群组成。

①用户界面：主要用于云用户传递信息，是双方互动的界面。
②服务目录：顾名思义是提供用户选择的列表。
③管理系统：指的是主要对应用价值较高的资源进行管理。
④部署工具：能够根据用户请求对资源进行有效部署与匹配。
⑤监控：主要对云系统上的资源进行管理与控制并制定措施。
⑥服务器集群：服务器集群包括虚拟服务器与物理服务器，隶属管理系统。

（3）资源监控。云系统上的资源数据十分庞大，同时资源信息更新速度快，想要精准、可靠的动态信息需要有效途径确保信息的快捷性。而云系统能够为动态信息进行有效部署，同时兼备资源监控功能，有利于对资源的负载、使用情况进行管理。其次，资源监控作为资源管理的"血液"，对整体系统性能起关键作用，一旦系统资源监管不到位，信息缺乏可靠性那么其他子系统引用了错误的信息，必然对系统资源的分配造成不利影响。

（4）自动化部署。科学进步的发展倾向于半自动化操作，实现了出厂即用或简易安装使用。基本上计算资源的可用状态也发生转变，逐渐向自动化部署。对云资源进行自动化部署指的是基于脚本调节的基础上实现不同厂商对于设备工具的自动配置，用以减少人机交互比例、提高应变效率、避免超负荷人工操作等现象的发生，最终推进智能部署进程。自动化部署主要指的是通过自动安装与部署来实现计算资源由原始状态变成可用状态，表现为能够划分、部署与安装虚拟资源池中的资源为能够给用户提供各类应用于服务的过程，包括了存储、网络、软件以及硬件等。系统资源的部署步骤较多，自动化部署主要是利用脚本调用来自动配置、部署与配置各个厂商设备管理工具，保证在实际调用环节能够采取静默的方式来实现，避免了繁杂的人际交互，让部署过程不再依赖人工操作。数据模型与工作流引擎是自动化部署管理工具的重要部分。一般情况下，对于数据模型的管理就是将具体的软硬件定义在数据模型当中即可；而工作流引擎指的是触发、调用工作流，以提高智能化部署为目的，善于将不同的脚本流程在较为集中与重复使用率高的工作流数据库当中应用，有利于减轻服务器工作量。

12.2.5 云计算平台应用

云计算的主要应用场景表现在以下方面：

（1）网络搜索引擎和电子邮箱：百度就是大家非常熟悉的搜索引擎，在任何时刻，只要用过移动终端就可以在搜索引擎上搜索任何自己想要的资源，通过云端共享了数据资源。而网络邮箱也是如此，作为最为流行的通信服务，为人们提供了更便捷和更可靠的交流方式。传统的电子邮箱使用物理内存来存储通信数据，而云计算使电子邮箱可以使用云端的资源来检查和发送邮件，用户可以在任何地点、任何设备和任何时间读取自己的邮件。

（2）虚拟办公：对于云计算来说，最常见的应用场景就是让企业"租"服务而不是"买"软件来开展业务部署。除了谷歌公司的 Google Docs 这一较受欢迎的虚拟办公系统，还有很多其他的解决方案，如微软公司的 Office Live 等。使用虚拟办公应用的主要好处是，它不会因为"个头太大"而导致你的设备"超载"，它将企业的关注点集中在公司业务上，通过改进的可访问性，为轻量办公提供保证。

（3）云存储：是在云计算上发展起来的新的存储技术，是一个以数据存储和管理为核心的云计算系统。用户可以将本地的资源上传至云端上，可以在任何地方连入互联网来获取云上的资源。就是说，使用者可以在任何时间、任何地点，通过任何可连网的装置连接到云上方便地存取数据。

（4）金融云：是指利用云计算的模型，将信息、金融和服务等功能分散到庞大分支机构构成的互联网"云"中，旨在为银行、保险和基金等金融机构提供互联网处理和运行服务，同时共享互联网资源，从而解决现有问题并且达到高效、低成本的目标。金融与云计算的结合，实现了快捷支付，现在只需要在手机上简单操作，就可以完成银行存款、购买保险和基金买卖等。

（5）医疗云：是指在云计算、移动技术、多媒体、4G 通信、大数据以及物联网等新技术基础上，结合医疗技术，使用"云计算"来创建医疗健康服务云平台，实现了医疗资源的共享和医疗范围的扩大。医疗云提高了医疗机构的效率，方便居民就医。像现在医院的预约挂号、电子病历、医保等都是云计算与医疗领域结合的产物，医疗云还具有数据安全、信息共享、动态扩展、布局全国的优势。

（6）教育云：是指将所需要的任何教育硬件资源虚拟化，然后将其传入互联网中，以向教育机构和学生老师提供一个方便快捷的平台。现在流行的慕课就是教育云的一种应用。国外慕课的三大平台为 Coursera、edX 以及 Udacity；在国内，中国大学 MOOC、学堂在线等都是非常优秀的在线教学平台。

12.2.6 云计算中的安全问题

1. 隐私被窃取

现今，随着时代的发展，人们运用网络进行交易或购物，网上交易在云计算的虚拟环境下进行，交易双方会在网络平台上进行信息之间的沟通与交流。而网络交易存在着很大的安全隐患，不法分子可以通过云计算对网络用户的信息进行窃取，同时还可以在用户与商家进行网络交易时，来窃取用户和商家的信息，当有企图的分子在云计算的平台中窃取信息后，就会采用一些技术手段对信息进行破解，同时对信息进行分析，以此发现用户更多的隐私信息，甚至有不法分子还会通过云计算来盗取用户和商家的信息。

2. 资源被冒用

云计算的环境有着虚拟的特性，而用户通过云计算在网络交易时，需要在保障双方网络信息都安全时才会进行网络的操作，但是云计算中储存的信息很多，同时在云计算中的环境也比较复杂，云计算中的数据会出现滥用的现象，这样会影响用户的信息安全，同时造成一些不法分子利用被盗用的信息进行欺骗用户亲人的行为，同时还会有一些不法分子会利用这些在云计算中盗用的信息进行违法的交易，以此造成云计算中用户的经济遭到损失，这些都是云计算信息被冒用引起的，同时这些都严重威胁了云计算的安全。

3. 黑客攻击

黑客攻击指的是利用一些非法的手段进入云计算的安全系统，给云计算的安全网络带来一定的破坏的行为，黑客入侵到云计算后，使云计算的操作带来未知性，同时造成的损失也很大，且造成的损失无法预测，所以黑客入侵给云计算带来的危害大于病毒给云计算带来的危害。此外，黑客入侵的速度远大于安全评估和安全系统的更新速度，使得当今黑客入侵到电脑后，给云计算带来巨大的损失，同时技术也无法对黑客攻击进行预防，这也是造成当今云计算不安全的问题之一。

4. 容易出现病毒

在云计算，大量的用户通过云计算将数据存储到其中，这时大量当云计算出现异常时，就会出现一些病毒，这些病毒的出现会导致以云计算为载体的计算机无法正常工作的现象，同时这些病毒还能进行复制，并通过一些途径进行传播，这样就会导致为云计算为载体的计算机出现死机的现象，同时，因为互联网的传播速度很快，导致云计算或计算机一旦出现病毒，就会很快地进行传播，这样会产生很大的攻击力。

12.3 大数据

12.3.1 大数据定义

大数据（Big Data）或称巨量资料，是一种规模大到在获取、存储、管理、分析方面大大超出了传统数据库软件工具能力范围的数据集合。

大数据是一个不断发展的概念，可以指任何体量或复杂性超出常规数据处理方法与处理能力的数据。随着物联网技术与可穿戴设备的飞速发展，数据规模变得越来越大，内容越来越复杂，更新速度越来越快。大数据研究和应用已成为产业升级与新产业崛起的重要推动力量。

从狭义上讲，大数据主要是指处理海量数据的关键技术及其在各个领域中的应用，是指从各种组织形式和类型的数据中发掘有价值信息的能力。一方面，狭义的大数据反映的是数据规模大，以至于无法在一定时间内用常规的数据处理软件和方法对其内容进行有效的抓取、管理和处理；另一方面，狭义的大数据主要是指海量数据的获取、存储、管理、计算分析、挖掘与应用的全新技术体系。

从广义上讲，大数据包括大数据技术、大数据工程、大数据科学和大数据应用等与大数据相关的领域。大数据工程是指大数据的规划、建设、运营、管理的系统工程；大数据科学主要关注在大数据网络发展和运营过程中发现验证大数据的规律及其与自然和社会活动之间的关系。

随着信息技术的不断发展，未来的时代将不是信息技术（Information Technology，IT）时代，而是数据科技（Data Technology，DT）的时代。大数据并不在"大"，而在于"有用"，价值含量、挖掘成本比数量更为重要。

12.3.2 大数据的特征

大数据有 4 个特征，分别为：Volume（大量）、Variety（多样）、Velocity（高速）、Value（价值）。

1. Volume（数据容量大）

大数据的特征首先就体现为"大"，从很早之前的 Map3 时代，一个小小的 MB 级别的 Map3 就可以满足很多人的需求，然而随着时间的推移，存储单位从过去的 GB 到 TB，乃至现在的 PB、EB 级别。随着信息技术的高速发展，数据开始爆发性增长。社交网络，如微博、推特、脸书（现更名为元宇宙）、移动网络、各种智能工具、服务工具等，都成为数据的来源。淘宝网近 4 亿的会员每天产生的商品交易数据约 20TB；脸书约 10 亿的用户每天产生的日志数据超过 300TB。迫切需要智能的算法、强大的数据处理平台和新的数据处理技术，来统计、分析、预测和实时处理如此大规模的数据。

2. Variety（数据类型种类多样）

广泛的数据来源，决定了大数据形式的多样性。从数据结构上来说，大数据包括结构化、半结构化和非结构化数据，而非结构化数据越来越成为数据的主要部分。

（1）结构化数据：即行数据，存储在数据库里，能够用二维表结构来逻辑表达完成的数据。这种信息可以在关系数据库中找到，可对结构数据库信息进行排序和查询。

（2）半结构化数据：介于完好结构化数据（如关系型数据库、面向对象数据库中的数据）和完好无结构的数据（如声音、图像文件等）之间的数据。包括电子邮件，文字处理文件以及大量保存和发布在网络上的信息。半结构化信息是以内容为基础，可以用于搜索。

（3）非结构化数据：是一种更易于人们感知和交互的结构，在本质形式上可认为是位映射数据。数据必须处于一种可感知的形式中（诸如可在音频、视频和多媒体文件中被听或被看）。许多大数据都是非结构化的，其庞大的规模和复杂性需要高级分析工具来管理。

任何形式的数据都可以产生作用，目前应用最广泛的就是推荐系统，如淘宝，网易云音乐、今日头条等，这些平台都会通过对用户的日志数据进行分析，从而进一步推荐用户喜欢的东西。日志数据是结构化明显的数据，还有一些数据结构化不明显，例如图片、音频、视频等，这些数据因果关系弱，就需要人工对其进行标注。

3. Velocity（数据产生和获得数据的速度快）

大数据的产生非常迅速，主要通过互联网传输。现实生活中几乎每个人都离不开互联网，也就是说每天个人每天都在向大数据提供大量的资料。并且这些数据是需要及时处理的，因为花费大量资本去存储作用较小的历史数据是非常不划算的，对于一个平台而言，也许保存的数据只有过去几天或者一个月之内，再远的数据就要及时清理，不然代价太大。基于这种情况，大数据对处理速度有非常严格的要求，服务器中大量的资源都用于处理和计算数据，很多平台都需要做到实时分析。数据无时无刻不在产生，谁的速度更快，谁就有优势。

4. Value（有价值的数据占比小）

这是大数据的核心特征。合理运用大数据，以低成本创造高价值，是大数据应用的目标。和传统的小数据相比，现实社会每天产生的数据中，有价值的数据占比非常小，但大数据最大的价值就是通过从大量不相关的各种类型的数据中，挖掘出对未来趋势与模式预测分析有价值的数据，并通过机器学习方法、人工智能方法或数据挖掘方法深度分析，发现新规律和新知识，并运用于农业、金融、医疗等各个领域，从而最终达到改善社会治理、提高生产效率、推进科学研究的效果。

12.3.3 大数据分析的基础

大数据分析包括可视化分析（Analytic Visualizations）、数据挖掘算法（Data Mining Algorithms）、预测性分析能力（Predictive Analytic Capabilities）、语义引擎（Semantic Engines）和数据质量管理（Data Quality Management）五个方面。

1. 可视化分析

数据可视化主要借助于图形化手段，能清晰有效地传达与沟通信息。可视化分析主要应用于海量数据关联分析，可辅助人工操作将数据进行关联分析，并做出完整的分析图表。

大数据由于所涉及信息比较分散、数据结构有可能不统一，而且通常以人工分析为主，加上分析过程的非结构性和不确定性，所以不易形成固定的分析流程或模式，很难将数据调入应用系统中进行分析挖掘。借助功能强大的可视化数据分析平台，可辅助人工操作将数据进行关联分析，并做出完整的分析图表。图表中包含所有事件的相关信息，也完整展示数据分析的过程和数据链走向。同时，这些分析图表也可通过另存为其他格式，供相关人员调阅。

不管是对数据分析专家还是普通用户，数据可视化是数据分析工具最基本的要求。可视化可以直观的展示数据，让数据自己说话，让观众听到结果。图 12-6 所示是医疗数据可视化分析图。

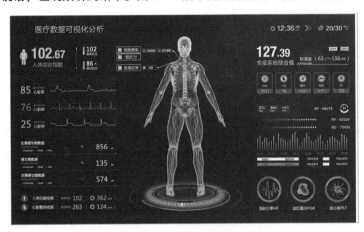

图 12-6　医疗数据可视化分析

2. 数据挖掘算法

数据挖掘算法是大数据分析理论的核心，其本质是一组根据算法事先定义好的数学公式，将收集到的数据作为参数变量带入其中，从而能够从大量复杂的数据中提取到有价值的信息。

著名的"啤酒和尿布"的故事就是数据挖掘算法的经典案例，通过对啤酒和尿布购买数据的分析，挖掘出从前未知的两种商品之间的联系，并利用这种联系，提升了商品的销量。目前，很多网站的推荐引擎和广告系统都大量使用了数据挖掘算法。

可视化是给人看的，数据挖掘就是给机器看的。集群、分割、孤立点分析还有其他的算法让我们深入数据内部，挖掘价值。这些算法不仅要处理大数据的量，也要处理大数据的速度。

3. 预测性分析能力

预测分析是运用统计学技术，包括利用预测模型，机器学习，数据挖掘等技术来分析当前及历史数据，从而对未来，或其他不确定的事件进行预测。

在商业领域，预测模型从历史和交易数据探索规律，以识别可能的风险和商机。模型捕捉各个因素之间的联系，以评估风险及与之相关的潜在的条件，从而指导交易方案的决策。

预测分析为每一个个体（比如客户、员工、病人的医疗、产品 SKU、车辆、部件、机器或其他组织单位）提供一个预测评分（以概率的形式），从而决策、反馈或影响针对大量上述个体的组织性流程。这些流程包括营销、信用风险评估、欺诈检测、制造、医疗保健以及政府的运作，甚至执法。

预测分析方法被广泛应用于精算科学、营销、金融服务、保险、电信、零售、旅行、保健、制药、能力规划及其他领域。

其中一个最著名的应用是信用评分，这项应用贯穿了整个金融服务体系。评分模型处理一个客户的信用记录，贷款申请，客户数据等，从而分析个体（客户）在未来的还贷的可能性，并依照分析结果将客户依次排序。

数据挖掘可以让分析员更好的理解数据，而预测性分析可以让分析员根据可视化分析和数据挖掘的结果做出一些预测性的判断。

4. 语义引擎

语义引擎是从词语所表达的语义层次上来认识和处理用户的检索请求。语义引擎是机器学习的成果之一，过去计算机对用户输入的内容理解仅仅停留在字段阶段，不能很好地立即输入内容的意思，因而不能准确了解用户的需求。通过对大量数据进行分析后，让计算机通过自我学习，计算机可以尽量地了解用户输入内容的意思，达到从"文档"中智能提取信息，把握用户的需求，为用户提供更好的体验。

语义搜索引擎通过对网络中的资源对象进行语义上的标注，以及对用户的查询表达进行语义处理，使得自然语言具备语义上的逻辑关系，能够在网络环境下进行广泛有效的语义推理，从而更加准确、全面的实现用户的检索。

5. 数据质量管理

数据质量管理是指对数据从计划、获取、存储、共享、维护、应用、消亡生命周期的每个阶段里可能引发的各类数据质量问题，进行识别、度量、监控、预警等一系列管理活动，并通过改善和提高组织的管理水平使得数据质量获得进一步提高。

数据质量管理部是简单的数据清洗（Data Cleaning），很多人认为数据质量管理，就是修改数据中的错误、是对错误数据和垃圾数据进行清理。这个理解是片面的，其实数据清洗只是数据质量管理中的一步。数据质量管理（Data Quality Management，DQM），不仅包含了对数据质量的改善，同时还包含了对组织的改善。针对数据的改善和管理，主要包括数据分析、数据评估、数据清洗、数据监控、错误预警等内容；针对组织的改善和管理，主要包括确立组织数据质量改进目标、评估组织流程、制定组织流程改善计划、制定组织监督审核机制、实施改进、评估改善效果等多个环节。

12.3.4 大数据处理流程

大数据处理流程主要包括数据收集、数据预处理、数据存储、数据处理与分析、数据展示/数据可视化、数据应用等环节，其中数据质量贯穿于整个大数据流程，每一个数据处理环节都会对大数据质量产生影响作用。通常，一个好的大数据产品要有大量的数据规模、快速的数据预处理、精确的数据分析与预测、优秀的可视化图表以及简练易懂的结果解释。

1. 数据收集

在数据收集过程中，数据源会影响大数据质量的真实性、完整性数据收集、一致性、准确性和安全性。对于 Web 数据，多采用网络爬虫方式进行收集，这需要对爬虫软件进行时间设置以保障收集到的数据时效性质量。

2. 数据预处理

大数据的预处理环节主要包括数据清理、数据集成、数据归约与数据转换等内容，可以大大提高大数据的总体质量，是大数据过程质量的体现。数据清理技术包括对数据的不一致检测、噪声数据的识别、数据过滤与修正等方面，有利于提高大数据的一致性、准确性、真实性和可用性等方面的质量；数据集成则是将多个数据源的数据进行集成，从而形成集中、统一的数据库、数据立方体等，这一过程有利于提高大数据的完整性、一致性、安全性和可用性等方面质量；数据归约是在不损害分析结果准确性的前提下降低数据集规模，使之简化，包括维归约、数据归约、数据抽样等技术，这一过程有利于提高大数据的价值密度，即提高大数据存储的价值性；数据转换处理包括基于规则或元数据的转换、基于模型与学习的转换等技术，可通过转换实现数据统一，这一过程有利于提高大数据的一致性和可用性。

总之，数据预处理环节有利于提高大数据的一致性、准确性、真实性、可用性、完整性、安全性和价值性等方面质量，而大数据预处理中的相关技术是影响大数据过程质量的关键因素

3. 数据处理与分析

（1）数据处理。大数据的分布式处理技术与存储形式、业务数据类型等相关，针对大数据处理的主要计算模型有 MapReduce 分布式计算框架、分布式内存计算系统、分布式流计算系统等。MapReduce 是一个批处理的分布式计算框架，可对海量数据进行并行分析与处理，它适合对各种结构化、非结构化数据的处理。分布式内存计算系统可有效减少数据读写和移动的开销，提高大数据处理性能。分布式流计算系统则是对数据流进行实时处理，以保障大数据的时效性和价值性。

无论哪种大数据分布式处理与计算系统，都有利于提高大数据的价值性、可用性、时效性和准确性。大数据的类型和存储形式决定了其所采用的数据处理系统，而数据处理系统的性能与优劣直接影响大数据质量的价值性、可用性、时效性和准确性。因此在进行大数据处理时，要根据大数据类型选择合适的存储形式和数据处理系统，以实现大数据质量的最优化。

（2）数据分析。大数据分析技术主要包括已有数据的分布式统计分析技术和未知数据的分布式挖掘、深度学习技术。分布式统计分析可由数据处理技术完成，分布式挖掘和深度学习技术则在大数据分析阶段完成，包括聚类与分类、关联分析、深度学习等，可挖掘大数据集合中的数据关联性，形成对事物的描述模式或属性规则，可通过构建机器学习模型和海量训练数据提升数据分析与预测的准确性。

数据分析是大数据处理与应用的关键环节，它决定了大数据集合的价值性和可用性，以及分析预测结果的准确性。在数据分析环节，应根据大数据应用情境与决策需求，选择合适的数据分析技术，提高大数据分析结果的可用性、价值性和准确性质量。

4. 数据可视化与应用

数据可视化是指将大数据分析与预测结果以计算机图形或图像的直观方式显示给用户的过程，并可与用户进行交互式处理。数据可视化技术有利于发现大量业务数据中隐含的规律性信息，以支持管理决策。数据可视化环节可大大提高大数据分析结果的直观性，便于用户理解与使用，故数据可视化是影响大数据可用性和易于理解性质量的关键因素。

大数据应用是指将经过分析处理后挖掘得到的大数据结果应用于管理决策、战略规划等的过程，它是对大数据分析结果的检验与验证，大数据应用过程直接体现了大数据分析处理结果的价值性和可用性。大数据应用对大数据的分析处理具有引导作用。

在大数据收集、处理等一系列操作之前，通过对应用情境的充分调研、对管理决策需求信息的深入分析，可明确大数据处理与分析的目标，从而为大数据收集、存储、处理、分析等过程提供明确的方向，并保障大数据分析结果的可用性、价值性和用户需求的满足。

12.3.5　大数据处理工具

大数据庞大而复杂，这些数据集收集自各种各样的来源：传感器、气候信息、公开的信息（如杂志、报纸、文章）等。大数据产生的其他例子包括购买交易记录、网络日志、病历、军事监控、视频和图像档案及大型电子商务。数据集通常是 EB 级大小，需要专门设计的硬件和软件工具进行处理。

1. MapReduce

MapReduce 是面向大数据并行处理的计算模型、框架和平台。MapReduce 是一种编程模型，用于大规

模数据集（大于1TB）的并行运算。概念"Map（映射）"和"Reduce（归约）"是它们的主要思想，都是从函数式编程语言里借来的，还有从矢量编程语言里借来的特性。它极大地方便了编程人员在不会分布式并行编程的情况下，将自己的程序运行在分布式系统上。当前的软件实现是指定一个 Map 函数，用来把一组键值对映射成一组新的键值对，指定并发的 Reduce 函数，用来保证所有映射的键值对中的每一个共享相同的键组。

MapReduce 最早是由 Google 公司研究提出的一种面向大规模数据处理的并行计算模型和方法。Google 公司设计 MapReduce 的初衷主要是为了解决其搜索引擎中大规模网页数据的并行化处理。Google 公司发明了 MapReduce 之后首先用其重新改写了其搜索引擎中的 Web 文档索引处理系统。但由于 MapReduce 可以普遍应用于很多大规模数据的计算问题，因此自发明 MapReduce 以后，Google 公司内部进一步将其广泛应用于很多大规模数据处理问题。Google 公司内有上万个各种不同的算法问题和程序都使用 MapReduce 进行处理。

我们可以把 MapReduce 理解为把一堆杂乱无章的数据按照某种特征归纳起来，然后处理并得到最后的结果。Map 面对的是杂乱无章的互不相关的数据，它解析每个数据，从中提取出 key 和 value，也就是提取了数据的特征。经过 MapReduce 的 Shuffle 阶段之后，在 Reduce 阶段看到的都是已经归纳好的数据了，在此基础上我们可以做进一步的处理以便得到结果。

MapReduce 给大数据并行处理带来了巨大的革命性影响，使其成为事实上的大数据处理的工业标准。尽管 MapReduce 还有很多局限性，但人们普遍公认，MapReduce 是到最为成功、最广为接受和最易于使用的大数据并行处理技术。

2. Hadoop

Hadoop 是一个能够对大量数据进行分布式处理的软件框架，起源与一个开源的互联网搜索引擎。Hadoop 是以可靠、高效、可伸缩的方式进行数据处理的。Hadoop 的可靠，是因为它假设计算元素和存储会失败，因此它维护多个工作数据副本，确保能够针对失败的节点重新分布处理。Hadoop 的高效，是因为它以并行的方式工作，通过并行处理加快处理速度。Hadoop 的可伸缩，是因为它能够处理 PB 级数据。此外，Hadoop 依赖于社区服务器，因此它的成本比较低，任何人都可以使用。目前被应用到 Yahoo、Twitter、Facebook、百度、腾讯、阿里巴巴等多家互联网公司。Hadoop 的图标如图 12-7 所示。

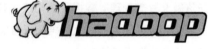

图 12-7　Hadoop 图标

Hadoop 是一个能够让用户可以轻松地在分布式计算平台上开发和运行处理海量数据的应用程序。它具有以下优点：

（1）高可靠性。Hadoop 按位存储和处理数据的能力值得人们信赖。

（2）高扩展性。Hadoop 是在可用的计算机集簇间分配数据并完成计算任务的，这些集簇可以方便地扩展到数以千计的节点中。

（3）高效性。Hadoop 能够在节点之间动态地移动数据，并保证各个节点的动态平衡，因此处理速度非常快。

（4）高容错性。Hadoop 能够自动保存数据的多个副本，并且能够自动将失败的任务重新分配。

Hadoop 带有用 Java 语言编写的框架，因此运行在 Linux 生产平台上是非常理想的。Hadoop 上的应用程序也可以使用其他语言编写，比如 C++。

3. Apache Spark

Spark 是由加州大学伯克利分校推出的分布式计算引擎，其内存计算框架适合各种迭代算法和交互式数据分析，能够提升大数据处理的实时性和准确性，能够更快速地进行数据分析。Spark 基于 MapReduce 算法实现的分布式计算，拥有 MapReduce 所具有的优点；但不同于 MapReduce 的是 Job 中间输出和结果可以保存在内存中，从而不再需要读写 HDFS，因此 Spark 能更好地适用于需要迭代的 MapReduce 算法。Spark 将 Hadoop（主要是指 MapReduce）的性能提升了一个量级。Spark 更加注重整个生态圈的建设，其拥有流式处理框架 SparkStreaming，采用微批的形式达到类似流处理的效果，现在又推出了 Structured Streaming，实现基于状态的流处理框架。此外还拥有 SparkSQL 来帮助非开发人员更加便捷的调用 Spark 的服务和 Spark MLlib 这个机器学习库。

Spark 虽好，但其对内存资源消耗也很大，同时也使得他在稳定性上不如 MapReduce，所以有些大公司数仓的日常任务仍旧采用传统 MapReduce 的方式执行，不求最快，但求最稳。

4. ApacheHive

Hive 是一个建立在 Hadoop 上的开源数据仓库基础设施，通过 Hive 可以很容易地进行数据的 ETL，对数据进行结构化处理，并对 Hadoop 上大数据文件进行查询和处理等。Hive 提供了一种简单的类似 SQL 的查询语言——HiveQL，这为熟悉 SQL 语言的用户查询数据提供了方便。

12.3.6 大数据的安全问题

由于现代许多公司通过互联网和大数据技术收集和处理数据，并利用大数据分析改善经营和行业趋势预测，数据安全问题备受关注。大数据存在哪些问题呢？

1. 分布式系统

大数据解决方案将数据和操作分布在许多系统中，以实现更快的处理和分析。这种分布式系统可以平衡负载，避免单点故障。但是这样的系统容易受到安全威胁，黑客只要攻击一个点就可以渗透整个网络。

2. 数据存取

大数据系统需要访问控制来限制对敏感数据的访问，否则，任何用户都可以访问机密数据，有些用户可能会出于恶意使用。此外，网络犯罪分子可以入侵与大数据系统相连的系统，窃取敏感数据。因此，使用大数据的公司需要检查和验证每个用户的身份。

3. 数据不正确

网络犯罪分子可以通过操纵存储的数据来影响大数据系统的准确性。因此，网络犯罪分子可以创建虚假数据，并将这些数据提供给大数据系统。比如医疗机构可以利用大数据系统研究患者的病历，而黑客可以修改这些数据，产生不正确的诊断结果。

4. 侵犯隐私

大数据系统通常包含机密数据，这是很多人非常关心的问题。这样的大数据隐私威胁已经被全世界的专家讨论过了。此外，网络犯罪分子经常攻击大数据系统以破坏敏感数据。这种数据泄露已经成为头条新闻，导致数百万人的敏感数据被盗。

5. 云安全性不足

大数据系统收集的数据通常存储在云中，这可能是一个潜在的安全威胁。网络犯罪分子破坏了许多知名公司的云数据。如果存储的数据没有加密，并且没有适当的数据安全性，就会出现这些问题。

12.3.7 大数据的应用

早期应用大数据的实例包括：洛杉矶警察局和加利福尼亚大学合作利用大数据预测犯罪的发生；Google 流感趋势（Google Flu Trends）利用搜索关键词预测禽流感的散布；麻省理工学院利用手机定位数据和交通数据建立城市规划；梅西百货的实时定价机制。根据需求和库存的情况，该公司基于 SAS 的系统对多达 7300 万种货品进行实时调价。

目前，大数据广泛应用于各个行业，对很多行业而言，如何利用好这些大规模数据是赢得竞争的关键。下面仅从电商、金融、医疗 3 个行业做简单介绍。

（1）电商行业：是最早利用大数据进行精准营销的行业。大数据可帮助电商根据客户的消费习惯提前购买生产资料，进行物流管理等，有利于社会大生产的精细化。

（2）金融行业：大数据在金融行业的应用比较深入。例如，现在很多股权的交易都利用大数据算法进行，这些算法越来越多地考虑了社交媒体和网站新闻的因素来决定在未来几秒内是买入还是卖出。

（3）医疗行业：该行业早就面临着海量数据和非结构化数据的挑战，而近年来很多国家都在积极推进医疗信息化建设，因此，很多医疗机构都在推动大数据技术在医疗行业的应用。

12.4 人工智能

人工智能是计算机科学的一个分支，是当前科学技术发展中的一门前沿学科，它是在计算机科学、控制论、信息论、自动化、仿生学、生物学、心理学、数理逻辑、语言学、医学和哲学等多学科研究基础上发展起来的一门综合性边缘学科，它企图了解智能的实质，并生产出一种新的能以人类智能相似的方式做出反应的智能机器。人工智能从诞生以来，理论和技术日益成熟，应用领域也不断扩大，可以设想，未来人工智能带来的科技产品，将会是人类智慧的"容器"，势必承载着人类科技的发展进步。

12.4.1 人工智能的概念

人工智能（Artificial Intelligence，AI）是研究、开发用于模拟、延伸和扩展人的智能的理论、方法、技术及应用系统的一门新的技术科学。是研究如何表示知识、获取知识和利用知识的科学。简单地说就是"人工智能就是研究如何使计算机去做过去只有人才能做的智能工作。"

人工智能是对人的意识、思维的信息过程的模拟。人工智能不是人类智能，但能像人那样思考、更有可能超过人类智能。人工智能是一门极富挑战性的科学，从事这项工作的人必须懂得计算机知识，心理学和哲学。总的说来，人工智能研究的一个主要目标是使机器能够胜任一些通常需要人类智能才能完成的复杂工作。

12.4.2 人工智能的研究内容与领域

人工智能研究的内容包括：

（1）机器感知：就是使机器具有类似人类的感知能力，主要以机器视觉与机器听觉为主。

（2）机器思维：对通过感知得到的外部信息及机器内部的各种工作信息进行有目标的处理。

（3）机器学习：使机器具有获取新知识、学习新技巧，并在实践中不断完善、改进的能力。

（4）机器行为：计算机的表达能力，如：机器的"说""写"能力。

人类智能一般具有如下特点：

（1）感知能力，即具有能够感知外部世界、获取外部信息的能力，这是产生智能活动的前提条件和必要条件。

（2）语言能力。（自然语言处理）

（3）记忆和思维能力，即能够存储感知到的外部信息及由思维产生的知识，同时能够利用已有的知识对信息进行分析、计算、比较、判断、联想、决策。（知识表示、自动推理）

（4）学习能力和自适应能力，即通过与环境的相互作用，不断学习积累知识，使自己能够适应环境变化。（机器学习、自动规划）

（5）行为决策能力，即对外界的刺激做出反应，形成决策并传递相应的信息。（专家系统、机器人）

（6）感知能力。计算机视觉不仅是图像识别和视频理解，还需要能将计算机看到的事物用语言描述出来。而语音识别需要在嘈杂的背景环境中识别出想要找的声音。比较成熟的研究领域包括：计算机视觉、语音识别、图像识别等。

语言能力方面，对应的研究领域是自然语言处理，包括语言识别、语音转文字、文字转语音、文本语义抽取、文本情感分析、文本分类、语法分析等，而高级的研究包括机器翻译、信息检索等。此外还有指纹识别、人脸识别、视网膜识别、虹膜识别、掌纹识别。

记忆能力方面，要将 AI 学到的知识表示成方便理解、检索、提取的形式，对应的研究领域是"知识表示"。这是个看似容易而是非常艰难的工作，例如，数学上描述一个"圆"很容易，但让你描述"兔子"确很难。

推理能力，有了知识，经过推理，可以得到新知识或者利用旧知识解决问题（学习能力和自适应能力）。

规划能力，人工智能需要自动规划，就是对最优决策、线路、动作的求取。例如：机器人在感知的多维信息基础上，通过规划算法来决定下一步的行动，这就是应用场景规划。该领域包括：自动驾驶、博弈等。

模式识别、自动定理证明、自动程序设计、机器人学、博弈、智能决策支持系统、人工神经网络。

智能模拟：机器视、听、触、感觉及思维方式的模拟，如专家系统、智能搜索、定理证明、逻辑推理、博弈、信息感应与辨证处理。

人工智能既是计算机当前的重要应用领域，也是今后计算机发展的主要方向之一。尽管在人工智能领域中存在诸多的技术难题，但人们仍取得了一些重要成果，这样的领域包括语言处理、自动定理证明、智能数据检索系统、视觉系统、问题求解、人工智能方法和程序语言、自动程序设计等。

近年来，人工智能技术高速发展，已经开始为人类生活带来便利，包括语音识别技术、图像分析技术、无人驾驶汽车、医疗诊断、翻译工具以及具有一定思维能力的智能机器人等。但是，人工智能的巨大潜力也给人类社会带来潜在的威胁，我们需要警惕人工智能科技的过度发展，防止人工智能产生超越人类的智慧并失去控制。

人工智能从诞生以来，理论和技术日益成熟，应用领域也不断扩大，可以设想，未来人工智能带来的科技产品，将会是人类智慧的"容器"，甚至可能超过人的智能。

12.4.3 人工智能的应用

人工智能的实际应用十分广泛，如智能家居、自动驾驶、银行、医院、互联网、物联网等。地球以外的地方也有人工智能的影子，如送至月球和火星的机器人，在太空轨道上运行的卫星。好莱坞动画片、电子游戏、卫星导航系统和谷歌的搜索引擎也都以人工智能技术为基础。金融家们预测股市波动以及各国政府用来指导制定公共医疗和交通决策的各项系统，也是基于人工智能技术的。还有虚拟现实中的虚拟替身技术，以及为"陪护"机器人建立的各种"试水"情感模型。甚至美术馆也使用人工智能技术，如网页和计算机艺术展览。当然，它还有一些应用不那么让人欢欣鼓舞，如在战场上穿梭的军事无人机。

从短期来看，人工智能推动经济自动化和社会智能化。人工智能在智能交通、智能家居、智能社区等方面有突出表现。新型柔性机器人能够做饭、洗碗，还可以铺床、洗衣服、遛狗。人工智能还能帮你挑选穿搭、推荐晚餐吃什么。未来的城市交通也会因人工智能而得到改善。

从长期来看，人工智能将驱动经济向服务化、高端化方向转型，驱动社会向灵活化、智慧化方向转型。未来的新闻可以是情境化的，通过个性化推荐＋智能计算＋情景感知等降低情境化的成本；未来广告可以是精准广告，根据消费者的上下文情境，判断消费意向，进行广告的精准投放；未来的个人健康状况数据可以通过可穿戴设备记录，借助大数据分析，实现24小时医护和诊疗的个人定制化服务。2016年日本东京大学用国际商业机器（IBM）公司的沃森人工智能技术，仅花了10分钟，便诊断出一名60多岁女性患有一种罕见的白血病，并提供了低成本的个性化诊疗方案。

人工智能也向我们发出了挑战——如何看待人性，以及未来在何方。有些人会担心我们是否真的有未来，因为他们预言人工智能将全面超过人的智能。虽然他们当中的某些人对这种预想充满了期待，但是大多数人还是会对此感到恐惧。

最后我们还要明确一下自动化、智能化和智慧化这几个概念。

1. 自动化

自动化（Automation）是指机器设备、系统或过程（生产、管理过程）在没有人或较少人的直接参与下，按照人的要求，经过自动检测、信息处理、分析判断、操纵控制，实现预期的目标的过程。

20世纪70年代，自动化的对象变为大规模、复杂的工程和非工程系统，涉及许多用现代控制理论难以解决的问题。对这些问题的研究，促进了自动化的理论、方法和手段的革新，于是出现了大规模的系统控制和复杂系统的智能控制，进而出现了综合利用计算机、通信技术、系统工程和人工智能等成果的高级自动化系统，如办公自动化、专家系统、决策支持系统等。

自动化的概念一直处于动态发展过程中。过去，人们对自动化的理解或者说自动化的功能目标是以机械的动作代替人力操作，自动地完成特定的作业。这实质上是自动化代替人的体力劳动的观点。后来随着电子和信息技术的发展，特别是随着计算机的出现和广泛应用，自动化的概念已扩展为用机器（包括计算机）不仅代替人的体力劳动而且还代替或辅助脑力劳动，以自动地完成特定的作业。

自动化广泛用于工业、农业、军事、科学研究、交通运输、商业、医疗等领域。采用自动化技术不仅可以把人从繁重的体力劳动、部分脑力劳动以及恶劣环境下、危险的工作中解放出来，而且能扩展人的器官功能，极大地提高劳动生产率，增强人类认识世界和改造世界的能力。因此，自动化是工业、农业、国防和科学技术现代化的重要条件和显著标志。

现代生产和科学技术的发展，对自动化技术提出了越来越高的要求，同时也为自动化技术的革新提供了必要条件。20世纪70年代以后，自动化开始向复杂的系统控制和高级的智能控制方向发展，并广泛地应用到国防、科学研究和经济等各个领域，实现了更大规模的自动化，例如，大型企业的综合自动化系统、全国铁路自动调度系统、国家电网自动调度系统、城市交通控制系统、自动化指挥系统等。

自动化的应用正从工程领域向非工程领域扩展，如医疗自动化、经济管理自动化等。自动化将在更大程度上模仿人的智能，机器人已在工业生产、海洋开发和宇宙探测等领域得到应用，专家系统在医疗诊断、地质勘探等方面取得了显著效果。工厂自动化、办公自动化、家庭自动化和农业自动化将成为新技术革命的重要内容，并将得到迅速发展。

2. 智能化与智慧化

简单地说，智能化比自动化更高级一点，智能化是加入了像人的智慧一样的程序，一般能根据多种不同的情况做出不同的反应；而自动化就相对要简单得多，一般是根据出现的几种情况做同样的反应，多用于重复性的工作中。

智能是有一定的"自我"判断能力，自动化只是能够按照已经制定的程序工作，没有自我判断能力。自动化常用于处理结构化数据，智能化往往用于处理半结构化数据，人可以处理非结构化数据。

智慧化就是升级版的智能化，就是人机环境系统之间的交互角色最优化，取长补短、优势互补。除了必要的计算机知识、数学算法外，还应把哲学、心理学、生理学、语言学、人类学、神经科学、社会学、地理学等学科的知识融合进来，只有这样，才能实现真正的"智慧化"。

12.5 区块链

本书请扫描二维码进行学习。

区块链

参 考 文 献

[1] 龚沛曾，杨志强. 大学计算机基础 [M]. 5 版. 北京：高等教育出版社，2009.

[2] 马斌荣，杨长兴. 医学计算机应用基础 [M]. 北京：高等教育出版社，2009.

[3] 刘卫国，杨长兴. 大学计算机基础 [M]. 2 版. 北京：高等教育出版社，2010.

[4] 汤小丹，梁红兵，哲凤屏，等. 计算机操作系统 [M]. 4 版. 西安：西安电子科技大学出版社，2014.

[5] 邹赛德. 计算机应用基础 [M]. 4 版. 北京：人民卫生出版社，2008.

[6] 王世伟，周怡. 医学信息系统教程 [M]. 北京：中国铁道出版社，2006.

[7] 王世伟. 医学计算机与信息技术应用基础 [M]. 北京：清华大学出版社，2008.

[8] 金新政，陈敏. 医院信息系统 [M]. 北京：科学出版社，2004.

[9] 刘燕，邹赛德. 对医学生计算机教育的思考 [J]. 中国高等医学教育，2006(4).

[10] 冯博琴. 对于计算思维能力培养"落地"问题的探讨 [J]. 中国大学教学，2012(9):8-11.

[11] 龚沛曾，杨志强. 大学计算机基础教学中的计算思维培养 [J]. 中国大学教学，2012(5)：51-54.

[12] 夏秦，冯博琴，陈文革，等. 浅析"大学计算机基础"课程中的案例设计 [J]. 中国大学教学，2009(9): 41-44.

[13] 杨长兴. 引入计算思维的医学类计算机基础系列课程教学 [J]. 计算机教育，2014(5):10-13.

[14] 姚志洪. 医院信息系统理论与实践 [M]. 北京：高等教育出版社，2014.

[15] 董建成. 医学信息学概论 [M]. 北京：人民卫生出版社，2010.

[16] 王波，吕筠，李立明. 生物医学大数据：现状与展望 [J]. 中华流行病学杂志，2014, 35 (6):617-620.

[17] 乔岩，王伟. 大数据在医疗领域的应用 [J]. 健康管理，2014(7) :48-49.

[18] 郭晓明，周明江. 大数据分析在医疗行业的应用初探 [J]. 中国数字医学，2015 (8):84-85,111.

[19] 王元卓，靳小龙，程学旗. 网络大数据：现状与展望 [J]. 计算机学报，2013,36 (6):1125-1138.

[20] 李小华. 医疗卫生信息标准化技术与应用 [M]. 2 版. 北京：人民卫生出版社，2020.

[21] 付海鸿. 医学影像信息学 [M]. 北京：人民卫生出版社，2021.

[22] 李立明. 流行病学 [M]. 8 版. 北京：人民卫生出版社，2020.

[23] 袁同山. 医学计算机应用 [M]. 北京：人民卫生出版社，2019.

[24] 叶明全. 医学信息学 [M]. 北京：科学出版社，2018.

[25] 杨良斌. 信息分析方法与实践 [M]. 长春：东北师范大学出版社，2017.

[26] 华琳. 医学数据挖掘案例与实践 [M]. 北京：清华大学出版社，2016.

[27] 章雨晨，陈敏. 健康医疗大数据分析方法体系框架及应用研究 [J]. 中国数字医学，2021,16(1).

[28] 张霖. 论大数据发展对卫生事业管理的促进和提出的要求 [J]. 中国卫生产业，2018,15(14).

[29] 首个"网络药理学评价方法指南"发布 [J]. 世界中医药杂志. 2021,62(9).

[30] 中国国家标准化管理委员会. 信息安全技术　网络安全等级保护基本要求（GB/T 22239—2019）[S].2019.

[31] 古今医案云平台 [EB/OL].http://www.yiankb.com/dataMing/homeLeft/4, 2022-01-01.